シリーズ編集
吉村長久 京都大学大学院医学研究科眼科学 教授
後藤　浩 東京医科大学眼科学 教授
谷原秀信 熊本大学大学院生命科学研究部眼科学 教授
天野史郎 東京大学大学院医学系研究科眼科学 教授

医学書院

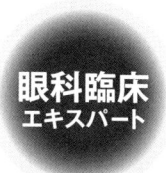

眼科臨床
エキスパート

糖尿病網膜症診療のすべて

編集
北岡　隆
長崎大学大学院医歯薬学総合研究科眼科・視覚科学 教授

吉村長久
京都大学大学院医学研究科眼科学 教授

医学書院

〈眼科臨床エキスパート〉
糖尿病網膜症診療のすべて

発　行　2013年11月1日　第1版第1刷©

シリーズ編集　吉村長久・後藤　浩・谷原秀信・天野史郎

編　集　北岡　隆・吉村長久

発行者　株式会社　医学書院
　　　　代表取締役　金原　優
　　　　〒113-8719　東京都文京区本郷 1-28-23
　　　　電話　03-3817-5600(社内案内)

印刷・製本　三美印刷

本書の複製権・翻訳権・上映権・譲渡権・公衆送信権(送信可能化権を含む)は㈱医学書院が保有します．

ISBN978-4-260-01872-2

本書を無断で複製する行為(複写，スキャン，デジタルデータ化など)は，「私的使用のための複製」など著作権法上の限られた例外を除き禁じられています．大学，病院，診療所，企業などにおいて，業務上使用する目的(診療，研究活動を含む)で上記の行為を行うことは，その使用範囲が内部的であっても，私的使用には該当せず，違法です．また私的使用に該当する場合であっても，代行業者等の第三者に依頼して上記の行為を行うことは違法となります．

JCOPY 〈㈳出版者著作権管理機構　委託出版物〉
本書の無断複写は著作権法上での例外を除き禁じられています．複写される場合は，そのつど事前に，㈳出版者著作権管理機構(電話 03-3513-6969，FAX 03-3513-6979，info@jcopy.or.jp)の許諾を得てください．

執筆者一覧 (執筆順)

北岡　隆	長崎大学大学院医歯薬学総合研究科眼科・視覚科学　教授
藤川亜月茶	長崎大学大学院医歯薬学総合研究科眼科・視覚科学　講師
荻野　顕	京都大学大学院医学研究科眼科学
宇治彰人	京都大学大学院医学研究科眼科学
堀井崇弘	静岡市立静岡病院眼科
村上智昭	京都大学大学院医学研究科眼科学
鈴間　潔	長崎大学大学院医歯薬学総合研究科眼科・視覚科学　准教授
赤木忠道	京都大学大学院医学研究科眼科学　講師
築城英子	長崎大学大学院医歯薬学総合研究科眼科・視覚科学
宮本和明	京都大学大学院医学研究科眼科学　講師
松本牧子	長崎大学大学院医歯薬学総合研究科眼科・視覚科学
山城健児	京都大学大学院医学研究科眼科学　講師
山田義久	前・長崎大学大学院医歯薬学総合研究科眼科・視覚科学/山田眼科医院
濱崎暁洋	京都大学大学院医学研究科糖尿病・内分泌・栄養内科学
稲垣暢也	京都大学大学院医学研究科糖尿病・内分泌・栄養内科学　教授

眼科臨床エキスパートシリーズ
刊行にあたって

　近年，眼科学の進歩には瞠目すべきものがあり，医用工学や基礎研究の発展に伴って，新しい検査機器や手術器具，薬剤が日進月歩の勢いで開発されている．眼科医は元来それぞれの専門領域を深く究める傾向にあるが，昨今の専門分化・多様化傾向は著しく，専門外の最新知識をアップデートするのは容易なことではない．一方で，quality of vision（QOV）の観点から眼科医療に寄せられる市民の期待や要望はかつてないほどの高まりをみせており，眼科医の総合的な臨床技能には高い水準が求められている．最善の診療を行うためには常に知識や技能をブラッシュアップし続けることが必要であり，巷間に溢れる情報の中から信頼に足る知識を効率的に得るツールが常に求められている．

　このような現状を踏まえ，我々は《眼科臨床エキスパート》という新シリーズを企画・刊行することになった．このシリーズの編集方針は，現在眼科診療の現場で知識・情報の更新が必要とされているテーマについて，その道のエキスパートが自らの経験・哲学とエビデンスに基づいた「新しいスタンダード」をわかりやすく解説し，明日からすぐに臨床の役に立つ書籍を目指すというものである．もちろんエビデンスは重要であるが，本シリーズで目指すのは，エビデンスを踏まえたエキスパートならではの臨床の知恵である．臨床家の多くが感じる日常診療の悩み・疑問へのヒントや，教科書やガイドラインには書ききれない現場でのノウハウがわかりやすく解説され，明日からすぐに臨床の役に立つ書籍シリーズを目指したい．

　各巻では，その道で超一流の診療・研究をされている先生をゲストエディターとしてお招きし，我々シリーズ編集者とともに企画編集にあたっていただいた．各巻冒頭に掲載するゲストエディターの総説は，当該テーマの「骨太な診療概論」として，エビデンスを踏まえた診療哲学を惜しみなく披露していただいている．また，企画趣旨からすると当然のことではあるが，本シリーズの執筆を担うのは第一線で活躍する"エキスパート"の先生方である．日々ご多忙ななか，快くご編集，ご執筆を引き受けていただいた先生方に御礼申し上げる次第である．

　本シリーズがエキスパートを目指す眼科医，眼科医療従事者にとって何らかの指針となり，目の前の患者さんのために役立てていただければ，シリーズ編者一同，これに勝る喜びはない．

2013年2月

シリーズ編集　吉村長久，後藤　浩，谷原秀信，天野史郎

序

　《眼科臨床エキスパート》シリーズ最初の網膜硝子体疾患として糖尿病網膜症を取りあげました．数年前まで糖尿病網膜症は，網膜硝子体疾患のなかでは比較的進歩が少ない疾患であったため，眼科医の関心は糖尿病網膜症よりもむしろ加齢黄斑変性にありました．しかし，画像診断機器の進歩，新しいレーザー光凝固装置の開発，極小切開硝子体手術の普及，そして，糖尿病黄斑浮腫に対する VEGF 阻害薬の認可を間近に控え，今や糖尿病網膜症は網膜硝子体疾患のなかでも一番注目されるものの1つになっています．

　日本の糖尿病網膜症診療，とりわけ，糖尿病黄斑浮腫の診断・治療はやや独特なスタイルをとってきた歴史があります．ETDRS の clinically significant macular edema の概念がややわかりにくいこともあって，日本では多くの施設で明確な基準を持つことなしに，何となく糖尿病黄斑浮腫の治療が行われてきたように思います．VEGF 阻害薬の導入までは，focal/grid レーザー光凝固術が世界標準の治療でしたが，この治療の日本での「人気」はもうひとつでした．そして，内境界膜剝離術やトリアムシノロン Tenon 囊下注入が必ずしも十分なエビデンスのないまま広く行われてきました．VEGF 阻害薬の使用が認可されるのを機会として，糖尿病黄斑浮腫，さらには糖尿病網膜症の診療方針を再確認することは大変有意義だと思います．

　実は，本書を編集する以前から長崎大学と京都大学では糖尿病網膜症の共同研究会を定期的に行っていました．本書はその共同研究会参加メンバーによる執筆です．執筆者はいずれも両大学で糖尿病網膜症を専門的に診療・研究している若手眼科医です．とりわけ長崎大学の鈴間潔先生，京都大学の村上智昭先生には数多くの項目を執筆していただきました．また，本書の構成についても有益な助言をもらいました．

　糖尿病網膜症の診断・治療は新しい時代が始まろうとしています．本書が日本の糖尿病網膜症診療の進歩につながることを願っております．

　最後になりましたが，本書の出版には医学書院の関係者の皆様に大変お世話になりましたことを付記させていただきます．

2013 年 9 月

編集　北岡　隆，吉村長久

目次

第1章 総説

糖尿病網膜症の診療概論 ……………………（北岡　隆）2

- I. 糖尿病網膜症の成因 …………………………………… 2
- II. 従来の糖尿病網膜症治療 ……………………………… 4
- III. 疫学 ……………………………………………………… 5
- IV. 糖尿病網膜症の最近の話題 …………………………… 6
- V. 糖尿病網膜症診断の進歩 ……………………………… 6
- VI. 糖尿病網膜症治療の現状 ……………………………… 10

第2章 ケーススタディ

I moderate NPDRだが蛍光眼底造影で進行している症例 ……………………（藤川亜月茶）18

II 増殖糖尿病網膜症へのレーザー光凝固症例 ……………………（荻野　顕）24

III 糖尿病黄斑浮腫へのレーザー光凝固(focal, grid)症例 ……………………（宇治彰人）32

IV 糖尿病黄斑浮腫へのトリアムシノロンアセトニド投与症例 ……………………（堀川崇弘）40

V 糖尿病黄斑浮腫への硝子体手術症例 ……………（村上智昭）53

VI 硝子体出血への硝子体手術症例 ……………（藤川亜月茶）66

VII 牽引性網膜剥離への硝子体手術症例 ……………（鈴間　潔）73

VIII 血管新生緑内障への光凝固, トラベクレクトミー症例 ……（赤木忠道） 82

IX 高血圧・高脂血症・肥満を伴う, メタボリックシンドロームの網膜症症例 ……（築城英子） 89

第3章 糖尿病網膜症の診断

I 疫学 ……（村上智昭） 98
- I. 糖尿病網膜症の疫学 …… 98
- II. 危険因子 …… 100
- III. 遺伝的要因 …… 103

II 診断分類 …… 104

A 分類と考え方 ……（村上智昭） 104
- I. 増殖糖尿病網膜症への進行 …… 104
- II. 糖尿病黄斑浮腫の臨床と基礎 …… 105
- III. 検査の活用 …… 107

B 臨床診断と分類 ……（荻野 顕） 108
- I. （新）福田分類 …… 108
- II. 糖尿病網膜症および黄斑症国際重症度分類 …… 109
- III. 分類を使用するにあたって …… 113

III 疾患概念 …… 114

A 非増殖糖尿病網膜症 ……（村上智昭） 114
- I. 網膜血管障害 …… 114
- II. 神経・グリア細胞の変化 …… 124

B 血管新生 ……（鈴間 潔） 125
- I. 網膜血管新生の診断, IRMAとの鑑別 …… 125
- II. 網膜新生血管と抗VEGF治療 …… 126
- III. 増殖糖尿病網膜症における硝子体出血 …… 129
- IV. 牽引性網膜剥離 …… 129
- V. 血管新生緑内障 …… 131

C 糖尿病黄斑浮腫 ……（村上智昭） 133
- I. 臨床所見 …… 133
- II. Clinically significant macular edema（CSME）とcenter-involved DME …… 139
- III. 臨床所見からみた病態 …… 140
- IV. 治療と予後 …… 145

IV 臨床所見 ... 147

A 病歴聴取 ... (堀井崇弘) 147
  I. 問診での留意点 ... 147
  II. 症状 ... 148
  III. 糖尿病網膜症と全身的なリスクファクター ... 151
  IV. 治療歴，既往歴 ... 153
  V. 家族歴 ... 154

B 視機能検査 ... (荻野　顕) 155
  I. 視力検査 ... 155
  II. 限界フリッカー値 ... 155
  III. 暗順応 ... 157

C 網膜電図（ERG） ... (荻野　顕) 158
  I. ISCEV スタンダードプロトコール（全視野 ERG） ... 158
  II. 国際重症度分類と ERG の変化 ... 158
  III. ISCEV スタンダードプロトコール（多局所 ERG） ... 160
  IV. 糖尿病網膜症の多局所 ERG ... 161

D 視野検査 ... (宇治彰人) 164
  I. Goldmann 視野計 ... 164
  II. Humphrey 自動視野計 ... 165
  III. マイクロペリメーター（MP-1） ... 167

E 眼底検査，眼底写真 ... (村上智昭) 169
  I. 眼底検査 ... 169
  II. 眼底写真 ... 178
  III. その他の眼底検査 ... 179

Topics
Optos® 200Tx™ の有用性 ... (荻野　顕) 180

F 蛍光眼底造影 ... (村上智昭) 183
  I. 撮影方法 ... 183
  II. 蛍光眼底造影所見 ... 183
  III. その他の蛍光所見 ... 189

G 光干渉断層計（OCT） ... (村上智昭) 190
  I. 撮像方法 ... 190
  II. 定量的解析方法 ... 191
  III. 定性的所見 ... 193
  IV. その他の OCT ... 200

V 鑑別疾患 ... (宇治彰人) 201
  I. 高血圧性網膜症 ... 201
  II. 放射線網膜症 ... 203
  III. インターフェロン網膜症 ... 205
  IV. 眼虚血症候群 ... 207

V. 特発性傍中心窩毛細血管拡張症⋯⋯⋯⋯⋯⋯⋯⋯⋯⋯⋯⋯⋯⋯⋯⋯⋯⋯⋯210
VI. 網膜血管腫状増殖⋯⋯⋯⋯⋯⋯⋯⋯⋯⋯⋯⋯⋯⋯⋯⋯⋯⋯⋯⋯⋯⋯⋯⋯⋯212
VII. 網膜細動脈瘤⋯⋯⋯⋯⋯⋯⋯⋯⋯⋯⋯⋯⋯⋯⋯⋯⋯⋯⋯⋯⋯⋯⋯⋯⋯⋯⋯214
VIII. Coats 病⋯⋯⋯⋯⋯⋯⋯⋯⋯⋯⋯⋯⋯⋯⋯⋯⋯⋯⋯⋯⋯⋯⋯⋯⋯⋯⋯⋯⋯218
IX. 網膜静脈閉塞症⋯⋯⋯⋯⋯⋯⋯⋯⋯⋯⋯⋯⋯⋯⋯⋯⋯⋯⋯⋯⋯⋯⋯⋯⋯⋯220

VI 糖尿病に伴う眼合併症⋯⋯⋯⋯⋯⋯⋯⋯⋯⋯⋯⋯⋯⋯⋯⋯⋯⋯⋯⋯⋯⋯⋯⋯226

A 視神経症，眼運動神経麻痺 ⋯⋯⋯⋯⋯⋯⋯⋯⋯⋯⋯⋯⋯（宮本和明）226
I. 視神経症⋯⋯⋯⋯⋯⋯⋯⋯⋯⋯⋯⋯⋯⋯⋯⋯⋯⋯⋯⋯⋯⋯⋯⋯⋯⋯⋯⋯226
II. 眼運動神経麻痺⋯⋯⋯⋯⋯⋯⋯⋯⋯⋯⋯⋯⋯⋯⋯⋯⋯⋯⋯⋯⋯⋯⋯⋯⋯229

B 白内障 ⋯⋯⋯⋯⋯⋯⋯⋯⋯⋯⋯⋯⋯⋯⋯⋯⋯⋯⋯⋯⋯⋯（宇治彰人）234
I. 糖尿病と白内障の進行⋯⋯⋯⋯⋯⋯⋯⋯⋯⋯⋯⋯⋯⋯⋯⋯⋯⋯⋯⋯⋯234
II. 診断⋯⋯⋯⋯⋯⋯⋯⋯⋯⋯⋯⋯⋯⋯⋯⋯⋯⋯⋯⋯⋯⋯⋯⋯⋯⋯⋯⋯⋯235
III. 治療⋯⋯⋯⋯⋯⋯⋯⋯⋯⋯⋯⋯⋯⋯⋯⋯⋯⋯⋯⋯⋯⋯⋯⋯⋯⋯⋯⋯⋯235

C 角膜症 ⋯⋯⋯⋯⋯⋯⋯⋯⋯⋯⋯⋯⋯⋯⋯⋯⋯⋯⋯⋯⋯⋯（荻野　顕）240

Topics
AO-SLO⋯⋯⋯⋯⋯⋯⋯⋯⋯⋯⋯⋯⋯⋯⋯⋯⋯⋯⋯⋯⋯⋯⋯⋯（宇治彰人）242
レーザースペックルフローグラフィー（LSFG）による血流評価⋯⋯（松本牧子）245
早期診断⋯⋯⋯⋯⋯⋯⋯⋯⋯⋯⋯⋯⋯⋯⋯⋯⋯⋯⋯⋯⋯⋯⋯（荻野　顕）248
SNP と網膜症診療⋯⋯⋯⋯⋯⋯⋯⋯⋯⋯⋯⋯⋯⋯⋯⋯⋯⋯⋯（山城健児）250

第4章 糖尿病網膜症の治療

I 全身管理と経過観察⋯⋯⋯⋯⋯⋯⋯⋯⋯⋯⋯⋯⋯⋯⋯⋯⋯（村上智昭）254

I. 内科的治療の重要性⋯⋯⋯⋯⋯⋯⋯⋯⋯⋯⋯⋯⋯⋯⋯⋯⋯⋯⋯⋯⋯⋯254
II. 糖尿病網膜症進行に合わせた全身管理と眼科での経過観察⋯⋯⋯⋯256
III. 今後の課題⋯⋯⋯⋯⋯⋯⋯⋯⋯⋯⋯⋯⋯⋯⋯⋯⋯⋯⋯⋯⋯⋯⋯⋯⋯⋯258

II 光凝固⋯⋯⋯⋯⋯⋯⋯⋯⋯⋯⋯⋯⋯⋯⋯⋯⋯⋯⋯⋯⋯⋯⋯（山田義久）259

I. 汎網膜光凝固（PRP）⋯⋯⋯⋯⋯⋯⋯⋯⋯⋯⋯⋯⋯⋯⋯⋯⋯⋯⋯⋯⋯259
II. 局所光凝固⋯⋯⋯⋯⋯⋯⋯⋯⋯⋯⋯⋯⋯⋯⋯⋯⋯⋯⋯⋯⋯⋯⋯⋯⋯⋯261
III. 合併症⋯⋯⋯⋯⋯⋯⋯⋯⋯⋯⋯⋯⋯⋯⋯⋯⋯⋯⋯⋯⋯⋯⋯⋯⋯⋯⋯⋯266
IV. 網膜光凝固による治療方針のまとめ⋯⋯⋯⋯⋯⋯⋯⋯⋯⋯⋯⋯⋯⋯267

Topics
PASCAL⋯⋯⋯⋯⋯⋯⋯⋯⋯⋯⋯⋯⋯⋯⋯⋯⋯⋯⋯⋯⋯⋯⋯（村上智昭）268
トリアムシノロン併用汎網膜光凝固⋯⋯⋯⋯⋯⋯⋯⋯⋯⋯⋯（村上智昭）270
薬物療法併用黄斑部光凝固⋯⋯⋯⋯⋯⋯⋯⋯⋯⋯⋯⋯⋯⋯⋯（村上智昭）273

III 硝子体手術⋯⋯⋯⋯⋯⋯⋯⋯⋯⋯⋯⋯⋯⋯⋯⋯⋯⋯⋯⋯⋯（鈴間　潔）276

I. 増殖糖尿病網膜症の手術⋯⋯⋯⋯⋯⋯⋯⋯⋯⋯⋯⋯⋯⋯⋯⋯⋯⋯⋯276
II. 糖尿病黄斑浮腫の手術⋯⋯⋯⋯⋯⋯⋯⋯⋯⋯⋯⋯⋯⋯⋯⋯⋯⋯⋯⋯287

> **Topics**
>
> 硝子体手術の進歩……………………………………………（藤川亜月茶） 291

IV 抗VEGF療法 ……………………………………………（築城英子） 294
- I. 抗VEGF療法とは …………………………………………294
- II. 治療の実際 …………………………………………………297
- III. 今後の展開 …………………………………………………300

V ステロイド ………………………………………………（山田義久） 302
- I. トリアムシノロンTenon囊下注射 ………………………302
- II. トリアムシノロン硝子体注射 ……………………………304
- III. ステロイド硝子体中インプラント ………………………305
- IV. ステロイド点眼 ……………………………………………305
- V. 眼圧上昇に対する治療法 …………………………………306

VI その他の治療法 …………………………………………（松本牧子） 307
- I. 血管強化薬 …………………………………………………307
- II. 血管拡張薬 …………………………………………………307
- III. 抗血小板療法 ………………………………………………308
- IV. アルドース還元酵素阻害薬 ………………………………309

VII 血管新生緑内障の治療 …………………………………（赤木忠道） 312
- I. 早期診断・早期治療の重要性 ……………………………312
- II. 網膜光凝固 …………………………………………………313
- III. 薬物療法 ……………………………………………………314
- IV. 手術療法 ……………………………………………………314

VIII 白内障手術 ………………………………………………（藤川亜月茶） 318
- I. 白内障手術をいつ行うか …………………………………318
- II. 白内障手術のテクニック …………………………………319
- III. 眼内レンズの種類 …………………………………………320
- IV. 白内障手術の併用療法 ……………………………………320
- V. 合併症対策 …………………………………………………321

> **Topics**
>
> 難治症例へのアプローチ ……………………………………（鈴間　潔） 324
> 分子機構の解明とその臨床応用 ……………………………（鈴間　潔） 328

第5章 内科との連携，病診連携

I 内科から見た連携 ……………………………………………（濱崎暁洋，稲垣暢也） 334
  I. エビデンス …………………………………………………………………………… 335
  II. 糖尿病の内科診療 …………………………………………………………………… 338
  III. 内科から見た糖尿病網膜症診療における連携 …………………………………… 341
  IV. よりスムースな連携に向けて ……………………………………………………… 343
  V. 連携のこれから ……………………………………………………………………… 343

II 眼科から見た連携 ………………………………………………………（宇治彰人） 345
  I. 網膜症進行と視力低下の関連 ……………………………………………………… 345
  II. 情報の共有 …………………………………………………………………………… 346

III 病診連携 …………………………………………………………………（築城英子） 348
  I. 眼科・内科間の連携 ………………………………………………………………… 348
  II. 眼科内の連携 ………………………………………………………………………… 349
  III. 連携システムについて ……………………………………………………………… 351

第6章 糖尿病網膜症患者の生活指導とロービジョンケア

I 糖尿病網膜症患者のQOL ………………………………………………（築城英子） 354
  I. 糖尿病網膜症患者のQOV …………………………………………………………… 354
  II. 機能的視覚の評価 …………………………………………………………………… 355
  III. QOL評価 ……………………………………………………………………………… 355
  IV. 糖尿病網膜症患者のQOL …………………………………………………………… 357

II 中途視覚障害者のケア …………………………………………………（松本牧子） 360
  I. 心のケアとロービジョンケアのタイミング ……………………………………… 360
  II. 中途視覚障害者のロービジョンケア ……………………………………………… 361
  III. 視覚障害者の職業 …………………………………………………………………… 362
  IV. ロービジョンケアの具体例 ………………………………………………………… 362
  V. 糖尿病眼手帳，内科の医師との連携 ……………………………………………… 366

和文索引 ……………………………………………………………………………………… 367
欧文・数字索引 ……………………………………………………………………………… 372

略語表

本書に用いた主な略語について，以下に一覧を示す．

BRB：blood-retinal barrier　血液網膜柵
CME：cystoid macular edema　嚢胞様黄斑浮腫
CSME：clinically significant macular edema
DME：diabetic macular edema　糖尿病黄斑浮腫
DR：diabetic retinopathy　糖尿病網膜症
ELM：external limiting membrane　外境界膜
ERM：epiretinal membrane　網膜上膜あるいは黄斑上膜
FAG：fluorescein angiography　フルオレセイン蛍光眼底造影
IA：indocyanine angiography　インドシアニングリーン蛍光眼底造影
ILM：internal limiting membrane　内境界膜
IRMA：intraretinal microvascular abnormalities　網膜内細小血管異常
IS/OS：junction between inner and outer segments　視細胞内節外節接合部
MA：microaneurysm　毛細血管瘤
NPA：nonperfusion area　無灌流領域
NPDR：nonproliferative diabetic retinopathy　非増殖糖尿病網膜症
NVD：new vessels on disc　乳頭新生血管
OCT：optical coherence tomography　光干渉断層計
PAS：peripheral auterior synechia　周辺虹彩前癒着
PASCAL：pattern scanning laser photocoagulation　パターンスキャニングレーザー光凝固
PDR：proliferative diabetic retinopathy　増殖糖尿病網膜症
PRP：panretinal photocoagulation　汎網膜光凝固
PVD：posterior vitreous detachment　後部硝子体剝離
RPE：retinal pigment epithelium　網膜色素上皮
SD-OCT：spectral-domain OCT　スペクトラルドメイン光干渉断層計
SRD：serous retinal detachment　漿液性網膜剝離
TRD：traction retinal detachment　牽引性網膜剝離
VEGF：vascular endothelial growth factor　血管内皮細胞増殖因子

第1章

総説

糖尿病網膜症の診療概論

　日本人の糖尿病人口は増え続け，2012年の時点では710万人と考えられ，これは世界的に見て第9位の糖尿病大国ということになる（図1）[1]．糖尿病は厚生労働省の調査では38.2％に網膜症を合併するとされ，後天性視力障害の実に1/5を占める．これほど多い糖尿病網膜症（diabetic retinopathy：DR）の視力障害を放置することは大きな社会的損失を意味し，眼科医にとってこれに対処することは大きな責務である．一方，従来のレーザー光凝固治療や硝子体手術から最近は抗血管内皮細胞増殖因子抗体（抗VEGF抗体）などのVEGF阻害薬が大きくクローズアップされ，DR治療が大きく変わりつつあり，それに伴って治療法の選択にさまざまな混乱も生じている．本章では最新の診断・治療のトピックを中心に，とくに網膜光干渉断層計（optical coherence tomography：OCT）や広角眼底撮影および抗VEGF抗体が治療の中心となりつつある中での硝子体手術の役割について述べる．

I.　糖尿病網膜症の成因

　DRは高血糖による代謝異常とサイトカインの分泌異常により，血管周皮細胞，血管内皮細胞が障害される疾患である（図2）．最も関係するのはVEGF（血管内皮細胞増殖因子，vascular endothelial growth factor）であるが，それ以外にも胎盤成長因子，線維芽細胞増殖因子，アンギオポエチン，細胞接着分子1，トランスフォーミング増殖因子-βなど多彩なサイトカインが関与する[2]．加齢黄斑変性でVEGF阻害薬が著効するのに対してDRではVEGF阻害薬が効きにくい症例があり，一方ステロイドが著効するDR症例が存在することはDRでは多くのサイトカインが関与していることを物語っている．高血糖・サイトカインの分泌異常により血管内皮細胞のタイトジャンクションが障害され，また血管周皮細胞が障害され変性・脱落することにより血管壁が脆弱化し，網膜出血が生じ，血液成分が漏出，血管内皮細胞が増殖し毛細血管瘤（microaneurysm：MA）が生じる．漏出した血漿成分は網膜内に沈着し硬性白斑となる．さらに高血糖・サイトカインの発現異常により接着分子の発現亢進が生じ，白血球が血管壁に接着・凝集する．これにより毛細血管の血流低下が起こり毛細血管床閉塞が生じる．その結果，VEGFの発現が亢進し，血管透過性亢進・血管新生が生じる．黄斑部の血管透過性亢進が著明になると糖尿病黄斑浮腫

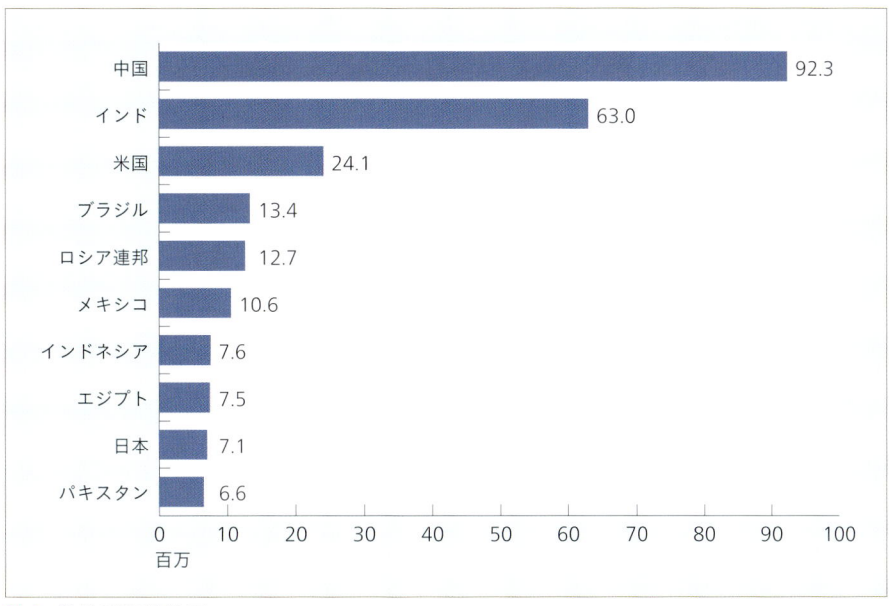

図1 世界の糖尿病人口
国際糖尿病連合(International Diabetes Federation：IDF)の報告によると2012年の時点で日本は710万人の糖尿病患者を抱える世界第9位の糖尿病大国である．ちなみに診断されていない(自ら糖尿病であることを知らない)糖尿病患者数は約260万人と考えられている．

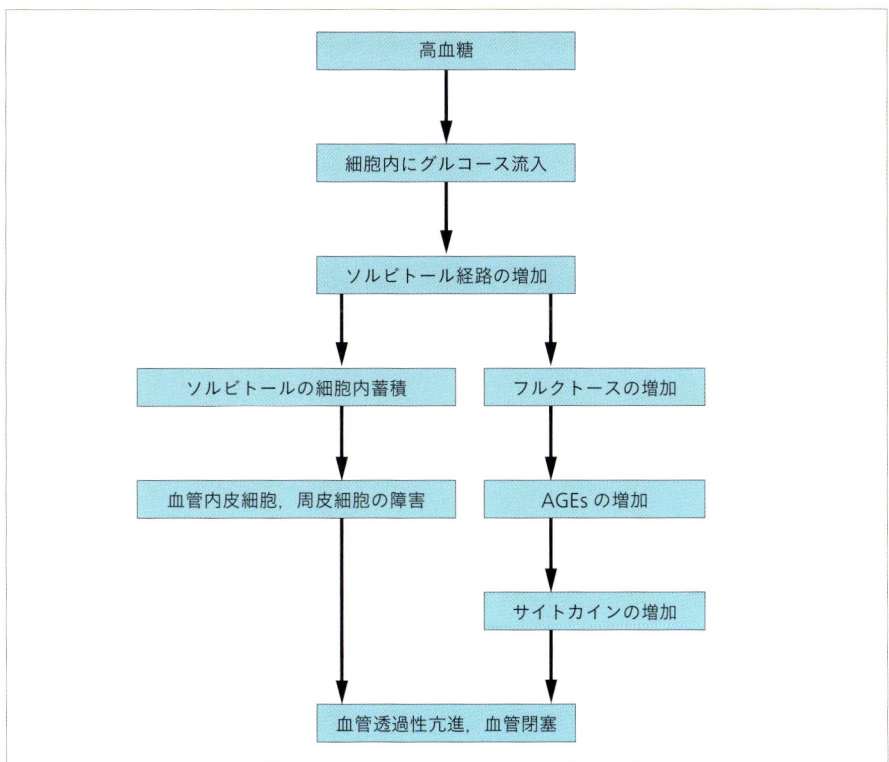

図2 糖尿病の成因
DRの成因は詳しくは各論に譲るが，原因の主なものにソルビトール経路がある．高血糖により細胞内にグルコースが流入し，通常はわずかに利用されるにすぎないソルビトール経路を介し，ソルビトールが蓄積する．ソルビトールは細胞膜の透過性が低く細胞内に蓄積し，血管内皮細胞や周皮細胞を障害する．さらにソルビトールからフルクトースが産生される．フルクトースは蛋白質の酸化反応を亢進し，糖化最終産物(advanced glycation end products：AGEs)を形成する．AGEsはグリア細胞，網膜色素上皮細胞，血管内皮細胞に作用し，サイトカインの産生を促進する．これらが相乗効果で血管透過性亢進，血管閉塞を生じ，DRが形成される．

(diabetic macular edema：DME)を発症する．血管新生は網膜内にとどまると網膜内微小血管異常(intraretinal microvascular abnormalities：IRMA)として認められ，一方で，網膜新生血管はいろいろな部分で硝子体内に立ち上がるが，Cloquet管や硝子体ポケットに沿って生じることが多く(図3)，出血・増殖が著明になり失明に至る．

　わが国では，糖尿病網膜症はその病期により，網膜細小血管壁が障害され血管透過性が亢進する単純網膜症，網膜細小血管の内腔が閉塞する増殖前網膜症(preproliferative diabetic retinopathy：pre PDR)，閉塞領域からの血管新生因子の放出により血管新生が起こる増殖網膜症(proliferative diabetic retinopathy：PDR)に分けて考えてきた．この分類はDRの病態・進行を考えるうえで非常に理解しやすい考え方である．これはわが国の糖尿病網膜症の診断がFAGを基本に行われてきたことによると思われる．一方欧米では非増殖糖尿病網膜症(nonproliferative diabetic retinopathy：NPDR)と増殖糖尿病網膜症の2つに分けて考えており，このことがわが国と欧米でのDR治療に若干の違いを生じてきた．

II. 従来の糖尿病網膜症治療

　前述のようにわが国における糖尿病網膜症の分類は，FAGにより，単純網膜症，増殖前網膜症，増殖網膜症の3つに分けて考えて，その治療は[3]，単純網膜症では経過観察，増殖前網膜症では部分的光凝固または汎網膜光凝固(panretinal photocoagulation：PRP)，増殖網膜症ではPRPに加え，増殖が著しく網膜剝離を合併するものに硝子体手術を行うというものであったが，それらについてエビデンスはしっかりしたものとは言いがたかった．一方米国ではsevere NPDRとearly PDRでPRPを行うというもの[4]で，severe PDRへの移行を抑えるためであり，日本のようにPDRへの移行を抑えるというものではなかったし，部分的光凝固の概念はなかった．

　さらに増殖性変化が生じ網膜剝離が生じた場合は硝子体手術が行われてきた．

　DMEに対しては，ETDRSによってCSDME(clinically significant diabetic macular edema，臨床的に重要な黄斑浮腫)の概念が導入された．これは①黄斑中央500μm以内に黄斑浮腫が存在，②黄斑中央500μm以内に硬性白斑が存在，③黄斑中央の1乳頭径以内に1乳頭径以上の網膜の肥厚が存在するものは積極的に治療する必要があるというもの[5]であり(図4)，MAの直接凝固，びまん性浮腫を認める部位への格子状光凝固が推奨された[6]．しかしステレオ眼底写真が日常診療に普及していなかったわが国ではわかりにくく，あまり治療に直結しなかったが，OCTの導入でようやく一般にわかりやすい概念となり黄斑浮腫の治療の重要性が高まってきている．一方黄斑浮腫に対する硝子体手術ではLewisらが厚い後部硝子体膜により網膜に牽引がかかり，黄斑浮腫が著明な症例に硝子体手術を施行する報告[7]を行ったが，わが国では牽引がはっきりしない場合も硝子体手術が行われてきた．しかしはっきりしたエビデンスが示されたわけではなかった．

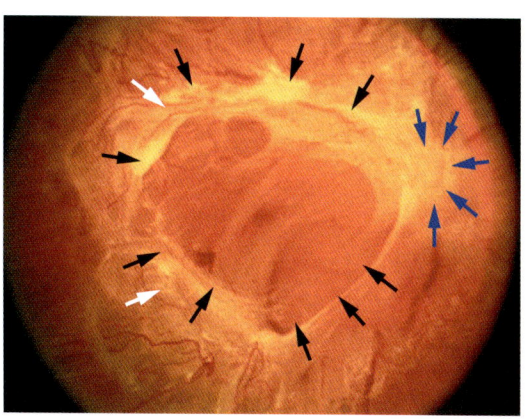

図3 増殖糖尿病網膜症
増殖糖尿病網膜症の増殖組織は血管アーケード付近の硝子体ポケットの辺縁（黒矢印）と視神経乳頭のあたりのCloquet管付近（青矢印）に生じることが多い．白矢印は増殖組織に入っている新生血管を示す．

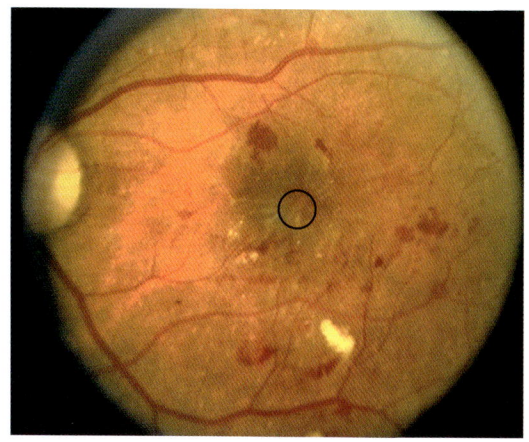

図4 clinically significant diabetic macular edemaの1例
黄斑中央の500 μmに硬性白斑がかかっている．

III. 疫学

　日本人における糖尿病の有病率の報告としては厚生労働省の糖尿病疫学調査研究班のものがあり，40歳以上を対象に75 g糖負荷試験が行われた．期間は1987〜1993年で，調査地域は，北は山形から栃木，大阪などから南は沖縄にわたった．有病率は男性平均10.7％，女性平均6.8％で全体として9.7％であった[8]．

　DRの有病率は報告によってやや差がある．日本人の有病率の疫学調査としては久山町研究や舟形町研究があり，久山町研究では，1998年には糖尿病患者の16.9％に，9年後の2007年には15.0％に網膜症を認めたと報告している[9]．一方，舟形町研究では75 gブドウ糖負荷試験での糖尿病群で23.0％にDRを認めたと報告しており，一方，正常糖代謝群でも7.7％に，軽症境界型で10.3％，重症境界型で14.6％にDRを認めたと報告している[10]．海外ではBlue Mountain Eye Studyなどでは糖尿病の有病率7％でDRは2.3％に認めると報告[11]しており，他も約30％の網膜症の有病率との報告が多く，一方，日本では1990年に多施設断面調査が行われ，糖尿病患者約2,000人のうち38％に網膜症が，うち10％に増殖網膜症がみられたと報告[12]されている．

　進行の程度としてJDCS（Japanese Diabetes Complication Study）があり，糖尿病患者が年間3.4％で網膜症を発症すると報告[13]している．久山町研究では1998〜2007年の9年間の糖尿病患者の網膜症累積発症率は男性18.0％，女性4.2％と報告されている．重症度では1998年の久山町研究では16.9％の糖尿病患者の網膜症のうち，単純型9.6％，前増殖型6.3％，増殖型1.0％と報告されているが，2007年では網膜症全体の有病率が15.0％で，単純型10.3％，前増殖型3.9％，増殖型0.5％と報告されており網膜症の有病率には差がないものの，重症度では有意に重症のものが減少していたと報告している[9]．

　以上から考えると，日本人の糖尿病の有病率は約10％で，DRは糖尿病患者の15〜30％に認められ，毎年3％程度網膜症を発症している．最近はやや重症網膜症が減少傾向

にある．

このように DR は人口の 2% に存在すると考えられ，現在日本の人口が 1 億 2,000 万人と考えると，240 万人の DR の患者数となり眼科医として看過できない疾患であることがわかる．

IV. 糖尿病網膜症の最近の話題

最近 VEGF 阻害薬が使用可能となり，また OCT や広角の眼底撮影装置などにより DR の診断，治療が大きく変わってきている．

DR の視力障害の原因は主に 2 つあると考えられる．1 つは増殖性変化を生じ，牽引性網膜剝離（traction retinal detachment：TRD）を生じたり，虹彩新生血管を合併し，血管新生緑内障のために失明する場合である．これに対する治療法の基本は変わっていない．前述したように，毛細血管床閉塞が広範囲でない pre PDR では毛細血管閉塞部位の部分的光凝固で，広範囲の毛細血管床閉塞が認められる pre PDR の場合や，PDR の場合は PRP を行う．TRD があり黄斑に影響を及ぼす場合は硝子体手術を行う．この pre PDR に対する部分的光凝固の治療はわが国独特の考えで，はっきりしたエビデンスがあったわけではなかったが，最近 PRP を行うことで pre PDR から PDR への進展が抑えられるという結果[14]が出てきて，従来の治療法の正しいことが確認できた．しかし中には治療に抵抗して血管新生緑内障に至り失明してしまう症例も存在するが，そんな症例に緑内障の流出路再建のデバイスが登場し福音となりつつある．

もう 1 つの DR の視力障害の原因は黄斑浮腫である．高血糖により周皮細胞や内皮細胞が傷害され，血管壁の透過性が亢進し網膜内に血漿成分が漏出することで黄斑浮腫が生じる．そのため視細胞をはじめとして網膜内の細胞が障害され，視力障害を生じる．これに対しては ETDRS 研究により CSDME の概念が提唱され，レーザー光凝固が推奨されてきた経緯があり，破壊的治療ではあったが，最近まで治療のゴールドスタンダードであった．またはっきりした牽引が黄斑部にかかっている場合は硝子体手術が選択されてきたが，わが国では硝子体そのものにサイトカインが蓄積されると考え，はっきりした牽引がない場合も硝子体手術が選択されることがある．しかしステロイドの硝子体内投与により黄斑浮腫が改善し，またレーザー光凝固との併用も効果があることが報告され，DME の治療に変化が起こってきた．さらに VEGF 阻害薬が使用されるようになり，従来のレーザー光凝固治療のみの黄斑症治療が大きく変わりつつある．

V. 糖尿病網膜症診断の進歩

1. 光干渉断層計（OCT）

1991 年に OCT を使い初めて生体における網膜断層像が示された[15]．その後 time-domain から spectral-domain へと仕組みが進化し，解像度が圧倒的に上がることで詳細な解析ができるようになった．その結果，ELM（external limiting membrane）ライン（網膜外境界膜

に相当すると思われる高反射部位),視細胞内節外節接合部(junction between inner and outer segments:IS/OS)ライン(網膜視細胞結合絨毛に相当すると思われる高反射部位),COSTライン(視細胞錐体の先端部に相当すると思われる高反射部位)などが観察可能となり,視機能とこれらのラインの検出の関連が類推できるようになった(図5).また断面のみの解析からコンピューター処理することにより3次元での解析が可能となり,DMEの診断・治療が格段の進歩を遂げた.

ETDRS研究でCSDMEの概念が提唱された[5]が,ステレオ眼底写真を撮る習慣がなかった日本ではわかりにくく,一般に広がりにくい概念であった.しかしOCTが発達するにつれ,このCSDMEの概念はOCTの黄斑体積表示で容易に視覚化されるようになり,糖尿病網膜症専門医でなくともCSDMEが診断できるようになった.また黄斑浮腫の性状もスリーミラーを用いた詳細な眼底検査をしてもわかりにくかった嚢胞様黄斑浮腫(cystoid macular edema:CME),漿液性網膜剝離(serous retinal detachment:SRD),sponge-like retinal swellingなどが容易に診断でき[16],治療選択,予後予測に応用できる可能性が出てきた(図6).また多施設臨床研究グループであるDRCR.net(Diabetic Retinopathy Clinical Research Network)が新たにOCT上での視力に影響する黄斑浮腫をcenter-involved diabetic macular edemaと定義し,CSDMEに比較し,よりOCTで直接判断しやすい基準が示され,治療に活用されるようになってきた[17].

OCTを使用することで黄斑浮腫が強い部分を視覚化でき,また同じくOCTを使用してMAの構造が観察できる.これによりどうしてもアレルギーなどの理由からFAGができない場合などに浮腫の強い部分の中心付近のMAを観察し(点状出血と鑑別し)治療することが可能になってきた.

このようにDME治療でOCTは不可欠の検査となりつつある.

2. 広角眼底撮影[18]

従来の眼底撮影は30～60度の眼底カメラを使用していたため,広い範囲を撮影する場合には7～9方向の撮影をすることが必要であり,質の高い写真を撮影することは容易ではなかった.またFAGでは,造影早期の状態を広範囲に撮影するには卓越した撮影技量を持ってしても後極に限られ,中間周辺部の造影初期像や周辺部の造影像を得ることはできなかった.しかし赤・緑2色のレーザー光を用いて各々の情報をあわせて,走査型の眼底像を得る広角眼底撮影装置の出現により,広範囲の眼底像を容易に得ることができるようになった(図7).またFAGも周辺部まで撮ることができるようになり,診断・経過観察が容易になるとともに,DRの周辺循環動態に新知見がもたらされる可能性がでてきた.これまで赤道部から後極の観察で,単純網膜症と診断されたもので,周辺に広範囲の毛細血管床閉塞が存在するものも容易に診断できるようになると期待できる(図8).

内科医と眼科医の連携もDRの失明予防のためには重要であるが,昨今の眼科医不足も深刻な問題であり,(とくに地方では)すべての糖尿病患者の網膜症の検査を眼科医ができない状況も生じてきている.そのためにはOptos® 200Tx™などの機器を利用した遠隔医療も今後大事な問題になってくると思われる.1例として大学病院と眼科医のいない比較的大きな公立病院との連携を示す.公立病院の糖尿病内科専門医が診察時にコメディカ

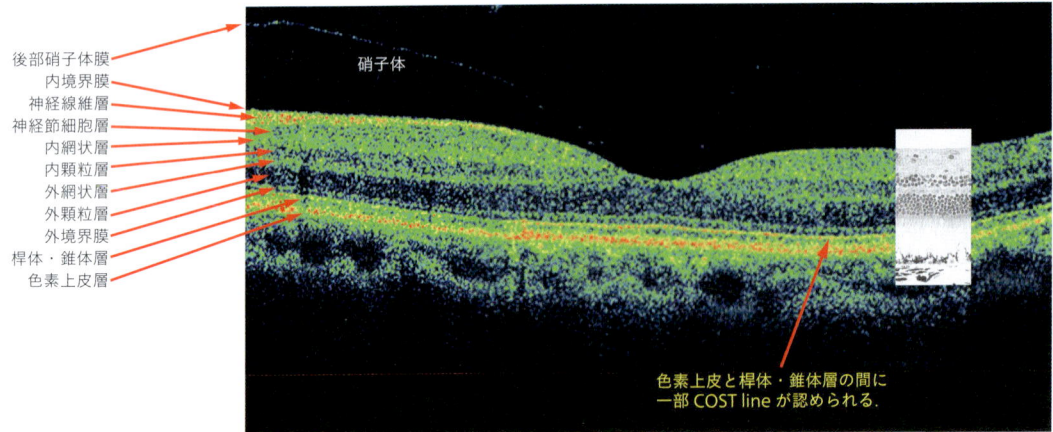

図5　最近のOCT像
網膜10層構造の組織像（白黒写真）とよく一致する．

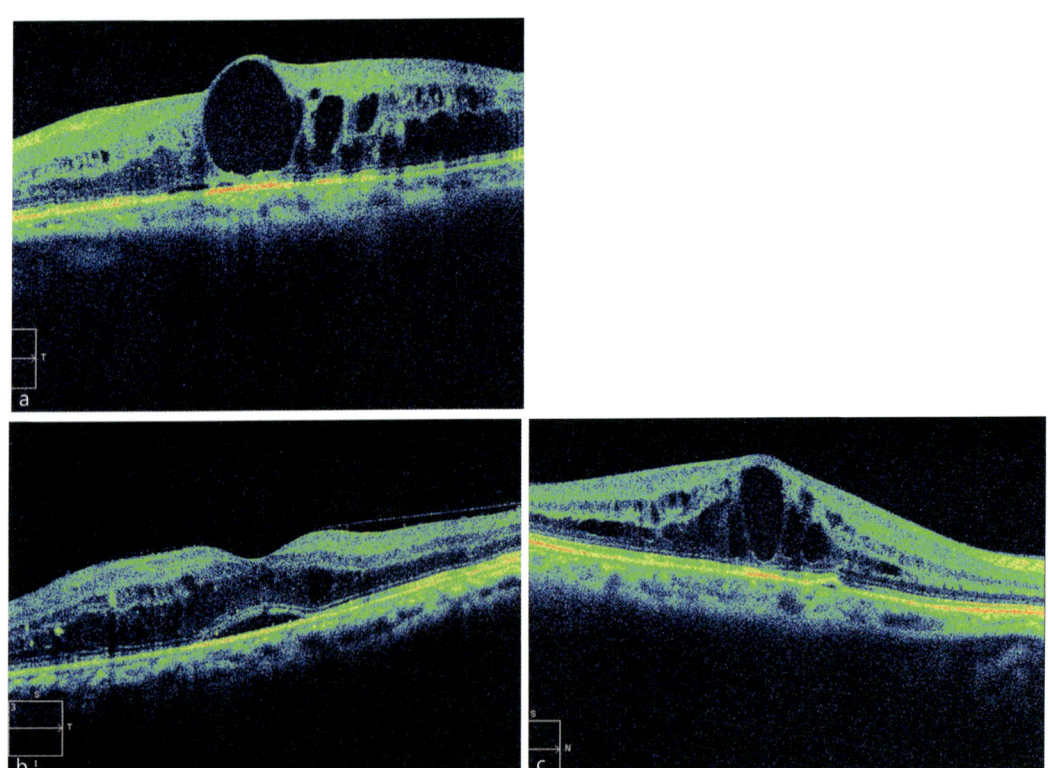

図6　cystoid macular edema，serous retinal detachment，sponge-like retinal swelling の3つのパターン
3つのパターンが混在することが多いが，主にCME（a），SRD（b），sponge-like retinal swelling（c）がある．

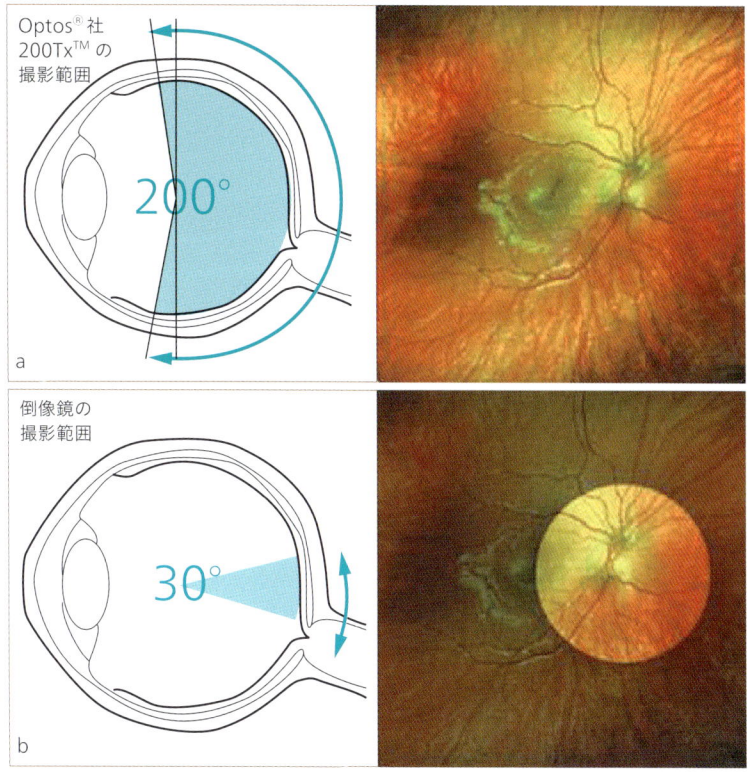

図7 赤，緑の2色のレーザー光線を使った広角眼底撮影（a）と従来の観察法（b）の違い
広角眼底観察では鋸状縁の近くまで（約200度まで）観察できる．一方倒像鏡や一般の眼底撮影では30度程度までしか観察できない．

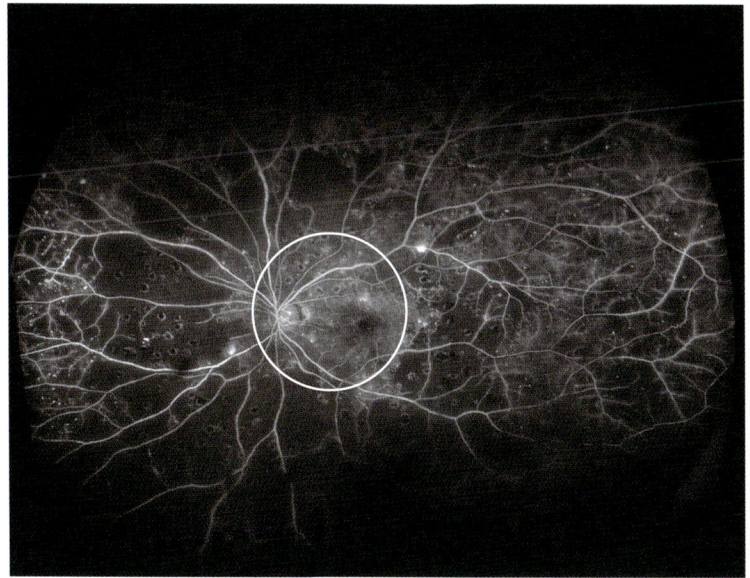

図8 広角眼底撮影装置を用いた蛍光眼底撮影
後極部は比較的循環が保たれているが，それより周辺では無灌流領域が広がっている．蛍光色素注入の初期像から後期像まで広範囲に観察できる．

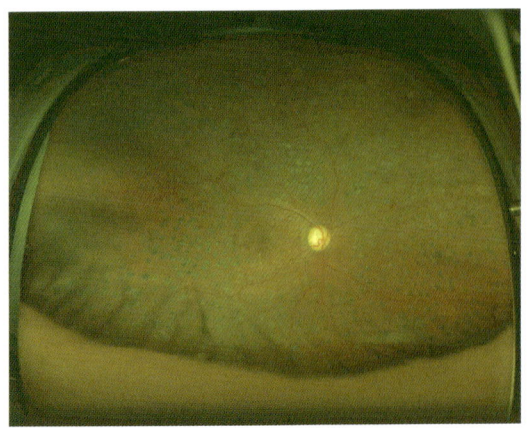

図9 67歳，男性の右眼広角眼底撮影
一見単純網膜症のようにみえる．

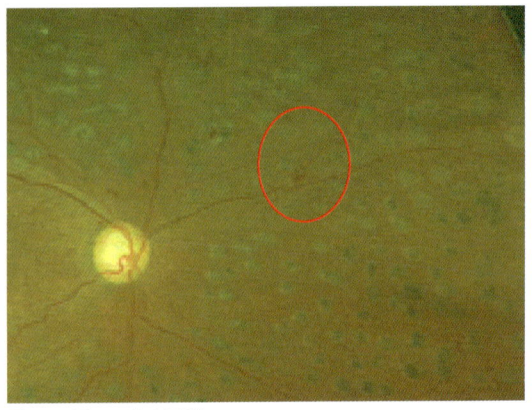

図10 図9の拡大写真
鼻側を拡大してみると，赤丸の部分に新生血管を疑わせる部分が認められた．

ルに依頼し，広角眼底撮影を行い，その画像を大学病院の眼科医が読影するというものである．図9はある公立病院での広角眼底写真である．広角の眼底写真では一見単純網膜症のようにみえるが，拡大しながら詳細に観察（図10）すると乳頭の鼻側に新生血管を疑わせる所見が認められた．公立病院の糖尿病内科専門医に連絡し患者に近医眼科を受診させたところ，新生血管が確認されFAG後毛細血管床閉塞部位にレーザー光凝固が追加され，沈静化した．

VI. 糖尿病網膜症治療の現状

　現在われわれが行い得る治療としてはレーザー光凝固，トリアムシノロンやVEGF阻害薬などの薬物療法，それに加え硝子体手術があげられる．DRの原因が高血糖による毛細血管の障害から生じるサイトカインの放出であるので，根本的治療は血管の再開通，毛細血管の再構築である．しかし現在の治療はすべてその根本的解決とは言えない．レーザー光凝固は虚血網膜からのサイトカインの放出は抑えるが，破壊的治療である．トリアムシノロンやVEGF阻害薬はその薬効が消失すれば再度浮腫などが生じるので繰り返しの治療が必須である．硝子体手術も毛細血管の閉塞を解除するわけではなく，根本的治療法とは言いにくいが，サイトカインの貯留空間としての硝子体を切除することや硝子体による網膜に対する牽引を除去するという点で原因を除去するという側面があり，もっと積極的に行われてもよいと思われる．

1. レーザー光凝固

　DRの治療の進歩としてはPRPにおけるレーザー治療の進歩がまずあげられる．従来のレーザーと比較し，高出力，短時間照射のパターンスキャニングレーザー光凝固（pattern scanning laser photocoagulation：PASCAL）が使用可能となり，0.02秒の短時間照射ということで患者の疼痛がきわめて軽減されるうえに，熱エネルギーが周囲に拡散せず，瘢痕が拡大しないというメリットがある．また術者にとっては，一度に10発以上のレーザーを施行

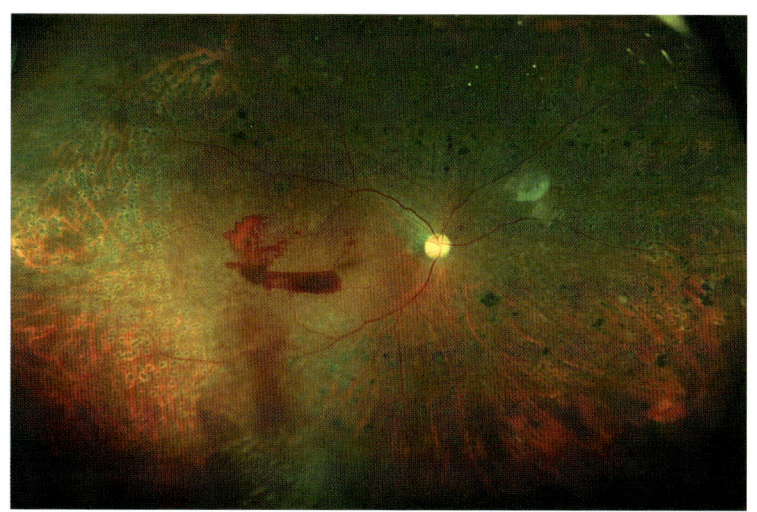

図11　パターンスキャニングレーザー光凝固による汎網膜光凝固後の右眼
比較的細かなレーザー瘢痕が規則正しく並ぶ．

できるので，短時間でPRPを施行できるようになった（図11）．しかしレーザー瘢痕が小さく瘢痕拡大もないという利点の反面，レーザー総数を多くしてもその効果が従来のPRPと同等かどうかの検証を行っていく必要がある．

　黄斑浮腫に対する光凝固の基本は変わっていないが，パターンスキャニングレーザー光凝固の1つとして黄斑を取り囲むようなパターンを用いることができ，また瘢痕拡大もない可能性が高く，今後黄斑凝固にこのレーザー光凝固が使用される可能性がある．

　pre PDRに対する部分的光凝固の明確なエビデンスはなかったが，日本糖尿病眼学会が前向き比較対照試験を行った[14]．その結果，部分的光凝固を行い，必要に応じて追加することでPDRの発症防止に有効である可能性が示唆され，日本発の治療法が検証された意義は大きい．

2. 硝子体手術

　DRに対する硝子体手術であるが，当初は消退しない硝子体出血に対して施行され，次には増殖組織による黄斑部に及ぶ網膜剥離が適応であった．その後硝子体手術の安全性の向上に伴い，より軽症の増殖膜へと適応が広がっていった．一方，黄斑浮腫に対する硝子体手術は，1992年に肥厚した後部硝子体膜の牽引による黄斑浮腫に対する硝子体手術が最初であったが，その後Tachiらが硝子体牽引や肥厚した後部硝子体膜の有無にかかわらず後部硝子体剥離（posterior vitreous detachment：PVD）のない症例に手術を施行し，効果があったことを報告した[19]．しかし，この後も欧米では硝子体手術は硝子体牽引のある症例に限られ，きわめて限定的な適応であった．一方，わが国では基本的には硝子体牽引のある症例や肥厚した後部硝子体膜の認められる症例だけでなく，後部硝子体未剥離の症例に対して行われることが多かった．さらに一部ではすでにPVDの生じている症例に対してもかなり積極的に行われることとなった[20]．

　2001年のde Juanの25Gシステム[21]に始まり，2003年のEckardtの23Gシステム[22]

も加わり，硝子体手術は小切開へと移行してきた．初期の小切開硝子体手術（microincision vitrectomy surgery：MIVS）の適応は黄斑上膜や黄斑円孔などの黄斑疾患に限られていたが，広角観察系の開発や明るいシャンデリア照明，器具の剛性の向上などにより増殖疾患へも適応が拡大し，安全性も向上してきた．それにより現状ではほぼすべての増殖性の疾患にMIVS が行われるようになった．従来の狭い範囲しか観察ができない接触型レンズでの硝子体手術から考えると隔世の感があり，PDR では広角観察系と明るい照明系により，部分的に PVD が生じている部分の観察も容易で，増殖膜に対する無理な牽引のかかっている状態も 1 つの視野で観察できるようになった（図 12）．従来の PDR に対する手術の基本は増殖膜を垂直硝子体剪刀で segmentation した後，水平硝子体剪刀で delamination して増殖膜を切除することだが，MIVS になり，硝子体カッターの開口部が先端近くになり，増殖膜の下に挿入することができるようになり，segmentation，delamination ともに23 G，25 G の硝子体カッターで行えるようになり網膜に対する牽引が減り，手術時間も短縮できるようになってきた（図 13）．一方，新生血管を含む増殖膜の症例に VEGF 阻害薬（ベバシズマブ）を術前に注射することにより新生血管を沈静化し，術中の出血を抑え，増殖膜の剝離を容易にし，硝子体手術を安全に施行できるようになってきた（図 14）[23]．ただし VEGF 阻害薬による組織の線維化の進行・収縮による TRD の進展が問題で，とくに VEGF 阻害薬注射から手術までの期間が長いと注意が必要である．このように硝子体手術そのものの安全性が向上することにより，DME に対する硝子体手術でも合併症はきわめて頻度が減ってきた．しかし DME では後述するように VEGF 阻害薬の治療が著効する場合が多く，手術の適応はかなり限定的になりつつあるが，黄斑部に対する牽引が明らかな場合や肥厚した後部硝子体膜が認められる場合，浮腫再発を繰り返す場合，硝子体出血や増殖膜を併発している場合は硝子体手術の適応が残っていくだろう．黄斑浮腫の硝子体手術では内境界膜（internal limiting membrane：ILM）剝離の併用の是非が問題になるが，DR の ILM 剝離は無染色では難易度が高く，インドシアニングリーンの網膜毒性[24]を考えるとブリリアントブルー G[25]などの併用が必要になっていく場合が多いと考えられる．

3. 血管新生緑内障に対するデバイス流出路再建術

　PDR では治療に抵抗して，ある一定の頻度で隅角や虹彩に血管新生を生じて失明にいたる血管新生緑内障を発症する．治療法としてはトラベクレクトミーや毛様体破壊術が行われてきたが，トラベクレクトミーの成功率は低く，毛様体破壊術では高頻度に眼球癆に陥っていた．最近 Baerveldt® Glaucoma Implant[26]や EX-PRESS™[27]が使用可能となり眼圧コントロールの成績が向上している．Baerveldt® Glaucoma Implant はチューブを前房もしくは（硝子体切除後の）硝子体腔に挿入し，房水を流すデバイスを直筋の間の赤道部付近の強膜に縫着するものである（図 15）．とくに硝子体手術後の血管新生緑内障ではチューブを硝子体腔内に挿入することで角膜内皮障害も回避できる．EX-PRESS™ は強膜弁内に，前房内に落ちないように引っかかりが付いた内径 50 μm のステンレス製の筒を前房内に挿入し，この筒を通じて房水を結膜下に流すものである．いずれも虹彩切開が必要なく，出血の危険性を回避できることから今後血管新生緑内障で適応が拡大することが期待できる．

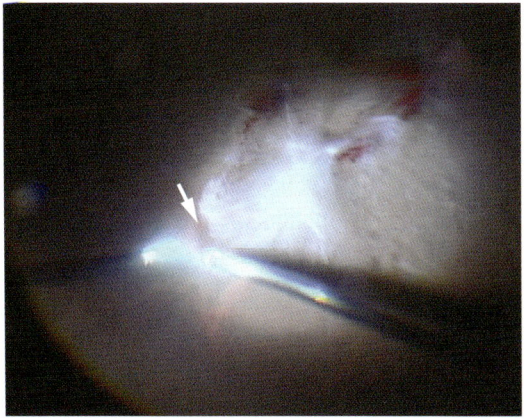

図 12 広角観察系を使用した極小切開硝子体手術
後極の増殖組織と周辺の硝子体の間の硝子体切除を行っているところ．安全に前後方向の牽引を解除できる．

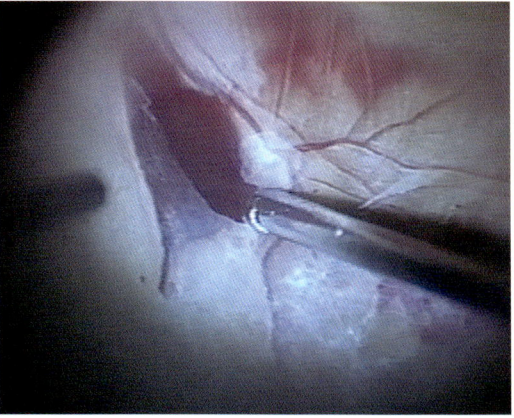

図 13 増殖糖尿病網膜症の硝子体手術
網膜表面に張った増殖膜をカッターのみで segmentation しているところ．

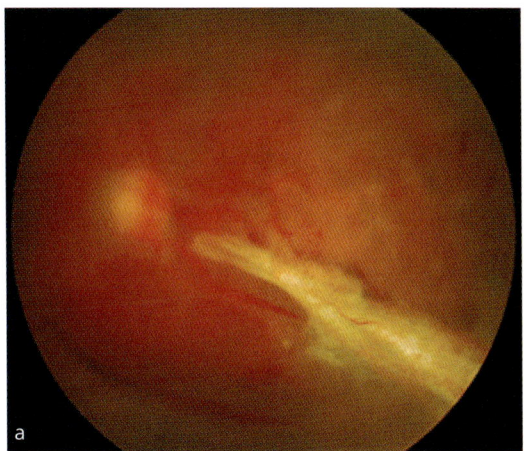
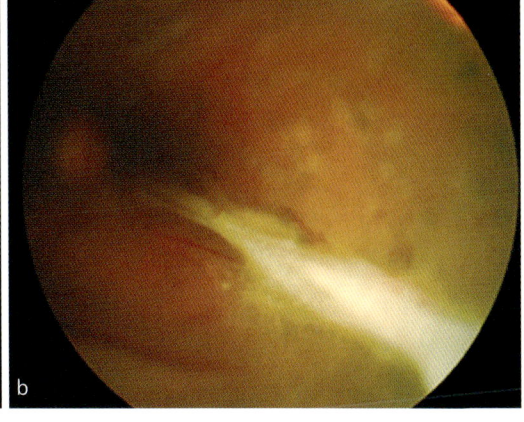

図 14 ベバシズマブ投与前後の増殖膜の変化
ベバシズマブ投与前（a）では増殖膜に新生血管がはっきりと認められるが，投与翌日（b）には新生血管が退縮している．

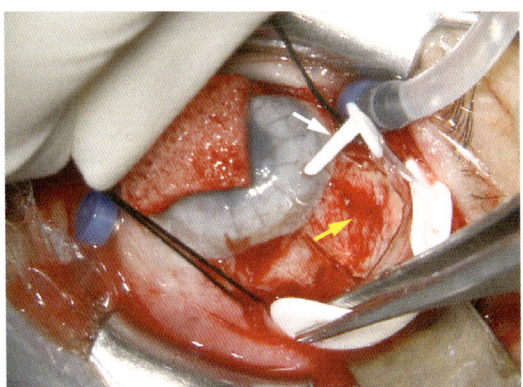

図 15 Baerveldt® Glaucoma Implant のチューブを直筋の間に挿入しているところ
白矢印の部分を黄色矢印の強膜弁の下から硝子体内に挿入する．

糖尿病網膜症の診療概論　13

4. 糖尿病黄斑浮腫に対する薬物療法

1) ステロイド治療

　トリアムシノロン 4 mg を硝子体内投与する方法と 20 mg を後部 Tenon 嚢下注射する方法があり，VEGF 阻害薬より有効であるという報告[28]や差はないという報告[29]がある．原理的には VEGF だけでなく，もっと広くサイトカインを抑える効果があり，DR に対する治療としては効果が大きいと思われる．現在マキュエイド[10]が眼科領域で認可されているが，硝子体内投与のみであり，後部 Tenon 嚢下注射が認められていないという問題がある．いずれの投与方法でも白内障と緑内障の問題は存在するが，とりわけ有水晶体眼における硝子体内投与では白内障発症は必須であり，それが VEGF 阻害薬との視力における優劣に影響しているという側面がある．

　現時点で PRP に併用することで黄斑浮腫を抑制する方法はとくに推奨される．

2) VEGF 関連薬

　VEGF 阻害薬は眼科領域では加齢黄斑変性の治療薬として使用されてきた．DR においては，最初ペガプタニブが黄斑浮腫に使用され[30]，次に眼科領域での適応のないベバシズマブが血管新生緑内障や PDR の硝子体手術前に使用され[23]，さらに黄斑浮腫治療に用いられた[31]．その後ラニビズマブが黄斑浮腫治療に使用され大規模な治験が行われ，治療適応が拡大してきている．

　DRCR.net の研究[32]や BOLT 試験[33]をまとめると，まずベバシズマブでは，レーザー光凝固単独よりもベバシズマブ単独もしくはレーザー光凝固とベバシズマブ併用療法のほうが，視力・網膜厚ともに改善し，その効果は 24 か月後でも視力改善が維持できたということになる．ただベバシズマブは眼科領域での適応がないことが問題である．

　一方，眼科的適応のあるラニビズマブも盛んに DME に使用されてきている．詳細は各章に譲るが，いくつかの報告をまとめると，ラニビズマブ単独使用群では無治療と比較し有意に視力改善し[34,35]，レーザー光凝固群よりも視力改善効果があり[36]，レーザー光凝固群にラニビズマブを途中から使用しても視力改善効果がある[37]．一方，ラニビズマブの使用回数はレーザー光凝固併用で少なくなると考えられる．ラニビズマブ併用のレーザー光凝固群はトリアムシノロン併用レーザー光凝固群，レーザー光凝固単独使用群のいずれの群よりも有意に視力改善するが，ラニビズマブ単独療法とレーザー光凝固治療併用では無治療群と比較し，視力改善するが，併用の有無で有意差はなかった[35]．

　近い将来使用可能な薬剤としてアフリベルセプトがある．これはヒトの VEGF 受容体 1，2 をもつ薬剤で，VEGF-A と胎盤成長因子に対して天然の受容体よりも高い親和性で結合することにより本来の VEGF 受容体への結合を阻害するものである．これを使用した臨床研究に DA VINCI 試験があり，ラニビズマブと同様の効果があり，また 8 週ごとの投与でも良好な視力経過を示している[38]．

　DME に対する薬物療法と光凝固の現状としては，DME の治療には VEGF 阻害薬が第一選択となり，状態を見ながら適宜追加していく．また必要に応じてレーザー光凝固を行

うことでラニビズマブの使用回数を減少させることができる可能性がある．ステロイド治療は光凝固と比較し長期成績では劣るが，短期的に使用する方法は残されるかもしれないし，DRCR.netの研究で眼内レンズ眼に限ればラニビズマブ＋光凝固とステロイド＋光凝固に差はなかったと報告しており，まだ今後検証する価値は残されている．

　VEGF阻害薬の登場とさまざまな報告によりDR治療に混乱を生じているが，エビデンスの積み重ねにより少しずつ整理されていくだろう．

　現状のDRの治療は，pre PDRにおいて，FAGの結果により部分的光凝固もしくはPRPを行い，PDRへの移行を抑え，それでもPDRに移行し，硝子体手術が必要になった場合は小切開硝子体手術で低侵襲の手術を行い，失明防止に努める．黄斑浮腫に関してはcenter-involved DMEに対する第一選択はVEGF阻害薬で，MAなどに対して適宜レーザー光凝固を追加する．これによりVEGF阻害薬の注射回数を減じることができる．VEGF阻害薬が効きにくい場合ステロイドの使用も考慮し，遷延する黄斑浮腫や肥厚した後部硝子体膜や牽引がある症例では硝子体手術を選択する，といった方法が推奨される．

引用文献

1) International Diabetes Federation：IDF Diabetes Atlas, 5 th edition, 2012
2) Starita C, Patel M, Katz B, et al.：Vascular endothelial growth factor and the potential therapeutic use of pegaptanib（Macugen）in diabetic retinopathy. Diabetic retinopathy（Lang GE ed）. Dev Ophthalmol 39：122-148, 2007
3) 清水弘一．分担研究報告　汎網膜光凝固治療による脈絡膜循環の変化と糖尿病血管新生緑内障のレーザー治療ならびに糖尿病網膜症の光凝固適応および実施基準．平成6年度糖尿病調査研究報告書．厚生省．346-349, 1995
4) Early Treatment Diabetic Retinopathy Study Research Group：Treatment techniques and clinically guidelines for photocoagulation of diabetic macular edema：ETDRS report number 2. Ophthalmology 94：761-774, 1987
5) Early Treatment Diabetic Retinopathy Study Research Group：Photocoagulation for diabetic macular edema. Early Treatment Diabetic Retinopathy Study report number 1. Arch Ophthalmol 103：1796-1806, 1985
6) Early Treatment Diabetic Retinopathy Study Research Group. Early photocoagulation for diabetic retinopathy：ETDRS report number 9. Ophthalmology 98：766-785, 1991
7) Lewis H, Abrams GW, Blumenkranz MS, et al.：Vitrectomy for diabetic macular traction and edema associated with posterior hyaloidal traction. Ophthalmology 99：753-759, 1992
8) 大泉俊英，富永真琴：地域住民を対象とした疫学研究（2）：日本人における糖尿病の実態―舟形町研究から―．あたらしい眼科 21：435-439, 2004
9) 安田美穂：久山町研究．あたらしい眼科 28：25-29, 2011
10) 田邉祐資，川崎良，山下英俊：舟形町研究．あたらしい眼科 28：30-35, 2011
11) Mitchell P, Smith W, Wang JJ, et al.：Prevalence of diabetic retinopathy in an older community. The Blue Mountains Eye Study. Ophthalmology 105：406-411, 1998
12) Kuzuya T, Akanuma Y, Akazawa Y, et al.：Prevalence of chronic complications in Japanese diabetic patients. Diabetes Res Clin Pract 24 Suppl.：s159-164, 1994.
13) Kawasaki R, Tanaka S, Tanaka S, et al.：Japan Diabetes Complications Study Group：Incidence and progression of diabetic retinopathy in Japanese adults with type 2 diabetes：8 year follow-up study of the Japan Diabetes Complications Study（JDCS）. Diabetologia 54：2288-2294, 2011
14) The Japanese Society of Ophthalmic Diabetology, Subcommittee on the Study of Diabetic Retinopathy Treatment：Multicenter randomized clinical trial of retinal photocoagulation for preproliferative diabetic retinopathy. Jpn J Ophthalmol 56：52-59, 2012
15) Huang D, Swanson EA, Lin CP, et al.：Optical coherence tomography. Science 254：1178-1181, 1991

16) Otani T, Kishi S, Maruyama Y. Patterns of diabetic macular edema with optical coherence tomography. Am J Ophthalmol 127：688-693, 1999
17) Diabetic Retinopathy Clinical Research Network：Writing Committee, Aiello LP, Beck RW, Bressler NM, et al.：Rationale for the diabetic retinopathy clinical research network treatment protocol for center-involved diabetic macular edema. Ophthalmology 118：e5-14, 2011
18) Sherman J, Karamchandani G, Jones W, et al.：Panoramic Ophthalmoscopy. Throfare, NJ, Slack, Inc. 2007
19) Tachi N, Ogino N：Vitrectomy for diffuse macular edema in cases of diabetic retinopathy. Am J Ophthalmol 122：258-260, 1996
20) 山本禎子, 山本修一, 竹内忍：後部硝子体剝離を伴う糖尿病黄斑浮腫例に対する硝子体手術. あたらしい眼科 17：133-138, 2000
21) Fujii GY, de Juan E Jr, Humayun MS, et al.：A new 25-gauge instrument system for transconjunctival sutureless vitrectomy surgery. Ophthalmology 109：1807-1812, 2002
22) Eckardt C：Transconjunctival sutureless 23-gauge vitrectomy. Retina 25：208-211, 2005
23) Mason III JO, Nixon PA, White MF：Intravitreal injection of bevacizumab（Avastin）as adjunctive treatment of proliferative diabetic retinopathy. Am J Ophthalmol 142：685-688, 2006
24) Tsuiki E, Fujikawa A, Miyamura N, et al.：Visual field defects after macular hole surgery with indocyanine green-assisted internal limiting membrane peeling. Am J Ophthalmol 143：704-705, 2007
25) Fukuda K, Shiraga F, Yamaji H, et al.：Morphologic and functional advantages of macular hole surgery with brilliant blue G-assisted internal limiting membrane peeling. Retina 31：1720-1725, 2011
26) Lloyd MA, Baerveldt G, Heuer DK, et al.：Initial clinical experience with the baerveldt implant in complicated glaucomas. Ophthalmology 101：640-650, 1994
27) Lim KS, Allan BD, Lloyd AW, et al.：Glaucoma drainage devices；past, present, and future. Br J Ophthalmol 82：1083-1089, 1998
28) Shimura M, Nakazawa T, Yasuda K, et al.：Comparative therapy evaluation of intravitreal bevacizumab and triamcinolone acetonide on persistent diffuse diabetic macular edema. Am J Ophthalmol 145：854-861, 2008
29) Lim JW, Lee HK, Shin MC：Comparison of intravitreal bevacizumab alone or combined with triamcinolone versus triamcinolone in diabetic macular edema：A randomized clinical trial. Ophthalmologica 227：100-106, 2012
30) Cunningham ET Jr, Adamis AP, Altaweel M, et al.：Macugen Diabetic Retinopathy Study Group. A phase II randomized double-masked trial of pegaptanib, an anti-vascular endothelial growth factor aptamer, for diabetic macular edema. Ophthalmology 112：1747-1757, 2005
31) Haritoglou C, Kook D, Neubauer A, et al.：Intra vitreal bevacizumab（Avastin）therapy for persistent diffuse diabetic macular edema. Retina 26：999-1005, 2006
32) Scott IU, Edwards AR, Beck RW, et al.：A phase II randomized clinical trial of intravitreal bevacizumab for diabetic macular edema. Ophthalmology 114：1860-1867, 2007
33) Michaelides M, Kaines A, Hamilton RD, et al.：A prospective randomized trial of intravitreal bevacizumab or laser therapy in the management of diabetic macular edema（BOLT study）12-month data：report 2. Ophthalmology 117：1078-1086, 2010
34) Massin P, Bandello F, Garweg JG, et al.：Safety and efficacy of ranibizumab in diabetic macular edema（RESOLVE Study）：a 12-month, randomized, controlled, double-masked, multicenter phase II study. Diabetes Care 33：2399-2405, 2010
35) Nguyen QD, Brown DM, Marcus DM, et al.：RISE and RIDE Research Group：Ranibizumab for diabetic macular edema：results from 2 phase III randomized trials：RISE and RIDE. Ophthalmology 119：789-801, 2012
36) Elman MJ, Aiello LP, Beck RW, et al.：Randomized trial evaluating ranibizumab plus prompt or deferred laser or triamcinolone plus prompt laser for diabetic macular edema. Ophthalmology 117：1064-1077, 2010
37) Nguyen QD, Shah SM, Heier JS, et al.：READ-2 Study Group：Primary end point（six months）results of the ranibizumab for edema of the macula in diabetes（READ-2）study. Ophthalmology 116：2175-2181, 2009
38) Do DV, Schmidt-Erfurth U, Gonzalez VH, et al.：The DA VINCI study：phase 2 primary results of VEGF Trap-Eye in patients with diabetic macular edema. Ophthalmology 118：1819-1826, 2011

〔北岡　隆〕

第2章

ケーススタディ

I moderate NPDRだが蛍光眼底造影で進行している症例

Point
- 糖尿病罹患期間はどれくらいか.
- 血糖コントロールは良好か.
- 軟性白斑,網膜内細小血管異常に注意.

I. 臨床ケース

症例

　65歳女性．15年前から糖尿病と診断されている．血糖コントロールはきわめて不良．3年前，近医眼科を受診し，中等度非増殖糖尿病網膜症(moderate NPDR)(新福田分類A-2)程度，白内障手術を勧められたが放置．その後受診なく，今回再診し，糖尿病治療と白内障手術目的に当院へ紹介となった．既往歴に ① 狭心症，② 冠動脈ステント留置後，③ 2型糖尿病(神経障害あり，腎症3B)，④ 慢性腎臓病，⑤ 高血圧がある．

1. 所見

　右眼矯正視力0.03，左眼矯正視力0.4．右眼水晶体は強い後囊下混濁と核白内障(図1a)，左眼水晶体にも後囊下混濁あり(図1b)．眼底は透見しづらい状態であったが，moderate NPDR(新福田分類A-2)程度かと思われた(図1c, d)．白内障手術適応ではあるが，眼底は早急にレーザーを必要としないため，まず，血糖コントロールを行い，その後白内障手術を計画することとなった．

　5か月後HbA1c 6.3%(NGSP値)となり，白内障手術を施行した．

　術後2週間の眼底所見では軟性白斑が多発しているのがみられ，B-1程度かと思われた(図2a〜d)．OCTで黄斑浮腫はみられなかった(図3a, b)．FAGを施行したところ，両眼ともに広範囲に無灌流領域(nonperfusion area：NPA)があることが確認された(図4a, b)．

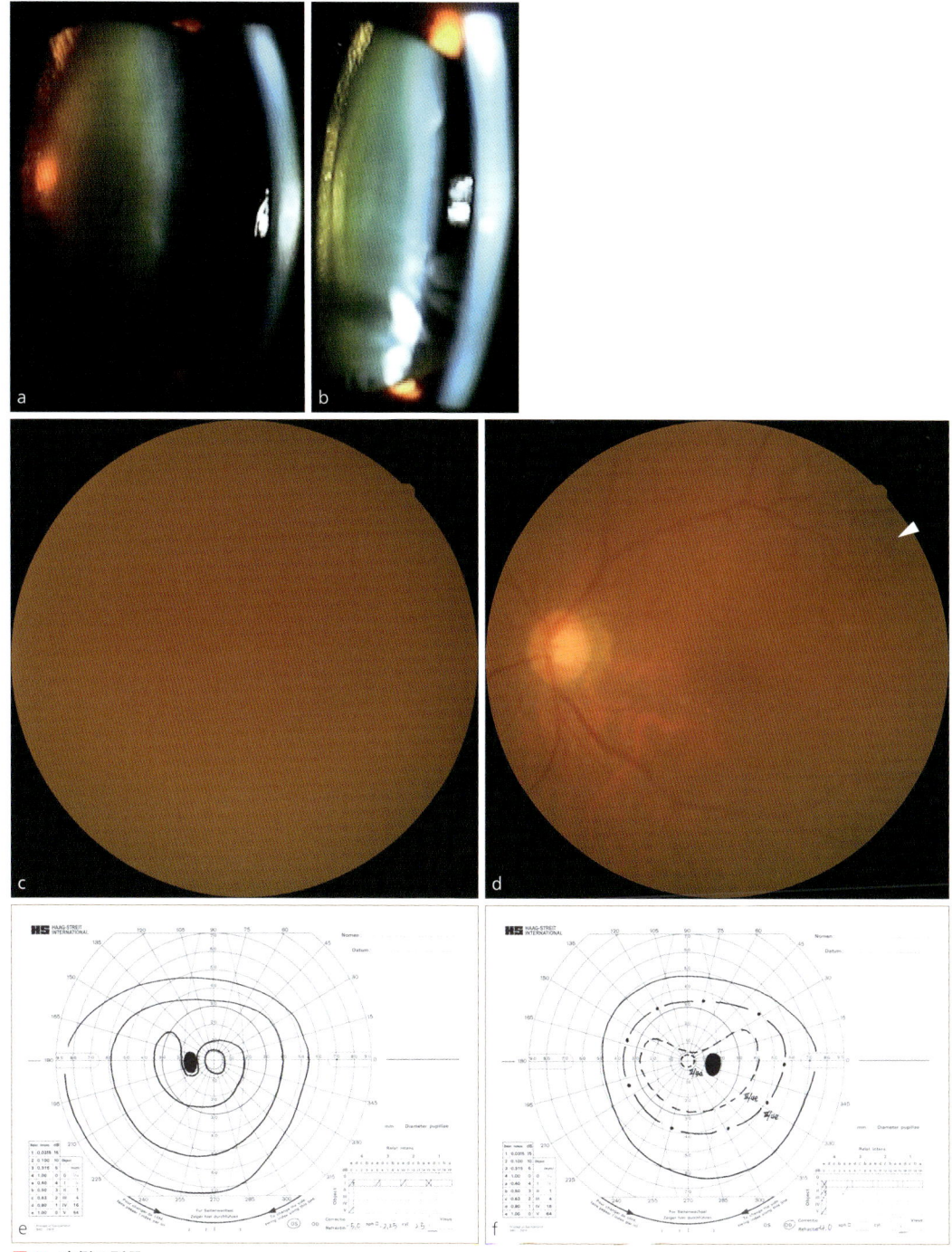

図 1 症例の所見
a：右眼水晶体．強い後嚢下混濁と核白内障がみられる．
b：左眼水晶体．後嚢下混濁がみられる．
c：右眼眼底写真．強い後嚢混濁のため眼底は透見しづらい．
d：左眼眼底写真．アーケード周辺には網膜出血がみられる（矢頭）．
e：左眼 Goldmann 視野．異常なし
f：右眼 Goldmann 視野．上方に閾値の低下があるようにみえる．

I moderate NPDR だが蛍光眼底造影で進行している症例

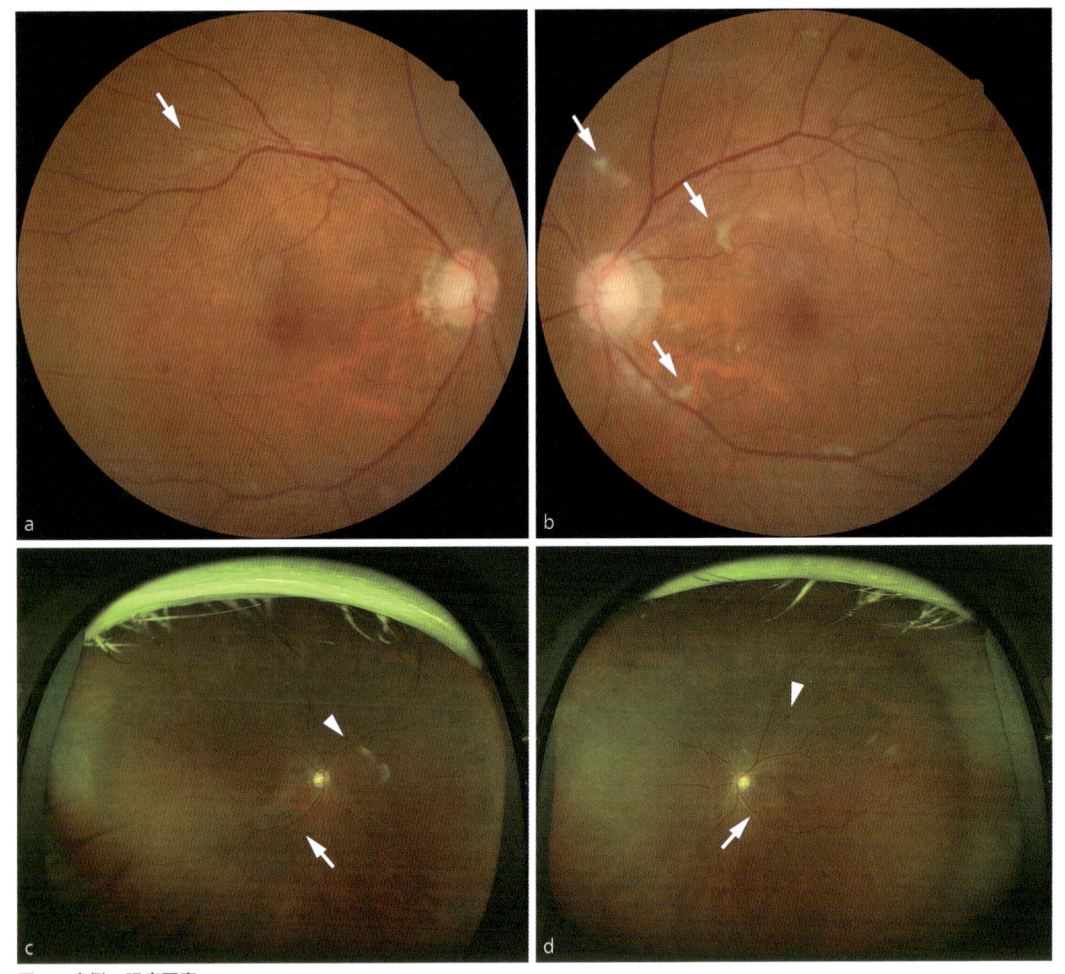

図2 症例の眼底写真
a：右眼眼底写真．アーケード周辺に軟性白斑がみられる（矢印）．
b：左眼眼底写真．軟性白斑が多発している（矢印）．
c：右眼広角眼底写真．網膜出血（矢頭）が多数みられ，軟性白斑（矢印）もみられる．
d：左眼広角眼底写真．網膜出血（矢頭）が多数みられ，軟性白斑（矢印）もみられる．

今後両眼に汎網膜光凝固術（PRP）を行う予定とした．

II. 解説

　一般に軟性白斑は虚血網膜の浮腫であるから，軟性白斑があればDR（新福田分類B-1）以上であり，範囲は不明だが，NPAが存在することが疑われる．しかし軟性白斑は慢性的な虚血になると消失してしまい，そのような症例では一見おとなしそうにみえる眼底がFAGを撮ってみると広範囲のNPAを有する増殖前網膜症だった，ということが起こりえる．参考に，別の症例のNPA，新生血管を伴うカラー写真とFAG写真を示す．図5では，カラー写真で軟性白斑様にみえる部分から蛍光漏出がみられ，すでに新生血管を伴っていることがわかる．図6のカラー眼底写真は，軟性白斑はみられず，一見網膜出血のみのようにみえるが，FAG写真ではNPAが存在していることがわかる．散瞳検査では眼

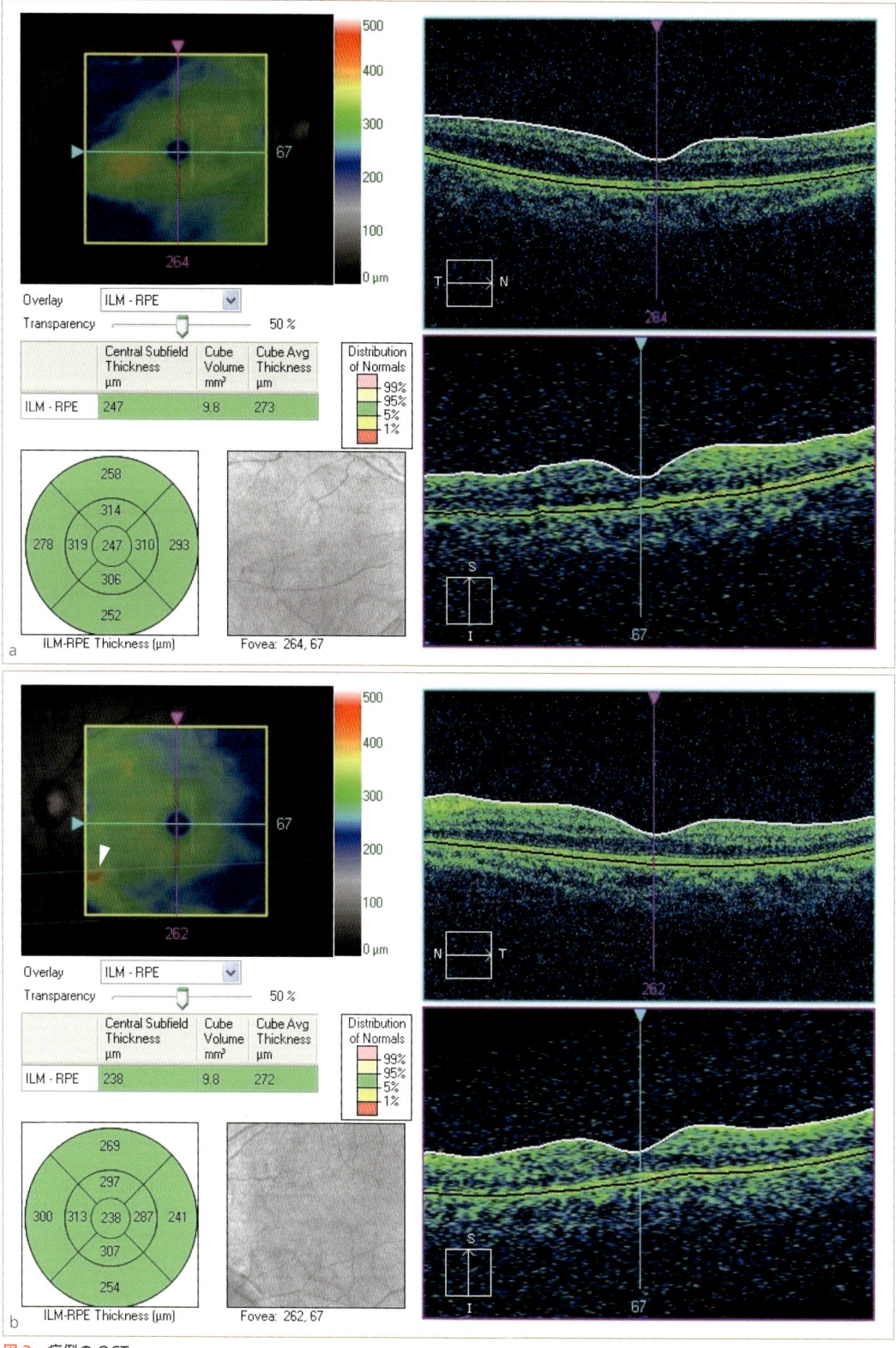

図3 症例のOCT
a：右眼OCT．黄斑部に浮腫はみられない．
b：左眼OCT．黄斑部に浮腫はみられないが，軟性白斑がある場所は，やや網膜厚が厚く写っている（矢頭）．

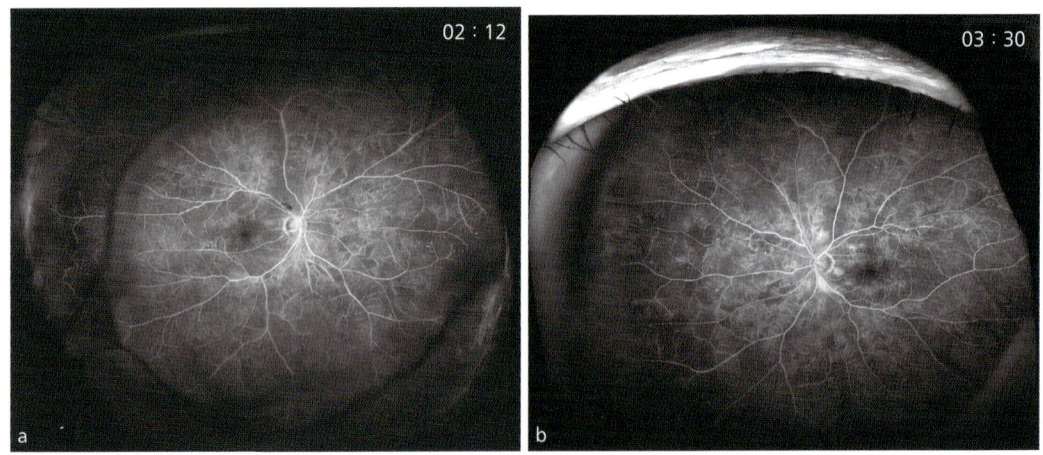

図4 症例の蛍光眼底写真
a：右眼広角蛍光眼底写真．周辺部に広い NPA が存在する．新生血管はみられない．
b：左眼広角蛍光眼底写真．周辺部に広い NPA が存在する．新生血管はみられない．

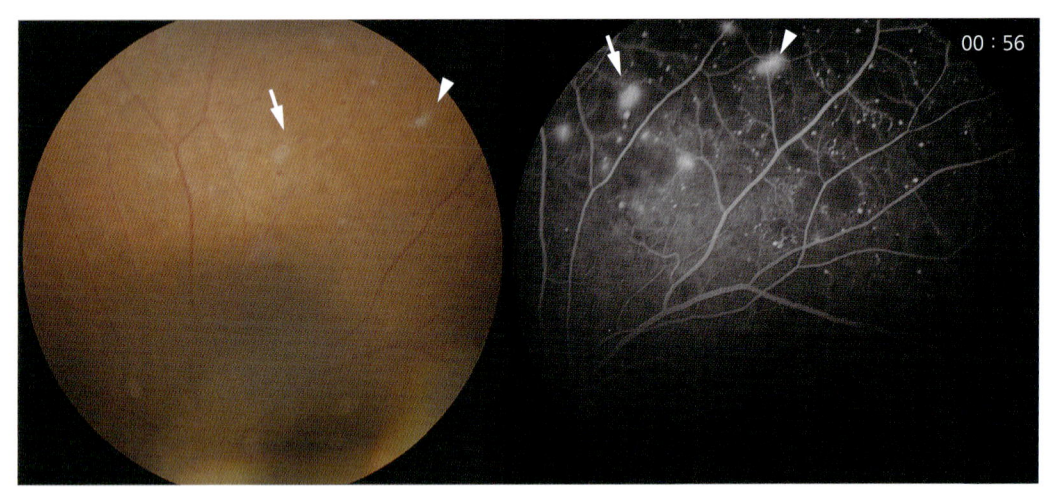

図5 別の症例のカラー眼底写真と蛍光眼底写真（左眼）
NPA に新生血管（矢印，矢頭）を伴っている．

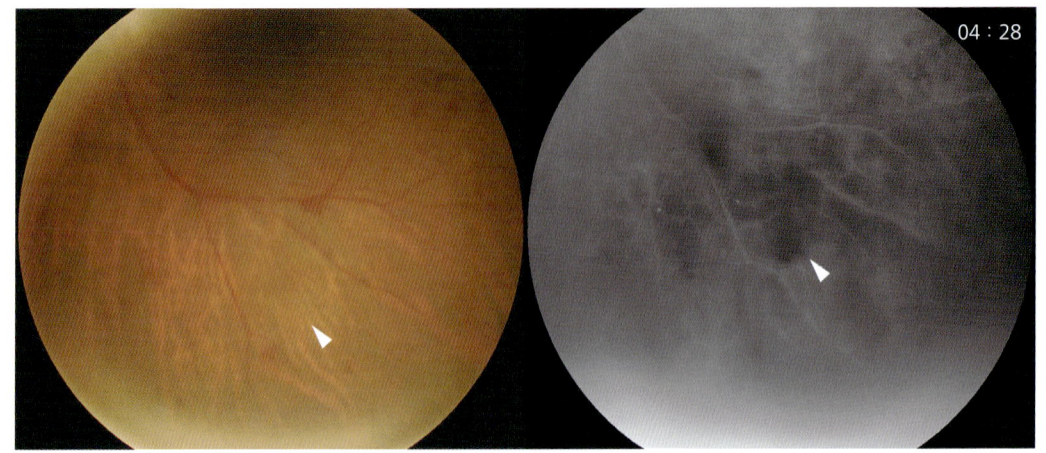

図6 別の症例のカラー眼底写真と蛍光眼底写真（左眼）
新生血管を伴わない NPA（矢頭）．

底の詳細な確認を怠らず，光凝固のタイミングを逃さないよう注意が必要である．具体的には，軟性白斑，網膜内細小血管異常(IRMA)，網膜新生血管，神経乳頭新生血管などである．最近の超広角眼底カメラは周辺部まで撮影でき，大変便利であるが，眼科医にそれをみる力がなければ意味がない．検眼の力を養うことは大変重要なことである．

〔藤川亜月茶〕

II 増殖糖尿病網膜症への
レーザー光凝固症例

Point
- 増殖糖尿病網膜症に対する汎網膜光凝固は重篤な視力障害を防ぐ強力な治療法である.
- 術前に疼痛, コスト, 視力低下の可能性について十分に説明.
- 疼痛が強い場合はキシロカイン局所注射による麻酔を併用.
- 嚢胞様黄斑浮腫悪化の頻度が高いことに十分配慮する.

I. 臨床ケース

症例1

40歳男性. 1か月前からの両眼視力低下(とくに左眼)で近医受診. 1年前は矯正視力両眼ともに1.2で眼底は中等度非増殖糖尿病網膜症(moderate NPDR)であった. 糖尿病歴は内服およびインスリンで加療開始後, 9年. HbA1c 12.5%(NGSP値).

1. 所見

右眼矯正視力0.5, 左眼矯正視力0.3. 眼底写真では両眼ともに網膜出血を多数認め, 右眼鼻上側に網膜内細小血管異常(IRMA), 左眼は主要な網膜静脈上に明らかな数珠状変化(beading)および瘤状の新生血管が存在している. 明らかな乳頭新生血管(new vessels on disc: NVD)は認めない(図1). しかし, FAGを撮影すると, 両眼ともに広範な無灌流領域(NPA)が存在し, 右眼鼻上側のIRMAと考えられた箇所からは旺盛な蛍光色素漏出を認める. 左眼は右眼よりも多数の色素漏出点があり, NVDの存在も明らかとなった. 左眼は黄斑部上方に虚血網膜を認め, 虚血性黄斑症による視力障害の可能性も考える(図2). OCTでは左眼に嚢胞様黄斑浮腫(CME)を認めた.

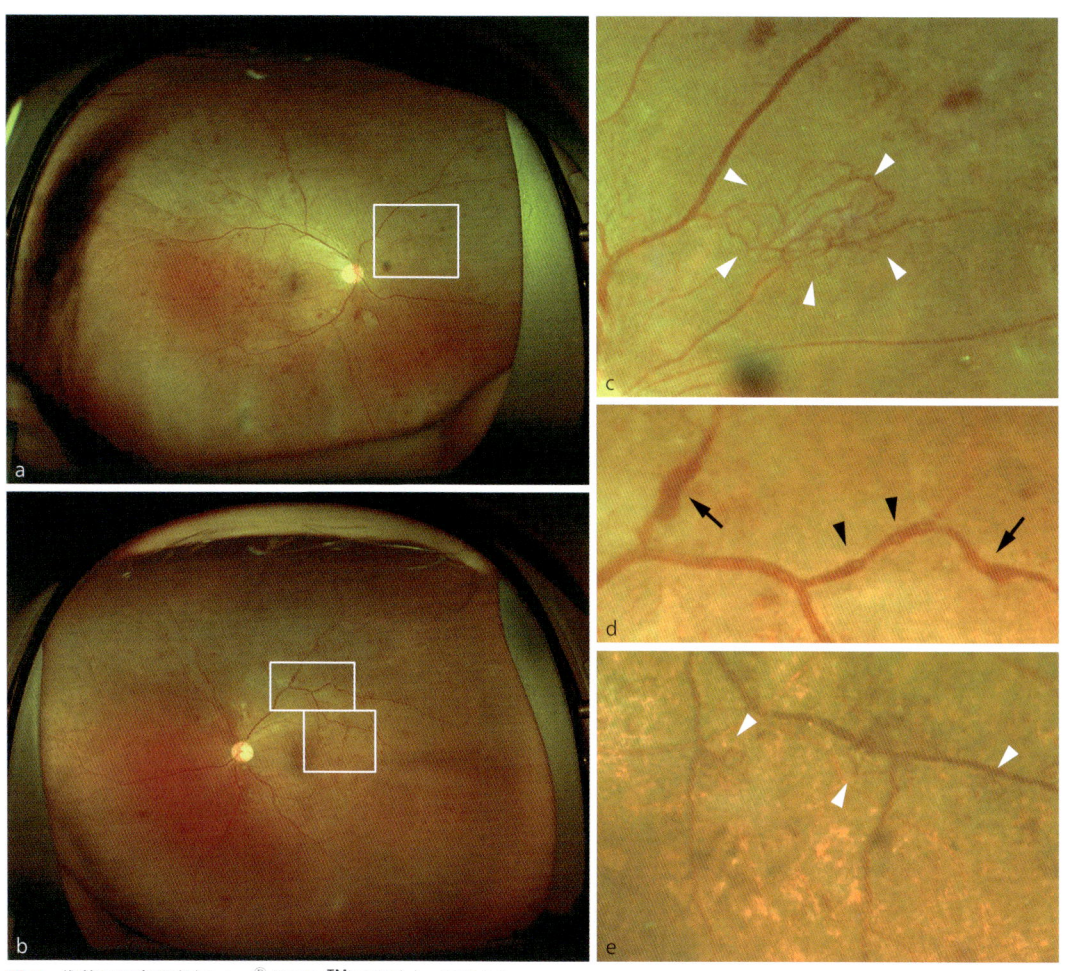

図1 術前の眼底写真（Optos® 200Tx™）右眼（a），左眼（b）
右眼鼻上側（a の□内）には，IRMA を認める（c）．左眼耳上側（b の□内）には，静脈の beading（d の矢頭），瘤状の新生血管（d の矢印），および IRMA（e の矢頭）を認める．

2. 実際の治療 （表1）

　両眼増殖糖尿病網膜症（PDR）の診断のもと，2 週間後から両眼の汎網膜光凝固（PRP）を開始した．使用した光凝固装置はマルチカラー半導体レーザーで yellow（567 nm）の波長，200 μm，凝固時間 0.2 秒，パワーは 200 mW から開始した．コンタクトレンズは 160 度広角レンズを使用．初日は左眼下方に 400 発ほど光凝固を行うことができたが，2 週間後に追加したところ疼痛の訴え強く，270 発ほどで終了．その後は，患者とも相談のうえ，0.2％キシロカインの Tenon 囊下注射を併用し，PRP を続けることとした．

　2 回光凝固施行後，右眼の CME が出現し，左眼の CME の悪化も認めたため，トリアムシノロン 20 mg Tenon 囊下注射を併用し，3 回目のレーザーを追加した．翌週には右眼の CME は消失，左眼も軽快していた（図3）．術後視力は右眼矯正視力 0.4，左眼矯正視力 0.5 であった．

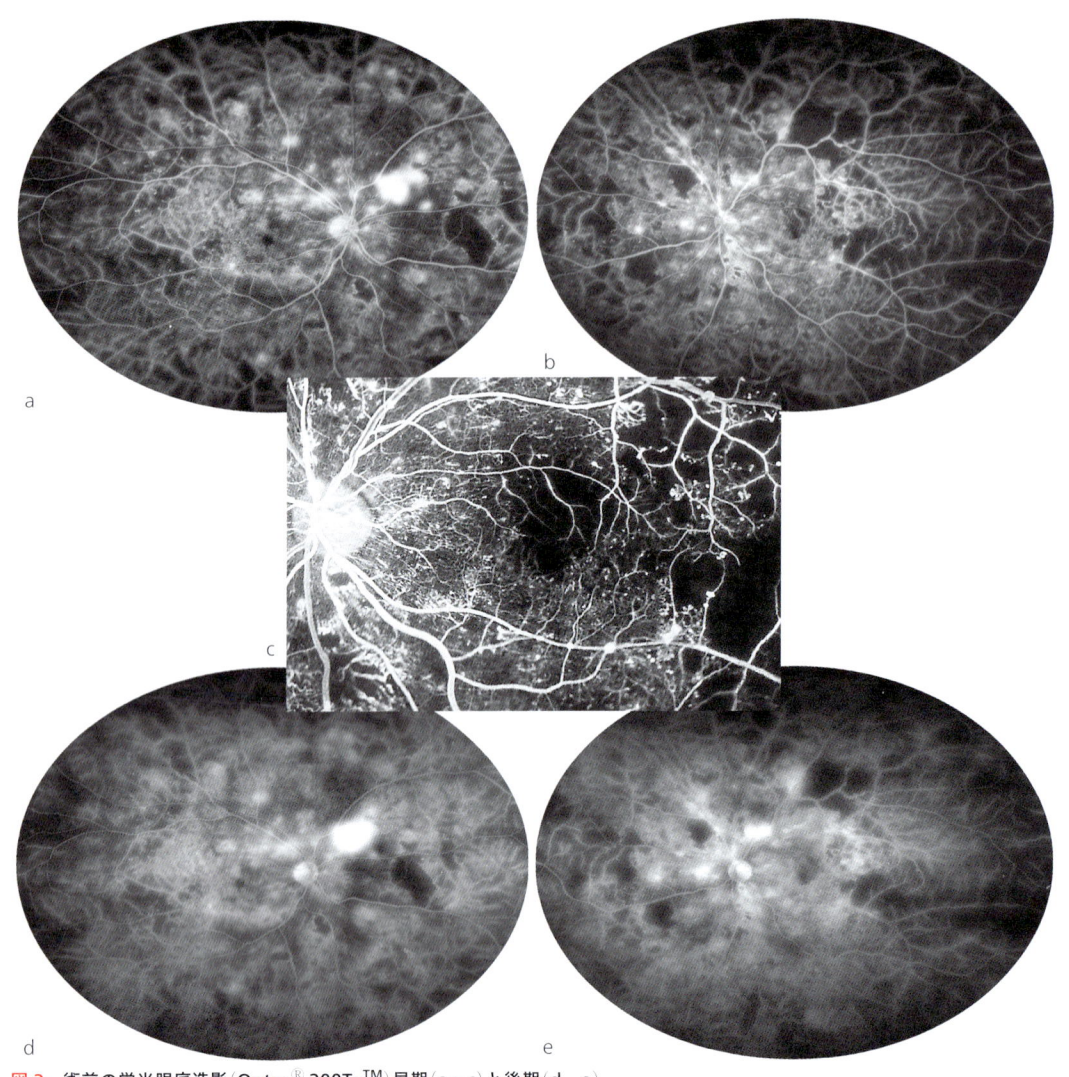

図2 術前の蛍光眼底造影（Optos® 200Tx™）早期（a〜c）と後期（d, e）
右眼鼻上側の IRMA と思われていた箇所は旺盛な漏出を認め，NVE であることがわかる（a, d）．左眼は NVD および NVE が多発している（b, e）．左眼の黄斑部上方から耳側は NPA であり，虚血性黄斑症が疑われる（c）．

表1 治療経過

	右眼	左眼
PRP 開始	—	387 発
2 週後	80 発	270 発
5 週後	225 発（痛みで続行不可能）	—
6 週後	CME 出現したため，2%キシロカイン＋トリアムシノロン Tenon 嚢下注射を行い 782 発	CME 悪化
7 週後	CME 減少	2%キシロカイン＋トリアムシノロン Tenon 嚢下注射を行い 685 発
8 週後	—	CME 減少

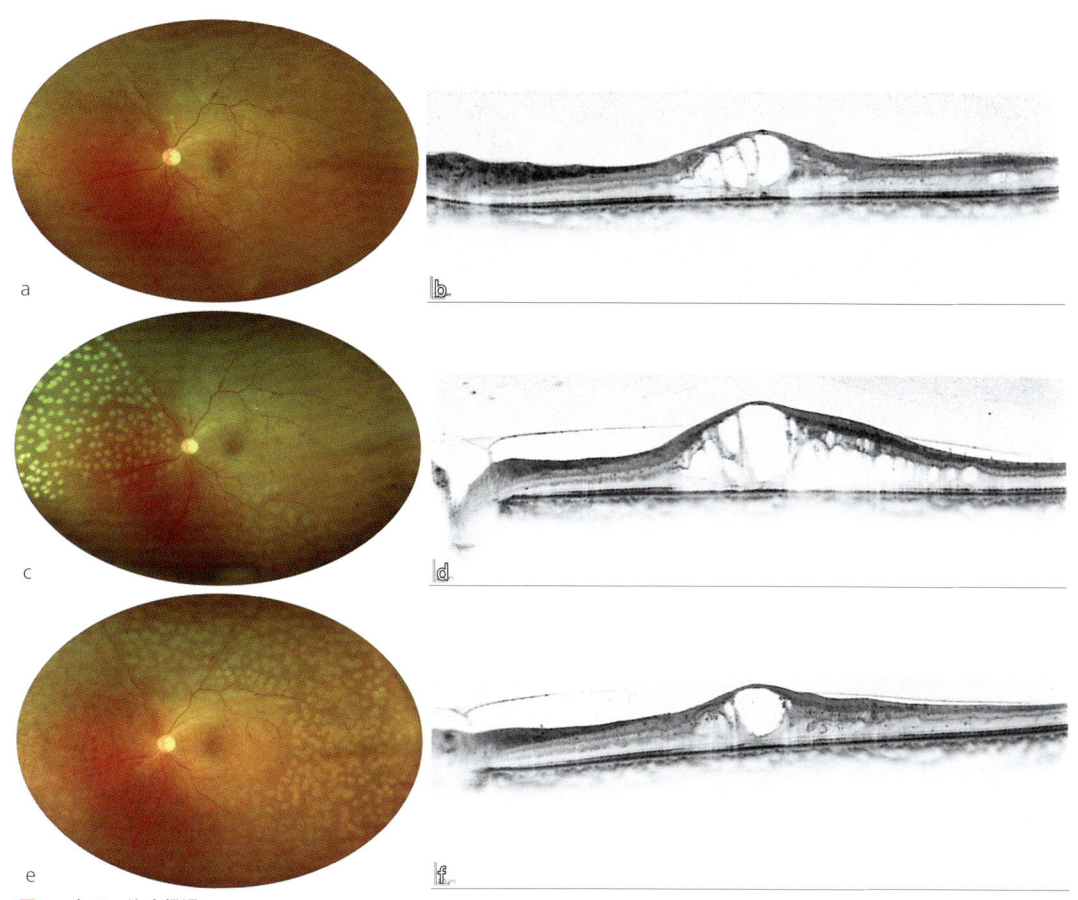

図3 左眼の治療経過
術前より CME を認めていたが(b), 下方と鼻側に PRP を行ったところ(c), CME の悪化を認めた(d). そこでトリアムシノロンの Tenon 嚢下注射を行い, PRP を完成させた(e). その後 CME は術前と同程度まで軽快している(f).

　　レーザー開始5か月後,再度 FAG にて確認したところ,NPA は拡大し,新生血管も増加していたため,さらにレーザーを追加する予定である(図4).

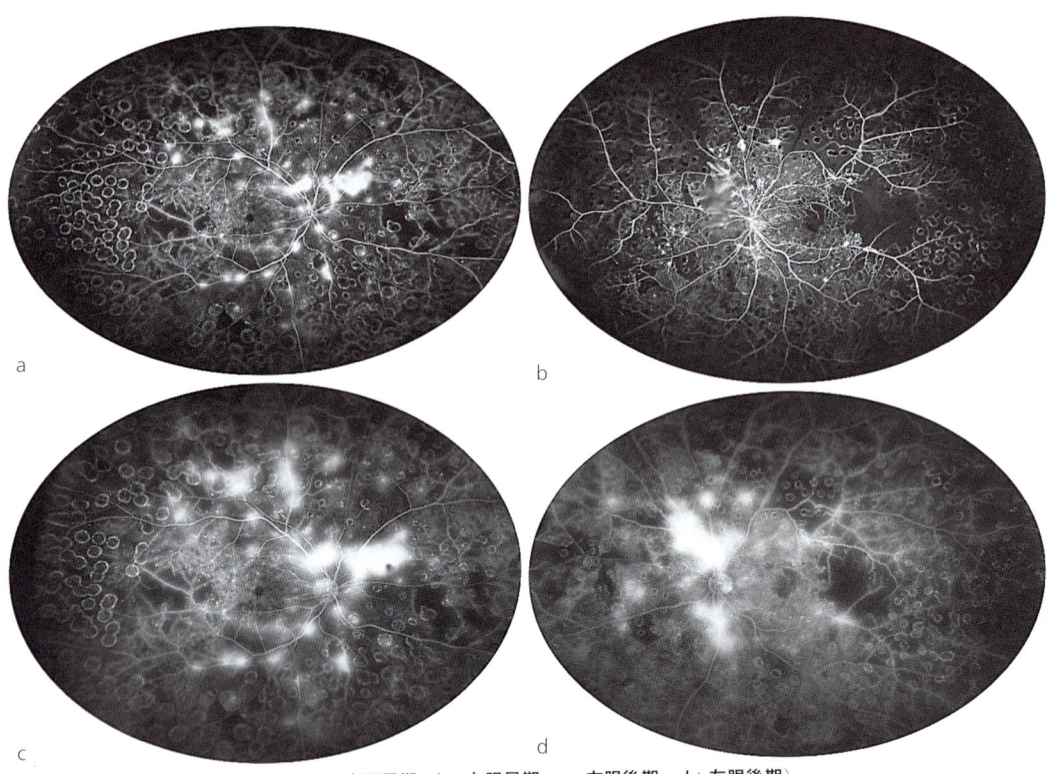

図4 レーザー開始5か月後のFAG（a：右眼早期，b：左眼早期，c：右眼後期，d：左眼後期）
とくに右眼に新生血管の増加を認める．両眼ともに残存している毛細血管床が狭くなっている．

症例2

　58歳女性．1年前に両眼視力低下にて近医受診．右眼矯正視力0.07，左眼矯正視力0.06であった．両眼白内障，虹彩後癒着にて眼底の詳細は不明であった．その後しばらく変化なかったが，1か月前から左眼視力低下を自覚し，再診したところ左眼眼圧33 mmHgを指摘され，当科紹介となった．糖尿病内服加療開始後1年．HbA1c 6.8％（NGSP値）．

1. 所見

　右矯正視力（0.06），左矯正視力（0.02），眼圧は右13 mmHg，左29 mmHg．両眼に核白内障と虹彩新生血管を認め，虹彩後癒着により眼底は詳細不明（Optos® 200Tx™で視神経乳頭，アーケード血管がかろうじて見える程度）であった．Optos® 200Tx™のFAGで右眼にNVEを認めたが，左眼は撮影不能であった（図5）．

2. 実際の治療　（表2）

　右眼PDR，左眼血管新生緑内障の診断のもと，可及的速やかに両眼PRPが必要と判断した．しかし，虹彩後癒着，白内障のため，現状でのPRPは不可能であったため，まず

図5 術前の様子

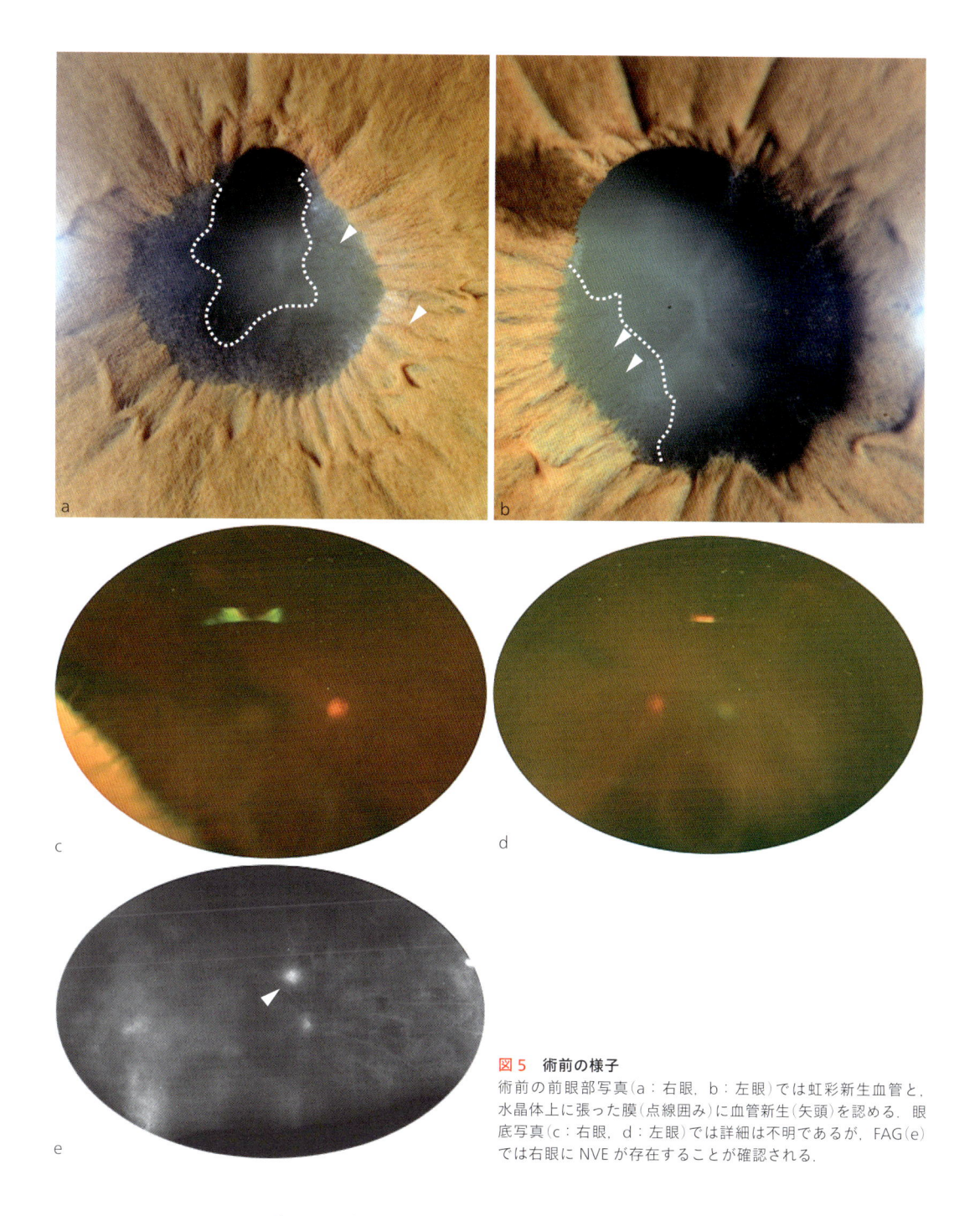

術前の前眼部写真（a：右眼，b：左眼）では虹彩新生血管と，水晶体上に張った膜（点線囲み）に血管新生（矢頭）を認める．眼底写真（c：右眼，d：左眼）では詳細は不明であるが，FAG（e）では右眼にNVEが存在することが確認される．

表2 治療内容

	右眼	左眼
白内障手術	464発	1,234発
術翌日	──	810発
術1週後	974発	786発
術2週後	945発	──
術3週後	618発	──

II 増殖糖尿病網膜症へのレーザー光凝固症例

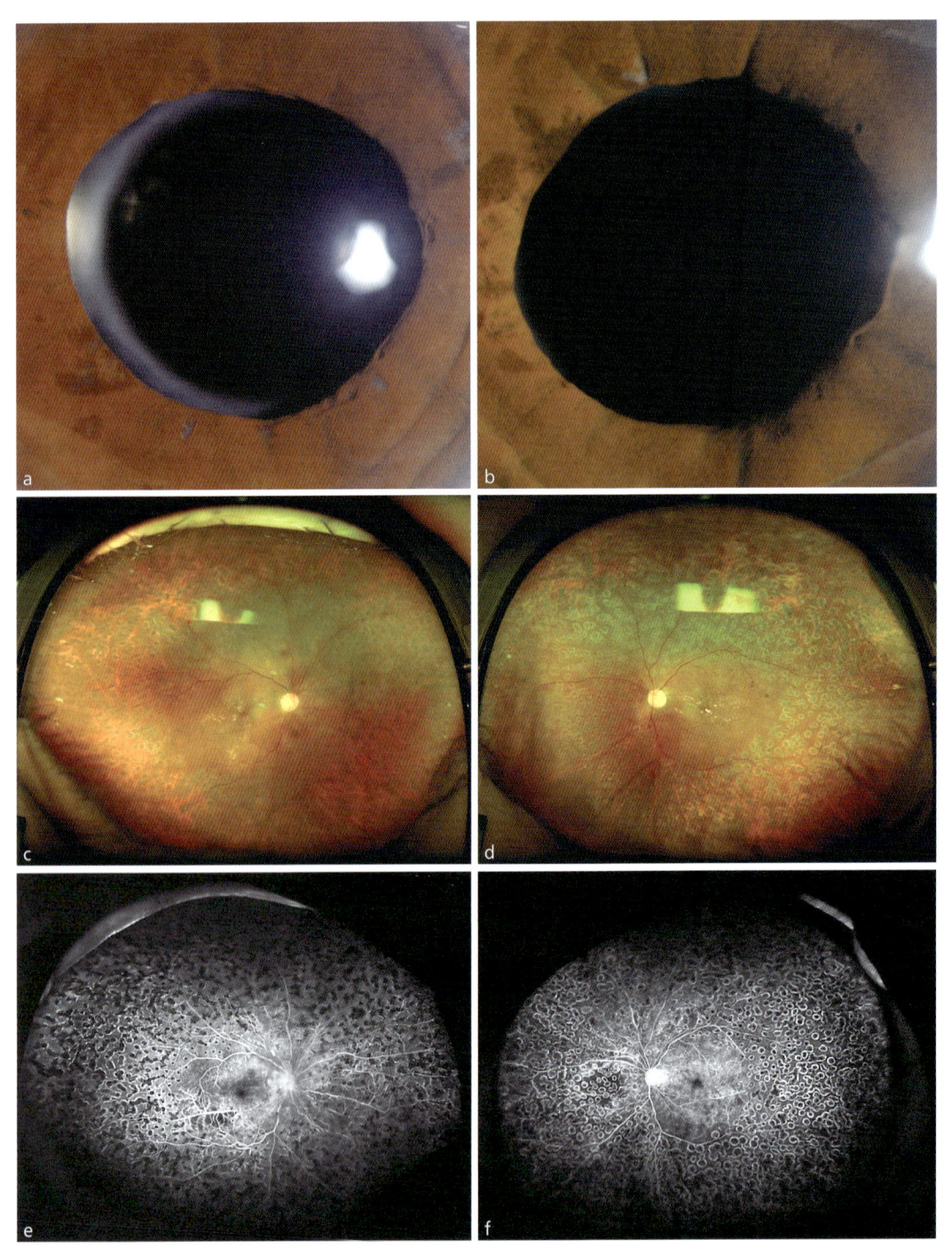

図6 術後の前眼部写真(a:右眼, b:左眼)
両眼ともに,虹彩新生血管は消失している.眼底はPRPが十分に行われている(c, d).FAGでは網膜新生血管を認めない(e, f).

　　両眼白内障手術を行うこととなった.
　　白内障手術:iris retractorにて瞳孔拡張し,水晶体乳化吸引術施行.術後,散瞳不良が予想されたため,眼内レンズを挿入前に,未熟児用の単眼レーザーにて眼底最周辺部への

レーザー施行した（右眼 464 発，左眼 1,234 発）．眼内レンズを挿入し手術を終えた．

　左眼は白内障手術翌日から PRP 追加開始．マルチカラー半導体レーザーで yellow（567 nm）の波長，200〜300 μm，凝固時間 0.1 秒，パワーは 200〜400 mW で行った．コンタクトレンズは 160 度広角レンズを使用した．

　術後右眼矯正視力は 0.7，左眼矯正視力 0.3，虹彩新生血管は消失（図 6）．隅角には新生血管を認めるものの，開存しており，緑内障点眼薬なしで，眼圧は右 13 mmHg，左 16 mmHg に落ち着いている．

II. 解説

　重度非増殖糖尿病網膜症（severe NPDR）以降の糖尿病網膜症に対する PRP は重篤な視力障害のリスクを下げることができる強力な治療法であり，歴史も長い．PRP が完成されている眼では，たとえ硝子体出血が起こったり，増殖性変化が強くなってきても，硝子体手術を安全に行うことが可能であり，その恩恵は計り知れない．しかし一方で，患者にとって，PRP は経済的，肉体的負担をしいる治療であることも確かである．症例 1 のように，疼痛の自覚が強く，点眼麻酔のみでは十分な光凝固を続けることができない症例にしばしば出会う．その場合には，痛み止めを術前に内服させたり，今回のようにキシロカインを局所投与しながら，予定の PRP を完成させるようにしている．疼痛が強い場合にはパターンスキャニングレーザー光凝固（PASCAL）に代表されるように，光凝固の条件を high power, short duration に設定すると痛みは少し緩和される．また症例 2 のように，白内障や小瞳孔のため，光凝固が全くできない，もしくは十分でない症例の場合には，白内障手術を行うことも考慮しなくてはならない．PRP を行うと，周辺部網膜の感度は低下し，視野検査では比較暗点となる．また，黄斑浮腫に対する局所凝固を先行させたり，ステロイド投与を併用しても，PRP 後の黄斑浮腫の出現，悪化は高頻度である．継続的な治療をスムーズに行うためには，あらかじめ十分な説明を行い，患者との信頼関係を築いておくことが肝心である．

　現在一般的な光凝固装置を使用する場合，凝固数の目安は，全体で 1,200〜1,600 とし，数回に分けて行うことが多い．Diabetic Retinopathy Clinical Research Network（DRCR.net）の報告では，一度に目標凝固数を達成しても，数回に分けても，最終的には黄斑浮腫の悪化の程度に差はないということになっている．しかし，疼痛の問題があるため，PASCAL を用いるなどしなければ，一度に 1,200〜1,600 の凝固を行うことは通常困難であろう．今後は，この PASCAL などの新しい光凝固装置の位置づけが注目されるところである．

参考文献

1) Early Treatment Diabetic Retinopathy Study Research Group：Early photocoagulation for diabetic retinopathy. ETDRS report number 9. Ophthalmology 98：766-785, 1991
2) Diabetic Retinopathy Clinical Research Network, Brucker AJ, Qin H, et al：Observational study of the development of diabetic macular edema following panretinal（scatter）photocoagulation given in 1 or 4 sittings. Arch Ophthalmol 127：132-140, 2009

（荻野　顕）

III 糖尿病黄斑浮腫へのレーザー光凝固（focal, grid）症例

Point
- 毛細血管瘤からの滲出が原因の黄斑浮腫に対する治療は毛細血管瘤の直接凝固が第一選択である．
- びまん性浮腫に対する治療は選択肢が多く，格子状光凝固が必ずしも第一選択とはならない．
- 黄斑浮腫の観察や治療効果の評価には OCT が不可欠である．

I. 臨床ケース

症例 1

63歳男性．両眼糖尿病網膜症（DR）の診断で近医にて経過観察中であったが，左眼視力低下のため当院を紹介受診となった．

1. 所見

右眼矯正視力 1.2，左眼矯正視力 1.0．左眼中心窩の上耳側，約 1 乳頭径離れた場所に毛細血管瘤（MA）を複数個認め（図 1a，矢印），それを取り囲むように周囲に硬性白斑が広がり（図 1a，矢頭），一部は黄斑に及んでいる〔輪状網膜症（circinate retinopathy）〕．FAG では MA の位置に一致して強い蛍光漏出を認める（図 1b, c）．OCT では黄斑浮腫を認め，外網状層に囊胞様腔が存在，hyperreflective foci も散在している（図 1e，矢頭）．中心窩下には漿液性網膜剝離（SRD）を認める（図 1e，矢印）．OCT の 3 次元解析の結果（thickness map）は，中心窩から上耳側にかけて網膜肥厚を示しており，MA から漏出した滲出液が黄斑に及んだために視力低下が起こったものと考えられた（図 1d）．

図1 左眼，局所黄斑浮腫
a：MA を複数個認め（矢印），周囲に硬性白斑が広がる（矢頭）．
b：FAG 早期では MA の位置に一致して強い過蛍光点を認める．
c：FAG 後期では同部位から旺盛な蛍光漏出を認める．
d：OCT の thickness map は，中心窩から上耳側にかけて網膜肥厚を示している．
e：外網状層に囊胞様腔が存在，hyperreflective foci も散在している（矢頭）．中心窩下には SRD を認める（矢印）．

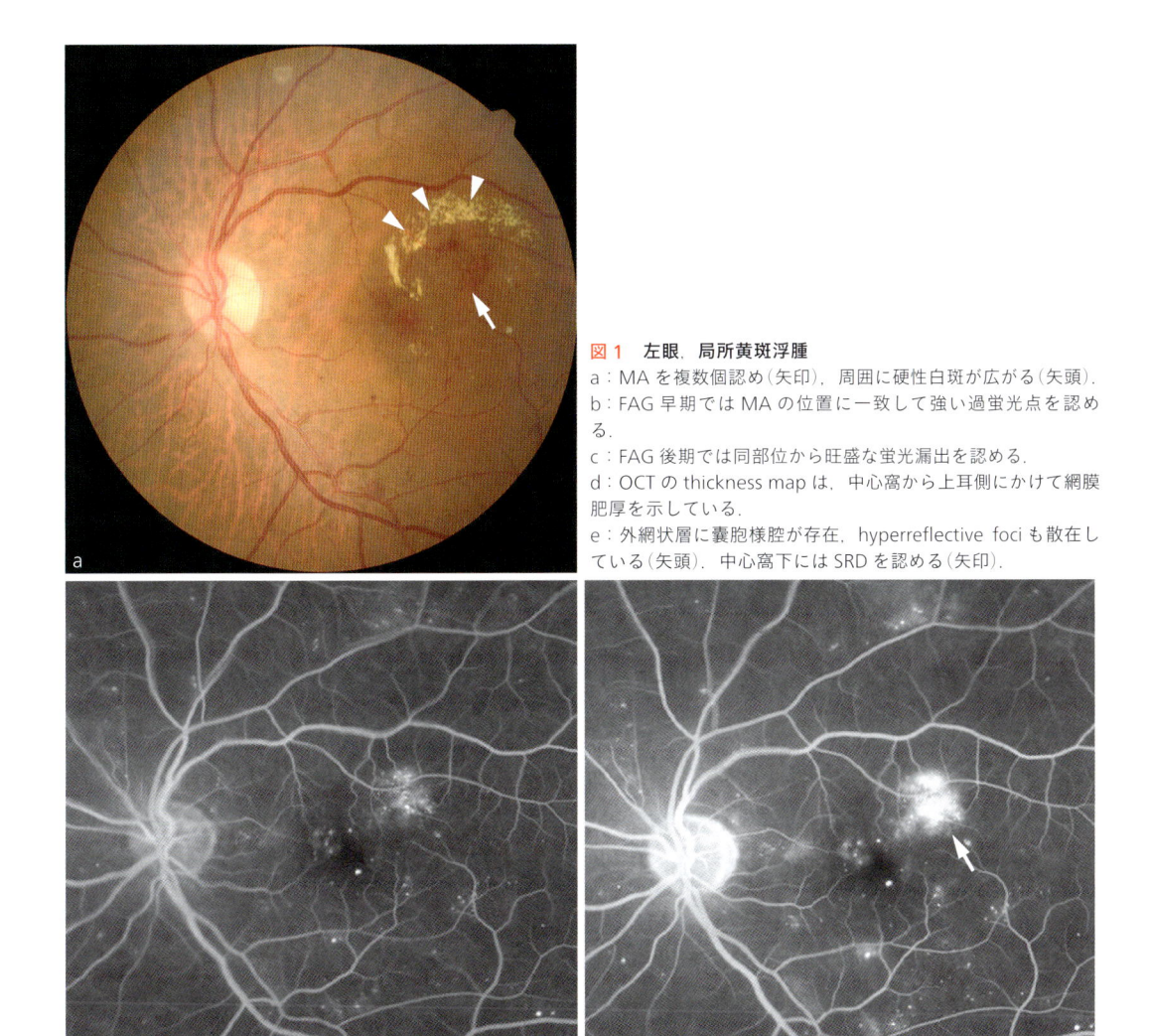

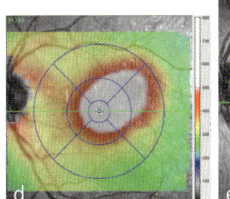

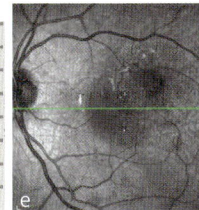

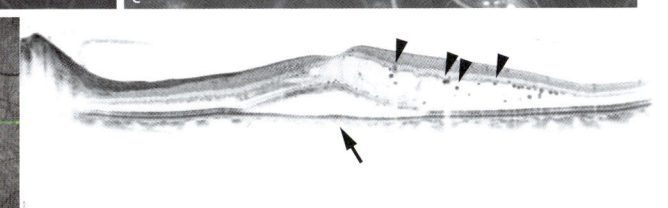

2. 実際の治療

　漏出点が明らかで，かつ限局的であるため，局所光凝固のよい適応である．macula lens を使用して，MA が白色になるまで凝固した（図2，矢印）．光凝固の条件は，波長 yellow，スポットサイズ 80 μm，パワー 100〜120 mW，凝固時間 0.1 秒で，凝固に要したショット数は 12 発であった．

III　糖尿病黄斑浮腫へのレーザー光凝固（focal, grid）症例

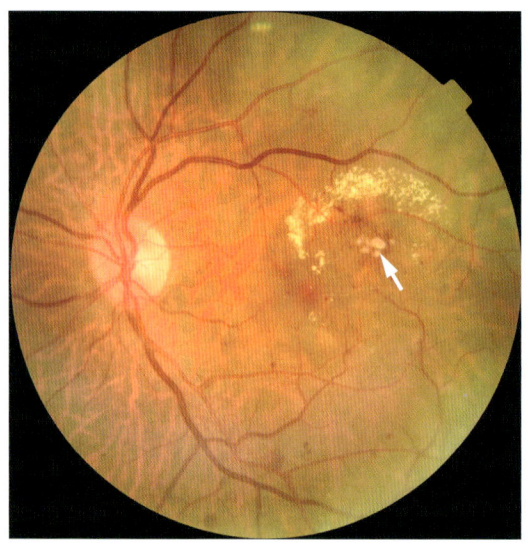

図2 光凝固後の毛細血管瘤
MA（矢印）が白色になるまで凝固した．MA以外に光凝固は施行していない．

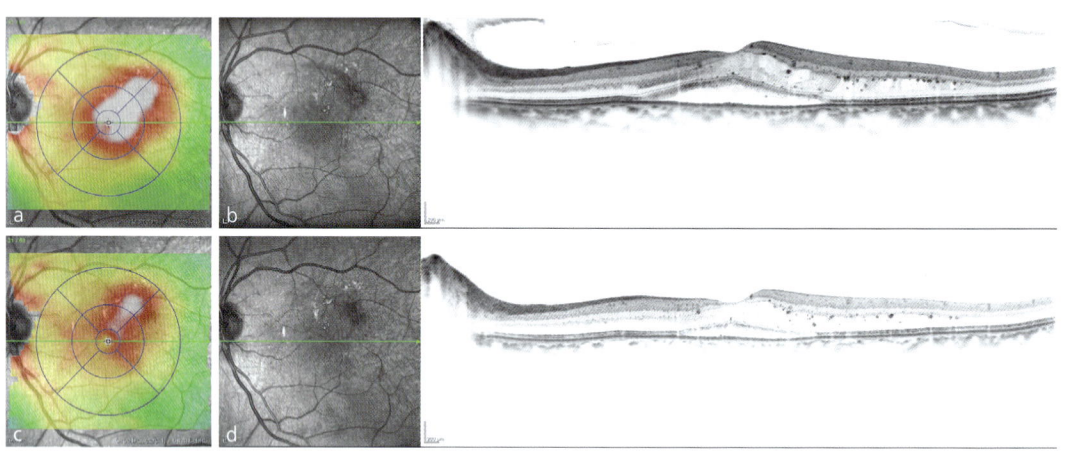

図3 光凝固後のOCT所見の変化
a，b：光凝固施行1週間後のOCT所見．thickness mapは明らかな網膜肥厚範囲の縮小を示した．
c，d：光凝固施行1か月後のOCT所見．B scanでSRDの減少を認め，thickness mapの網膜肥厚範囲はさらなる縮小を示した．

3. 術後経過

　光凝固施行1週間後，左眼矯正視力は0.8とやや悪化した．中心窩を通るOCT横断図では，一見術前と変化がないように見えるが，thickness mapは明らかな網膜肥厚範囲の縮小を示した（図3a, b）．1か月後，OCT断層像でSRDの減少を認める（図3c, d）．1か月半後には視力は1.2に回復し，FAGで蛍光漏出の減少を認めた（図4）．OCTでは外網状層の囊胞様腔は小さくなりSRDは消失した．

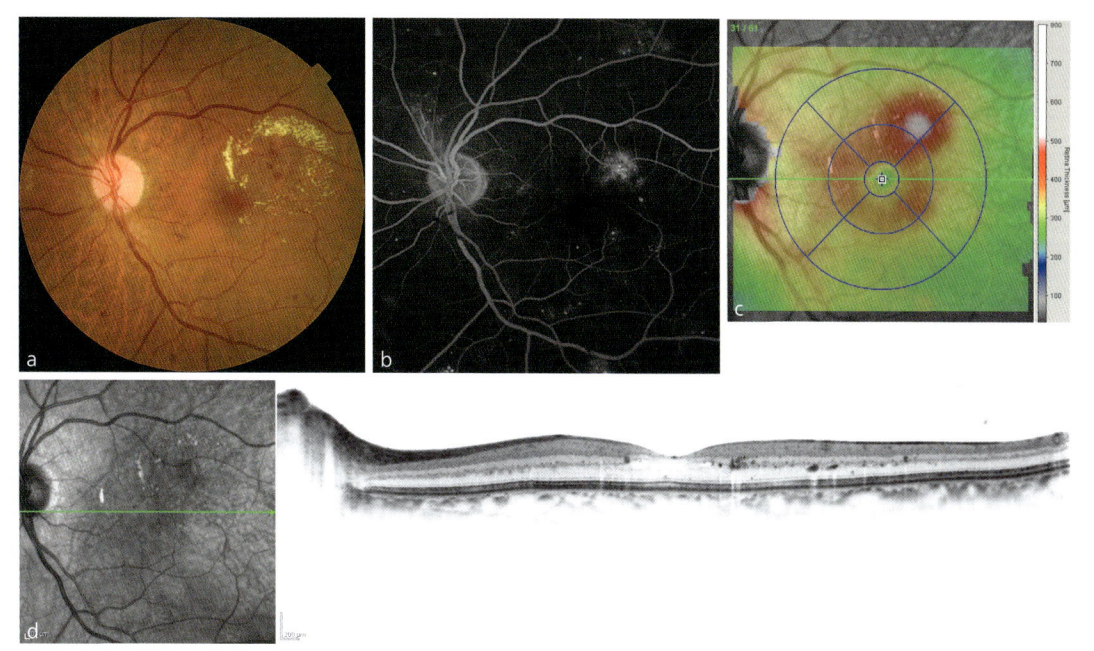

図4　光凝固施行1か月半後のOCT所見
a：カラー眼底写真ではMAは目立たなくなっている．
b：FAGで蛍光漏出の減少を認めた．
c：OCTのthickness mapでは網膜肥厚の範囲が縮小し，中心窩には肥厚を認めない．
d：B scanでは外網状層の嚢胞様腔は小さくなりSRDは消失している．

症例2

60歳男性．両眼DRにて通院中であったが，進行性の右眼視力低下を自覚した．右眼糖尿病黄斑浮腫に対し，格子状光凝固の既往がある．

1. 所見

右眼矯正視力1.2．右眼黄斑～下方にかけて硬性白斑を認める．同部位において検眼鏡的にMAは明らかではない．黄斑の上耳側に以前施行された格子状光凝固の瘢痕が確認できる（図5a）．OCTでは黄斑の下方の内顆粒層，外顆粒層に嚢胞様腔を認め，中心窩下にはSRD（矢印）を認める（図5b）．

2. 実際の治療

macula lensを使用して，浮腫が存在する黄斑の下方に対して格子状光凝固を施行した．光凝固の条件は，波長yellow，スポットサイズ80 μm，パワー120 mW，凝固時間0.1秒で，1.5フレックの間隔で網膜色素上皮（retinal pigment epithelium：RPE）にピントを合わせて凝固した．凝固に要したショット数は68発であった．

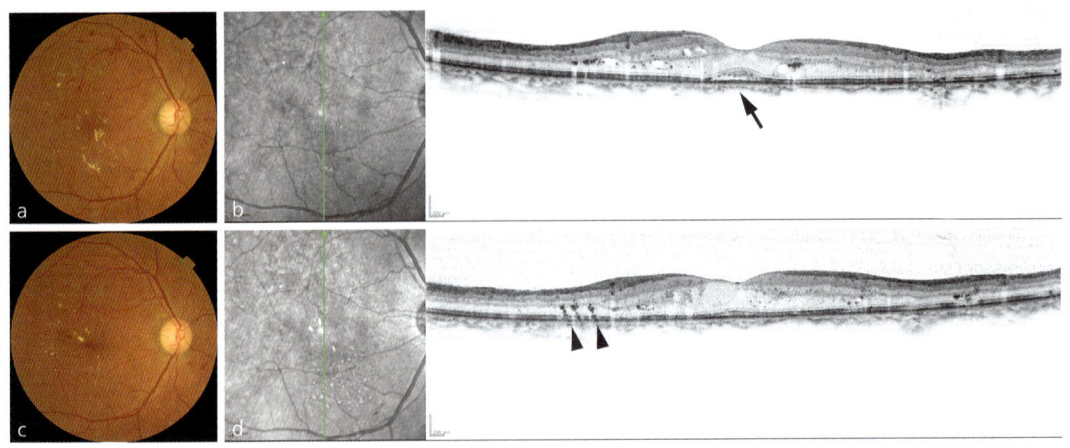

図5　黄斑浮腫に対する格子状光凝固
a：光凝固前のカラー眼底写真．右黄斑～下方にかけて硬性白斑を認める．同部位において検眼鏡的に MA は明らかではない．
b：治療前の OCT では黄斑の下方の内顆粒層，外顆粒層に囊胞様腔を認め，中心窩下には SRD（矢印）を認める．
c：光凝固 3 か月後のカラー眼底写真．硬性白斑の減少を認める．
d：光凝固後の OCT において，SRD は消失，網膜内層，外層の浮腫も軽減した．光凝固瘢に一致して，OCT では網膜外層に高輝度の線状構造物を認める（矢頭）．

3. 術後経過

　光凝固から 3 か月後には SRD は消失，網膜内層，外層の浮腫も軽減し，矯正視力は 1.0 に回復した（図 5c, d）．光凝固瘢に一致して，OCT では網膜外層に高輝度の線状構造物を認める（矢頭）．

症例 3

　63 歳男性．両眼 DR に対する汎網膜光凝固術（PRP）後に右眼の視力低下を自覚した．

1. 所見

　右眼矯正視力 0.3．黄斑の耳側に硬性白斑，MA を認める（図 6a）．FA では早期で同部位に MA を認めるが，後期で黄斑耳側に全体的に蛍光漏出を認め，びまん性浮腫をきたしている（図 6b, c）．OCT では黄斑耳側の外顆粒層に囊胞様腔を認め，中心窩下には SRD（矢印）も認める（図 6d, e）．さらに SRD 内外に hyperreflective foci を認める（黄色矢印）．

2. 実際の治療

　macula lens を使用して，浮腫が存在する黄斑の耳側に対して格子状光凝固を施行，また散在する MA に対して直接凝固も行った．格子状光凝固の条件は，波長 yellow，スポットサイズ 100 μm，パワー 100 mW，凝固時間 0.1 秒で，1.5 フレックの間隔で RPE にピントを合わせて凝固した．凝固に要したショット数は 85 発であった．

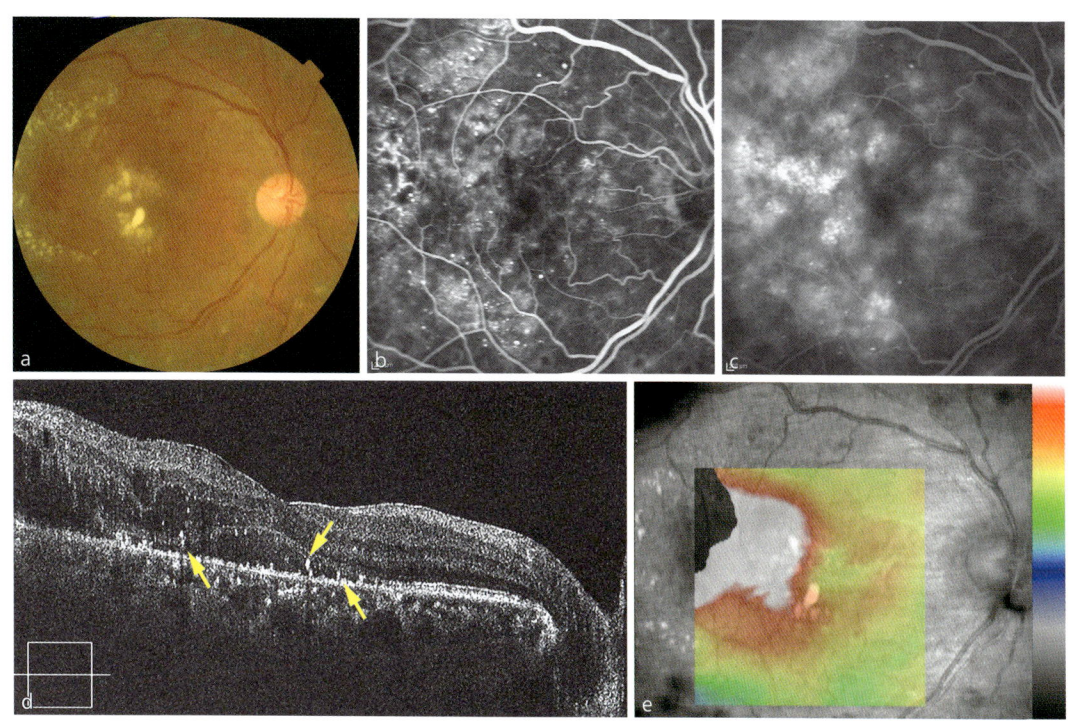

図6　汎網膜光凝固術後の右眼黄斑浮腫
カラー眼底写真(a)．黄斑の耳側に硬性白斑，毛細血管瘤を認める．FAG 早期で同部位に MA を認める(b)が，後期で黄斑耳側に全体的に蛍光漏出を認める(c)．OCT では黄斑耳側の外顆粒層に囊胞様腔を認め，中心窩下には SRD(矢印)も認める(d)．SRD 内外に hyperreflective foci を認める(黄色矢印)．thickness map は中心窩～耳側にかけて網膜肥厚を示している(e)．

3. 術後経過

　光凝固から 1 年後には SRD が消失した．眼底写真では黄斑耳側に拡大した明瞭な光凝固瘢が確認でき，やや凝固出力が高かったものと考えられる(図7a)．OCT では黄斑浮腫が軽快し，SRD が消失，囊胞様腔も小さくなっていることが確認できる(図7b, c)．しかしながら IS/OS ライン，ELM ラインが一部断片的に残るものの，欠損してしまっている．また RPE には hyperreflective foci がところどころ沈着しているように見える．矯正視力は 0.4 に回復した．

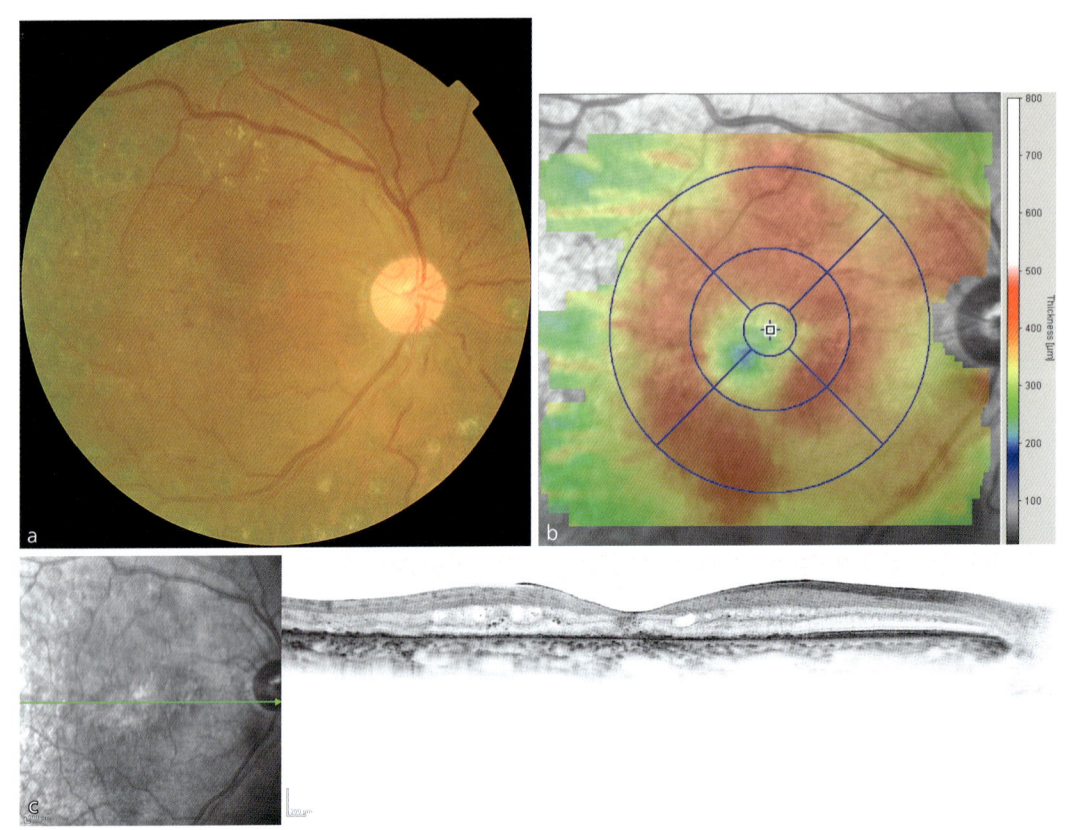

図7 格子状光凝固から1年後の眼底所見
a：カラー眼底写真では黄斑耳側に光凝固瘢を認め，硬性白斑は減少している．
b：OCT の thickness map では網膜肥厚の範囲が縮小した．
c：OCT の B scan では黄斑浮腫が軽快し，SRD が消失，囊胞様腔も小さくなっている．視細胞内節外節接合部(IS/OS)ライン，外境界膜(ELM)ラインが描出されない範囲は広く，網膜色素上皮上には hyperreflective foci が沈着しているように見える．

II. 解説

A. 症例1

　症例1は中心窩を含む網膜肥厚を有する症例であり，Early Treatment Diabetic Retinopathy Study(ETDRS)で定義している治療の対象となる黄斑浮腫，いわゆる clinically significant macular edema(CSME)である．さらに FAG の結果からは，中心窩から 500 μm 以上離れている局所漏出部が存在し網膜肥厚や硬性白斑の原因と考えられるものであるため，ETDRS で定めるところの光凝固で治療可能な病巣 "treatable lesions" である．光凝固が正確に行えれば，ほぼ確実に黄斑浮腫の軽快が見込める症例であり，トリアムシノロンアセトニド(ケナコルト®)の局所投与や硝子体手術は第一選択にはなりえない．

　MA の光凝固は macula lens を使用して行うことを勧める．macula lens がない場合は Goldman 三面鏡を用いてもよい．Quadraspheric レンズのような広視野レンズは解像度が低く，また作動距離が短いため，黄斑近傍の局所光凝固には不向きであるばかりか危険で

ある．細隙灯の拡大率は病変部が十分に大きく観察されるまで拡大し，レーザーの照準を凝固対象のMAに合わせる．この際，照準はXY軸方向（左右上下）だけでなく，Z軸方向（前後）にも合わせることに気を付ける．両眼視ができれば，浮腫の中に存在するMAはRPEよりもかなり手前に存在することがわかるはずである．ただし，散瞳不良例や小さなCCCの眼内レンズ挿入眼症例ではこの両眼視が難しいことがある．Z軸方向のピントが合わずRPEを凝固した場合，多くの場合問題にはならないが，傍中心窩に複数回ミスショットした場合には長期的にみると凝固瘢が拡大し中心窩に及ぶことで視力低下をきたすことがある（atrophic creep）．

実際に照射するにあたって，患者には照準が固視点ではない旨を伝え，固視しないように指示する．またすべてのMAの凝固が終わった後に，再疎通し白色から再び赤色に戻ったものがないか確認する．もしあれば，再度白色になるまで凝固しておく．

B. 症例2, 3

症例2, 3に格子状光凝固の治療例を示した．いずれも黄斑浮腫は軽度で，中心窩を囲むように黄斑部全体に施行する凝固方法ではない．先に述べたようにETDRSで光凝固による黄斑浮腫治療のEBMが示されているが，程度の強いびまん性黄斑浮腫に対する治療法の選択肢が増え，必ずしも格子状光凝固が第一選択とはならない現状があるからである．MAが原因の浮腫に対する治療の第一選択として直接凝固は異論のないところと思われるが，びまん性浮腫に対しては硝子体手術やトリアムシノロンの硝子体注射・Tenon囊下注射，VEGF阻害薬の硝子体注射なども治療効果が示されており，現状では，格子状光凝固を施行せずに選択される機会が増えている．とはいえ，格子状光凝固も比較的軽度で黄斑全体に及ぶような浮腫ではない症例においては施行してみる価値はある．hyperreflective fociは硬性白斑の前駆体と考えられているOCT所見であるが，SRDを伴う症例ではたびたびこのfociがSRD内に出現していることがある．このようなfociを伴うSRDは，消退後にfociの網膜下への沈着を認め，時に検眼鏡的に硬性白斑の中心窩への沈着として観察されるようになる．このような症例では視力の改善が望めないことが多く，視力低下をきたすこともあるため，黄斑浮腫の治療を積極的に行うかどうかは議論の分かれるところである．

（宇治彰人）

IV 糖尿病黄斑浮腫への トリアムシノロンアセトニド投与症例

Point
- 再発症例があることを念頭に置いて適応を検討．
- 眼圧上昇など合併症に注意．
- 浮腫軽減効果のない症例もある．

I. 臨床ケース

症例 1

63歳女性．主訴：両眼視力低下．現病歴：1年前より糖尿病が発覚し，同時に網膜症に対し汎網膜光凝固術(PRP)が施行された．糖尿病はインスリン治療を導入するが，HbA1c 8.5％程度(NGSP値)とコントロール不良であり，糖尿病黄斑浮腫が悪化し視力が低下したため紹介受診となった．右眼の外転神経麻痺の既往があるが，紹介時には眼球運動障害は認められなかった．

1. 所見

術前視力は，右眼矯正視力0.3 p，左眼矯正視力0.4 pであり，両眼とも前眼部新生血管はなく，軽度の白内障と左眼には硝子体出血を伴っていた．右眼のFAGでは，後極部全体にびまん性の蛍光漏出と花弁状蛍光貯留があり，一部に虚血性変化も認められた(図1)．OCTには，多数の嚢胞様腔と漿液性網膜剥離(SRD)が認められるが，明らかな硝子体牽引はなかった(図2)．毛細血管瘤(MA)からの漏出がはっきりせず，浮腫がびまん性であり，網膜剥離も伴うため光凝固術では効果が出にくいと思われた．さらに，術前眼圧が16 mmHgで正常範囲内であり，視神経も緑内障様所見がなく，術後合併症のリスクが低いと考えトリアムシノロンアセトニド(ケナコルト®)硝子体注射を選択した．左眼にも同様の糖尿病黄斑浮腫が認められたが，硝子体出血を伴っていたため硝子体手術を第一選択とした．

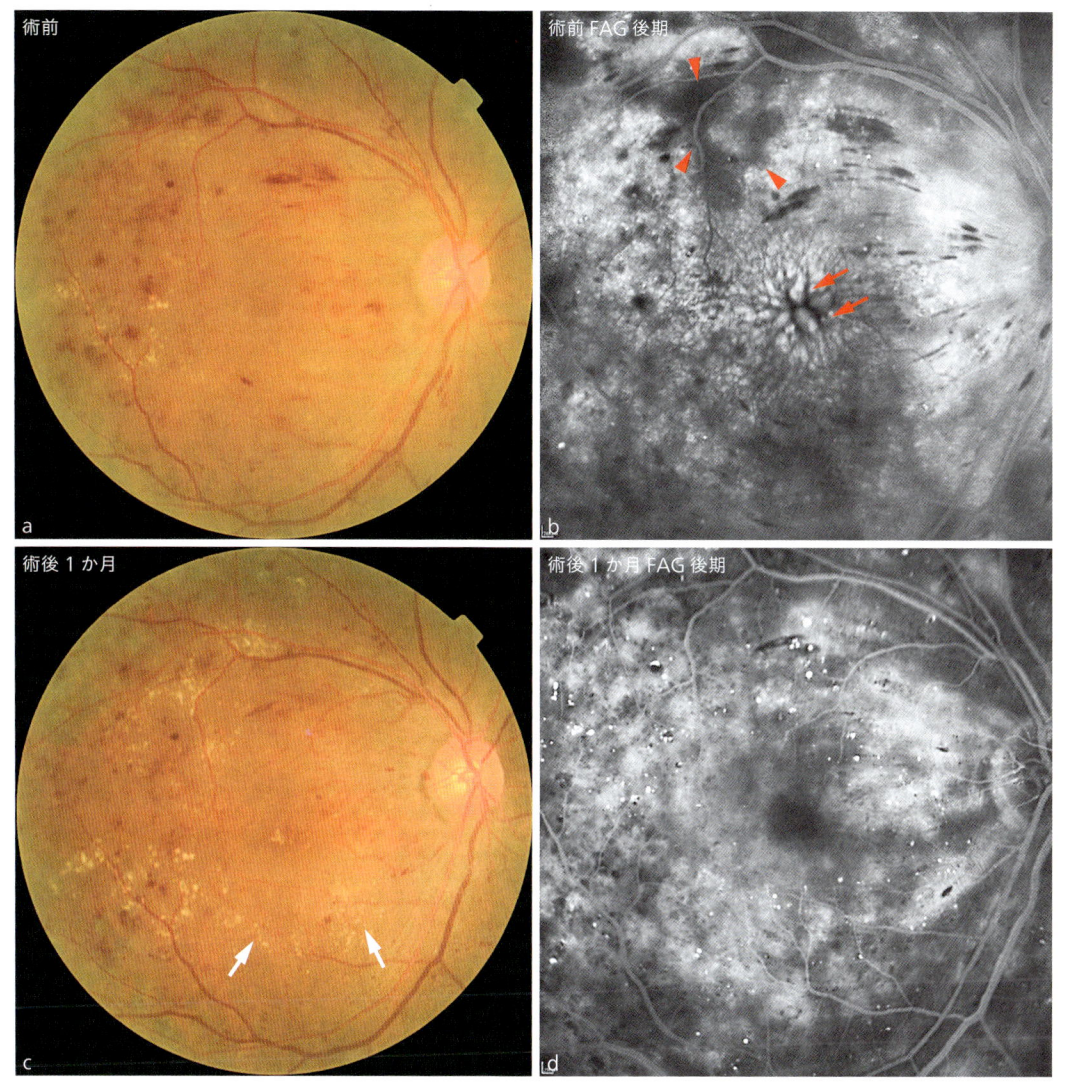

図1 症例1の術前後でのカラー眼底写真（a, c）とFAG（b, d）
a：術前眼底カラー写真では，びまん性に出血斑と硬性白斑が認められる．
b：術前FAGでは，後極部全体にびまん性の蛍光漏出と花弁状蛍光貯留（矢印）があり，一部に虚血性変化（矢頭）が認められる．
c：術後1か月の眼底カラー写真では，MAや出血斑は減少している．硬性白斑は増加している（矢印）．
d：術後1か月のFAGでは，中心窩の蛍光貯留は認められない．

2. 実際の治療

　硝子体注射は散瞳下で，眼内手術と同様に手術室にて洗眼後，ドレーピングし開瞼器をかけ施行した．市販の筋注用トリアムシノロンアセトニドバイアルより，フィルターを用いてベンジルアルコールを除去後，4 mLの生理食塩水を注入して10 mg/mLになるように溶解し，0.4 mLを1 mLシリンジに取り準備しておく．0.4 mLを眼内に注入すると，眼圧が上がり痛みを訴えることや角膜浮腫をきたすことがあるため，前房穿刺にて眼圧を軽度低下させた後，結膜を綿棒で軽くずらし，耳上側の角膜輪部より3.5 mmの毛様体扁平部位に27 G針にて穿刺し薬剤を注入した．有水晶体眼であるため，水晶体後面を傷つ

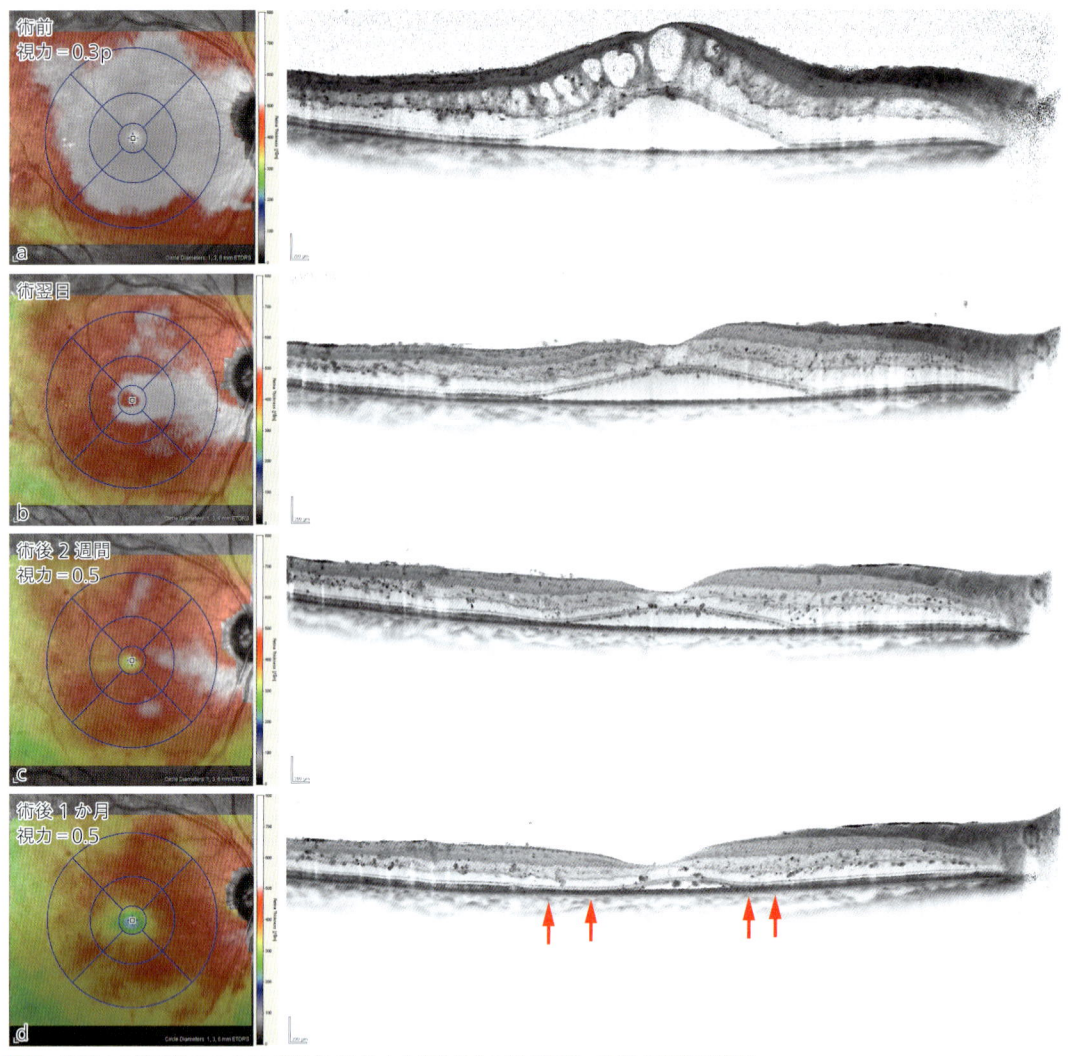

図2　症例1の術前後でのOCT所見（OCTは中心窩を通り左側が耳側，右側が鼻側の切片）
a：術前OCTでは，多数の嚢胞様腔とSDRが認められる．
b～d：術後OCTでは，網膜浮腫とSRDは改善傾向であるが，黄斑部の高反射粒子状構造物は増加している．SRDが復位した部位は，ELMは保たれているが，IS/OSは不明瞭となっている（矢印）．

けないよう注意し，眼球中央に向け穿刺し，抗菌薬点眼にて手術を終了した．術中の痛みなどはとくに認められなかった．

3. 術後経過

　術翌日は，穿刺部位はわからなくなっているが，わずかな結膜下出血を認めた．ただ，1週間後には完全に吸収された．1週間後の受診時には，硝子体中にはっきりとトリアムシノロンアセトニド塊を認めることができたが（図3），1か月後の受診時にはトリアムシノロンアセトニド塊は消えており，硝子体はきれいな状態であった．

　OCTでは，術翌日より網膜内の嚢胞様腔と網膜浮腫は劇的に軽減しており，SRDの丈も低下が認められる．さらに1週間後，1か月後と時間経過ごとに，網膜浮腫と剝離は改

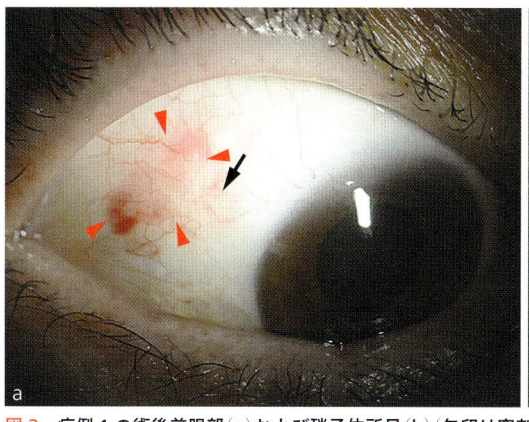

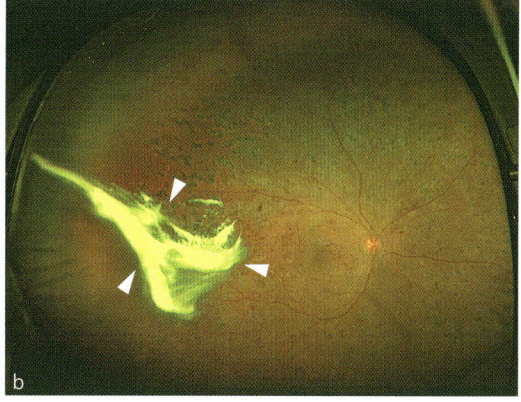

図3 症例1の術後前眼部（a）および硝子体所見（b）（矢印は穿刺部位）
a：術後前眼部写真では，穿刺部（矢印）は不明瞭であるが，軽度の結膜下出血（矢頭）を認める．
b：術後眼底写真では，眼内のトリアムシノロン（矢頭）が認められる．

善傾向にある．しかし，術翌日より徐々に黄斑部の高反射粒子状構造物は増加，拡大している．また，剝離が復位した部位は，外境界膜（ELM）は保たれているが，視細胞内節外節接合部（IS/OS）は不明瞭となっている（図2）．

眼底カラー写真では，術前に認められたMAや出血斑は吸収もしくは，縮小化が認められる．硬性白斑に関しては，術前に剝離があった範囲には認められなかったが，術後中心窩に出現しており，後極部全体に増加傾向にある．FAGでは，術前に多数認めていた中心窩付近の蛍光貯留は劇的に改善しているが，びまん性漏出は一部で悪化しているようにもみられる（図1）．

視力は，術後1週間で改善を認めるが，その後剝離は改善しても視力は不変であった．これは，黄斑部に硬性白斑が沈着したためか，それとも剝離が残存していることによるものかは不明である．

術後1か月間では，眼圧上昇，白内障進行などの合併症は認められなかった．

症例2

72歳女性．主訴：右眼視力低下．現病歴：糖尿病は，5年前よりインスリン治療にて，HBA1c 7.0〜7.5％（NGSP値）でコントロールされている．既往歴に高血圧，高脂血症もあり，内服加療中である．白内障手術後，PRPと局所光凝固術を施行している．しかし，黄斑浮腫は改善せず右眼矯正視力0.5と低下した．

1. 所見

眼内レンズ挿入眼であり，新生血管，硝子体牽引はなかった．カラー眼底写真には，黄斑部に複数の出血斑もしくはMAが認められたが，FAGでは蜂の巣状の蛍光貯留とびまん性漏出のため，漏出を伴うMAを同定することが困難であった（図4）．また，OCTマッ

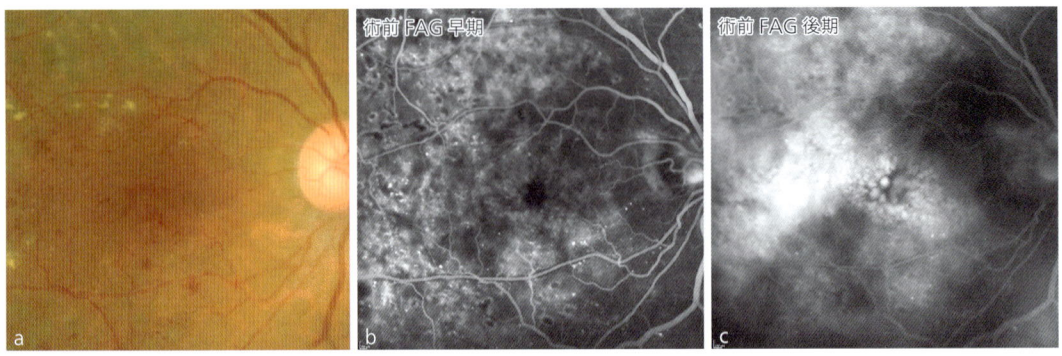

図4　症例2の術前カラー眼底写真(a)とFAG(b, c)
a：術前眼底カラー写真では，黄斑部に複数の出血斑もしくはMAを認める．
b：術前FAGでは，黄斑部に花弁状漏出を認め，その周囲に蜂の巣状の蛍光貯留とびまん性漏出を伴っている．

プイメージからもわかるように，浮腫は中心窩近傍に比較的限局しているため，光凝固の再治療が困難と判断した．OCTでは，内顆粒層から外顆粒層にかけて多数の囊胞様腔があり，中心窩の囊胞様腔内に高反射粒子状構造物を伴い不均一となっている．また，中心窩より3mm以内には多数の高反射粒子状構造物が認められた．IS/OS，ELMは，中心窩よりやや耳側よりで不鮮明となっていた(図5)．治療方針として，薬物治療と手術治療について患者側に説明したところ，まずトリアムシノロンアセトニド硝子体注射を希望された．

2. 実際の治療

症例1と同様に施行．

3. 術後経過

術後2か月のOCTでは，全体的に浮腫は改善し，囊胞様腔もほとんど認められなくなった．術前に不鮮明であったIS/OSは依然不鮮明であるが，ELMに関しては確認できるようになった．しかし，高反射粒子状構造物は全体的に増加している印象がある．術後6か月目のOCTでは，中心窩に不均一な囊胞様腔があるものの，全体的には浮腫軽減効果は継続している．また，術後2か月目に増加していた高反射粒子状構造物は術前と同程度，もしくはそれ以下に消失している．さらに，不鮮明であったIS/OSもだいぶ鮮明になった印象がある(図5)．

経過観察中に，トリアムシノロンアセトニド治療による合併症はとくに認めなかった．

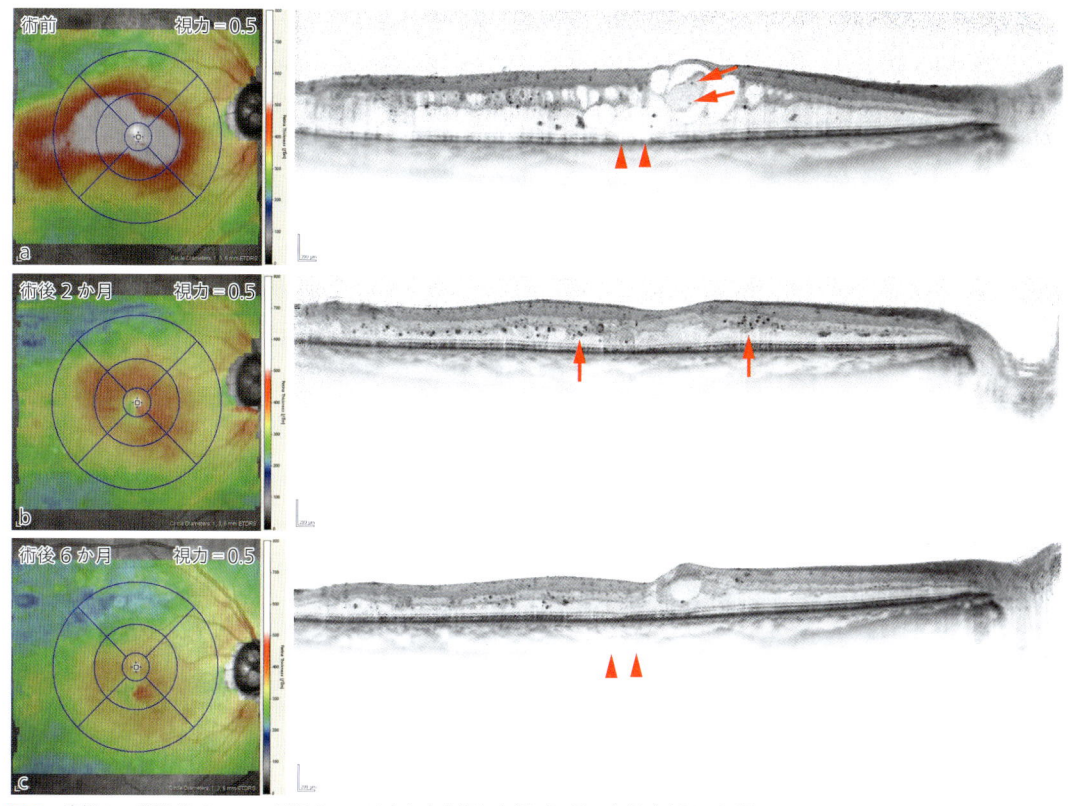

図5　症例2の術前後でのOCT所見（OCTは中心窩を通り左側が耳側，右側が鼻側の切片）
a：術前OCTでは，内顆粒層から外顆粒層にかけて多数の囊胞様腔があり，中心窩の囊胞様腔内に高反射粒子状構造物（矢印）を伴い不均一となっている．一部のIS/OS，ELM（矢頭）が不鮮明となっている．
b：術後2か月目のOCTでは，網膜浮腫は軽減し，囊胞様腔も消失してるが，高反射粒子状構造物は増加している（矢印）．
c：術後6か月目のOCTでは，囊胞様腔の再発を認めるが，網膜浮腫の軽減効果は継続している．術前不鮮明であった，IS/OS，ELMがたいぶ鮮明となった（矢頭）．

症例3

　66歳男性．主訴：右眼視力低下．現病歴：10年前よりインスリン治療で，HBA1c 7.5〜8.5％（NGSP値）とコントロール不良である．狭心症にて抗凝固薬を服用し，高血圧，高脂血症にも内服加療中である．詳細は不明であるが，硝子体出血に対し硝子体＋白内障手術の既往があり，その後PRPが施行されている．その後より，徐々に黄斑浮腫が進行したため，MAに対し光凝固術を施行するが，黄斑部の浮腫が改善せず当院紹介となった．

1. 所見

　眼内レンズ挿入眼であり，新生血管，網膜牽引はなかった．カラー眼底写真では，後極部にMAが散見されるが，FAGではそれらに対応したMAからは強い蛍光漏出がなく，中心窩に蛍光貯留と，その周囲に蜂の巣状の蛍光貯留，さらにはびまん性蛍光漏出も認められた（図6）．OCTでは，中心窩付近に多数の囊胞様腔があり，IS/OS，ELMも不鮮明となっているが，周囲の網膜は層構造が保たれ，比較的きれいな所見である（図7）．視細

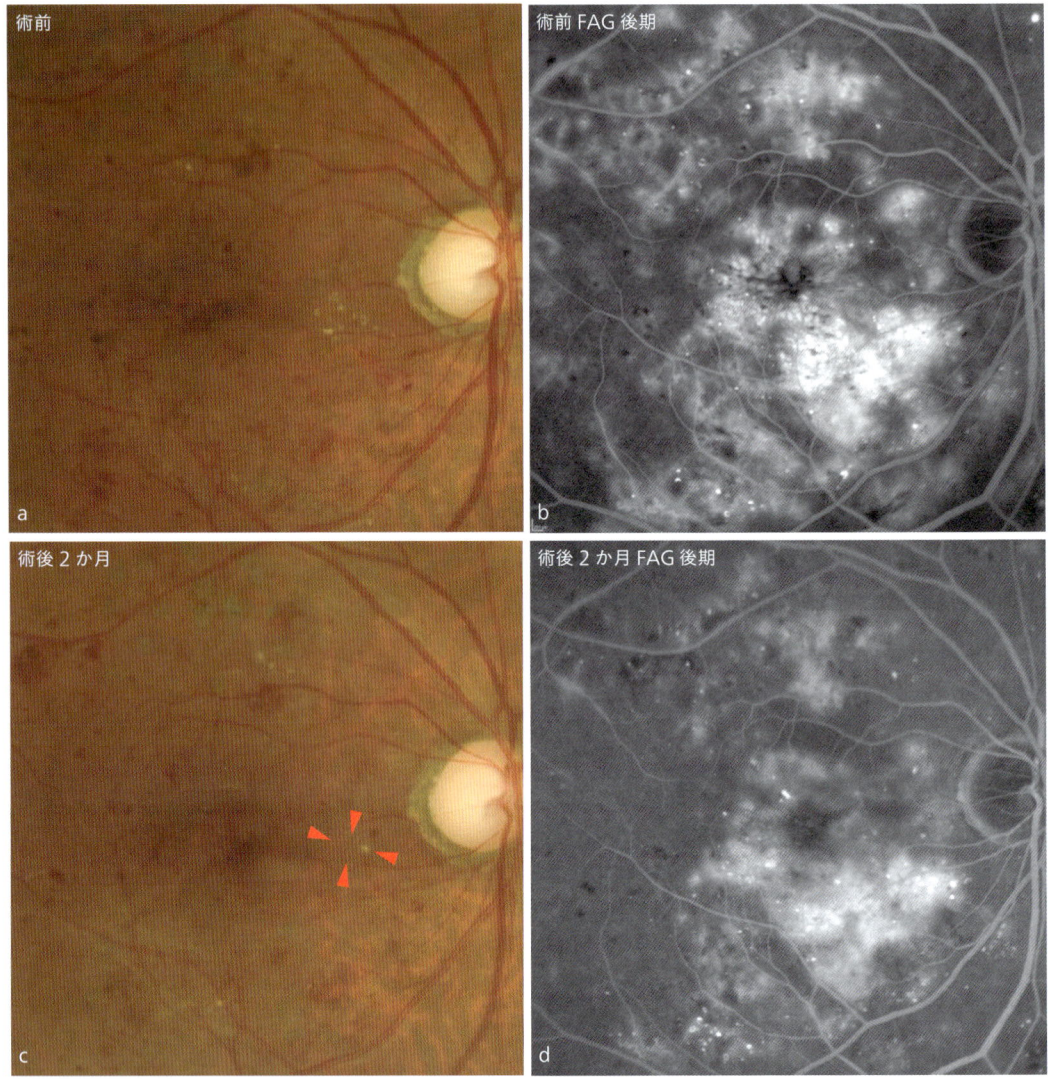

図6 症例3の術前後でのカラー眼底写真（a, c）とFAG（b, d）
a：術前眼底写真では，出血斑，MA，硬性白斑が散見される．光凝固瘢も認められる．
b：術前FAGでは，中心窩に蛍光貯留と，その周囲に蜂の巣状の蛍光貯留とびまん性蛍光漏出が認められる．
c：術後2か月目の眼底カラー写真では，硬性白斑の減少が認められる（矢頭）．
d：術後2か月目のFAGでは，中心窩-中心窩周囲の蛍光貯留はわずかである．びまん性漏出も術前に比べ全体的に減少している．

胞がかなり障害されているため，治療しても視力改善の見込みが少ないことを説明したが，トリアムシノロンアセトニド後部Tenon囊下注射を希望され，実施した．

2. 実際の治療

外来処置室にて，眼内手術と同様の洗眼後，ドレーピングのうえ開瞼器をかけ，外上転させ鼻下側の角膜輪部より10 mm程度離れた部位の結膜をわずかに切開する．結膜下に現れたTenon囊を把持し切開を加え，強膜を露出させる．27 Gの鈍針を用いて強膜とTenon囊の間を球後まで進ませ，2.5 ccシリンジを用いトリアムシノロンアセトニド

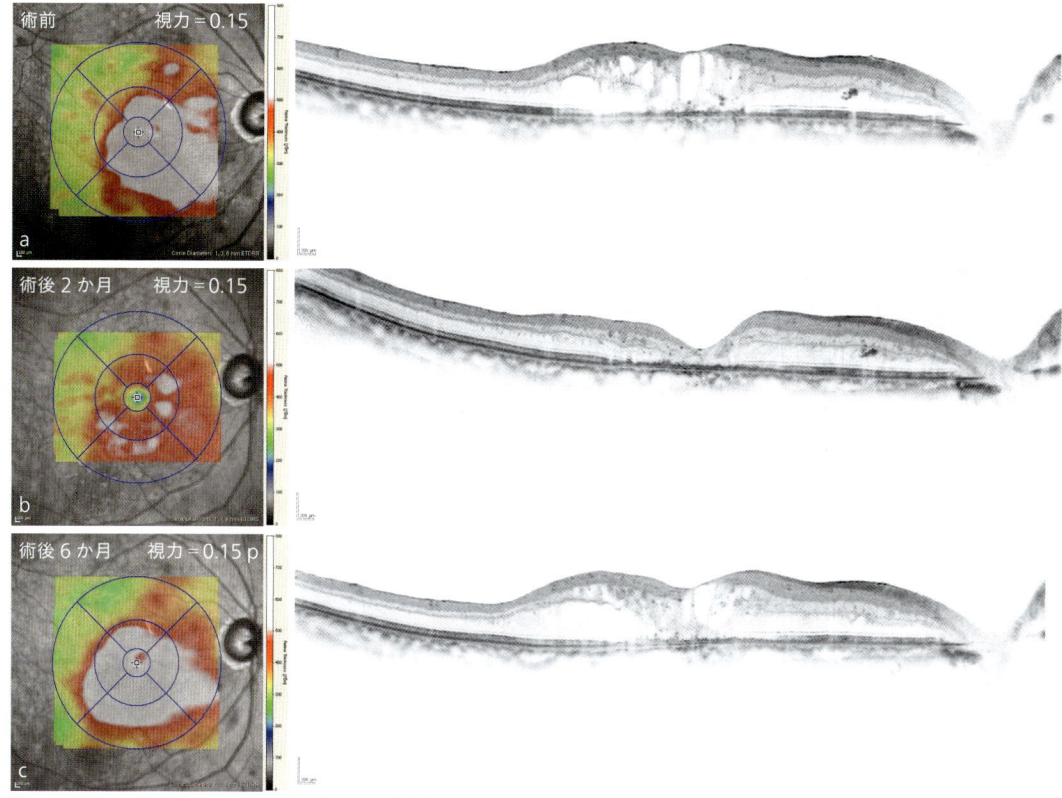

図7 症例3の術前後でのOCT所見（OCTは中心窩を通り左側が耳側，右側が鼻側の切片）
a：術前のOCTでは，中心窩付近に多数の囊胞様腔を認め，IS/OS，ELMは不鮮明である．
b：術後2か月のOCTでは，中心窩の囊胞様腔は消失しているが，IS/IS，ELMは不鮮明である．
c：術後6か月のOCTでは，中心窩付近に多数の囊胞様腔の再発を認め，IS/OS，ELMは不鮮明である．

20 mg（0.5 mL）を注入後，抗菌薬点眼にて終了した．

3. 術後経過

　術後2か月のカラー写真では，中心窩と乳頭の間に存在した硬性白斑が縮小している．毛細血管もしくは，網膜内出血は吸収された部位と，新たに出現したものがあり一概に評価できない．FAGでは，中心窩-中心窩周囲の蛍光貯留はわずかに残るのみとなり，びまん性漏出も全体的に減少している（図6）．

　OCTにおいては，浮腫は著明に改善しており，囊胞様腔も消失している．しかし，IS/OSは不鮮明なままであり，視力の改善もなかった．術後6か月目では，ほぼ術前と同様な浮腫が再発し，IS/OS，ELMも不鮮明のままであった（図7）．

　経過観察中に，トリアムシノロンアセトニド治療による合併症はとくに認めなかった．

症例4

62歳男性．主訴：PRP後より両眼の視力低下．現病歴：当院紹介時より1年前にDMが発覚し，その後より内服治療が開始されHbA1c 7.0%（NGSP値）前後でコントロールされている．白内障手術後，網膜症に対しPRPが施行され，その後より徐々に黄斑浮腫と視力が悪化したため当院紹介となる．既往歴に，両眼の先天性眼振がある．

1. 所見

当院紹介時の視力は右眼矯正視力0.5，左眼矯正視力0.4 p，眼圧は右眼15 mmHg，左眼17 mmHgであった．開放隅角で前眼部新生血管はなく，眼内レンズ挿入眼であった．明らかな硝子体牽引，後部硝子体剝離（PVD）は認められなかった．カラー眼底写真では，黄斑部に数個のMAと網膜内出血を認め，周辺部は光凝固瘢が多数存在する．FAGでは，黄斑部に蛍光貯留，毛細血管からの蛍光漏出，さらにはびまん性漏出が重なりあっている（図8）．OCTでは，内顆粒層から外顆粒層にかけ多数の囊胞様腔を伴い，わずかな網膜剝離も認められる．また，網膜内出血と思われる高反射構造物も確認できる（図9, 10）．黄斑浮腫治療として，局所光凝固術を選択したが，眼振がありMAが中心窩に比較的近く治療困難であった．そこで，両眼とも硝子体手術にて内境界膜剝離を施行することとなった．しかし，両眼とも硝子体手術後1か月は浮腫が軽減していたが，6か月目には両眼とも再発が認められた．そこで両眼ともトリアムシノロンアセトニド後部Tenon囊下注射を検討した．

2. 実際の治療

症例3と同様に施行．

3. 術後経過

まず左眼のトリアムシノロンアセトニドTenon囊下注射を施行し経過観察していた．トリアムシノロンアセトニド局所注射の効果は約3か月程度と言われるが，左眼は術後4か月目の受診時にも浮腫軽減効果があり，とくに合併症もなく，トリアムシノロンアセトニド治療有効と考え，右眼にもトリアムシノロンアセトニドTenon囊下注射を施行することとした．しかし，右眼はトリアムシノロンアセトニド注射後1か月の時点でもそれほど浮腫軽減効果がなかった．さらに右眼は術後2か月目の受診時より眼圧が24 mmHgと上昇したため，チモロールマレイン酸塩（チモプトール®0.5%）を開始した．眼圧は，その後上昇することはなく，トリアムシノロンアセトニド注射後5か月目に点眼ないしで18 mmHgに改善した．黄斑浮腫は，左眼はトリアムシノロンアセトニド注射後8か月の受診時に再発を認め，右眼も中心窩の囊胞様腔が拡大している（図9, 10）．今後は，VEGF阻害薬治療などを検討している．

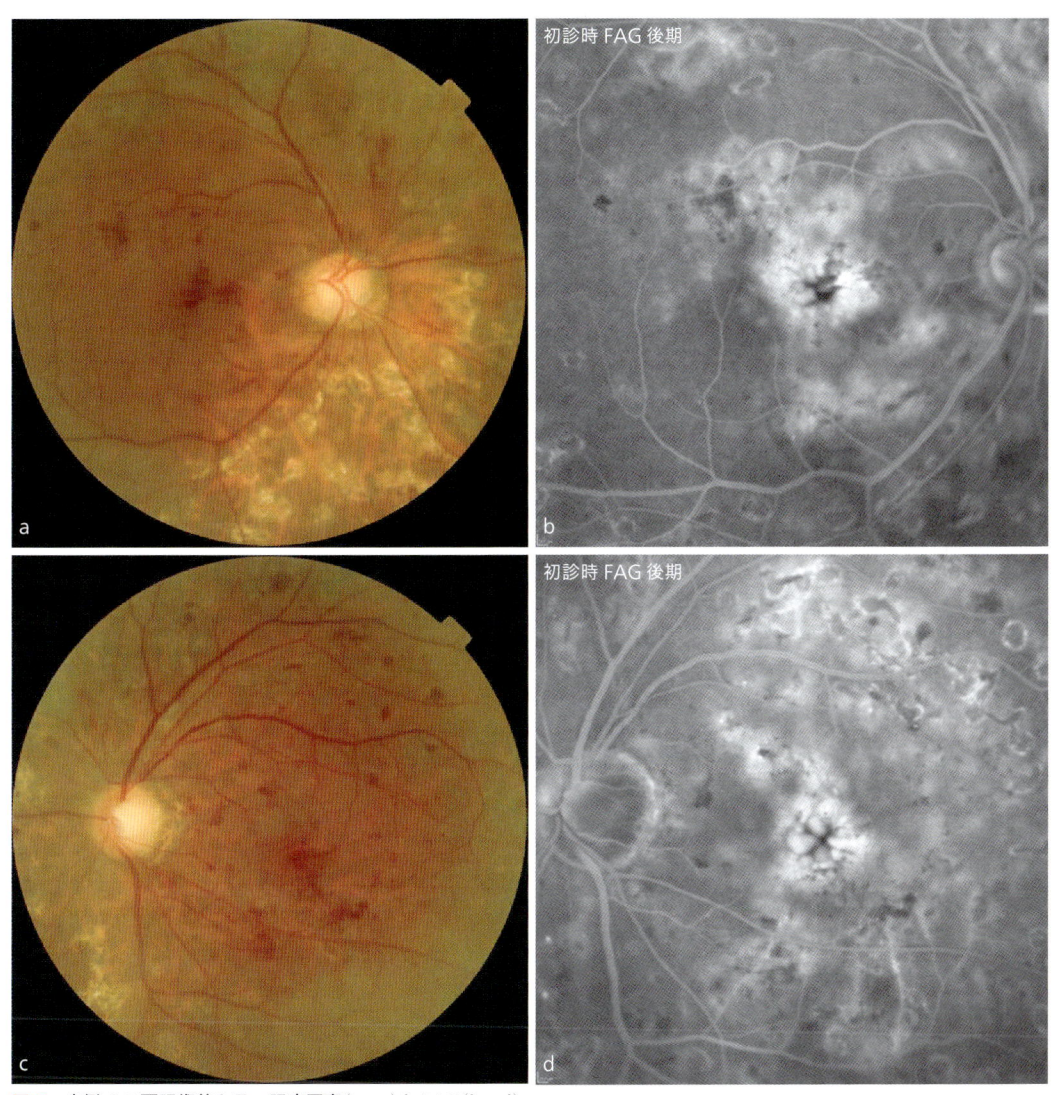

図8 症例4の両眼術前カラー眼底写真(a, c)とFAG(b, d)
a, c：術前両眼カラー眼底写真では，黄斑部に数個のMAと網膜内出血を認め，周辺部は光凝固瘢が多数存在する(aは右眼，cは左眼)．
b, d：術前右眼FAGでは，黄斑部に蛍光貯留，毛細血管からの蛍光漏出，さらにびまん性漏出が重なりあっている(bは右眼，dは左眼)．

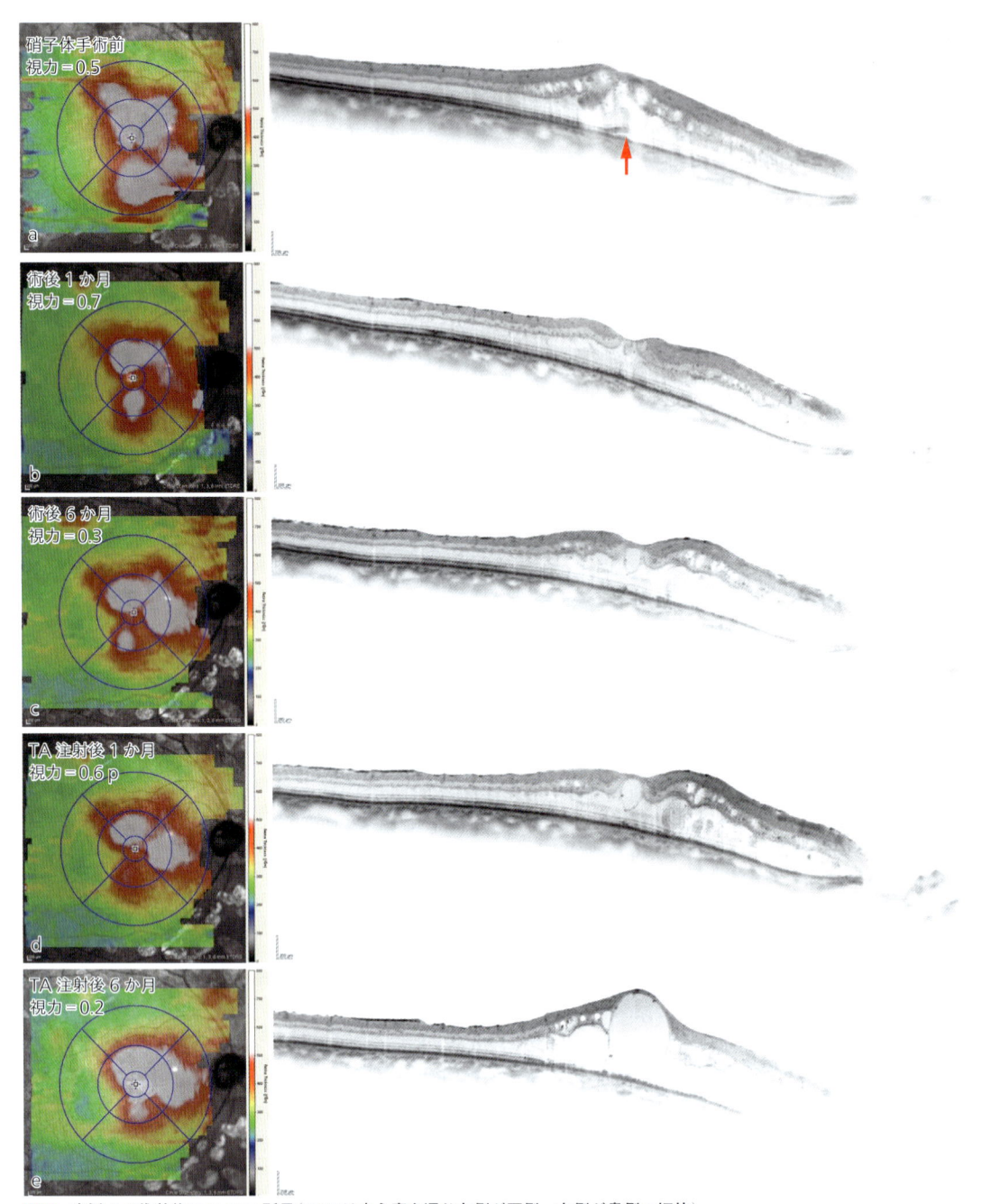

図9 症例4の術前後でのOCT所見（OCTは中心窩を通り左側が耳側，右側が鼻側の切片）

硝子体手術前（a）には中心窩の囊胞様腔とわずかに網膜剥離（矢印）を認めるが，術後1か月目（b）では囊胞様腔と網膜剥離は消失している．硝子体手術6か月後（c）では囊胞様腔の再発が認められる．トリアムシノロン注射後1か月目（d）でも囊胞様腔と黄斑浮腫には変化を認めない．6か月目（e）では，中心窩の囊胞様腔の悪化を認める．

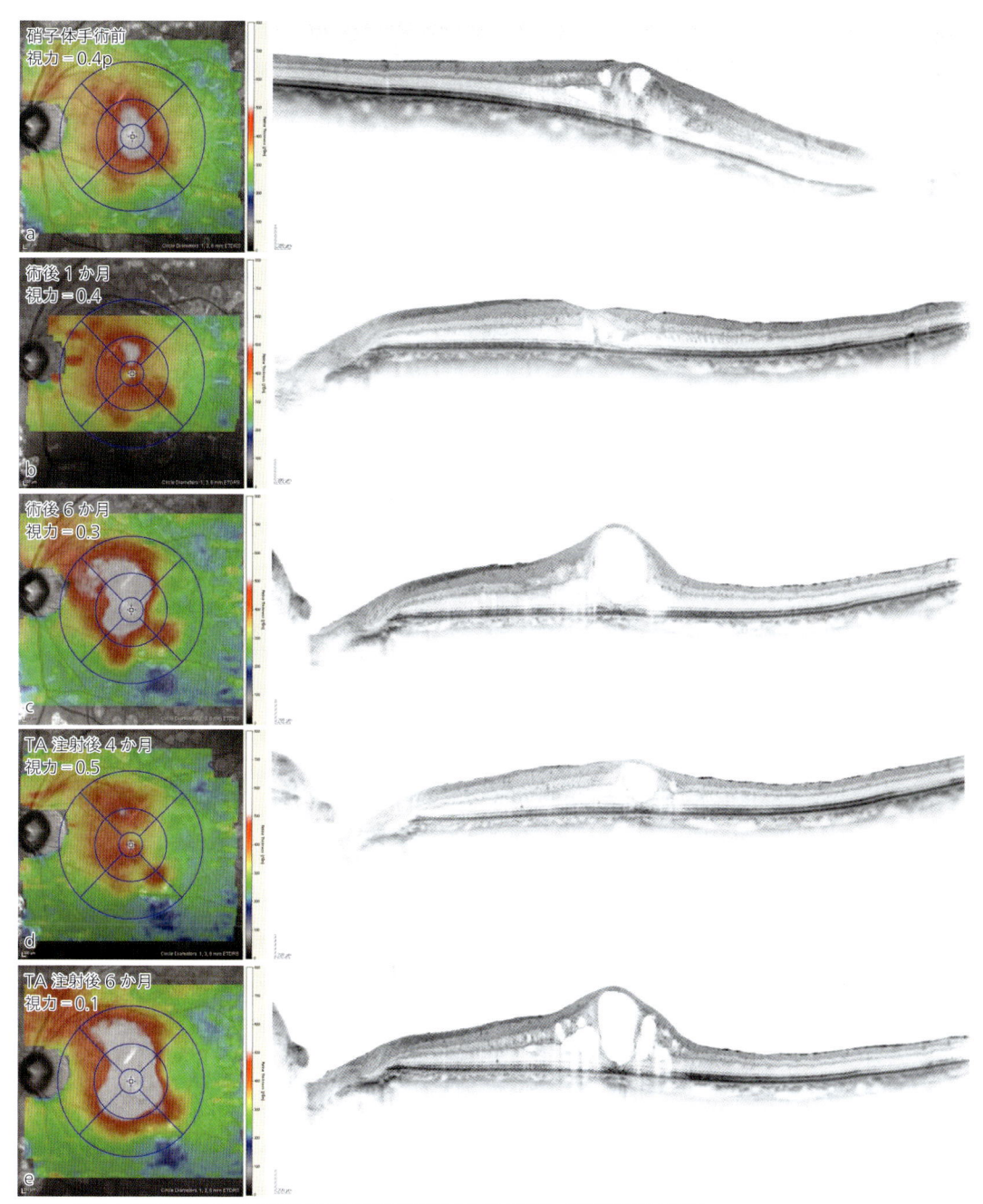

図 10 症例 4 の術前後での OCT 所見（OCT は中心窩を通り左側が鼻側，右側が耳側の切片）
硝子体手術前（a）には中心窩の囊胞様腔を認めるが，術後 1 か月目（b）では囊胞様腔は消失している．硝子体手術 6 か月後（c）では囊胞様腔の再発が認められる．トリアムシノロン注射後 1 か月目（d）では囊胞様腔と黄斑浮腫の軽減を認めるが，6 か月目（e）に中心窩の囊胞様腔と網膜浮腫の再発を認める．

II. 解説

　薬物治療の1つであるトリアムシノロンアセトニドは，2001年にJonasらが糖尿病黄斑浮腫(DME)に対する硝子体注射の効果を報告して以来，わが国では現在も数多くの施設で用いられている．2012年には，厚生労働省よりDMEの治療として，マキュエイド®(わかもと製薬)の硝子体投与が認可されている．ただ，DMEのトリアムシノロンアセトニドに対する反応はさまざまであり，実際の症例のように有効例もあれば，全く無反応な症例もある．ただ，トリアムシノロンアセトニド投与後しばらくは有意に浮腫を軽減させるのだが，その効果は持続しにくく，多くの症例で術後3～6か月後に再発を認め，再治療が必要となる．また，トリアムシノロンアセトニド治療には，眼圧上昇，白内障，さらには眼内炎などの合併症の報告もあるため，今後は有効症例などの見極めが課題となってこよう．さらに，最近ではVEGF阻害薬の有効性が報告されており，トリアムシノロンアセトニドとの比較がされるようになってきているため，今後トリアムシノロンアセトニドの適応が変わってくる可能性がある．

〔堀井崇弘〕

V 糖尿病黄斑浮腫への硝子体手術症例

Point
- 手術適応を十分に検討する（経過，網膜硝子体界面の状態，増殖糖尿病網膜症，黄斑部虚血，視細胞変性の確認）．
- 黄斑部の後部硝子体剝離を確実に作成する．
- 再増殖予防のために内境界膜剝離の併用を考慮する．
- 術後も追加治療が必要なことがある．

I. 臨床ケース

症例1

75歳男性．主訴：左眼視力低下．現病歴：6年前から両眼中等度非増殖糖尿病網膜症（moderate NPDR）を指摘されていたが，視力良好であり経過観察されていた．2年前から左眼糖尿病黄斑浮腫（DME）を発症し，トリアムシノロンTenon囊下投与や局所光凝固を施行するも，あまり改善なく左眼矯正視力0.4まで低下した．経過中，FAGにて無灌流領域をところどころに認めたため，汎網膜光凝固（PRP）を施行している．

糖尿病のコントロールは非常に良好であるが，上斜筋麻痺の既往がある．

1. 所見

術前左眼矯正視力0.3で，前眼部に新生血管は認めず，白内障は軽度であり，moderate NPDRで，中心窩から耳側にかけて網膜肥厚を認め，グリア環（−）であった．FAGでは，黄斑部虚血はなく，耳側にびまん性の蛍光漏出と中心窩に蛍光貯留を認めた（図1）．OCTでは，同部位に囊胞様腔が描出され，黄斑部には後部硝子体膜が癒着していたが，中心窩の視細胞の状態は良好であった（図1）．

他の治療に抵抗性であるが，①経過から遷延性の浮腫ではないこと，②黄斑部に付着

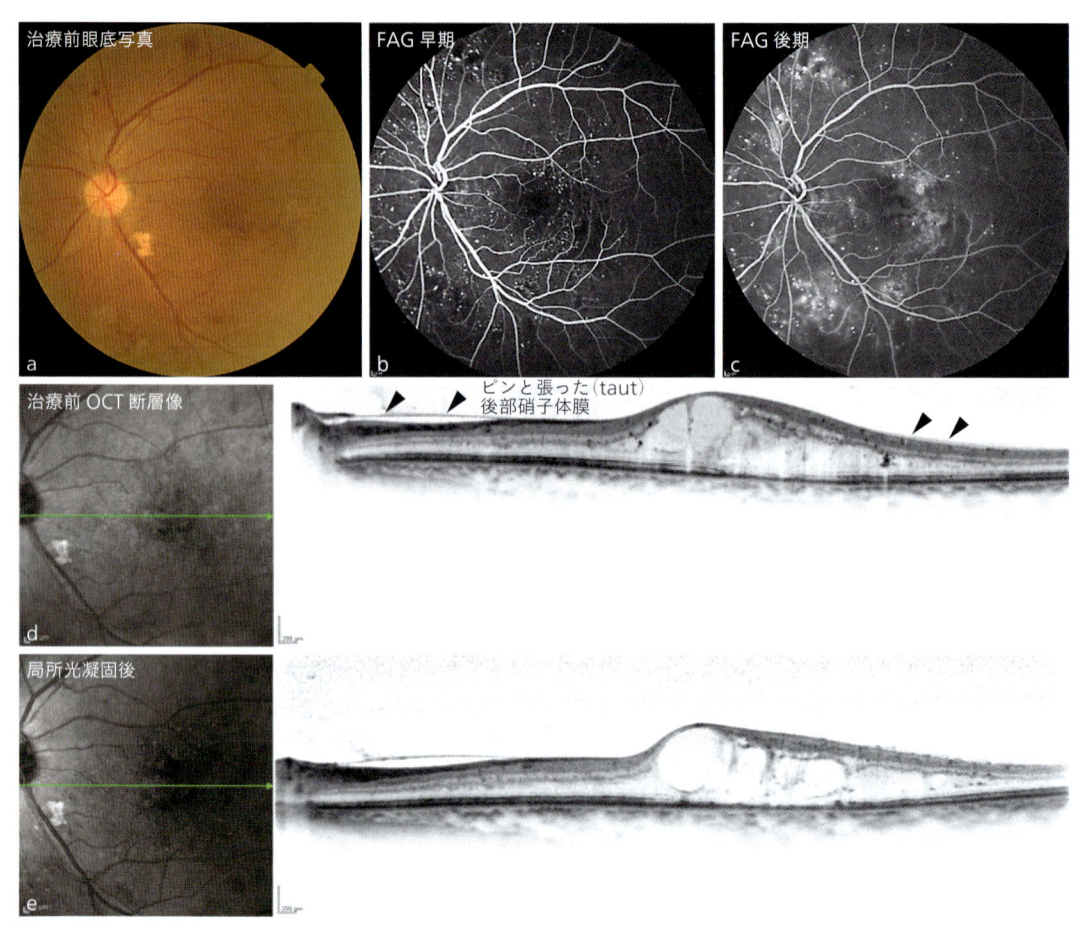

図 1 症例 1 の術前所見
眼底写真(a), FAG の早期(b)および後期(c). 中心窩付近に蛍光貯留とその耳側に蛍光漏出を認める. OCT(d)では,中心窩から耳側にかけて網膜肥厚と囊胞様腔を認め,肥厚した後部硝子体膜(矢頭)が描出されている. その後,格子状光凝固を施行するも改善なく(e), 手術となった.

した後部硝子体膜が病態に関与していること, ③ FAG で虚血性黄斑症が存在しないこと, ④ OCT では中心窩の視細胞の状態が良好であること, ⑤ 増殖糖尿病網膜症(PDR)ではなく, 術中の必要な手技・時間は少なく, 術後のリスクも低いことから, 硝子体手術適応と考え, 白内障硝子体同時手術を施行した.

2. 実際の治療

通常の白内障手術(超音波乳化吸引術)を施行した後, 23 G カニューラによるエントリーシステムにて, 硝子体手術を施行した. まず, 中心部硝子体切除(core vitrectomy)を行い, 後部硝子体皮質前ポケットに到達し, トリアムシノロンを吹きかけると(図 2a), 硝子体が視神経と黄斑部に付着し, 後部硝子体剥離(PVD)が起こっていないことを確認した(図 2b). 視神経周囲を硝子体カッターで吸引したが強固に癒着したグリア環は外れず, 黄斑周囲を丹念に吸引しながら前方へ牽引すると, 黄斑部から PVD が生じ(図 2c, d), そのまま, 剥離を拡げグリア環も外し(図 2e), 残っている硝子体ゲルを郭清した(図 2f). この症例においては, 後部硝子体膜の癒着が病態の本質であると考え, 内境界膜(ILM)剥離は併

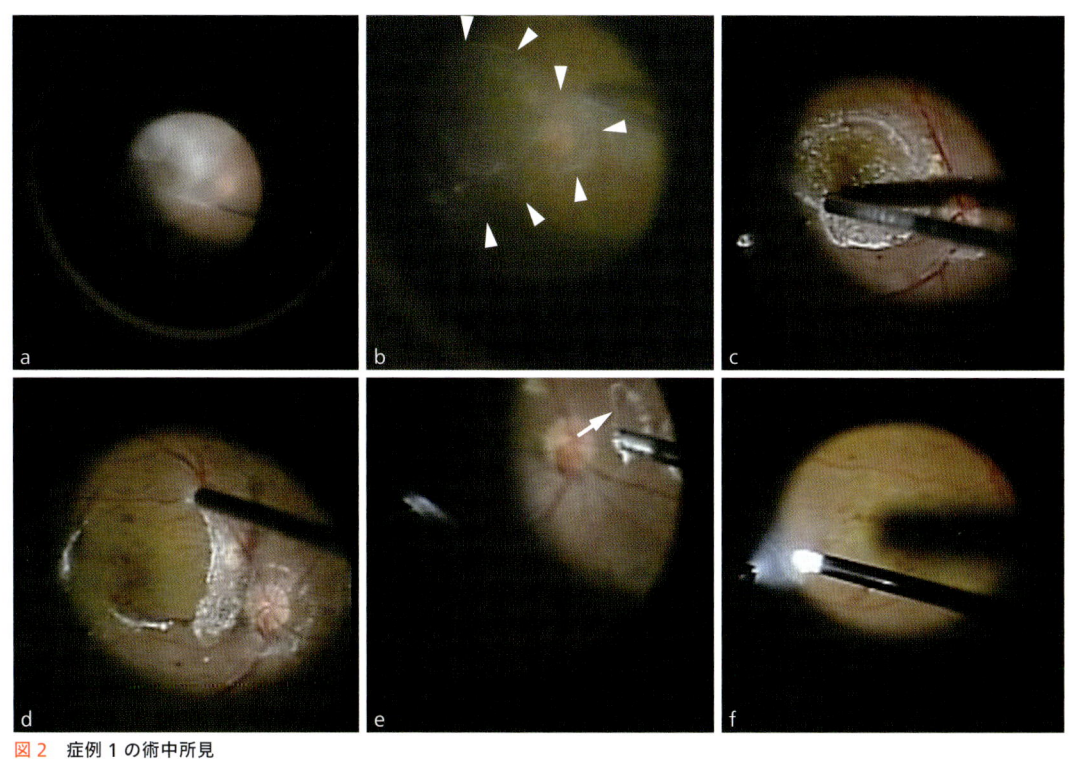

図2　症例1の術中所見
core vitrectomy後にトリアムシノロンを用いて，後部硝子体膜の状態は把握する(a)．視神経乳頭および黄斑部に砂時計状にトリアムシノロンが付着し(矢頭)，PVDが起こっていないことがわかり，視神経乳頭付近の硝子体をカッターで吸引する(b)．黄斑部からPVD作成を進め(c, d)，グリア環を外したのち(e, 矢印)，残存する硝子体ゲルを郭清した(f)．

施しなかった．その後，最周辺部の硝子体郭清と光凝固を施行し，トリアムシノロンをTenon囊下投与して術終了とした．

3. 術後経過

　術後早期から黄斑浮腫は軽減したが，術後2か月では視力改善は得られなかった(図3)．しかし，術後11か月で左眼矯正視力0.9まで改善し，術後2年たった今も視力経過は良好である(図3)．OCTでは，黄斑部に軽度の黄斑上膜(epiretinal membrane：ERM)が発症しており，今後もその悪化とそれに伴う視機能障害がないか，経過観察は必要である．

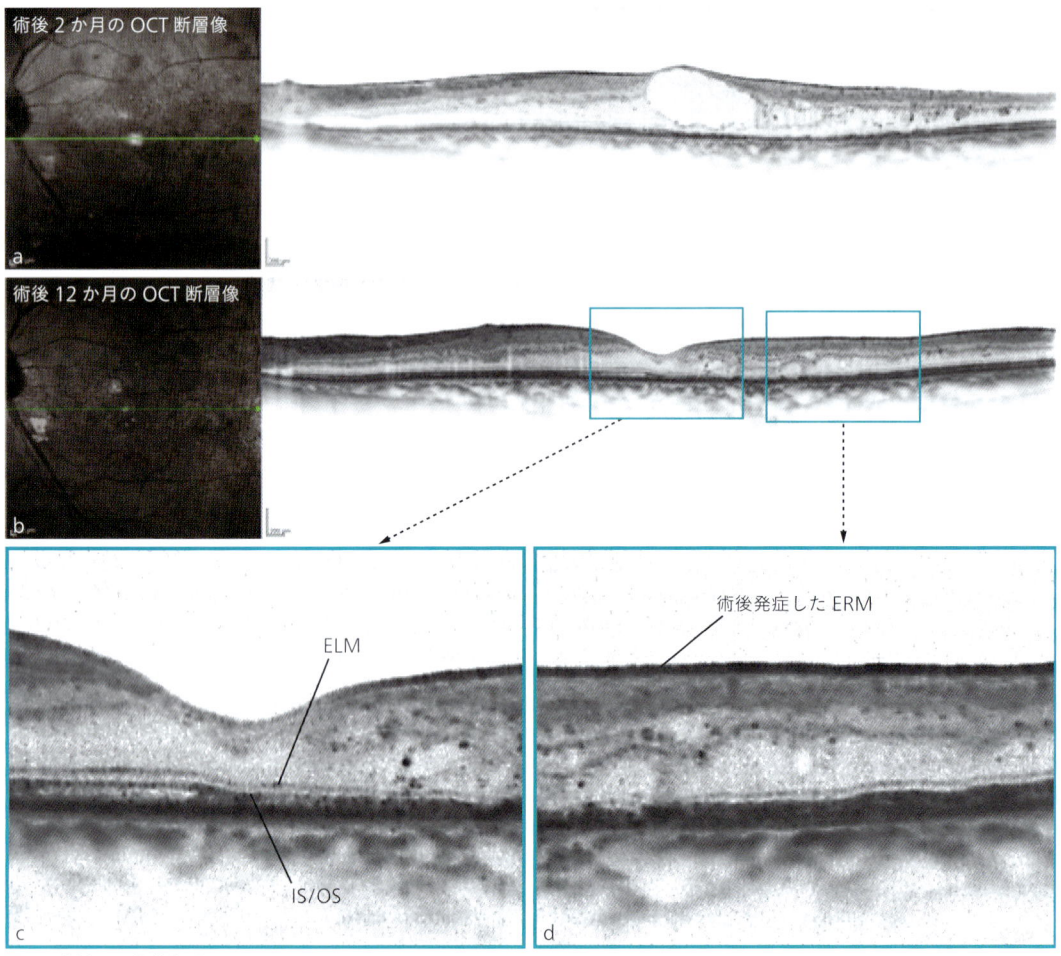

図3 症例1の術後経過
術後2か月のOCTでは，中心窩に囊胞様腔が残存するものの，全体的に浮腫は軽減している（a）．術後12か月（b）では，中心窩陥凹も認め，その直下では外境界膜（ELM），視細胞内節外節接合部（IS/OS）は連続的であり，黄斑部視細胞は良好な状態であることが示唆される（c）．この症例ではILM剥離を行っておらず，術後ERMが発症したが（d），中心窩を含んでおらず，視力は良好であった．

症例2

71歳男性．主訴：右眼視力低下．現病歴：2年前に近医にてPRPを施行された後に，右眼DMEの発症および視力低下を自覚し，当院を紹介受診した．初診時右眼矯正視力 0.1，左眼矯正視力 1.2 で，両眼 moderate NPDR，右眼 DME を認めたため，右眼 PEA＋IOL＋PPV（ILM剥離を併施）を施行した．浮腫は改善するも右眼矯正視力 0.2 であった．1 年ほど前から，左眼にも DME を発症し，徐々に視力低下をきたした．左眼格子状光凝固を施行するも，視力がさらに低下した．

糖尿病〔HbA1c 7.1％（NGSP 値）〕，高血圧，高脂血症の既往があり，いずれも内服加療中である．

1. 所見

左眼矯正視力 0.6 で，軽度白内障（＋），moderate NPDR で，中心窩付近に網膜肥厚を認め，グリア環の有無は不明であった．FAG では，虚血性黄斑症はなく，中心窩周囲にびまん性蛍光漏出と中心窩に蛍光貯留を認めた．OCT で同部位に囊胞様腔が描出され，黄斑部視細胞の状態は良好であった．右眼は術後視力が不良であるが，これは黄斑部視細胞の障害が原因と考えられた（図 4）．

左眼は格子状光凝固に抵抗性であり，DME の経過がさほど長くないこと，FAG，OCT では黄斑部の状態が良好であることから，治療による視力改善が期待された．また，患者の治療に対する希望が非常に強く，手術適応と考えた．この症例では，術後に ERMが再発すれば，治療目的である高度の視力が期待できなくなるため，白内障硝子体同時手術（PEA＋IOL＋PPV：ILM 剥離を併施）を予定した．

2. 術中所見

通常の白内障手術の後，23 G 硝子体手術を施行した．core vitrectomy 中にグリア環は確認できなかったが（図 5a），トリアムシノロンでは視神経付近に後部硝子体膜が可視化されず（図 5b），core vitrectomy 時に PVD が起こったものと思われる．黄斑部には，所々に後部硝子体膜が残存しており，バックフラッシュニードルとカッターで吸引しながら剥離した（図 5c）．その後，インドシアニングリーン（indocyanine green：ICG）で ILM を可視化した（図 5d）．まず，ILM 鑷子で直接 ILM を軽くはさむようにすると亀裂ができ，そのまま小さく剥離する（図 5e）．剥離部と非剥離部の境界をとっかかりとして，ILM をひっかけるようにして把持し，剥離を行った（図 5f）．その後，最周辺部の処置を加えて，術終了とした．

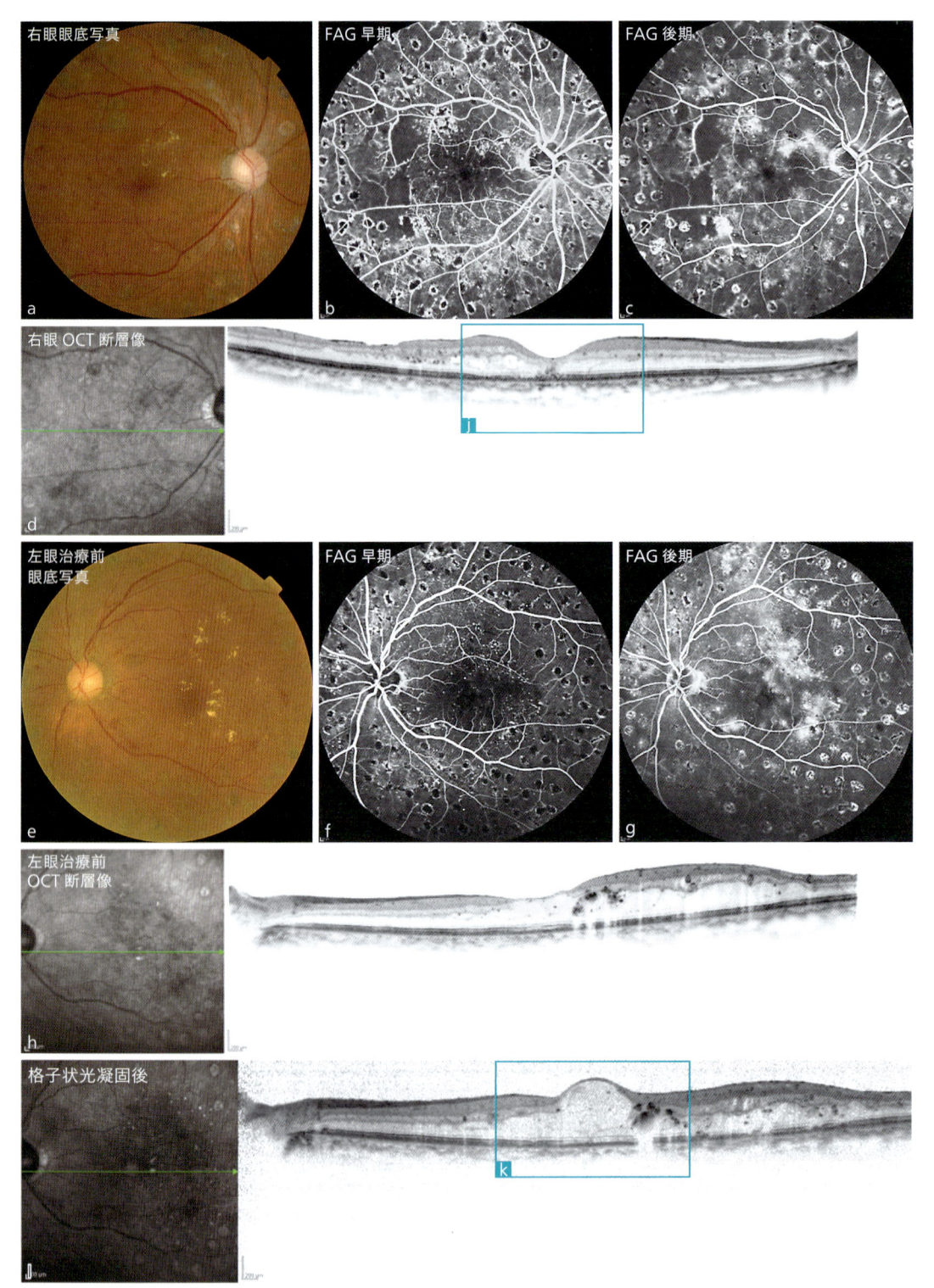

図4 症例2の術中所見(図説は右頁参照)

58　第2章　ケーススタディ

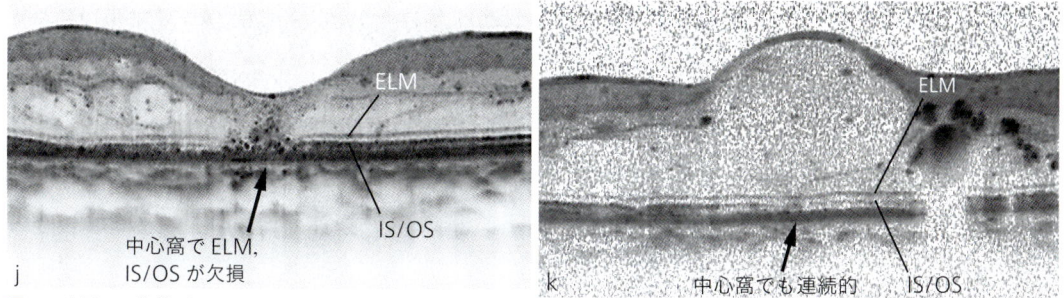

図4 症例2の術前所見
右眼は9か月前にPPVを施行されている(a). FAGでは蛍光漏出も軽度で虚血性黄斑症も認めないが(b:早期，c:後期)，OCTでは中心窩でELM，IS/OSともに消失しており，黄斑部視細胞の障害が視力不良の原因であることが推測される(d, j). 左眼は，眼底写真で耳側を中心に網膜出血と硬性白斑を認め(e), 中心窩付近に蛍光貯留と，耳側を中心に蛍光漏出を認める(f:早期，g:後期). OCTでは，中心窩陥凹が消失し囊胞を認め，耳側網膜は肥厚している(h). この症例では格子状光凝固を施行し，耳側はやや網膜肥厚が改善したが，中心窩の浮腫は悪化した(i). 中心窩下でのELM，IS/OSは連続的で黄斑部視細胞の状態は比較的良好と考えられ(k), 手術適応となった.

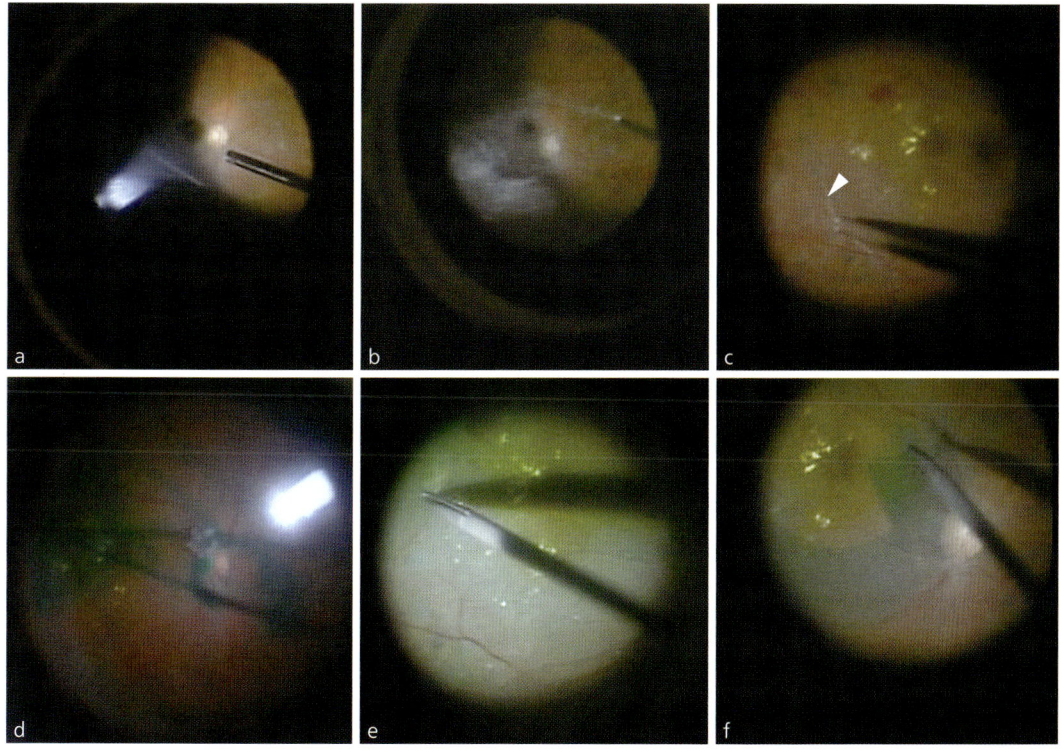

図5 症例2の術中所見
core vitrectomyを施行し(a), トリアムシノロンを投与し，PVDがすでに起こっていることを確認した(b). しかし，黄斑部に部分的に後部硝子体膜が残存しており(矢頭)バックフラッシュニードルとカッターで除去する(c). その後，ICGでILMを染色・可視化し(d), ILM鑷子で直接ILMのとっかかりを作成し(e), 剝離を進めた(f).

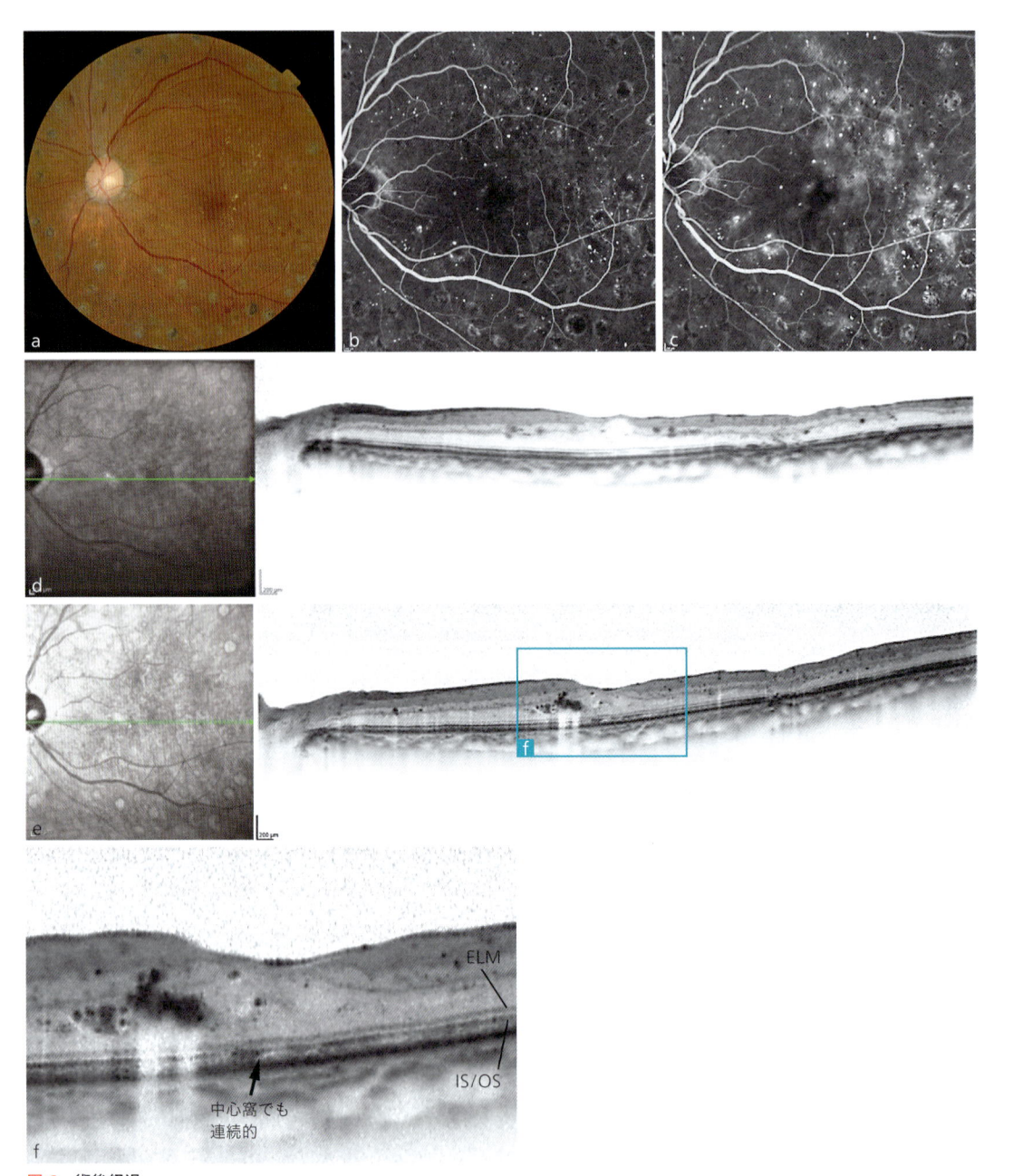

図6 術後経過
術後8か月で、眼底写真(a)では硬性白斑の減少がみられ、FAG(b：早期、c：後期)では、術前よりも蛍光漏出が改善している。OCT(d)では、中心窩に小さな囊胞様腔が残存するものの、浮腫は軽減し、術後18か月(e)では、さらに改善している。黄斑部視細胞の状態は良好な状態が維持されている(f)。

3. 術後経過

　術後3か月で左眼矯正視力0.9まで改善し、以後2年以上たった今も良好な視力(左眼矯正視力0.9〜1.0)を維持している。OCTでは中心窩にわずかに囊胞様腔を認めるが、術後ERM発症はなく、経過観察中である(図6)。

> **症例 3**
>
> 　68 歳女性．主訴：両眼視力低下．現病歴：5 年前に前医にて DR を指摘され，光凝固も受けていたが，両眼 DME が増悪し 1 年前に当院を紹介受診．初診時右眼矯正視力 0.3，左眼矯正視力 0.4 で，両眼中等度白内障を認め，両眼重度非増殖糖尿病網膜症(severe NPDR)であり，DME も伴っていた．汎網膜光凝固瘢はまばらで両眼に光凝固を追加し，左眼は格子状光凝固を施行したところ，DME はやや軽快したため，半年後に，両眼白内障手術(PEA＋IOL)のみを施行し，右眼矯正視力 0.7，左眼矯正視力 0.3 であった．その後，急速に左眼 DME と ERM が進行してきた．
>
> 　糖尿病〔HbA1c 7.8％(NGSP 値)〕，高血圧，高脂血症の内服治療中であった．

1. 所見

　白内障術後 3 か月に左眼矯正視力 0.3 で，前眼部新生血管はなく，severe NPDR で，中心窩を含んで黄斑部全体に網膜肥厚と分厚い ERM を伴っており，明らかなグリア環は認めなかった．OCT では，血管アーケード内に広範囲に囊胞様腔が描出され，網膜表面には黄斑上膜を伴っていたが，黄斑部視細胞の状態は良好であった．FAG では虚血性黄斑症はなかった(図 7)．

　他の治療法により浮腫が軽減したとしても，ERM による視力障害が残存することが予測されたため，手術を治療の第一選択とし，必要に応じて，追加治療を行うことにした．術式としては，硝子体手術(ERM および ILM 剝離を併施)を予定した．

2. 術中所見

　23 G エントリーシステムにて core vitrectomy を施行し，トリアムシノロンを撒布すると，硝子体皮質は部位に一致して付着していた．それを参考にしながら，ERM の上方のエッジを ILM 鑷子で把持し，血管アーケード内を広く ERM を剝離・除去した．ERM は比較的硬く，ILM も一塊として剝離されていたと考えられたため，ICG による染色は行わず，最周辺部の処置を行い，術終了とした．

3. 術後経過

　術後 3 か月で左眼矯正視力 0.5 で，1 年後には左眼矯正視力 1.0 まで改善した．現在も，ERM 再発はなく術後 2 年でも視力良好である(図 8)．

II.　解説

1. 糖尿病黄斑浮腫に対する治療戦略の中での硝子体手術の位置づけ

　DME に対する治療法は，Early Treatment Diabetic Retinopathy Study(ETDRS)により報告された黄斑部への光凝固以外に，硝子体手術，トリアムシノロンや抗 VEGF 療法があ

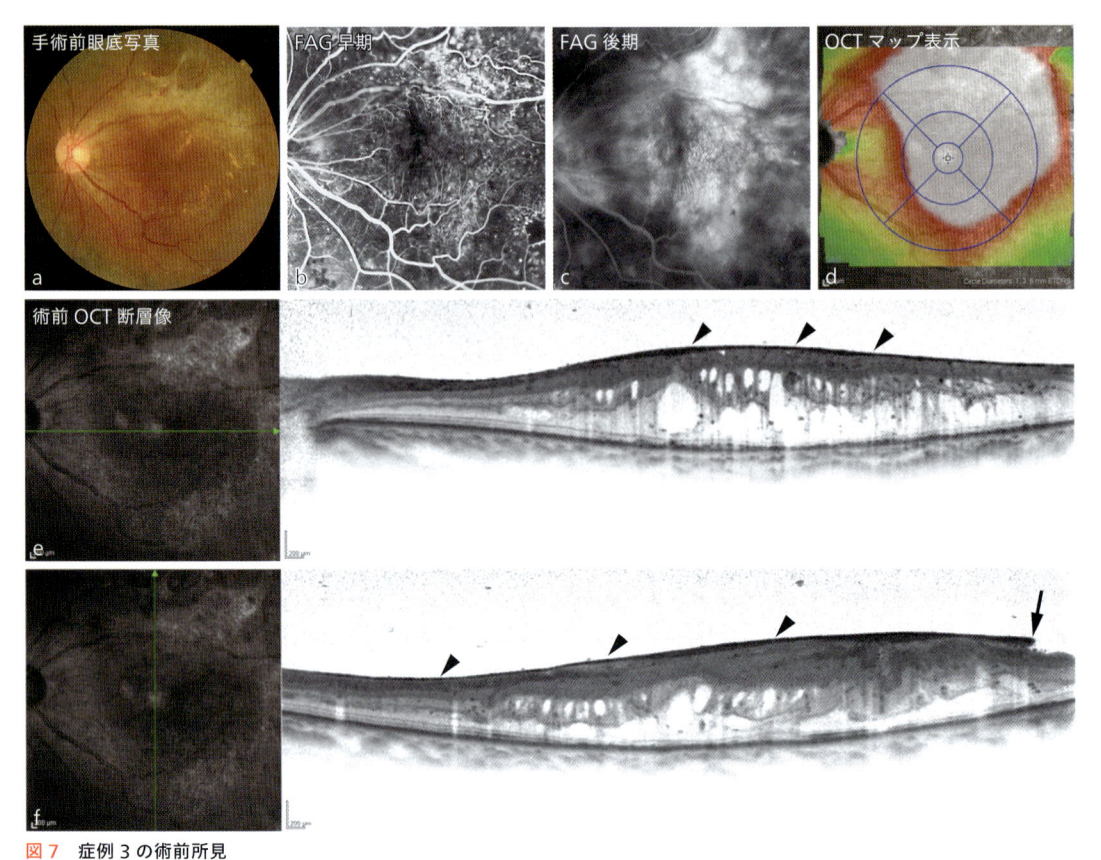

図7　症例3の術前所見
眼底写真では，血管アーケードを越える広範囲に分厚いERMを認め，耳側を中心に網膜出血と硬性白斑を伴う(a)．FAGでは(b：早期，c：後期)，耳側に蛍光貯留とその周囲に広範に蛍光漏出を認める．OCTでは，広範に網膜肥厚を認め，表面にはERMによる高反射ラインが描出される(d：OCTのマップ表示，e，f：断層像，矢頭：ERM)．この症例では，OCTでERMのエッジ(矢印)が明らかで，この部分をとっかかりにしてERM剝離を行った．

る．硝子体手術は，Lewisらが肥厚した後部硝子体膜を伴う治療抵抗性のDME症例に対して施行した報告にはじまり，その後，すでにPVDが起こっている症例にも適応が拡大された．さらに，ILM剝離や，囊胞切開，網膜下硬性白斑の除去などが併施されてきた．23 G，25 Gの極小切開硝子体手術(microincision vitrectomy surgery：MIVS)の導入により術後合併症が減少し，手術適応がさらに拡大していくと思われる．

　硝子体ゲルがDRの病態へ影響していることやDMEにおいて網膜硝子体界面の異常所見が多く見られることから，硝子体手術の有効性を期待できる．とくに，症例3のようにERM，肥厚した後部硝子体膜を伴う症例や，症例1のように黄斑部に後部硝子体膜が強く癒着しており，接線方向の牽引をかけているような症例では，手術による病態改善を大きく期待でき，Diabetic Retinopathy Clinical Research Network(DRCR.net)からも網膜硝子体界面異常を伴うDMEへの硝子体手術の有効性が報告されている．すでにPVDが完全に起こっている症例でも，硝子体手術により浮腫の軽減を見ることが多いが，今後，他治療法との比較・検証が必要であろう．

　一方で，DRは網膜血管疾患であり，光凝固や薬物療法を用いてその病態を改善することも重要であり，硝子体手術のみで血管病変のすべてを制御できるわけではないことは，

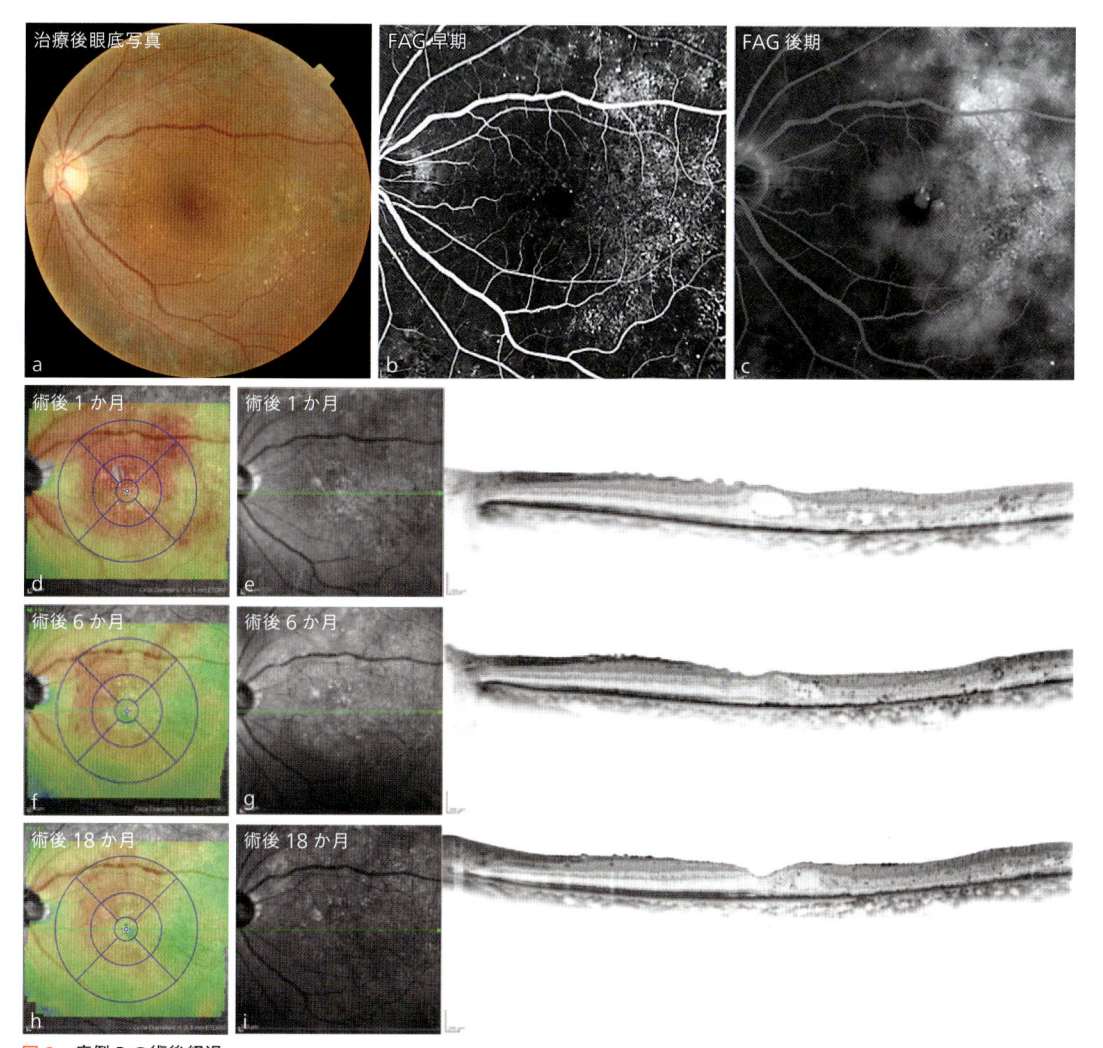

図8 症例3の術後経過
術後眼底写真（a）では，ERM の再発はなく，FAG（b：早期，c：後期）でも，蛍光漏出が減少している．OCT では，網膜肥厚が徐々に改善し，また，ERM の再発は描出されなかった（d, f, h：OCT のマップ表示．e, g, i：OCT 断層像）．

肝に銘じておくべきである．また，手術侵襲や合併症も無視できず，とくに，PDR 症例では，黄斑以外の新生血管や増殖膜の処理にもある程度の時間が必要であり，術者の熟練度と十分な術後リスクのアセスメントのうえ，治療適応を決定するべきである．

　症例提示でも述べたが，浮腫が遷延していたり，黄斑部の虚血性変化を伴う症例では，視力改善は期待できないことは臨床的に経験する．近年の高解像度 OCT では視細胞内節外節接合部（IS/OS）や外境界膜（ELM）を用いて黄斑部視細胞の状態を評価できる．IS/OS や ELM に障害を伴っている場合も視力予後が不良であり，積極的な手術適応とはならない．

2. 手術手技について

　術前治療として，光凝固は積極的に行っておく．術後には，偽水晶体眼かつ無硝子体眼となり前眼部新生血管の悪化・進行が起きやすい状況に曝されるため，今回の症例でも，通常の光凝固よりもやや多めに施行している．また，術中に網膜裂孔が生じた場合にも，レーザー瘢痕があれば比較的対応がしやすく，術後経過も良好である．

　DMEに対する硝子体手術は比較的画一的な手技であり，PDRに伴う合併症に対する手術とは対照的である．core vitrectomyを行った後，後部硝子体膜を除去し（可及的に後部硝子体剝離を作成し），必要に応じてILMを剝離する．その後，最周辺部の硝子体を郭清し，光凝固を追加して術終了とする．core vitrectomyを行う時にPVDが起こることもあり，術前にグリア環を伴っていない場合は注意深く観察する．しかし，しばしば硝子体混濁を伴うDRにおいては最終的に不明瞭なこともあり，トリアムシノロンを用いて確認するほうがよい．症例2，3でも，術前およびcore vitrectomy時にはグリア環は確認できなかったが，トリアムシノロンで確認すると，すでにPVDは起こっていた．

　PVDが起こっていなければ，視神経乳頭と黄斑部にお椀型にトリアムシノロンが沈着するのが観察されるので，それを硝子体カッターもしくはバックフラッシュニードルで吸引し，人工的にPVDを起こす．DR症例では，PVD作成が困難なことが多い．実際に症例1では，視神経乳頭と血管アーケード内に癒着が強く，血管アーケードに沿って吸引をかけると，少しずつ黄斑部からPVDが起こってきた．症例3のように，DMEに伴うERMに関しては，特発性と同様の処置でいいが，浮腫を起こした網膜実質は垂直方向の牽引に弱く，網膜表面に，極力平行になるようにERMを剝離するよう注意する．

　症例1においては，黄斑部における網膜硝子体の癒着が主な病態であると考え，ILMは剝離せずに手術を終了し，浮腫は軽快した．2か月後にERMが発症したが，運よく中心窩を回避しているために，良好な視力を維持している．しかし，中心窩を含んでERMが再発した場合は視機能障害の原因となりうること，増殖性変化の起こりやすい眼内環境であることから，ILM剝離によりERM発症・再発を予防することは，メリットがあると思われる．症例2においては，血管アーケード内に残存した後部硝子体膜が存在したため，高率にERMが再発するであろうことが推測されたが，ILM剝離を併施してあったため，2年たった現時点でもERMの再発はみられない．症例3では，分厚いERMを剝離した時に，ILMも同時に剝離できた可能性が高く，そのまま術終了しているが，この症例でも再発は認めない．ILM剝離はメリットだけでなく，機械的，生理的障害も考えうるし，可視化剤であるICGの毒性も言われており，メリットとデメリットをよく考慮したうえで術前，術中に必要性を判断する．DRCR.netではILM剝離を併施すると，浮腫の改善が大きいが視力予後に差がないことが示されており，また，他の文献をみてもその優位性に一定の評価がなされていないのが現状である．

3. 術後の経過観察，追加治療

　幸いにして，本3症例では，術後浮腫の遷延，再発はみられず，そのまま経過観察している．硝子体手術により浮腫の軽減をみるものの，根治療法とならないこともあり，3～6か月程度経過観察をしても，改善がみられない場合は，追加治療を考慮する．無硝子体眼であるため，抗VEGF療法は使いにくく，光凝固かトリアムシノロンTenon嚢下投与のいずれかになる．

　また，ILM剝離を併施していない場合は，ERMの発症・再発に関しても，追加手術を考慮する必要があり，汎網膜光凝固を施行していない場合は，虹彩ルベオーシスの有無に注意し，時々FAGを撮影し，適宜光凝固を施行しておく．

参考文献

1) Lewis H, Abrams GW, Blumenkranz Ms, et al.：Vitrectomy for diabetic macular traction and edema associated with posterior hyaloidal traction. Ophthalamology 99：753-759, 1992
2) Diabetic Retinopathy Clinical Research Network Writing Committee, Haller JA, Qin H, et al.：Vitrectomy outcomes in eyes with diabetic macular edema and vitreomacular traction. Ophthalmology 117：1087-1093, 2010
3) Sakamoto A, Nishijima K, Kita M, et al.：Association between foveal photoreceptor status and visual acuity after resolution of diabetic macular edema by pars plana vitrectomy. Graefes Arch Clin Exp Ophthalmol 247：1325-1330, 2009
4) Peyman GA, Cheema R, Conway MD, et al.：Triamcinolone acetonide as an aid to visualization of the vitreous and the posterior hyaloid during pars plana vitrectomy. Retina 20：554-555, 2000
5) Flaxel CJ, Edwards AR, Aiello Lp, et al.：Factors associated with visual acuity outcomes after vitrectomy for diabetic macular edema：diabetic retinopathy clinical research network. Retina 30：1488-1495, 2010

〔村上智昭〕

VI 硝子体出血への硝子体手術症例

> **Point**
> - 総合的に眼内の状態を予測しておく（僚眼の状態，虹彩新生血管の有無など）．
> - 超音波検査で硝子体や網膜の状態を評価しておく．
> - 濃い硝子体出血の場合はトロッカーとカッターの間に硝子体が嵌頓することがあるので注意．

I. 臨床ケース

症例

63歳男性．左眼視力低下にて近医を受診し，FAG検査予定だったが，左眼硝子体出血をきたした．20年来の糖尿病があるが眼科受診はしておらず，内科受診も時々中断して，違う病院を受診したりしていた．半年ほど前から受診している内科の血液検査では初診時HbA1c 12.3%（NGSP値）で，その後治療開始され約半年でHbA1c 8.4%（NGSP値）になっている．

1. 所見

右眼矯正視力0.8，左眼矯正視力0.01，右眼眼底はアーケード下方に網膜前出血（矢頭）あり，増殖網膜症の状態と考えられた（図1a, c）．左眼眼底は硝子体出血のため視神経乳頭がばんやりと確認できる状態で，星状硝子体症がみられた（図1b, d）．両眼ともに虹彩および隅角に新生血管はみられなかった．OCTで右眼に黄斑浮腫はみられず（図2a），網膜前出血（矢頭）（図2b），Goldmann視野では右眼に網膜前出血と一致した視野欠損を，左眼に硝子体出血と一致した視野欠損を認めた（左：図3a，右：図3b）．

左眼硝子体出血が消退しにくいため，1か月後に硝子体手術を施行した．

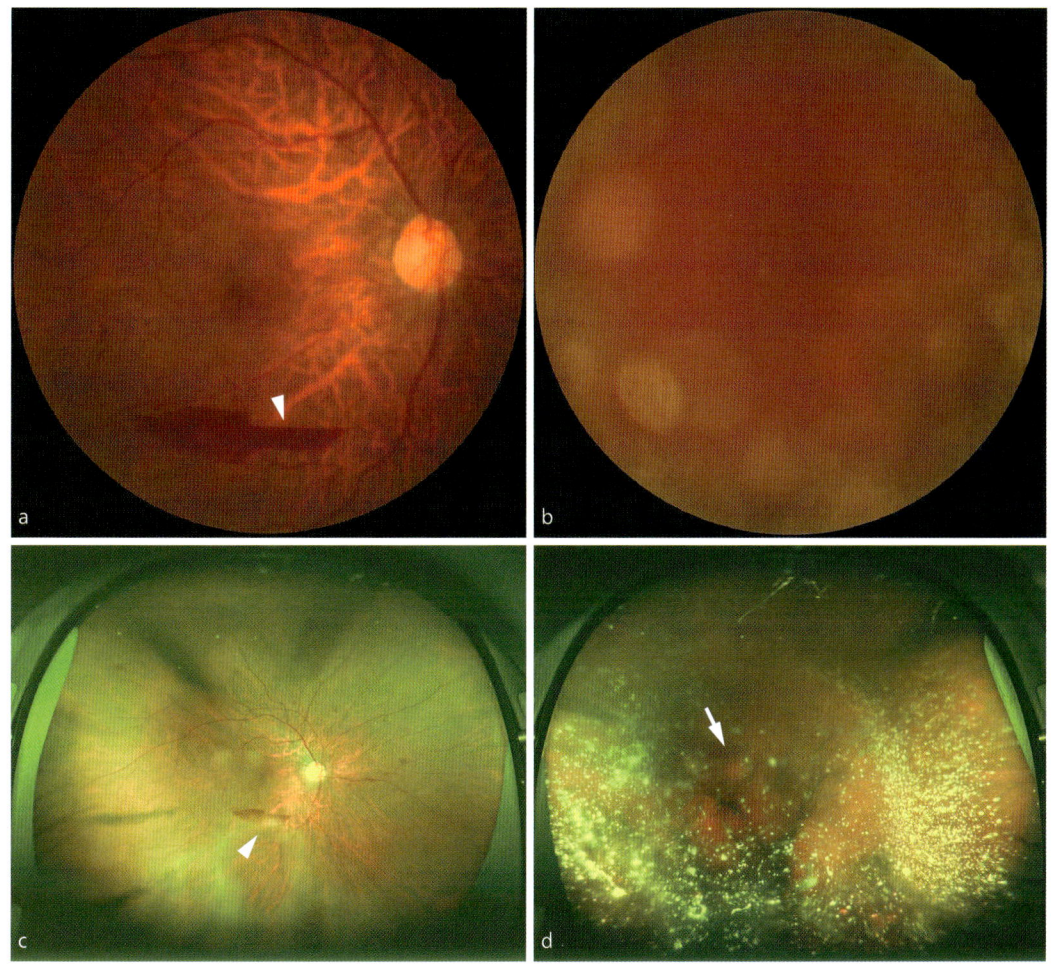

図1 症例の眼底写真
a：右眼眼底写真．網膜前出血（矢頭）を認める．
b：左眼眼底写真．星状硝子体症と硝子体出血で眼底はよく確認できない．
c：右眼広角眼底写真．網膜前出血（矢頭）がみられるが，周辺部に増殖組織はみられない．
d：左眼広角眼底写真．星状硝子体症と硝子体出血がみられる．視神経乳頭（矢印）はぼんやり確認できる．

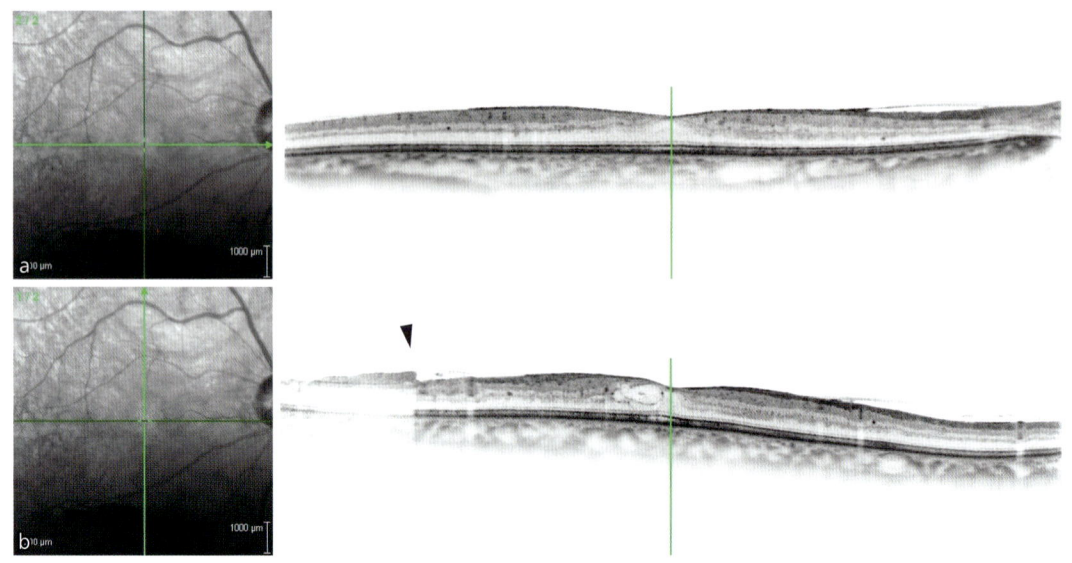

図2 症例のOCT
a：右眼OCT水平方向．浮腫はみられない．
b：右眼OCT垂直方向．網膜前出血（矢頭）が確認できる．

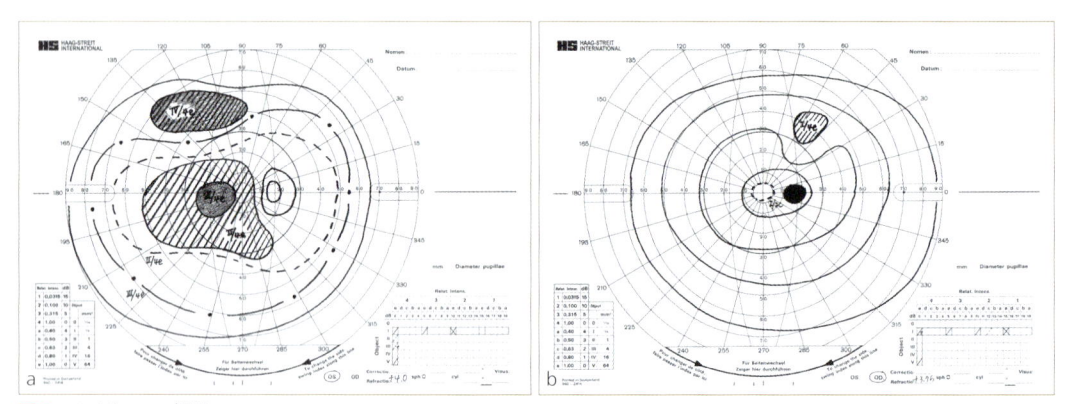

図3 Goldmann視野
a：左眼Goldmann視野．硝子体出血の影響と思われる閾値の低下がある．
b：右眼Goldmann視野．上方に閾値の低下があり，網膜前出血のためかと考えた．

2. 実際の治療

　硝子体手術前日にベバシズマブの硝子体注射を施行した．手術では，白内障手術の後に3ポートを作成し硝子体中を観察すると，出血はそれほど濃くなく，星状硝子体症がみられた（図4）．後部硝子体剝離（PVD）はすでに起こっており，後部硝子体膜を破ると，その下の出血がでてきた（図5）．出血をある程度吸引した後にトリアムシノロンアセトニド（マキュエイド®）を硝子体腔内に注入した（図6）．幸い，硝子体と癒着のある増殖組織はなく，周辺まで硝子体を切除していった．アーケード内を確認すると，硬性白斑と黄斑浮腫が

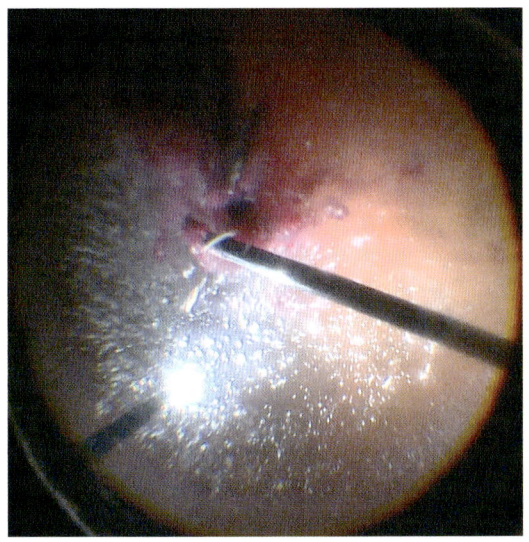

図4 硝子体切除を開始したところ
星状硝子体症と硝子体出血があるが,出血はそれほど濃くない.

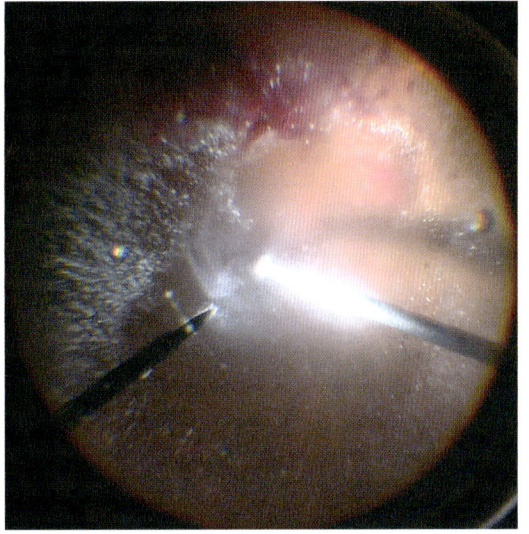

図5 後部硝子体膜を破ったところ
後極から出血が上方に舞ってでてきた.

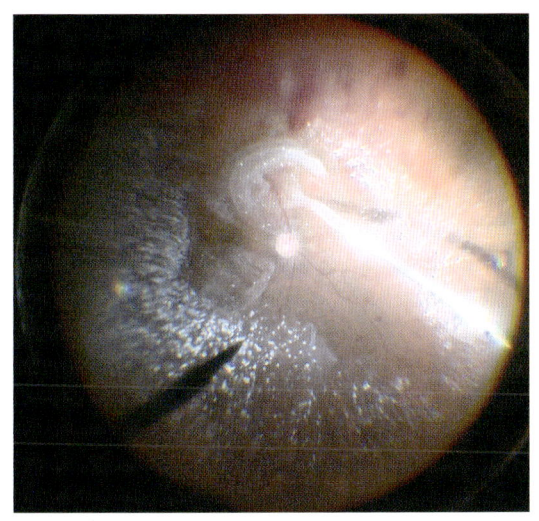

図6 術中所見
トリアムシノロンアセトニド(マキュエイド®)を後極に向けて注入した.

図7 術中所見
ブリリアントブルーG染色後,内境界膜を剥離した.

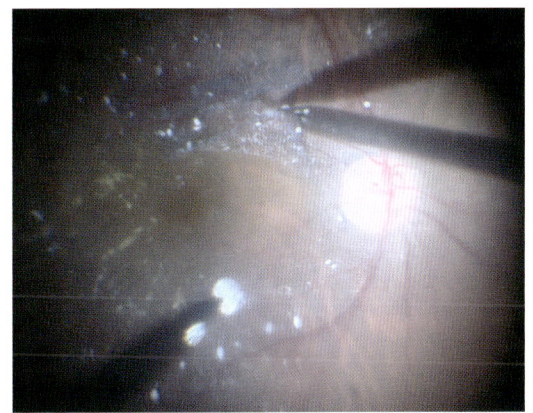

あったため,ブリリアントブルーG染色後,内境界膜(ILM)剥離を行った(図7).汎網膜光凝固(PRP)は未施行であったため,周辺部から赤道部付近まで多めに光凝固を施行し(図8),手術を終了した.

VI 硝子体出血への硝子体手術症例　69

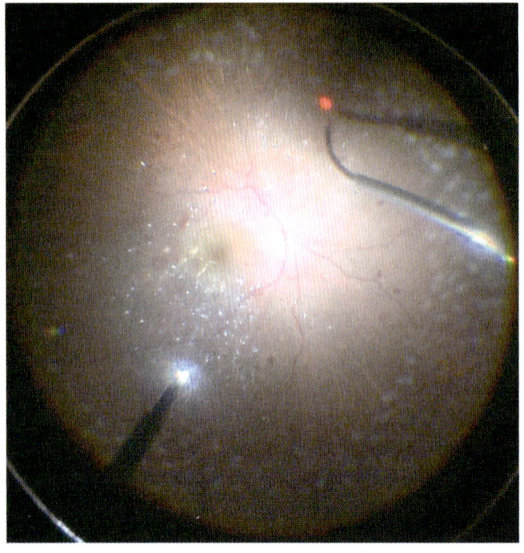

図 8　術中所見
周辺部にレーザー光凝固を施行した．

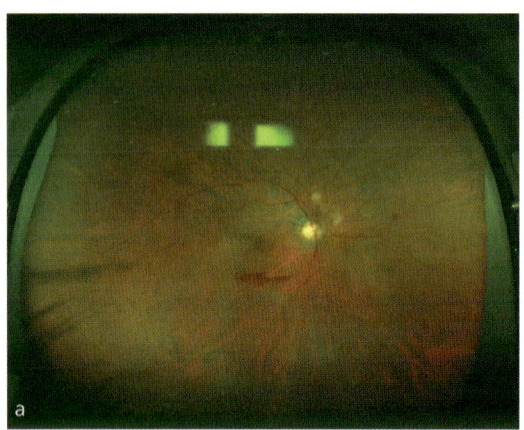

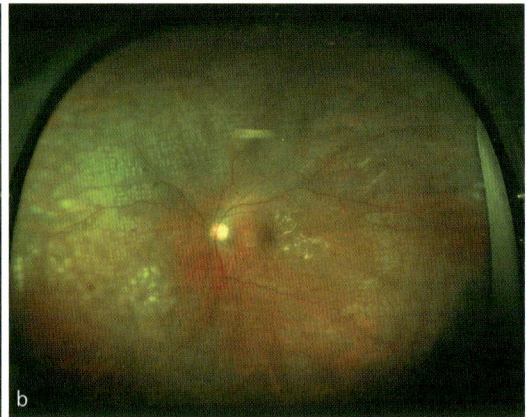

図 9　術後の眼底写真
a：右眼広角眼底写真．増悪はみられない．
b：左眼広角眼底写真．後極にもレーザーを追加した．

3. 術後経過

　術後経過は良好で，術後 6 日目からアーケード周囲に PRP を追加していった（図 9a, b）．OCT では左眼に黄斑浮腫がみられた（図 10a, b）．術後に FAG を施行すると，右眼眼底耳側には広範囲の無灌流領域（NPA）が確認できる．この部分には軟性白斑はみられず，慢性的な虚血が進行していたことを推察できる．PRP とトリアムシノロン Tenon 嚢下注射を行う．左眼はアーケード内に毛細血管瘤（MA）が多くみられるので，この部分も含めて光凝固の追加が必要である．また黄斑浮腫が持続する場合にはトリアムシノロンの Tenon 嚢下注射を考慮する．

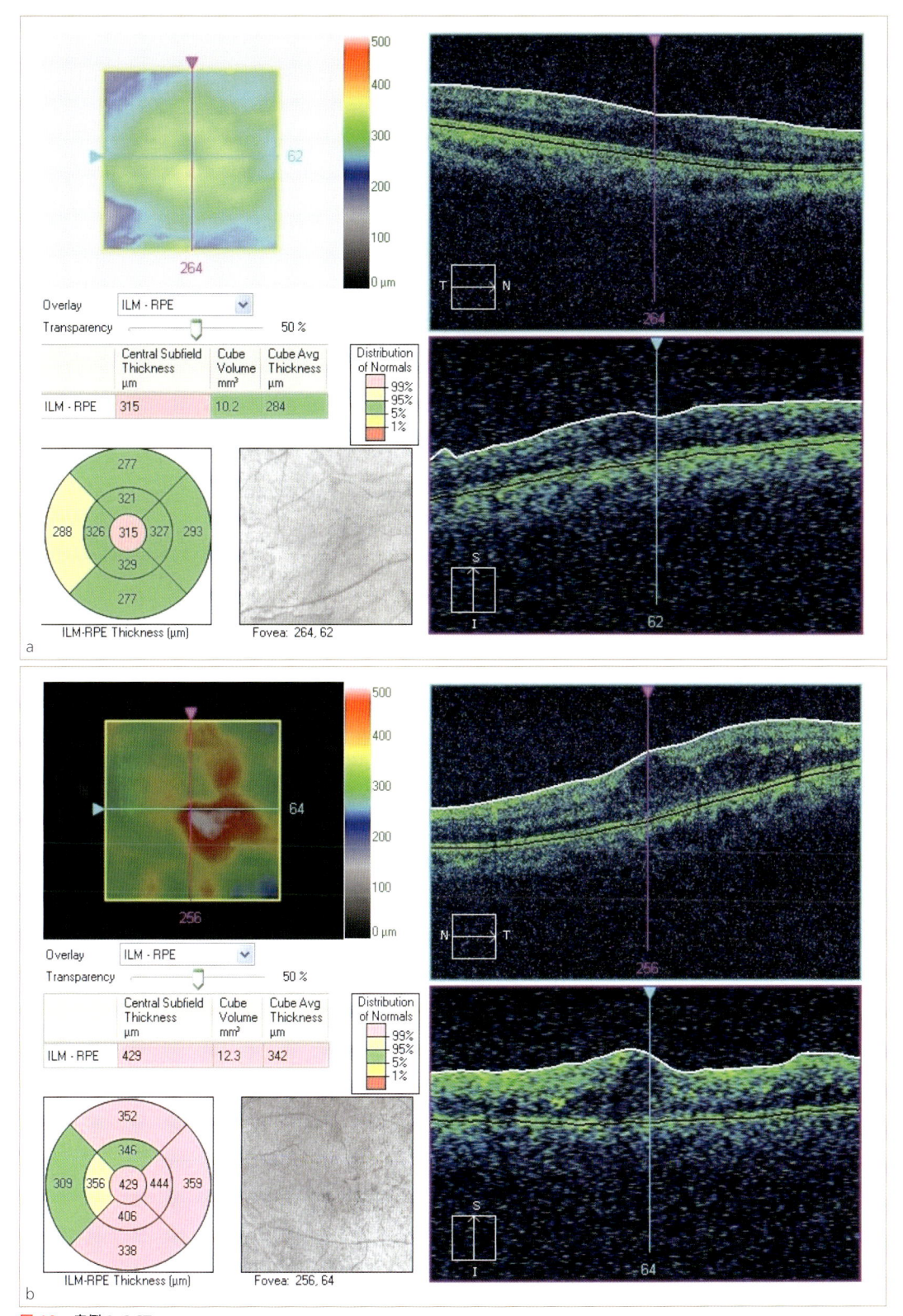

図10 症例のOCT
a：右眼OCT．黄斑浮腫はみられない．
b：左眼OCT．黄斑浮腫がみられる．

VI 硝子体出血への硝子体手術症例 71

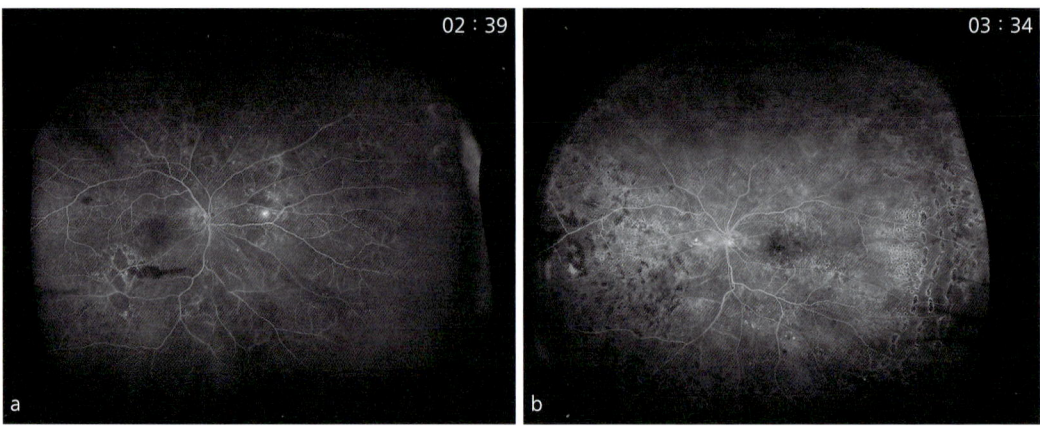

図11 症例のFAG写真
a：右眼広角FAG写真．新生血管と広範囲のNPAがみられる．
b：左眼広角FAG写真．アーケード内に多数のMAがみられる．

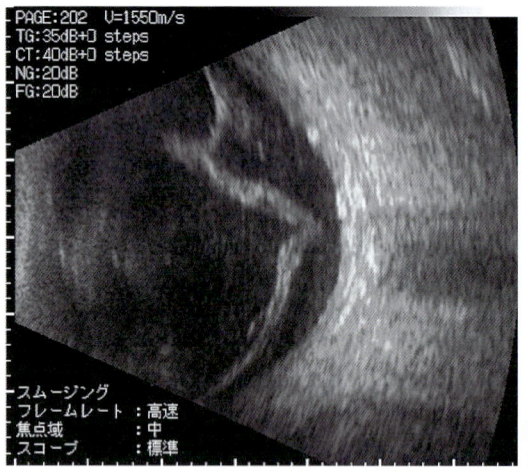

図12 症例の超音波写真
増殖と網膜剥離を伴うと思われる超音波写真．

II. 解説

　　硝子体出血で眼底の状態がわからない場合は，患者の全身的な既往や，僚眼の状態から推し量るようにする．眼底が透見不能の場合は超音波エコーで，網膜剥離や増殖などがないか確認する．図12に，今回の症例とは別の症例で，増殖と網膜剥離を伴う超音波エコー写真を示す．後極付近の網膜は厚く見え，強い増殖が予想される症例である．隅角検査も忘れないようにする．増殖があると疑われる場合はベバシズマブ(アバスチン®)硝子体内注射を前日に行う．硝子体出血が濃いと術中の徹照が悪くなり，白内障手術がしにくくなるので注意する．手術開始時にはむやみに硝子体カッターを出し入れせず，ポートの周りの硝子体を早めに切除すれば，トロッカーとカッターの間に硝子体が嵌頓することを予防できる．増殖や，硝子体の状態をできるだけ早く把握し，裂孔など作らないようにする．PRPが未施行の場合には術中に，周辺部を中心にある程度光凝固を行うが，一度にたくさんの光凝固を行うと，術後の炎症が強くなるので注意する．

〔藤川亜月茶〕

VII 牽引性網膜剝離への硝子体手術症例

Point
- 時間的余裕があれば汎網膜光凝固後に硝子体手術へ.
- VEGF 阻害薬の硝子体注射は術前 1〜3 日前に.
- 術中に網膜裂孔が疑われるときはシリコーンオイル使用を躊躇しない.
- 術後の消炎, 瞳孔管理はしっかりと.

I. 臨床ケース

症例

57 歳女性. 2 か月前からの両眼視力低下にて近医受診し糖尿病網膜症(DR)を指摘された. それまで内科的にも眼科的にもほぼ無治療で初診時の HbA1c は 10.4(NGSP 値)であった.

1. 所見

右眼矯正視力 0.03, 左眼矯正視力 20 cm 手動弁. 右眼底後極から中間周辺にかけて増殖膜による牽引性網膜剝離(TRD)(図 1), 左眼は硝子体出血と TRD を認めた(図 2). 両眼とも著明な増殖組織のため視神経乳頭さえも見えない状態であった. OCT では右眼に中心窩に及ぶ TRD を認めた(図 3). Goldmann 視野では右眼に TRD と一致した視野欠損を, 左眼に硝子体出血と TRD と一致した視野欠損を認めた(左:図 4, 右:図 5). 超音波 B モードでは両眼とも硝子体(矢印)と増殖膜(矢頭)により視神経乳頭から広がる TRD が認められた(右:図 6, 左:図 7).

血糖コントロールのため翌日に代謝内科に入院し 1 週間後に右眼の硝子体手術, 3 週間後に左眼の硝子体手術を施行した.

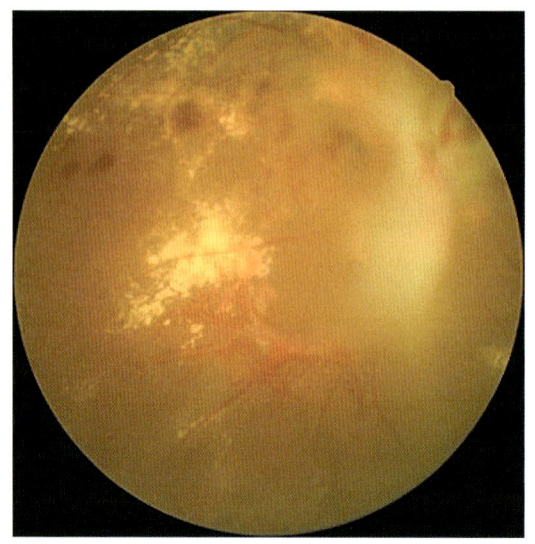

図1 右眼眼底写真
視神経乳頭上を中心に広がる増殖組織のため視神経乳頭が視認できない．TRDは後極から赤道部近くまで広がっていた．

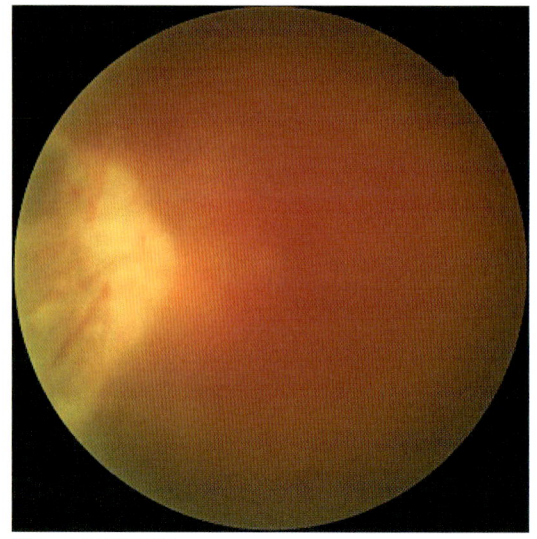

図2 左眼眼底写真
硝子体出血のため詳細不明であるが右眼と同様の状況が予測される．

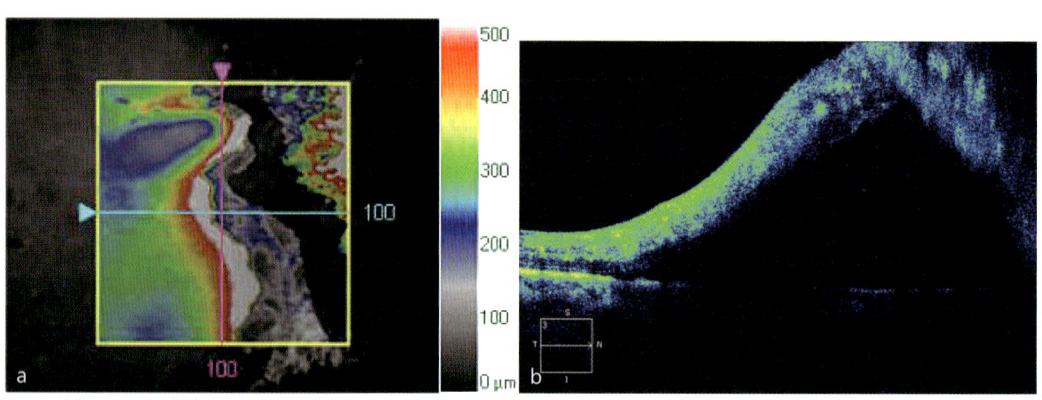

図3 右眼OCT トポグラフィー(a)，line scan(b)
網膜剥離を認める．耳側の方は剥離(−)．

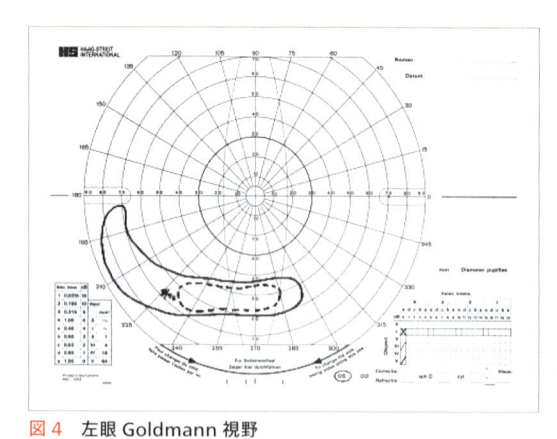

図4 左眼Goldmann視野
硝子体出血のため周辺視野のみ残存．

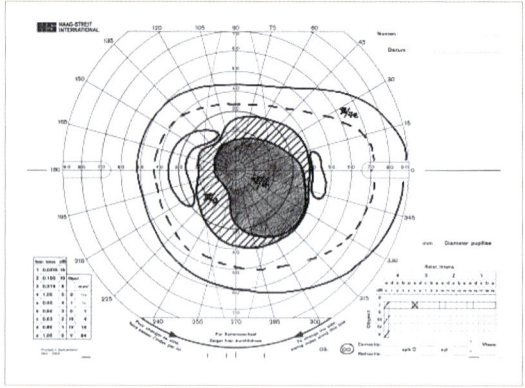

図5 右眼Goldmann視野
TRDと一致した視野欠損を認める．

74　第2章　ケーススタディ

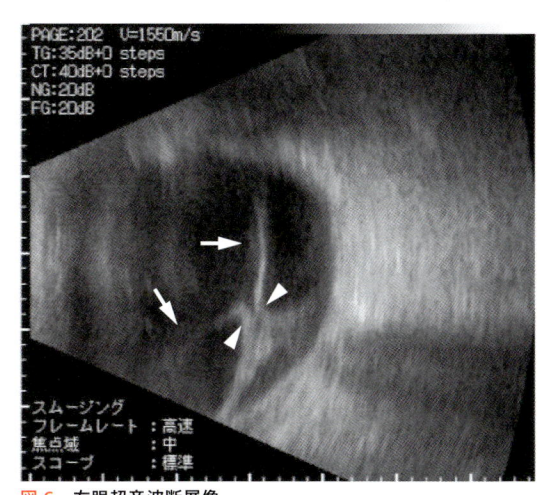

図6　右眼超音波断層像
後部硝子体の牽引（矢印）と増殖膜による網膜硝子体癒着（矢頭）を認める．

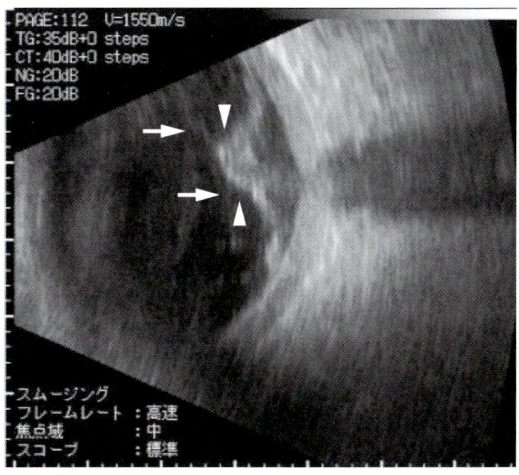

図7　左眼超音波断層像
硝子体出血のため検眼鏡的には詳細不明であるが超音波検査では後部硝子体の牽引（矢印）と増殖膜による網膜硝子体癒着（矢頭）を認める．

2. 実際の治療

　両眼とも手術の前日にベバシズマブの硝子体注射を施行した．写真は左眼の手術時のものである．まず広角観察システムを使用して硝子体出血を取り除いたところ視神経乳頭上から鼻側にかけて非常に強い増殖組織（矢印）を認め，TRDは鼻側と下方へ広がっていた（図8）．増殖膜より周辺の後部硝子体剝離（PVD）はすでに起こっていたため，次に後極観察用のレンズに変更し増殖膜の処理を硝子体カッターと鑷子を交互に使用しながら血管アーケード付近から開始した（図9）．視神経乳頭の部分の増殖組織（矢頭）は鑷子で把持して剝離した（図10）．さらに増殖膜処理を鼻側へと進めた後，広角観察システムを使用して汎網膜光凝固（PRP）を施行し（図11），液空気置換，シリコーンオイルタンポナーデを行った．

3. 手術の模式図

　丈の高い牽引性剝離がある場合はこの図12のように周辺部のPVDがすでに起こっていることが多い．広角観察システムを使用し，まず①の部分から硝子体カッターにて網膜と硝子体の間に入りPVDを拡大し，可能であれば全周で周辺部と後極の硝子体の連続を切除しておく．硝子体が適切に切除されたことを確認するためにはトリアムシノロンの硝子体可視化剤が有用である．それから硝子体切除を後極方向へ進めていく（②）．増殖膜の処理にはある程度経験も必要であるが基本的にはまずsegmentation（膜分割）を行いその後delamination（膜剝離）を行うか硝子体カッターで膜を切除する．一方向からの処理が行き詰った場合は無理せず違う方向から膜にアプローチするためにも膜分割はできるだけしておくほうがよい．この場合にも後極用の広角観察システムが威力を発揮する．視神経乳頭上の増殖膜は鑷子で把持して剝離するが膜がめくれる方向に剝離しないと網膜が断裂することもあるので，牽引が解除されていれば無理せず残してもよい．

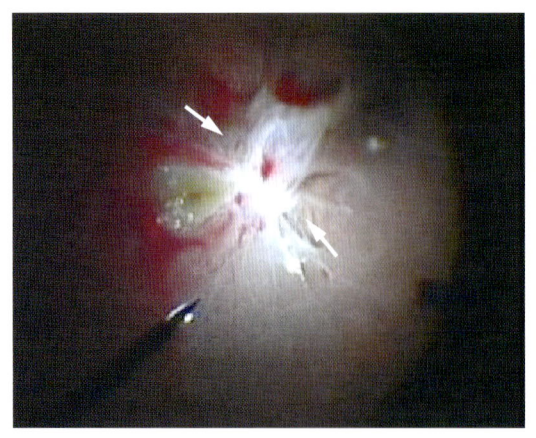

図 8　左眼の術中所見
視神経乳頭周囲に増殖組織を認める（矢印）．

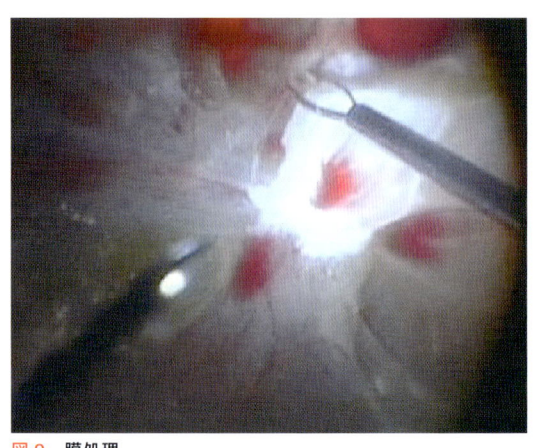

図 9　膜処理
鑷子で膜を少し持ち上げ網膜と増殖膜の隙間を探し，硝子体カッターで隙間から増殖膜を分割，切除していく．

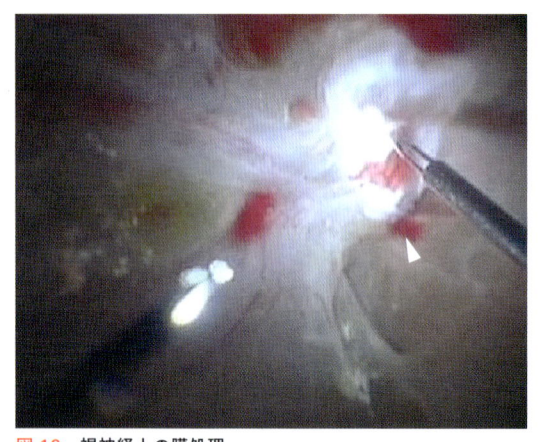

図 10　視神経上の膜処理
視神経乳頭上の増殖膜を鑷子で剥離しているところ．引っ張る方向を間違えると乳頭上で網膜断裂を起こす危険性がある．

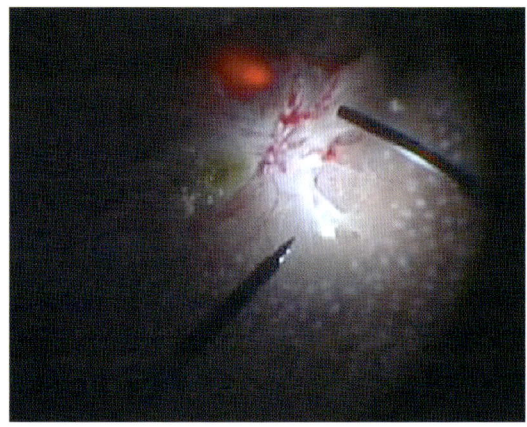

図 11　光凝固
網膜剥離のない部分には液空気置換前に光凝固をしておく．

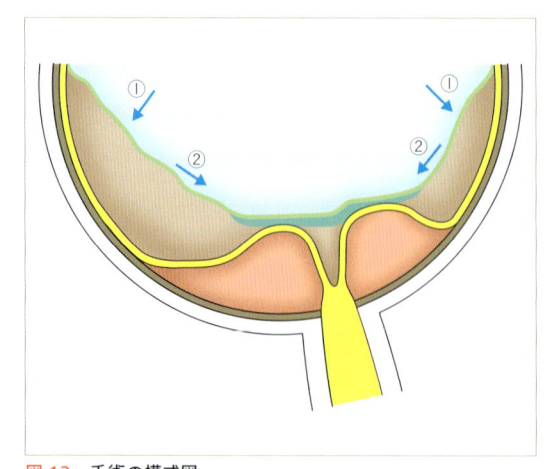

図 12　手術の模式図
黄：網膜および視神経，緑：増殖膜，黄緑：後部硝子体膜．①より後部硝子体腔に入り，②の方向に切除を進める．詳細な解説は本文中にあり．

76　第 2 章　ケーススタディ

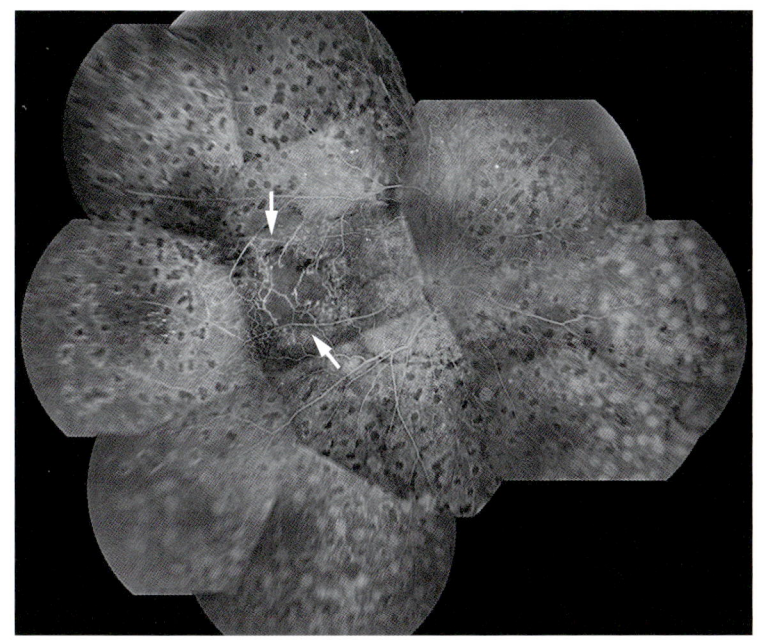

図 13 術後 6 か月の右眼 FAG
アーケード内に無灌流領域（NPA）を認める（矢印）.

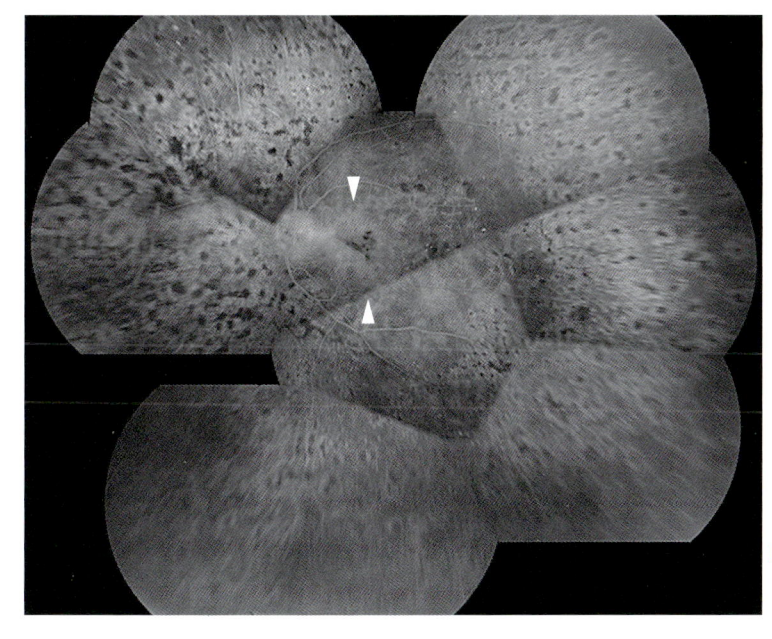

図 14 術後 6 か月の左眼 FAG
黄斑部にびまん性の蛍光漏出を認める（矢頭）.

4. 術後経過

　術後硝子体出血と TRD は徐々に吸収され，入院 1 か月後に退院となった．その後 PRP を追加しながら経過観察し，初回手術から約 3 か月後にシリコーンオイル抜去を行った．図 13（右眼）と図 14（左眼）はオイル抜去後の FAG のパノラマ写真，図 15（右眼），図 16（左眼）はカラー眼底写真である．FAG ではひととおり PRP がされているが，術後の血管新生緑内障予防のためには両眼とももう少し追加が必要な印象である．右眼の黄斑部は黄斑

虚血の所見が認められ（矢印），OCT（図 17）でも虚血部位の網膜は層構造が破壊されており網膜厚も正常より薄くなっているため視力予後はあまり期待できないであろう．将来的には虚血により網膜層構造が破壊される前に有効な治療法を施す必要があると考えている．左眼の造影（図 14）では黄斑部にびまん性の蛍光漏出（図 14 矢頭）が認められる．術後遷延する黄斑浮腫に対しては，まず適宜局所光凝固とトリアムシノロンの Tenon 嚢下注射で対応している．しかし，本症例では術後半年後ぐらいから左眼に黄斑上膜（ERM）（図 16 矢頭）を認め，OCT（図 18）でも膜と一致する網膜肥厚を認めた．矯正視力も 0.2 から 0.1 へと低下したため術後 11 か月に左眼の再手術を施行し ERM を除去した．

　術後約 1 年半で右眼矯正視力 0.1，左眼矯正視力 0.2，両眼底写真（右：図 19，左：図 20）である．OCT（右：図 21，左：図 22）では右眼は網膜虚血による中心窩網膜萎縮となっている．左眼は眼底写真（図 20）で輪状硬性白斑（矢印）を認め，血管透過性亢進が持続していることが示唆される．OCT（図 22）でも嚢胞様黄斑浮腫（CME）（矢頭）を認め治療継続中である．Goldmann 視野（右：図 23，左：図 24）では TRD の後遺症と PRP による視野障害を認めている．黄斑浮腫遷延に対しては毛細血管瘤や透過性の亢進した病的血管への局所光凝固とトリアムシノロンの Tenon 嚢下注射を行う．硝子体手術後は薬剤クリアランスの点から硝子体投与より Tenon 嚢下投与が有利である．光凝固の効果が出るまでの間の浮腫改善効果が得られればより早期の視力改善にもつながると考えられる．硝子体手術後であれば手術による酸素分圧の上昇など持続的効果も期待できるため，光凝固がすでに複数回行われている場合はトリアムシノロンの単独投与でもよいであろう．

II. 解説

　このような両眼の重症例の場合，患者の QOL の早期回復のため治療予後がよさそうな眼を先に手術するようにしている．術前に PRP ができればよいが黄斑剥離を伴う場合は時間的な余裕がないこともある．術前術中に TRD が拡大して光凝固斑に裂孔が多発することもあるので術前に PRP を行うことの是非は case-by-case であり，時間的に余裕があれば PRP を行うようにしている．術前の VEGF 阻害薬の硝子体注射はこのような TRD のある場合，増殖膜収縮による剥離拡大のリスクが高いため注射から手術までの時間をあまり長くとらないほうがよいと考えられている．ベバシズマブの注射から手術までの期間は 1～3 日が適当であろう．

　広角観察システムを使用した硝子体手術は網膜全体の牽引が把握しやすいため非常によい適応である．黄斑浮腫を伴う場合は内境界膜（ILM）剥離を行ったほうが術後長期間の浮腫再発が少ないという報告があるが，重症例では手術時間との闘いであるため無理せず，シリコーンオイルが入る場合はオイル抜去時に黄斑浮腫を認めた症例に ILM 剥離も行うのがよいであろう．術終了時に網膜裂孔ができていないと確信できる場合は灌流液で手術を終わってよいが，裂孔の存在が疑われる場合や網膜下液を吸引して黄斑復位を早めたい場合はタンポナーデが必要である．PDR の術後は硝子体出血が遷延しやすいため重症例の術直後の QOL はガスよりシリコーンオイルのほうがよいと思われる．シリコーンオイルを使用する場合は僚眼の視機能が良好の場合は IOL は挿入せず，オイル抜去の時に二

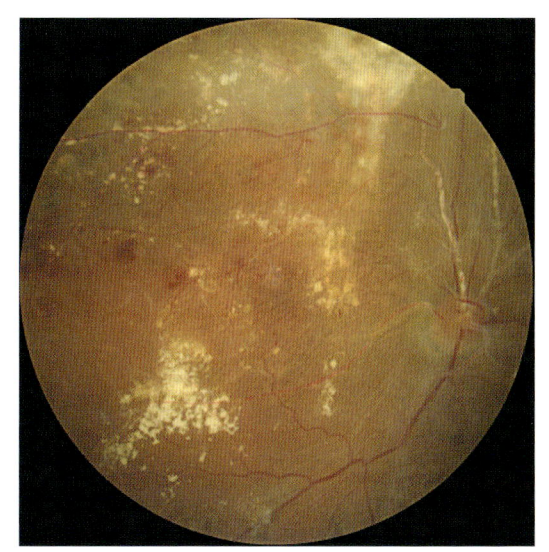

図15 術後6か月の右眼底写真
浮腫は軽度.

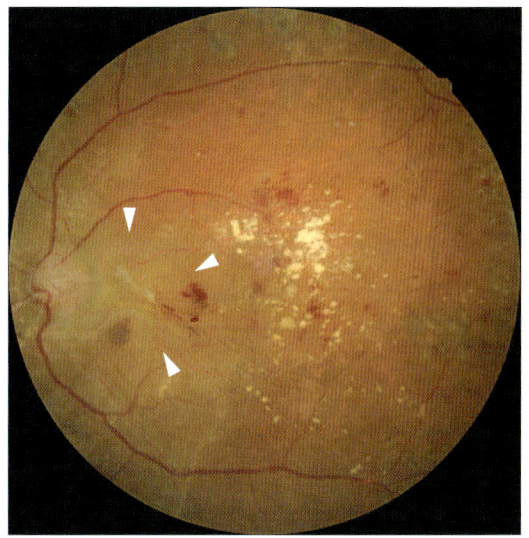

図16 術後6か月の左眼底写真
黄斑上膜を認める(矢頭).

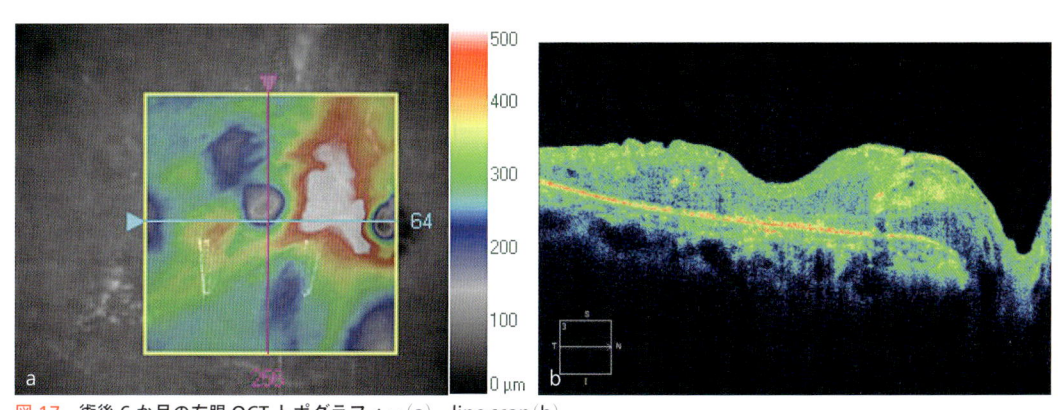

図17 術後6か月の右眼 OCT トポグラフィー(a), line scan(b)
中心窩の陥凹を認めるようになった. 耳側網膜は FAG で NPA であるため網膜が菲薄化しており層構造の破壊を認める.

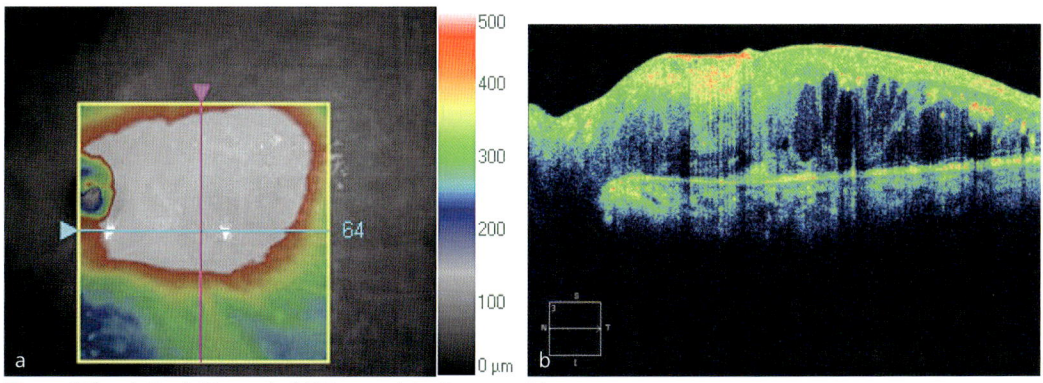

図18 術後6か月の左眼 OCT トポグラフィー(a), line scan(b)
黄斑上膜と一致した部位に網膜肥厚を浮腫を認める.

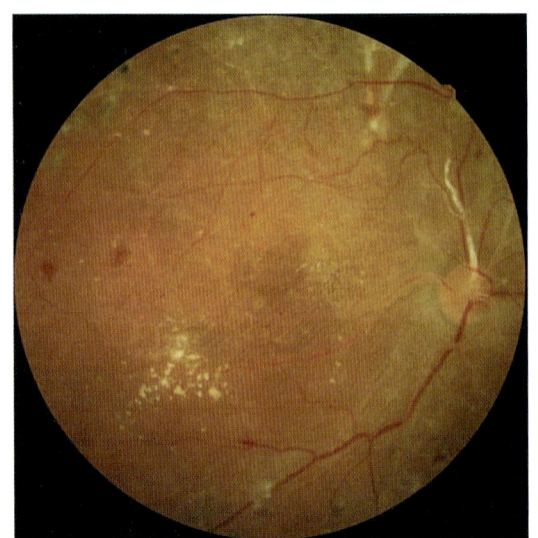

図19 初回手術後1年半の右眼底写真
浮腫は軽度.

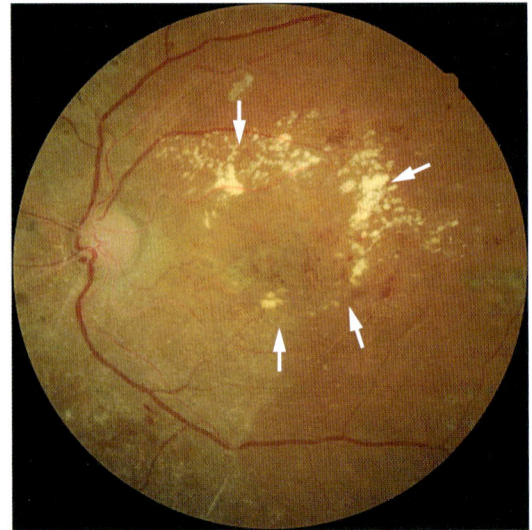

図20 初回手術後1年半の左眼底写真
輪状硬性白斑(矢印)を認める.

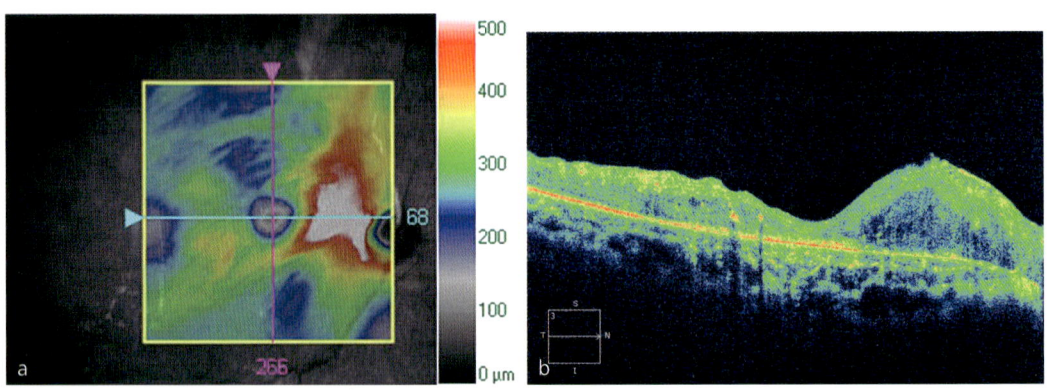

図21 初回手術後1年半の右眼OCTトポグラフィー(a),line scan(b)
中心窩の網膜は菲薄化しており萎縮となっている.

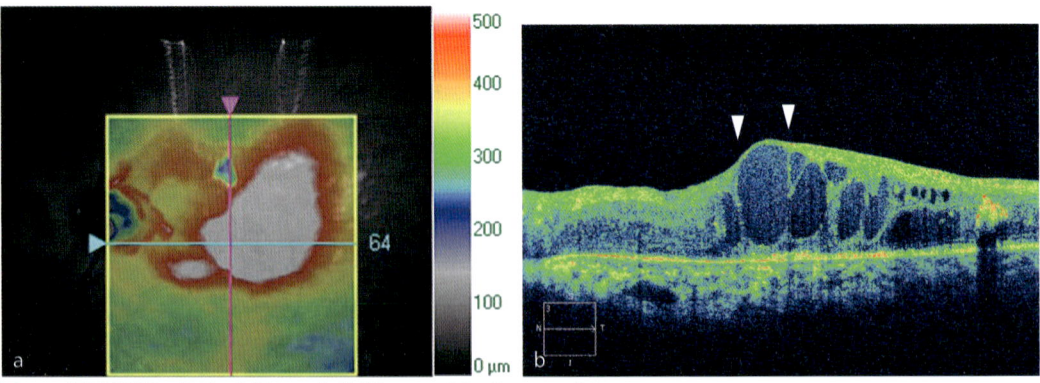

図22 初回手術後1年半の左眼OCTトポグラフィー(a),line scan(b)
黄斑部にCMEを認める(矢頭).

80　第2章　ケーススタディ

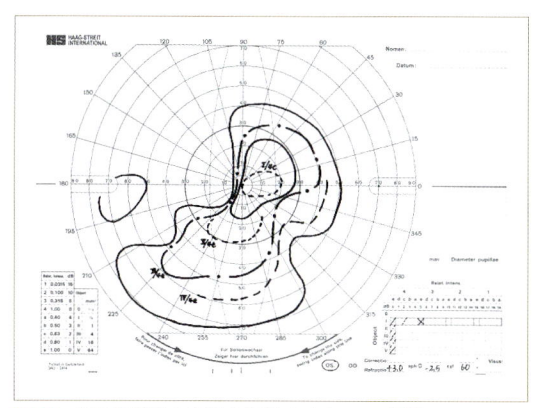

図23　初回手術後1年半の左眼Goldmann視野
鼻側網膜にTRDがあったため耳側の視野が欠損している．

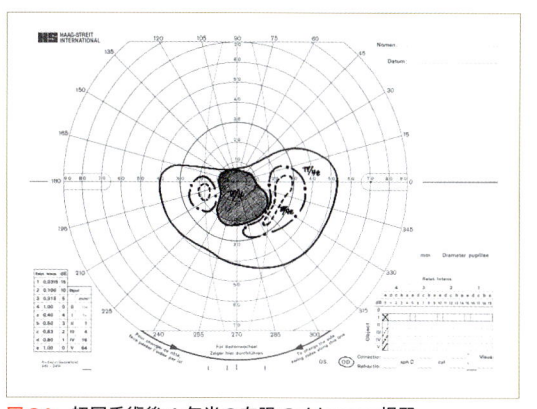

図24　初回手術後1年半の右眼Goldmann視野
PRPのため周辺視野は狭窄している．黄斑浮腫による中心暗点も認めている．

次挿入するほうが術後の眼底観察や光凝固において有利であろう．

　術後はTRDが復位してきた部分へPRPを追加していく．増殖膜処理が適切に行われ，牽引が十分に解除されている場合は術後2週間〜1か月ぐらいでほぼ復位するが剥離の拡大や再増殖による牽引増悪を認めた場合は再手術が必要になる．また術後数か月後でも虹彩後癒着から膨隆虹彩へと急速に進展することがあるので長期間の消炎と瞳孔管理はしっかりと行う．

参考文献

1) Unoki N, Nishijima K, Sakamoto A, et al.：Retinal sensitivity loss and structural disturbance in areas of capillary nonperfusion of eyes with diabetic retinopathy. Am J Ophthalmol 144：755-760, 2007
2) Shimura M, Nakazawa T, Yasuda K, et al.：Pretreatment of posterior subtenon injection of triamcinolone acetonide has beneficial effects for grid pattern photocoagulation against diffuse diabetic macular oedema. Br J Ophthalmol 91：449-454, 2007
3) Arevalo JF, Maia M, Flynn HW Jr, et al.：Tractional retinal detachment following intravitreal bevacizumab（Avastin）in patients with severe proliferative diabetic retinopathy. Br J Ophthalmol 92：213-6, 2008

（鈴間　潔）

VIII 血管新生緑内障への光凝固, トラベクレクトミー症例

Point
- 隅角検査を怠らない(早期診断・早期治療が大切).
- 徹底的な汎網膜光凝固が重要.
- レーザー治療・VEGF阻害薬・手術をうまく組み合わせて対処する.

I. 臨床ケース

症例1

37歳女性.1年半前に初めて糖尿病を指摘され,内科的治療が開始された.図1(右眼)と図2(左眼)は半年前に施行されたFAGのパノラマ写真で,広範な網膜無灌流領域(NPA)を認めた.汎網膜光凝固術(PRP)を右1,399発,左1,870発施行し,右眼黄斑浮腫に対してトリアムシノロンのTenon囊下注射後,経過観察されていた.2日前からの左眼霧視を自覚し当科を受診.

1. 所見

右眼矯正視力1.0,左眼矯正視力0.03.眼圧右16 mmHg,左60 mmHg.両眼ともひととおりPRPは完成しているものの凝固斑は疎であり,網膜虚血の程度に対して明らかに少なかった(右眼:図3,左眼:図4).図5は左眼前眼部と隅角の写真であり,左の隅角には新生血管と周辺虹彩前癒着(peripheral anterior synechia:PAS)の形成を認めた.

2. 治療と経過

左眼は緑内障点眼薬3剤+炭酸脱水酵素阻害薬内服で眼圧下降を図りながらPRPを800発追加するも眼圧は38 mmHgと十分な眼圧下降は得られなかったため,マイトマイシン併用トラベクレクトミー(線維柱帯切除術)を円蓋部基底で施行した.その後も両眼に

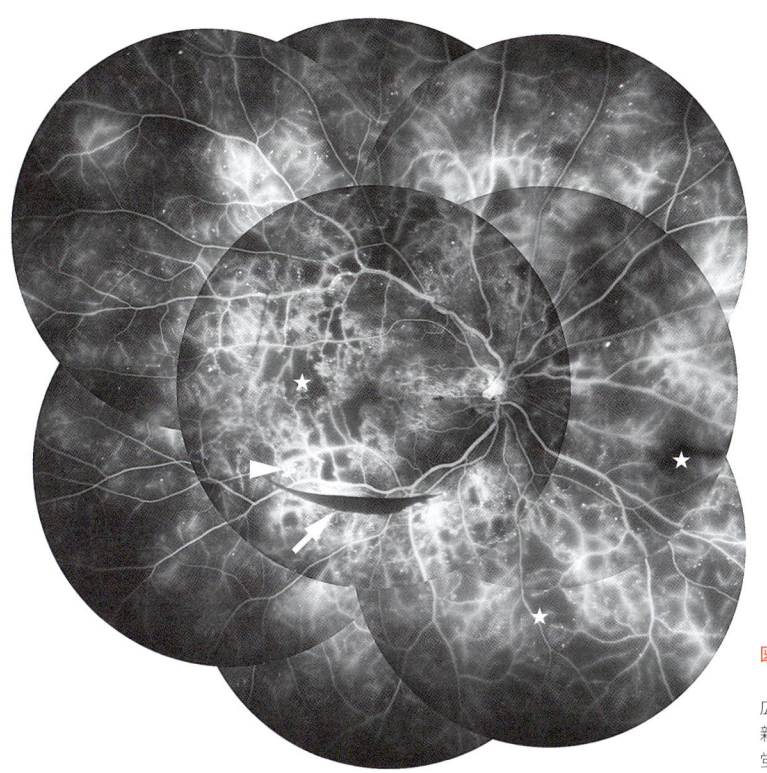

図 1 汎網膜光凝固前の右眼 FAG パノラマ写真
広範な網膜無灌流領域(☆)と，網膜新生血管(矢頭)，網膜前出血による蛍光ブロック(矢印)を認める．

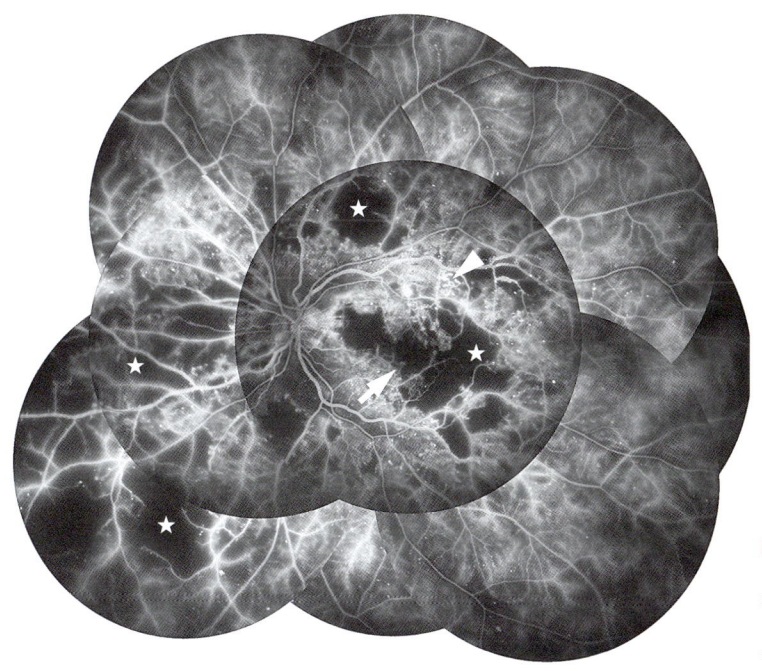

図 2 汎網膜光凝固前の左眼 FAG パノラマ写真
右眼以上に網膜虚血(☆)が著明である．黄斑虚血の所見(矢印)と網膜新生血管(矢頭)を認める．

VIII 血管新生緑内障への光凝固，トラベクレクトミー症例 83

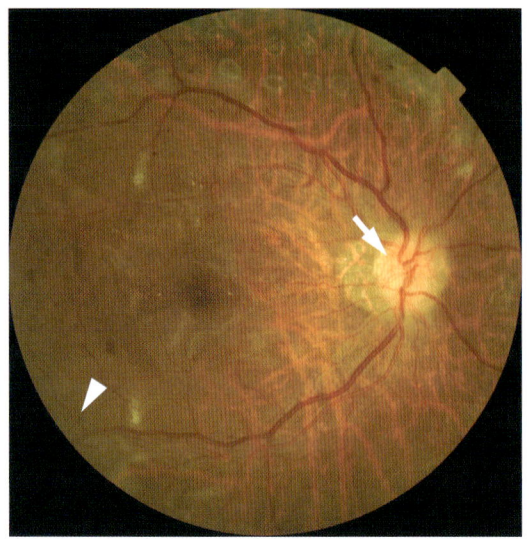

図3 右眼カラー眼底写真（左血管新生緑内障発症時）
視神経乳頭新生血管（NVD）（矢印）と網膜新生血管（NVE）（矢頭）を認める．

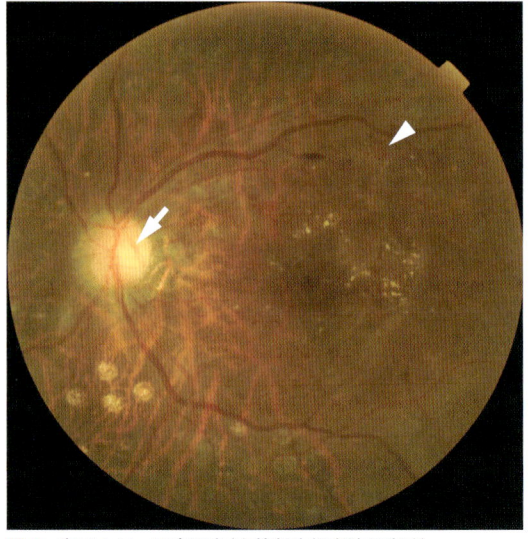

図4 左眼カラー眼底写真（血管新生緑内障発症時）
NVD（矢印）と網膜新生血管（NVE）（矢頭）を認める．

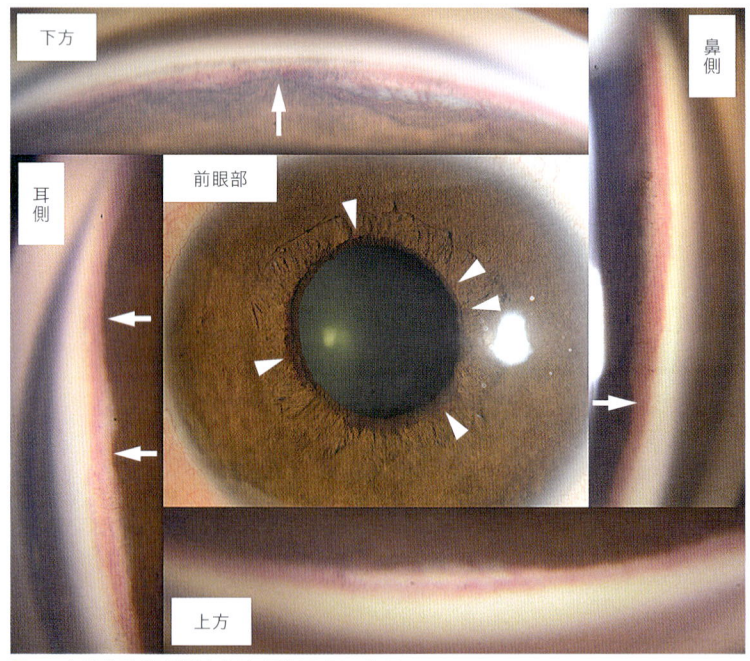

図5 左眼前眼部写真（中央）と隅角写真（4方向）
全周性に旺盛な隅角新生血管を認める．隅角にはPAS（矢印）を形成しつつある．前眼部写真では瞳孔領に虹彩新生血管（矢頭）を認め，瞳孔縁はぶどう膜外反を生じている．

PRPを追加し，合計で右2,927発，左3,075発施行した．図6は術後の結膜濾過胞の写真である．濾過胞は限局性で無血管性であり理想的な濾過胞とは言えないが，眼圧は無点眼で12〜18 mmHgと長期に良好な眼圧コントロールを得ている．今後濾過胞漏出に対する留意を要する無血管性の濾過胞であり，理想的にはもっと円蓋部方向に広がる濾過胞が望ましい．

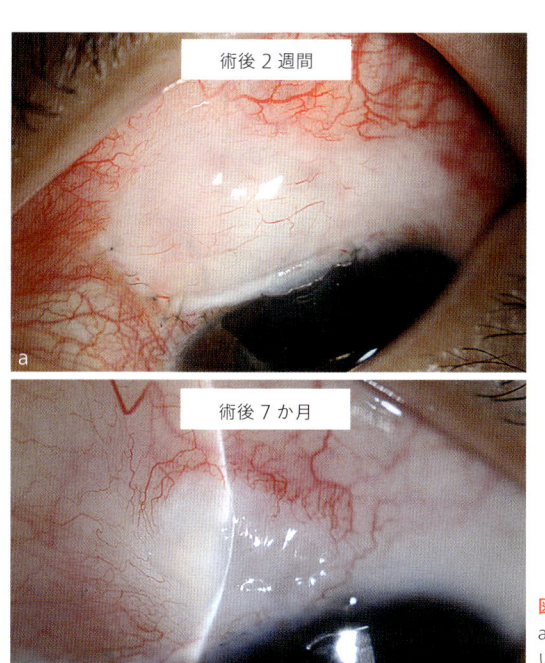

図6 術後の濾過胞写真
a(術後2週間後)：濾過胞の丈は十分だが範囲が限局してきている．
b(術後7か月後)：限局した無血管性濾過胞が形成されている．眼圧コントロールは良好である．

症例2

　61歳男性．16日前からの左視力低下で初診．血糖コントロールは不良．34歳時に両眼白内障手術（ECCE）既往歴があり，右眼は無水晶体眼，左眼は眼内レンズ挿入眼．糖尿病網膜症は未治療で網膜光凝固は施行されていない．

1. 所見

　当科初診時の右眼矯正視力0.6 p，左眼矯正視力20 cm 手動弁．右眼圧は16 mmHg，左眼圧は24 mmHg．

　左眼には前房出血と硝子体出血を認め，眼底透見不能であった．図7は左眼前眼部写真と隅角写真である．虹彩と隅角に新生血管を認め，出血源と考えられたが眼圧上昇はまだ軽度であった．右眼にも隅角新生血管を認めたが，まだPASは形成しておらず眼圧上昇も認めなかった．

2. 治療と経過

　左眼は出血の自然消退不良のため2週間後に23 G硝子体手術を施行した．虹彩と隅角からの術中出血を抑える目的で硝子体手術2日前にVEGF阻害薬硝子体注射を施行した．手術中多量の硝子体出血を認めたが網膜には明らかな出血源は認めず，虹彩根部からの出血を認めたが術終了時には止血されていた．術中に網膜光凝固術を1,169発施行し，術後もさらに1,660発を複数回に分けて追加した．右眼はPRPを合計1,676発施行し隅角新

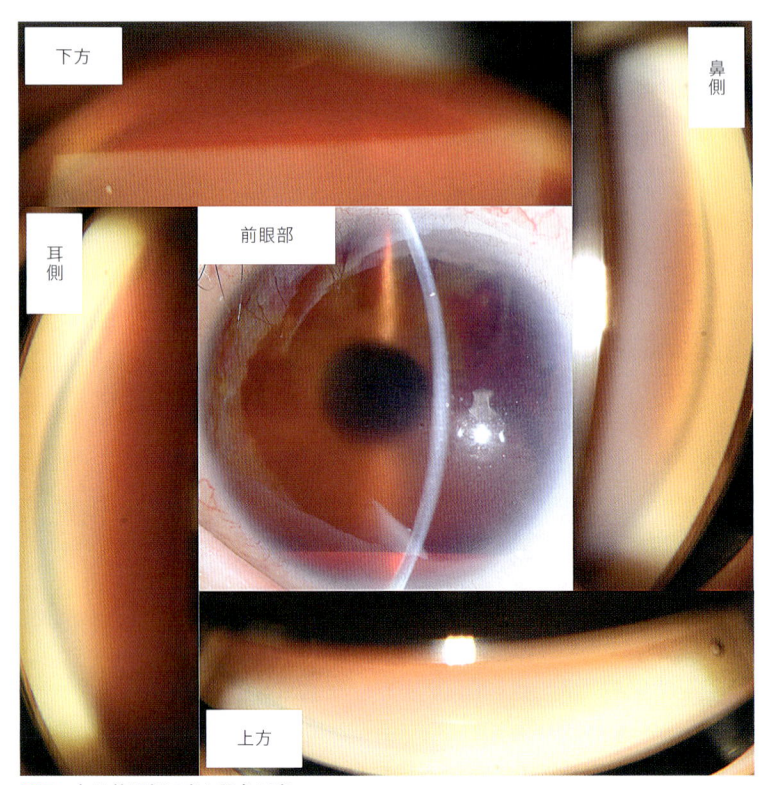

図7 左眼前眼部写真と隅角写真
左眼前眼部写真：前房出血と虹彩上の凝血塊，虹彩新生血管を認める．
左眼隅角写真：著明な前房出血を認める．隅角新生血管と広範な PAS があるが，前房出血のために不明瞭である．

生血管は退縮し眼圧の上昇は認めていない．図8 は手術後 1 か月の眼底写真で，網膜出血が散在している．前房出血や硝子体出血の再発は認めない．図9 は手術後 1 か月の前眼部写真で，虹彩新生血管は退縮している．図10 は手術後 1 年の眼底写真で，増殖性変化は認めず網膜出血も軽減している．術後 1 年半で右眼矯正視力 0.9, 左眼矯正視力 0.7 p. 右眼圧は 17 mmHg，左眼圧は点眼 2 剤使用して 20 mmHg 程度で経過している．

II. 解説

A. 症例 1

　本症例は若年患者で網膜虚血が強く，将来的に増殖性変化や血管新生緑内障を生じる可能性が高いケースである．初回の PRP では，もっと密に PRP を施行しておくべきであったと考えられる．ただし，実際の診療における網膜光凝固術に際しては，とくに視力の良好である右眼に関しては光凝固後の黄斑浮腫などによる視力低下が危惧されるところではある．複数回に分けて 2 週間以上の間隔を空け，場合によっては黄斑浮腫予防目的でトリアムシノロン Tenon 囊下注射を併用して行うのがよい．左眼に関しては黄斑虚血も認めており残念ながら良好な視力は困難である．

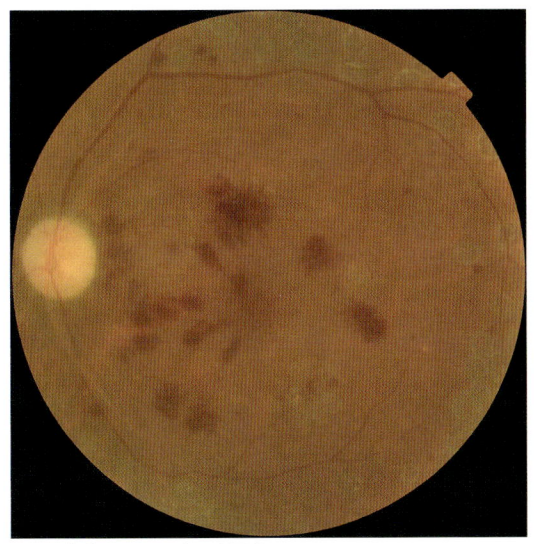

図8 術後1か月の左眼底写真
網膜出血が散在しているが，再出血や増殖性変化は認めない．

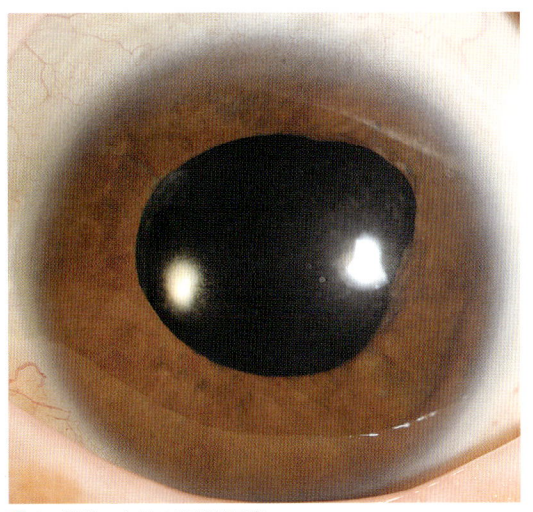

図9 術後1か月の前眼部写真
虹彩新生血管は退縮しており，瞳孔縁は一部ぶどう膜外反を生じている．

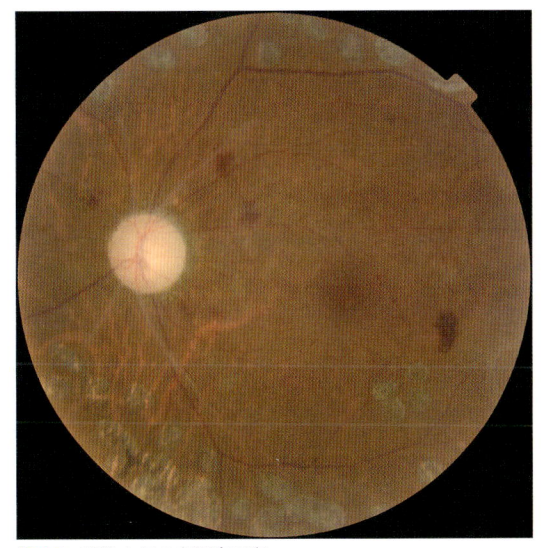

図10 術後1年の左眼底写真
網膜出血は軽減しており，増殖性変化も認めない．

　この症例は現在であればVEGF阻害薬(ベバシズマブ)硝子体注射をまず施行するのがよい戦略であろう．隅角新生血管は著明であるがPAS形成はまだ部分的であり，VEGF阻害薬硝子体注射により十分な眼圧下降を得られる可能性がある．眼圧下降が速やかに得られればVEGF阻害薬の効果が持続している1～2か月の間にPRPを十分に追加，速やかに眼圧下降が得られない場合は不可逆的な隅角閉塞が完成していると判断して早期に濾過手術を考慮するのがよい．ただしその場合にも可能な限りPRPを追加して網膜虚血に対する治療を行う必要があることは言うまでもない．また，VEGF阻害薬と網膜光凝固で

いったん血管新生の完全消退が得られた症例でも43％はその後新生血管の再発を認めることが報告されており，再発に留意した経過観察が重要である．

いったんトラベクレクトミーにより眼圧下降が得られても，網膜虚血が強く残存している場合，強膜窓での線維血管増殖により濾過経路の再閉塞を生じうる．あるいは網膜の新生血管コントロールのためにも，トラベクレクトミー後であっても網膜虚血に対する網膜光凝固の追加は重要である．一方でトラベクレクトミーによる前房水排出が虹彩，隅角の新生血管の再発予防効果を有する可能性を示唆する報告もあり，濾過手術が網膜虚血による影響をある程度抑制できる可能性はある．

B. 症例2

硝子体出血のために網膜光凝固が施行できない場合の血管新生緑内障では早期の硝子体手術が必要となることが多いが，このようなケースでもVEGF阻害薬硝子体注射は試みる価値がある．隅角新生血管消退による眼圧下降と新生血管からの再出血抑制効果が期待できる．ただし，増殖膜による牽引性網膜剥離(TRD)を生じている症例では増殖膜の収縮によりTRDの増悪を促進する可能性もあるため，速やかに出血が消退しない場合は早期の硝子体手術を施行することを前提とするべきで，糖尿病網膜症の状態が把握できない状態でむやみに硝子体注射を行うことの危険性を知っておくべきである．また，硝子体手術中に多くの網膜光凝固を行う場合には術後炎症が強くなるため，消炎目的で術終了時にトリアムシノロンTenon囊下注射を併施するのも効果的である．

本症例では術中術後も網膜光凝固を追加して，眼圧コントロールを得られた．しかし，血管新生緑内障の再発のリスクは高い症例と考えられ，今後も注意深い経過観察が必要である．

参考文献

1) Unoki N, Nishijima K, Kita M, et al.：Randomised controlled trial of posterior sub-Tenon triamcinolone as adjunct to panretinal photocoagulation for treatment of diabetic retinopathy. Br J Ophthalmol 93：765-770, 2009
2) Saito Y, Higashide T, Takeda H, et al.：Clinical factors related to recurrence of anterior segment neovascularization after treatment including intravitreal bevacizumab. Am J Ophthalmol 149：964-972, 2010
3) Moradian S, Ahmadieh H, Malihi M, et al.：Intravitreal bevacizumab in active progressive proliferative diabetic retinopathy. Graefes Arch Clin Exp Ophthalmol 246：1699-1705, 2008

〔赤木忠道〕

IX 高血圧・高脂血症・肥満を伴う,メタボリックシンドロームの網膜症症例

Point
- 全身状態の管理とあわせて眼科治療を行う.
- 他科との密な連携が必要である.
- 迅速かつ継続的に対応する.

I. 臨床ケース

症例

35歳,男性.身長:165 cm,体重:139.6 kg,BMI:51.28.現病歴:1年前に視力低下のため近医眼科受診し,増殖糖尿病網膜症(PDR)の診断を受け(この時点で糖尿病も判明),網膜光凝固を開始されたが,途中で通院を中断し放置した.さらなる視力低下を自覚し,近医再診したところ,右眼硝子体出血を指摘され,手術目的で大学病院へ紹介となった.

1. 所見

初診時視力は,右眼矯正視力0.1,左眼矯正視力0.5で,眼圧は右眼16 mmHg,左眼15 mmHgであった.血液検査の結果は,HbA1c:9.9%(NGSP値),空腹時血糖:254 mg/dL,尿酸:8.7 mg/dL,中性脂肪:178 mg/dL,HDLコレステロール:44 mg/dL,血圧:161/70 mmHgであった.初診時カラー写真(図1)およびOCT写真(図2)を示す.

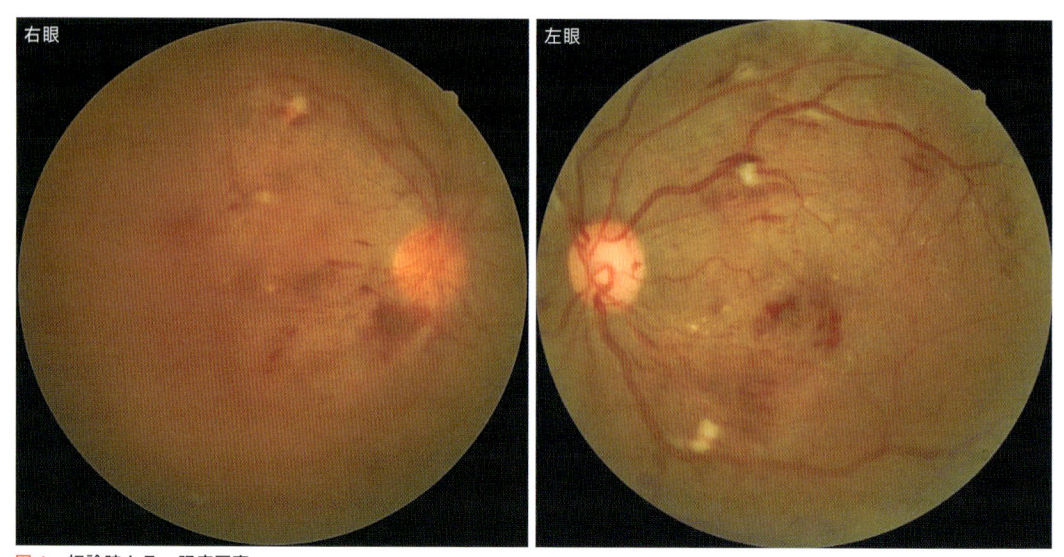

図1　初診時カラー眼底写真
両眼ともに網膜出血，軟性白斑が散在し，右眼は硝子体出血を起こしている．

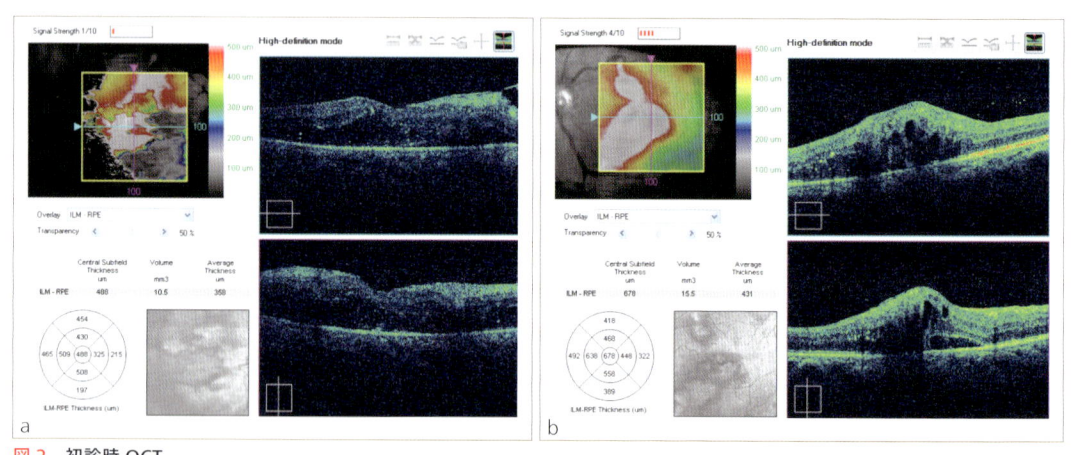

図2　初診時 OCT
両眼ともに黄斑浮腫あり．右眼(a)は硝子体牽引もみられ，左眼(b)には漿液性網膜剥離（SRD）もみられる．

2. 治療の実際および経過

　初診から両眼ともに硝子体手術が必要な状態であったが，レーザー治療も不十分であったため，まずは両眼レーザー治療をできるだけ行った．血糖コントロールも不良であったため，手術までに内科に教育入院させた．手術後は，血管新生緑内障の発症に注意しながら経過観察を行い，必要時に VEGF 阻害薬注射やレーザー治療を行った．血糖も徐々に改善していった．治療経過年表を**表1**に示す．

3. 手術の実際

　すべての手術において 23 G システムおよび広角観察システムを用いた．周辺まで増殖が及んでおり癒着している個所も多いため，広角観察システムを使用し網膜全体を把握し

表 1　症例の経過年表

経過年表	状況	右眼	左眼
2009.5.11.	初診　HbA1c：9.9％（NGSP値）	硝子体出血　R.V.＝0.04（0.1）（図1, 2）	L.V.＝0.2（0.5）（図1, 2）
5.28.			硝子体出血
6.1.〜14.	血糖コントロールのため内科入院　狭心症見つかる	できる限りレーザー	できる限りレーザー
6.15.		IVB（術前）R.V.＝（0.07）	硝子体出血消褪傾向
6.16.	HbA1c：7.7％（NGSP値）	1回目手術　PEA＋IOL＋PPV＋増殖膜除去＋眼内レーザー＋液空気置換	
6.24.	心筋シンチ検査		硝子体出血増悪
6.25.	退院	R.V.＝0.15（0.2）（図3）	L.V.＝0.2（0.4）
7.9.		FAGにてNPAあり　レーザー追加	
7.22.		CME増悪　R.V.＝0.07（0.09）	出血・増殖膜増悪　L.V.＝（0.2）
8.3.		ルベオーシス出現　RT＝21 mmHg	
8.6.	HbA1c：6.7％（NGSP値）	レーザー追加　IVB	
8.17.	心臓カテーテル検査施行　ステント留置　抗凝固薬内服開始		
9.14.		R.V.＝0.15（0.5）	IVB（術前）　L.V.＝0.09（0.1）（図4）
9.15.			1回目手術　PEA＋IOL＋PPV＋増殖膜除去＋眼内レーザー＋クライオ＋液空気置換＋シリコーンオイル注入
10.5.		ルベオーシス増悪　RT＝28 mmHg　IVB	
10.20.	HbA1c：5.8％（NGSP値）		2回目手術　虹彩後癒着剥離＋オイル抜去＋膜処理＋レーザー＋液空気置換　L.V.＝0.1（0.3）
11.2.		ルベオーシスあり　IVB（図5）	
11.16.		CME増悪　STTA	
12.15.			ルベオーシス出現　IVB
2010.1.12.	HbA1c：5.5％（NGSP値）	2回目手術　PPV＋ILM剥離＋毛様体突起レーザー	
3.18.		ルベオーシスあり　RT＝40 mmHg　IVB	
4.8.		ルベオーシスあり　RT＝23 mmHg　IVB	
6.17.			ルベオーシス消失
11.1.		1〜2本ルベオーシス残　R.V.＝（0.9）	L.V.＝（0.4）
2011.1.4.	心不全で入院		
2.17.		CME改善	
5.16.		ルベオーシス消失	
11.21.		CME改善　R.V.＝（1.0）（図6）	CME改善　L.V.＝（0.5）

R.V.：right vision，L.V.：left vision，IVB：intravitreal bevacizumab，PEA＋IOL：超音波乳化吸引術＋眼内レンズ挿入術
PPV：経毛様体扁平部硝子体切除術，FAG：fluorescein angiography，NPA：non perfusion area，CME：cystoid macular edema
RT：right ocular tension，STTA：トリアムシノロン Tenon 嚢下注射

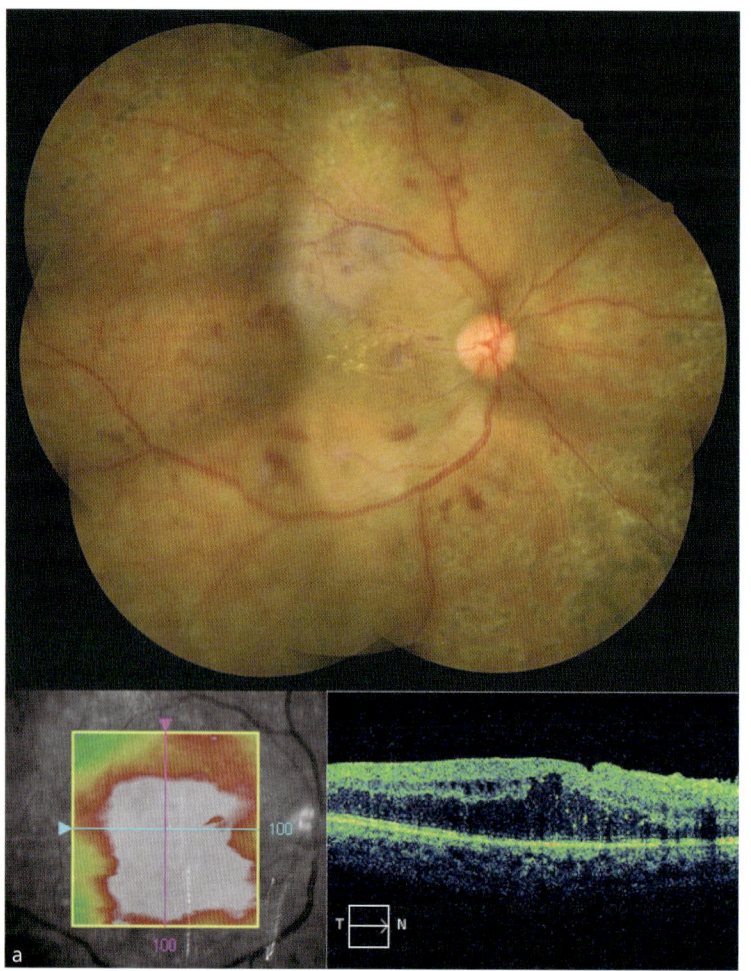

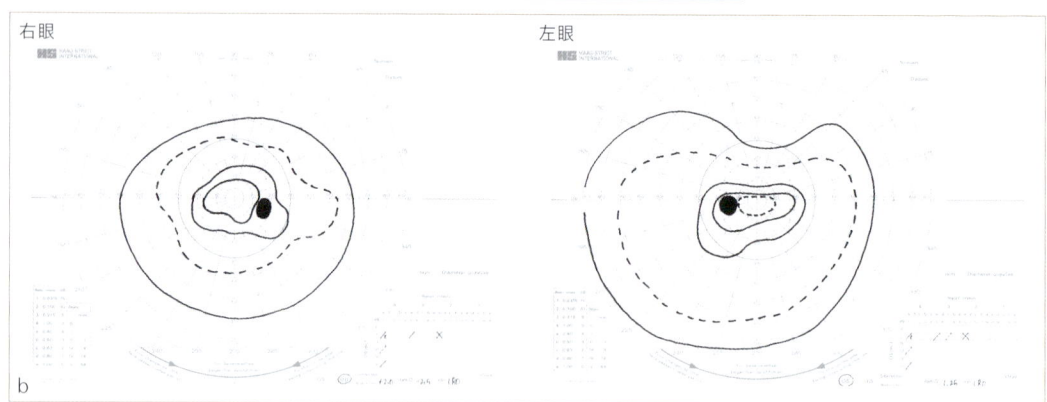

図3 右眼初回手術後カラー眼底写真およびOCT, Goldmann視野
a：硝子体出血は消失し，汎網膜光凝固（PRP）が施行されている．黄斑浮腫は残存しているが，硝子体牽引は除去されている．
b：PRPのため，右眼は軽度求心性視野狭窄があり，左眼は硝子体出血のため，上方視野が欠けている．

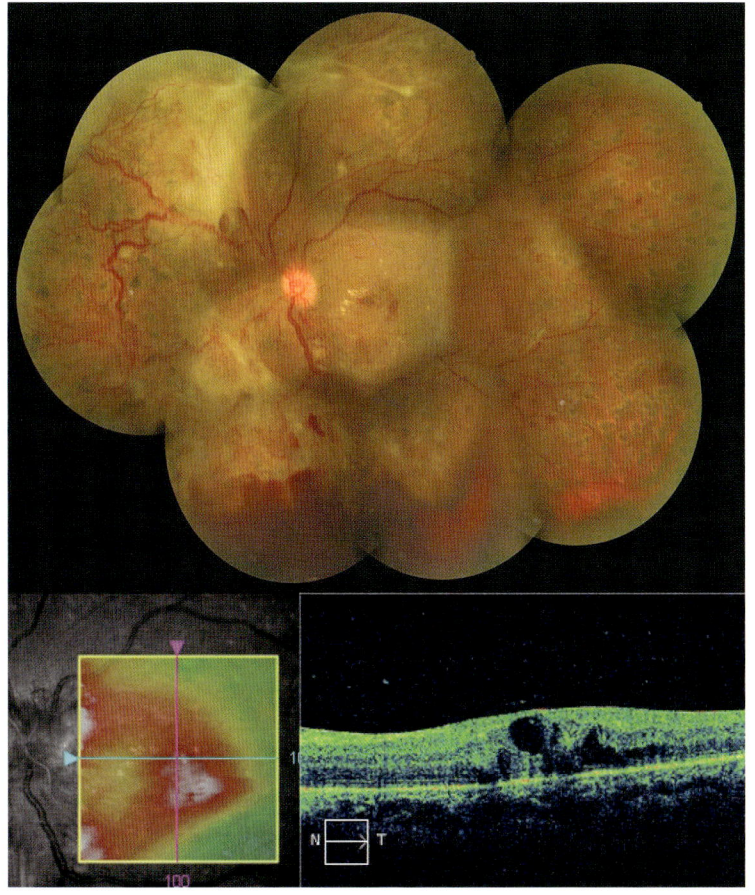

図 4 左眼初回手術前カラー眼底写真および OCT
下方には硝子体出血が貯留し，鼻側は増殖膜が著明．黄斑浮腫あり．左眼矯正視力 0.1．

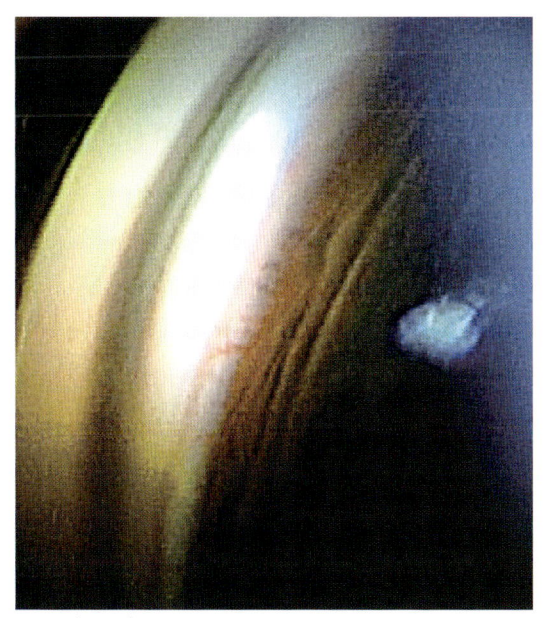

図 5 右眼隅角ルベオーシス
隅角全周にルベオーシスを認める．

IX 高血圧・高脂血症・肥満を伴う，メタボリックシンドロームの網膜症症例

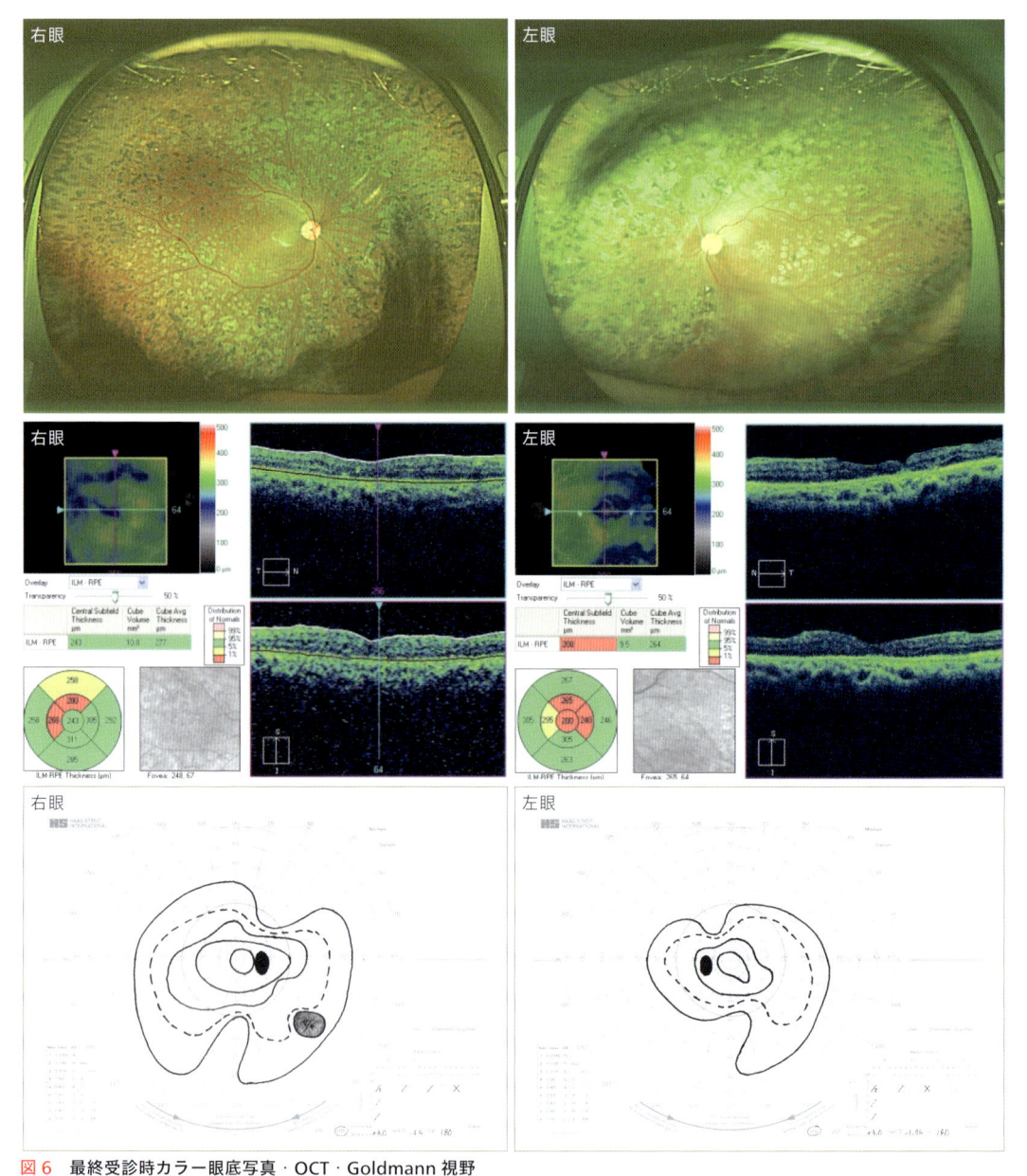

図6 最終受診時カラー眼底写真・OCT・Goldmann視野
PRPが密に施行されている．黄斑浮腫は改善しているが，黄斑部網膜の菲薄化がみられる．PRPによる視野狭窄を認める．

ながら手術を行うのが望ましい．本症例でも，両眼ともに初回手術では後部硝子体剝離（PVD）は生じておらず，視神経乳頭を中心に増殖が拡がっていた（図7）．後極の黄斑部は，硝子体皮質がべったりと残っており，後極部観察用平面レンズをのせ鉗子にて皮質を除去した（図8）．増殖膜の処理は，硝子体カッターおよび鉗子にて施行したが，一部増殖が強い部分についてはシャンデリア照明にて鉗子を双手法で使用し除去した（図9）．PRPは，広角観察システムおよび23G内視鏡を用いて施行した．

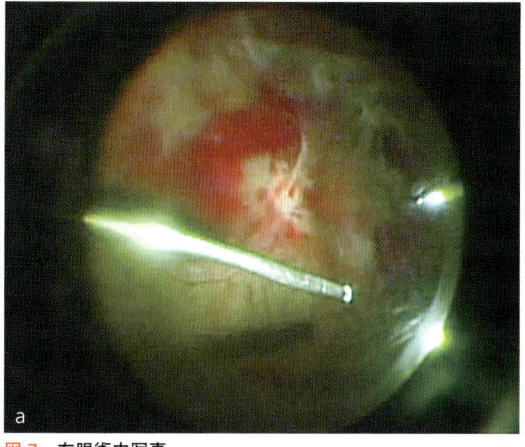

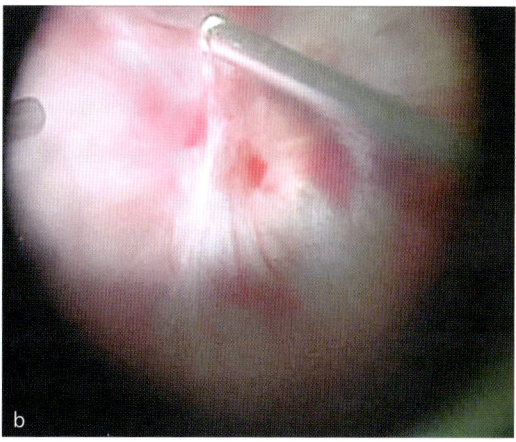

図7　右眼術中写真
PVDは生じておらず，視神経乳頭を中心に増殖が拡がっていた．
a：広角観察システムResightを用いて硝子体切除を行う．
b：後極部観察用平面レンズを用いてカッターにて増殖膜を処理しPVDを作成している．

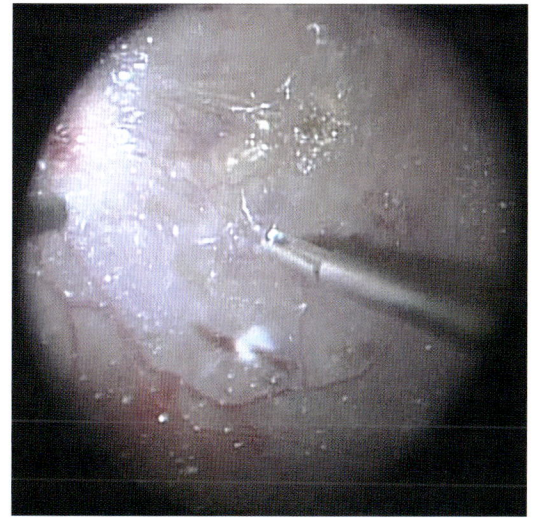

図8　右眼術中写真
PVD作成後，黄斑部は硝子体皮質がべったりと残っており，後極部観察用平面レンズをのせ鉗子にて皮質を除去した．

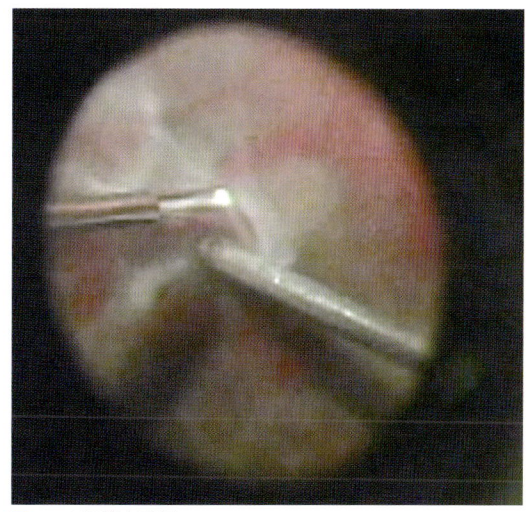

図9　右眼術中写真
増殖膜については，シャンデリア照明を用いて鉗子と硝子体カッターを双手法で使用し除去した．

II.　解説

　臍の高さの腹囲が男性で85 cm以上，女性で90 cm以上の場合，この条件に下の3つの症状のうち2つ以上該当した場合，メタボリックシンドロームと診断する．危険因子が1つだとメタボリックシンドローム予備群．

1. 中性脂肪150 mg/dL以上かつ/またはHDLコレステロール40 mg/dL未満
2. 収縮時血圧130 mmHg以上かつ/または拡張期血圧85 mmHg以上
3. 空腹時血糖値110 mg/dL以上

　メタボリックシンドロームの糖尿病網膜症患者の場合，眼科治療だけでは不十分となるのが現状である．血糖コントロール，ダイエット，血圧コントロールなどを行う必要があ

り，さまざまな全身状態の変化に対応しなければならない．内科との連携により全身状態を把握しながら治療していく必要がある．

　眼科手術より他の疾患の治療を先にしなくてはならない場合もあり，眼科的加療が遅れをとってしまうこともある．メタボリックシンドロームの症例の場合，心疾患を合併していることも多く，その加療のために抗凝固薬内服を余儀なくされたりすることもあるため，出血などにも注意する必要がある．経過も長くなる場合が多く，術後も他科受診に併せて眼科受診もこまめに行い，黄斑浮腫・ルベオーシスの増減などに対し，トリアムシノロンアセトニド（ケナコルト®）・VEGF阻害薬投与やレーザーの追加など迅速に根気強く対処していくことが重要である．この症例の場合，手術は両眼とも2回ずつ必要であり，術後も血管新生緑内障の治療のために右眼5回，左眼1回のベバシズマブ硝子体注射を施行した．密なPRPのために視野は狭くなっているが，最終的に視力・眼圧は落ち着き，車の運転，仕事などにも不自由なく生活できている．

〔築城英子〕

第 3 章

糖尿病網膜症の診断

I 疫学

　世界的に糖尿病が増加しており，今後，ますます糖尿病網膜症(DR)の診療が重要となる．最近の疫学研究メタ解析によるとDRの有病率は糖尿病患者の30～40％であるが，とくに，眼科的加療が必要になる可能性の高い増殖糖尿病網膜症(PDR)や糖尿病黄斑浮腫(DME)が6～8％を占めている．DRは今後も先進国における失明原因の上位を占めるであろう．危険因子の解析によると，HbA1cや糖尿病の罹病期間，高血圧などがDR発症，進行のリスクであるとされる．糖尿病，DRともに多因子疾患と考えられるが，今後の疫学研究では，従来の臨床データや生化学的パラメータのみならず，遺伝子情報も加味され，より精度の高い検討が可能となるであろう．

I. 糖尿病網膜症の疫学

1. 糖尿病の頻度

　世界保健機関(WHO)の報告によると，2011年に世界の糖尿病患者は3億4,600万人にのぼり，ライフスタイルの変化と都市化により，今後も増加すると考えられる．わが国の平成19年の国民健康・栄養調査では糖尿病が強く疑われる人が890万人，可能性が否定できない人は1,320万人と推定されている．その大部分を占めるのが，2型糖尿病(インスリン非依存性)であり，国民的な生活習慣病といえる．一方，1型糖尿病(インスリン依存性)の発症は年間に10万人に1～2人程度で，白人に比べて頻度が低い．しかし，1型患者のDRは，若年で重症例や進行が速い症例が多いため，重要である．

2. 糖尿病網膜症の疫学

　古くからWisconsin Epidemiologic Study of Diabetic Retinopathy(WESDR)など，海外では大規模な疫学研究が行われている．DRの有病率(prevalence)は報告によって10～50％程度(対糖尿病)とばらつきがあるが，最近のメタ解析によると平均的には30～40％とされており(表1)，1型糖尿病では70％台，2型糖尿病では30％台である．発症・進行に関する報告は未だ少ないが，新規DRの10年間の発症率(incidence)は，WESDRでは30歳未

表1 糖尿病網膜症の有病率(対糖尿病)

海外における研究	有病率
WESDR(1980〜)	50.3%
BMES(1992〜)	32.4%
ARIC(1993〜)	20.5%(DR全体) 1.8%(PDR)
MESA(2002〜)	33.2%
NHANES III(2005〜)	28.5%(DR全体) 4.4%(VTDR)
わが国における研究	
糖尿病性神経障害に関する調査研究(1997〜)	29%(1型糖尿病) 23%(2型糖尿病)
久山町研究(1998〜)	16.9%(1998年) 15.0%(2007年)
舟形町研究(2000〜)	23.0%

BMES(Blue Mountains Eye Study)
ARIC(Atherosclerosis Risk in Communities)
MESA(Multi-Ethnic Study of Atherosclerosis)
NHANES(National Health and Nutrition Examination Survey)

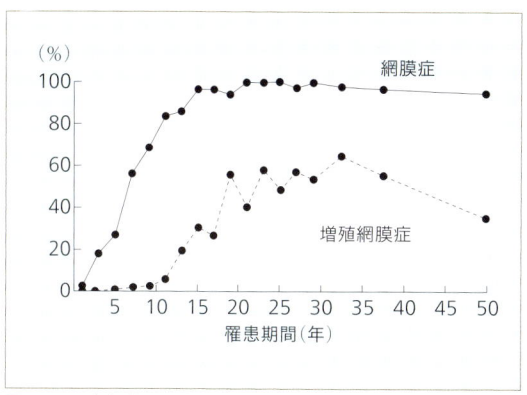

図1 30歳未満に発症した糖尿病(主に1型)における網膜症,増殖網膜症の発症頻度
(Klein R, Klein BE, Moss SE, et al.: The Wisconsin epidemiologic study of diabetic retinopathy. II. Prevalence and risk of diabetic retinopathy when age at diagnosis is less than 30 years. Arch Ophthalmol 102:520-526,1984のFigure 2より)

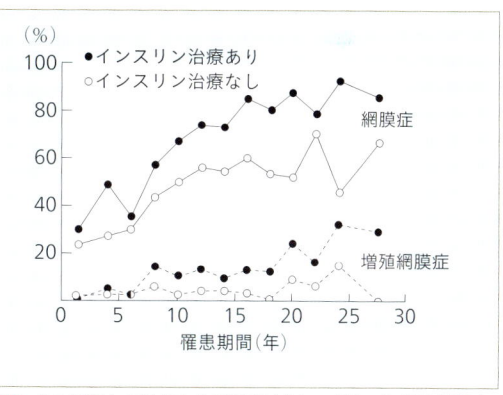

図2 30歳以上で発症した糖尿病(主に2型)における網膜症,増殖網膜症の発症頻度
(Klein R, Klein BE, Moss SE, et al.: The Wisconsin epidemiologic study of diabetic retinopathy. III. Prevalence and risk of diabetic retinopathy when age at diagnosis is 30 or more years. Arch Ophthalmol 102:527-532,1984のFigure 2より)

満,30歳以上インスリン治療(+),30歳以上インスリン治療(−)でそれぞれ89,79,67%,DRの進行率(progression)はおおよそ76,69,53%であった(図1,2).また,Screening Program in Englandでは,主に2型糖尿病患者での10年間の発症率は66%,単純網膜症からPDRへの進行は,11%であった(表2).

日本でも,久山町研究,舟形町研究などのpopulation-basedの疫学研究が行われ,糖尿病患者におけるDRの有病率は海外の報告と同様の頻度であるとされている(表1).1996年から多施設介入研究であるJapan Diabetes Complications Study(JDCS)が行われ,2型糖尿病において,1年間に3.8%にDRを発症し,その進行は,2.1%であった(表2).

表2　糖尿病網膜症の発症・進行（対糖尿病）

海外における研究	発症率	進行
WESDR（1980～）	10年間で 30歳未満 89% 30歳以上インスリン（＋）79% 30歳以上インスリン（－）67%	10年間で 30歳未満 76% 30歳以上インスリン（＋）69% 30歳以上インスリン（－）53%
Screening Program in England（1990～）	10年間で 66%	10年間でPDRへの進行 11%
BMES（1992～）	5年間で 22.2%	5年間で 25.9%
ARIC（1993～）	3年間で 3.8%	──
わが国における研究		
JDCS（1996～）	年間 3.8%	年間 2.1%
久山町研究（1998～）	9年間で 12.9%	──

3. 増殖糖尿病網膜症と糖尿病黄斑浮腫

　WESDR，Atherosclerosis Risk in Communities（ARIC）Study，Blue Mountain Eye Study（BMES），Screening Program in EnglandなどからPDRの有病率の報告があるが，単一のpopulation-basedの疫学研究においては，その頻度が低くなるため，信頼性，正確性が劣る．そのため，複数の疫学研究の結果を総合したメタ解析が行われ，糖尿病患者におけるPDR，DMEの有病率は6～8%（対糖尿病）であろうと推測されている．

　国際重症度分類の考え方は，PDR発症率に関しては従来の疫学研究とは一線を画しており興味深い．まず，眼底所見別にPDRの発症率を計算し，重要度の高い多発性出血，数珠状静脈拡張，網膜内細小血管異常のいずれかを認める場合に重度非増殖糖尿病網膜症（severe NPDR）と定義している．このような症例では1年後のPDR発症率が50.2%であり，中等度非増殖糖尿病網膜症（moderate NPDR）では5.4～26.3%であるとしており，眼科臨床に非常に使いやすいものとなっている．

　DMEに関しては，ステレオ眼底写真に基づいたclinically significant macular edema（CSME）で判断されることが多かったが，近年のDiabetic Retinopathy Clinical Research Network（DRCR.net）ではOCTでの網膜厚によるcenter-involved DMEを基準にされており，日常診療の感覚と非常に近い．今後，OCTの普及とともに，新たな疫学研究が行われるであろう．

II.　危険因子

　DRは高血糖以外にも多くの全身因子が関連し合いながら進行する．これらについても統計的な解析により，DRの発症，進行の危険因子が多く報告されている．因子には比較的どの研究でも共通に示されているものとそうでないものがあり，環境や遺伝的背景により関連の大きさが変わる可能性がある．また，介入により改善できるものは治療と密接に関連する（**表3**）．

表 3　糖尿病網膜症における危険因子

因子	再現性	介入	コメント
血糖値，HbA1c	高い	可	近年の介入研究で否定的なデータもある
糖尿病罹病期間	高い	不可	横断，縦断いずれのデータも支持される
1型糖尿病	不明	不可	現時点ではメタ解析での情報
高血圧（とくに収縮期血圧）	高い	可	介入研究でのデータに差があり
高脂血症	低い	可	観察研究の結果が一定しないが，介入研究ではFenofibratesが有効
肥満	低い	可	今後のadipokinesの介入に期待
腎症	低い	困難	客観的評価が困難
年齢	高い	不可	若年では眼科診察を頻繁に行う
性別	低い	不可	環境の影響も大きく，評価が困難
妊娠	高い	不可	予定妊娠による対応や，周産期の診療に注意
喫煙，飲酒	低い	可	情報収集が困難

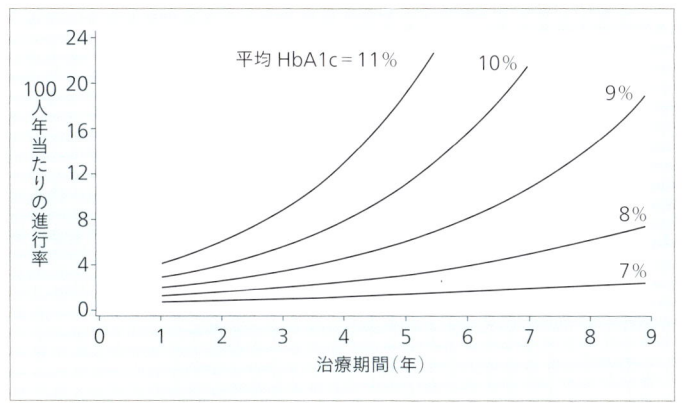

図3　HbA1cと網膜症進行の関係
DCCT の conventional treatment group での網膜症進行のリスク（パーセンタイル）とHbA1cと期間は正の相関がある．
〔The Diabetes Control and Complications Trial Research Group：The relationship of glycemic exposure(HbA1c)to the risk of development and progression of retinopathy in the diabetes control and complications trial. Diabetes 44：968-983,1995 の Figure 6 より〕

1. 糖尿病

　糖尿病にかかわるパラメータのうち，DRの危険因子になるのは，血糖値，HbA1c*，罹病期間，1型糖尿病である（図3）．血糖値に関しては，患者によっては変動が大きいため，HbA1cのほうが検討しやすく，多くの研究でDRの有病率，発症，進行の危険因子としての報告がある．HbA1cの1％の減少は，DRのリスクを30～40％軽減させるといわれており，Diabetes Control and Complications Trial（DCCT），Kumamoto Study，United Kingdom Prospective Diabetes Study（UKPDS）などの介入研究においても，厳格な血糖コントロールがDR発症，進行を減少させることが示されている．これらの情報を

＊わが国におけるHbA1cは，JDS（Japan Diabetes Society）値からNGSP（National Glycohemoglobin Standardization Program）値の表記へ移行しつつある．JDS値はNGSP値よりも約0.4％低い値となっている．

患者へ提供し，同時に糖尿病のコントロールの必要性を伝えることは眼科医の責務である．しかし，近年のAction in Diabetes and Vascular Disease：Preterax and Diamicron Modified Release Controlled Evaluation(ADVANCE)Trial，Action to Control Cardiovascular Risk in Diabetes(ACCORD)trial，Veterans Affairs Diabetes Trial(VADT)などで，厳格な血糖コントロールによる低血糖発作を懸念する報告も出てきており，今後も情報のアップデートが必要である．罹病期間が長いほどDRの有病率が上昇するのは横断研究で明らかであり，縦断研究による発症・進行の解析結果もそれを支持している．単一の疫学研究において，糖尿病の病型の比較はあまりなされていないが，メタ解析によると，1型糖尿病では，DR，PDR，DMEのすべてで2型糖尿病よりも有病率が高い．

2. 高血圧

高血圧もまた，再現性の高い重要な危険因子であり，WEDRSでは収縮期血圧が10 mmHg上昇すると，初期網膜症のリスクが10%，PDRやDMEのリスクは15%上昇するとしている．日本でも同様の結果がJDCSから報告されている．UKPDSでは，血圧を厳格にコントロールするとDRの進行や視力障害が抑制されることが示されており，ACE阻害薬を用いた試験であるEuropean Community Concerted Action Programme in Diabetes(EURODIAB) Controlled Trial of Lisinopril in Insulin-Dependent Diabetes Mellitus(EUCLID)はDRへの影響が弱く，ATⅡ受容体阻害薬での試験，Diabetic Retinopathy Candesartan Trials(DIRECT)ではDR進行が抑制された．高血圧は危険因子であると同時に，DR進行予防の治療ターゲットになりうる．

3. 高脂血症，肥満，腎症

高脂血症の危険因子としての位置づけは，報告によって異なり一定しない．Early Treatment Diabetic Retinopathy Study(ETDRS)では，高脂血症が硬性白斑の程度と関連すると報告されており，また，高脂血症薬の介入試験であるFenofibrate Intervention and Event Lowering in Diabetes(FIELD)やACCORD Eyeでは高脂血症治療薬であるfenofibratesの有用性が報告されている．しかし，DRと高脂血症との関連性を否定する報告もある．肥満に関しても，現時点では統一された見解はない．

糖尿病性腎症についても，以前より関連が指摘されている．実際，臨床の場で透析導入とともに黄斑浮腫や硬性白斑が消失した症例は経験があるであろう．しかし，透析の状況も患者によって一定せず，腎症の程度もさまざまであり，腎症に対する治療効果が網膜症の改善に有効である，との報告はあまりみられず，今後の検討が待たれる．

4. 年齢(思春期)，性別，妊娠，喫煙，アルコール

年齢は十分に考慮されるべき因子である．1型糖尿病では，思春期以後で発症リスクが30%増加するといわれている(WEDRS)．また，2型糖尿病では，若年者と高齢者で比較すると，DR発症，進行ともに高齢者のほうが少ない．糖尿病そのものが性質を異にするのかもしれないし，眼の生理的な加齢変化が影響する可能性もある．また，眼底写真での評価が主であることを考えると，加齢による中間透光体の混濁が眼底写真でのDR診断

へ影響している可能性もある．実際に日常診療でも，白内障進行とともに診断精度は低下するため，白内障手術やFAGを組み合わせるなどの対応が必要になる．

性別の影響に関しては，一定の見解が得られにくい．全身の生理の差異が影響する可能性があるが，国・地域によってライフスタイルの男女差が大きく異なるため，環境因子の大きいDRにおいては，解析の困難な因子となる．

妊娠中にDR，DMEともに急速に進行することは以前より知られているが，一過性であり出産とともに安定することが多い．DCCTでは，6.5年間の1型糖尿病の経過観察ではDRの程度に妊娠の有無の差がなかったとされている．

喫煙やアルコールなどの嗜好に関しても，DRとの関連に肯定的，否定的の両方の報告が存在し，臨床の場でも，問診結果が比較的不明瞭になりやすい．比較的容易に改善しやすい因子であり，今後も引き続き検討されるべきであろう．

5. 眼の危険因子

DRの眼科的な危険因子はあまり報告がないが，PDRに関してはいくつかの報告がある．国際重症度分類におけるsevere NPDRの基準である4-2-1ルール（4象限の多発性網膜出血，2象限の数珠状静脈拡張，1象限の網膜内細小血管異常）は，エビデンスに基づいたPDRの発症の危険因子と考えることもできる．また，WEDRSからは近視眼ではPDRへの進行が少ないことが報告されており，近年，他のグループから眼軸が長いほどDR，DMEともに減少することが報告された．

近年の硝子体手術の導入により，眼内液中の増殖因子やサイトカインの検討がなされるようになり，VEGFやEpo，IL-6などがPDRやDMEと強く関連することが示されている．しかし，現時点では，各報告の症例数が少なく，臨床的なエビデンスというよりも研究段階と考えられる．また，白内障手術や硝子体手術そのものが，DR進行を修飾している可能性もある．後部硝子体剝離は，PDR，DMEの発症と関係するかもしれないが，今後客観的な検討が必要であろう．

III. 遺伝的要因

糖尿病は多因子疾患であり，環境因子と遺伝的因子が相まって発症すると考えられている．DRに関しては，糖尿病のみならず，上記の危険因子たる全身疾患，また，眼局所の因子も加わり，さらには，遺伝的な要素も影響されると考えられる．遺伝的要因は，全身因子を介した2次的な影響と，DRへの比較的直接的な影響の両者が考えらる．近年の大規模なゲノム研究により，加齢黄斑変性や緑内障の危険因子たりうる一塩基多型（single nucleotide polymorphism：SNP）が報告されている．DRに関しては，増殖因子など特定分子のSNPの報告が散見されるが，今後genome-wide association study（GWAS）による網羅的な検討が待たれる．

〈村上智昭〉

II 診断分類

A 分類と考え方

　糖尿病網膜症(DR)は高血糖という単一の変化から，非常に多くの病態と多彩な所見を呈する．また，症例ごとにそれらの差異も非常に大きい．その多様性に振り回されることなく，必要な治療を適切に行っていくことが重要であり，視力予後を左右する vision threatening(VT) DR と呼ばれる増殖糖尿病網膜症(PDR)と糖尿病黄斑浮腫(DME)を軸に臨床所見を整理する必要がある．とくに，PDR への進行に関しては，現存の重症度分類は非常に有用であるが，それに加えて，網膜虚血，新生血管の病態理解が重要であろう．一方，DME に関しては，治療適応に基づいた浮腫の臨床的な定義がなされているが，血液網膜柵(blood-retinal barrier：BRB)破綻と神経・グリア変性が相まって病態が進行することを理解し，視機能障害の程度を把握したい．

I. 増殖糖尿病網膜症への進行

1. 臨床分類

　DR では非常に多くの臨床所見があり，進行に伴って徐々に変化してくる．福田分類，Scott 分類，Early Treatment Diabetic Retinopathy Study(ETDRS)分類などは，比較的一般的な臨床所見を経時的に並べて，経験知を生かした分類ともいえる．改変 Davis 分類は，単純網膜症，増殖前網膜症，増殖網膜症の3段階に分類し，網膜虚血とそれに対して反応性に起こる血管新生が反映されている．国際重症度分類は PDR 進行に関するエビデンスに基づき，非増殖糖尿病網膜症(NPDR)を3段階に分類しており，光凝固の適応を考えるにあたり，有用な分類となる．

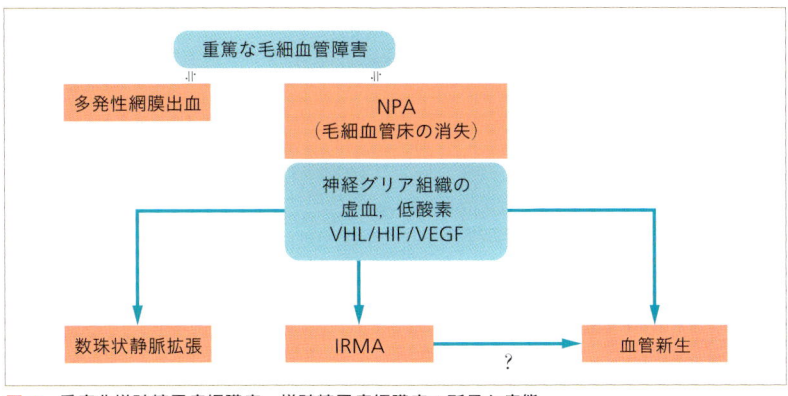

図1 重度非増殖糖尿病網膜症，増殖糖尿病網膜症の所見と病態

2. 病態との関連

　これらの臨床分類は，患者への説明や医療従事者間のコミュニケーションにとっては非常に有用であると考えられる．しかし，実際には同じカテゴリーにあっても症例ごとの差異が大きく，網膜あるいは眼全体における病態を把握することが，症例ごとで最適な治療をするうえで，非常に重要になる．

　PDRにかかわる病態でキーになるのは，虚血(ischemia)と血管新生(angiogenesis)である（図1）．細小血管障害の結果，毛細血管床が消失すると，神経・グリア組織は低酸素，低栄養に陥り，増殖因子，とくに，VEGFの発現が亢進し，反応性に新生血管を惹起する．一般的には網膜新生血管や乳頭新生血管が多いが，広範に無灌流領域(NPA)が形成されると，虹彩や隅角など前眼部にも新生血管を起こし血管新生緑内障を発症する．つまり，NPAの存在と部位を確認することが重要で，DR診療においてFAGは欠かせない．

　国際重症度分類のsevere NPDRの定義となっている多発性網膜出血，数珠状静脈拡張(venous beading)，網膜内細小血管異常(IRMA)は血管新生を予見する重要な所見である．実際，FAGを撮影すると，数珠状静脈拡張やIRMAの周囲にはNPAを伴っており，網膜虚血の存在を示唆している．多発性網膜出血は，網膜血管障害が重篤な状態であり，毛細血管床の消失，つまり，NPAがすでに形成されている，もしくは，その直前の状態であることを考えると理解しやすい（図1）．

II. 糖尿病黄斑浮腫の臨床と基礎

1. 臨床診断と治療

　黄斑上膜(ERM)，硝子体黄斑牽引(vitreomacular traction)，牽引組織による黄斑偏位(macular heterotropia)など黄斑部病変は視力障害を惹起するので，適切な治療が必要となるが，とくに，DMEは頻度が高く臨床的に重要である．眼底所見としては黄斑部網膜の肥厚と定義できるが，未だに十分に病態が理解されていないため，病態に基づいたPDRの分類

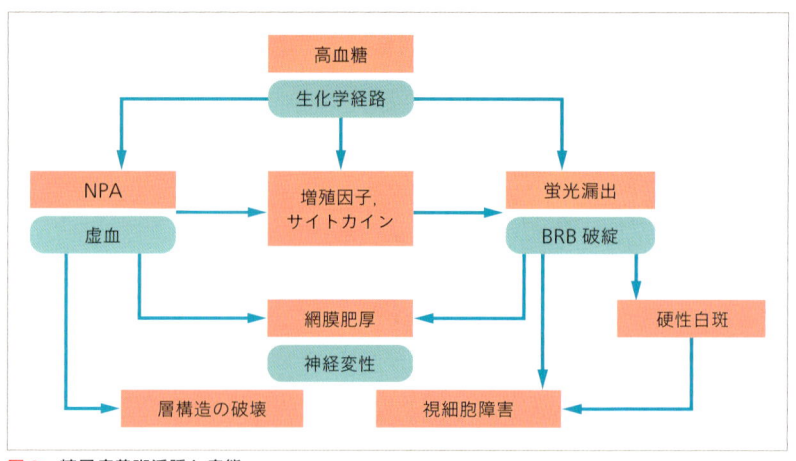

図2 糖尿病黄斑浮腫と病態

とは対照的に，治療適応のための診断基準が提唱されている．例えば，ETDRS では眼底所見の網膜肥厚と硬性白斑から CSME を定義し，黄斑部への光凝固の適応とした．Diabetic Retinopathy Clinical Research Network(DRC.Rnet)では OCT により定量された網膜厚で center-involved DME と診断し，各治療を施行している．国際分類にも DME の重症度分類があるが，PDR に関する分類よりも臨床的意義が不明瞭である．OCT の導入は DME の臨床研究に大きな進歩をもたらしたが，未だ統合的な分類はなく，今後の課題であろう．DME は視力障害に直結するので，その治療は非常に重要であるが，現時点では決定打は存在しない．

2. 病態研究の現状

従来，FAG でとらえられる BRB 破綻が病態の本質と考えられて，基礎研究でも高血糖にはじまる一連の病態が生化学的経路や増殖因子などを介して内皮細胞障害をきたし，血管透過性が亢進すると考えられてきた．未だにそのメカニズムは十分には理解されていないが，細胞間接着の破綻，vesiculovacuolar organelles などを介した細胞内輸送の亢進，細胞死にまつわるバリア障害は少なくとも存在するようである．

近年の OCT の導入により，定量化の困難な FAG よりも網膜厚を容易に定量できる OCT が DME 診療の主役になってきた．FAG は BRB 破綻を示すのに対して，OCT は網膜実質（神経グリア組織）の体積が増加していることを意味する(図2)．さらには，OCT 断層像では，NPA における網膜層構造の破綻や中心窩下視細胞障害を示す所見もみられ，改めて，視力障害に至る神経変性のメカニズムが形態的に示された．現在，そのような変化が網膜機能とどう関連するかが検討されており，形態検査，もしくは，機能検査のみでは理解できなかった病態が徐々に解明されていくであろう．

表1 検査と評価項目

検査法	病態評価
形態検査	
眼底検査，眼底写真	新生血管とそれによる合併症（硝子体出血，牽引性網膜剥離，血管新生緑内障など） 虚血を示唆する所見（多発性出血，数珠状静脈拡張，IRMA） BRB 破綻を示唆する所見（網膜肥厚，硬性白斑）
FAG	新生血管 NPA（虚血，低酸素） 蛍光漏出（BRB 破綻）
OCT	網膜肥厚 網膜層構造の破壊（神経変性） 黄斑部視細胞障害（神経変性） 網膜硝子体界面の病態（ERM など）
機能検査	
視力検査	神経変性，障害（黄斑部視細胞，伝達路の障害）
網膜電図	全視野刺激——広範な視機能障害，神経変性（とくに硝子体出血症例で有用） 局所——黄斑部神経変性，障害
微小視野計，静的視野検査	黄斑部神経変性または障害
動的視野検査	血管新生緑内障の評価

III. 検査の活用

　これらの分類，病態を把握するためには，形態，機能の両面を評価する検査を活用する．眼底検査，FAG，OCT が，PDR，DME の病態を理解するための必須検査である（**表1**）．臨床医と機械の眼を使い，病態のかなりの部分が理解されてきたが，その一側面に過ぎないことも理解しておく必要がある．われわれが最も把握したいのは，視機能障害であるが，未だに客観性の高い機能検査法がなく，今後，形態と機能を統合し，病態を把握する方法が確立されることが望まれる．

〈村上智昭〉

B 臨床診断と分類

現在,国内の眼科および内科で一般的に用いられている糖尿病網膜症(DR)の分類は(新)福田分類もしくは糖尿病網膜症および黄斑症国際重症度分類(International Clinical Diabetic Retinopathy and Diabetic Macular Edema Disease Severity Scales)である.

I. (新)福田分類

それまで国内で頻繁に用いられていたScott分類を元に,福田らが1983年に提唱した分類で,1994年に新分類に改変されている.眼科として治療介入の必要性があるかないかで,検眼鏡所見から良性網膜症(Type A)と悪性網膜症(Type B)という2群に分ける点が特徴である.表1に(新)福田分類を示すが,いくつか注意すべき点について以下に記載する.

B1では前増殖網膜症という考え方を取り入れ,増殖はしていないが,増殖網膜症に移行する危険性が高い状態ということで,レーザー治療(局所レーザー)の開始を推奨している.局所レーザーとは,それまでの彼らの研究から,病巣もしくはアーケード周囲に少数ばらまきレーザーを行うものと考えられる.B1の所見としては,網膜内細小血管異常(IRMA),大きな軟性白斑,多発する軟性白斑,網膜浅層の火炎状出血,びまん性の網膜浮腫,網膜静脈の拡張があげられる.IRMAの重要性を強調しており,検眼鏡所見から疑われた際には,FAGで確認することが望ましいとする.FAGが施行困難な場合に,それ以外の所見,大きい軟性白斑,多発する軟性白斑,網膜浅層の火炎状出血,びまん性の網膜浮腫,網膜静脈の拡張などから判断する.

視神経乳頭に連続する新生血管(NVD)と連続しない新生血管(NVE)をB2とB3に分けており,推奨されている治療方針が異なる点も特徴的であるが,現在ではB2/B3ともに汎網膜光凝固(PRP)を行うことが一般的と思われる.

(新)福田分類はType AとType Bという二分化により,眼科での介入が必要な状態かどうかが内科医にもわかりやすいことが利点である.また,レーザー治療などの介入が開始された後の網膜症についても分類できることも利点であるが,介入が入ったことで,網膜症が改善したと勘違いさせてしまう一面もある.

1994年の改変では,治療方針が同じということで,重症増殖網膜症としてA4とA5,B4とB5をまとめ簡略化されている.また,同時期に行われていたETDRSを意識した

表1 新福田分類（1994）

分類	眼底所見	推奨される治療
A1 軽症～中等度単純網膜症	赤点および点状出血 硬性白斑，小さい軟性白斑も認められてもよい	
A2 重症単純網膜症	A1＋しみ状出血 小さい軟性白斑や局所的な網膜浮腫があってもよい 網膜内血管異常はない	
A3 軽度～中等度停止期増殖網膜症（図1～3）	内科コントロールや眼科介入のあと，残存する新生血管の存在． ただし軟性白斑，しみ状出血，新しい新生血管は伴わない	
A4/5 重症停止期網膜症（図6）	6か月以上進行しない残存硝子体出血(A4)，増殖組織(A5)	
B1 前増殖網膜症（図4）	網膜内細小血管異常． 1乳頭径より大きい軟性白斑，多数の小さい軟性白斑，網膜浅層の火炎状出血，びまん性の網膜浮腫，網膜静脈の拡張	局所レーザー
B2 早期増殖網膜症（図5）	視神経乳頭に連続しない新生血管を認める	局所レーザー もしくはPRP
B3 進行期増殖網膜症	視神経乳頭に連続する新生血管．網膜静脈異常，乳頭周囲の網膜浮腫がしばしばみられる	PRP
B4/5 末期増殖網膜症	単純硝子体出血(B4)，硝子体中に立ち上がる増殖組織(B5)	PPV(B4では適宜)
合併症		
M	黄斑症	局所レーザー，しばしばPPV
D	牽引性網膜剥離	PRPかつPPV
G	新生血管緑内障	PRP，しばしばPPV
N	虚血性視神経症	

PRP：汎網膜光凝固，PPV：経毛様体扁平部硝子体切除術
介入が入った結果はA3(P)，A5(V)と記載 P(photocoagulation)，V(PPV)

ためかA1では毛細血管瘤(MA)，A2ではMA＋網膜出血という分類に変更されている．

II. 糖尿病網膜症および黄斑症国際重症度分類

　日常診療で使用しやすいDRの分類を目指して，Early Treatment Diabetic Retinopathy Study(ETDRS)およびWisconsin Epidemiologic Study of Diabetic Retinopathy(WESDR)の結果に基づき，世界15か国から30人の眼科医，内科医からなる委員会のコンセンサスにより2003年に糖尿病網膜症および黄斑症国際重症度分類が提唱された(表2)．この国際重症度分類の元になったETDRS分類では，画角30度，7方向の眼底写真を使用し，多くの評価項目に基づき，分類が行われる．未だにclinical trialなどではgold standardとして用いられているが，7方向の写真撮影も，その読影についても眼科の一般臨床でそのまま用いるには手間がかかることが問題であった．

　国際重症度分類を実際に行う場合，眼底の評価方法は「散瞳下で観察」とだけ規定されており，検眼鏡の種類，写真を使用するかどうかは指定されていない．ただし，黄斑症の評価には，細隙灯検査もしくはステレオ写真を使用し立体視することが求められている．

　MAをDRの特徴的所見とし，MAの存在がDRの有無を規定するとしている．このため網膜出血のみでは，DRとは診断できない．重度非増殖糖尿病網膜症(severe NPDR)は4-2-1ルールと言われるが，4象限にそれぞれ20か所以上の網膜出血，2象限以上に明

表2 糖尿病網膜症および黄斑症国際重症度分類

分類	所見	ETDRSの結果から推奨される治療	ETDRSの結果から予想されるハイリスクPDRに進展する率*
糖尿病網膜症なし	異常所見なし		
軽度非増殖糖尿病網膜症(mild NPDR)	毛細血管瘤のみ		1年後 0.8% 5年後 15.5%
中等度非増殖糖尿病網膜症(moderate NPDR)(図1, 2)	軽症と重症の間		1年後 3.3% 5年後 26.5%
重度非増殖糖尿病網膜症(severe NPDR)(図3, 4)	以下の所見のいずれかを認めるもの,ただし増殖網膜症の所見を認めないもの. 1. 4象限にそれぞれ20か所以上の網膜出血 2. 2象限以上に明らかな静脈の数珠状変化 3. 1象限以上に明確な網膜内細血管異常　　4-2-1ルール	scatter PHC	1年後 8.6〜45.0% 5年後 39.4〜71.3%
増殖糖尿病網膜症(proliferative diabetic retinopathy：PDR)(図5)	以下の所見のいずれかを認めるもの 1. 新生血管 2. 硝子体／網膜前出血	scatter PHCかつ,場合によってはPPV	
糖尿病黄斑症なし	後極に網膜肥厚および硬性白斑なし		
糖尿病黄斑症あり 　軽度糖尿病黄斑症 　中等度糖尿病黄斑症 　重度糖尿病黄斑症	後極に網膜肥厚もしくは硬性白斑 上記所見が黄斑中心から離れている 上記所見が黄斑中心に近づいている 上記所見が黄斑中心を含んでいる	MA直接凝固＋格子状光凝固	

*ハイリスクPDRへの移行率はETDRSの結果による.国際重症度分類とETDRS分類のmild NPDR, moderate NPDR, severe NPDRは完全に一致するものではないため,参考程度にしたい.

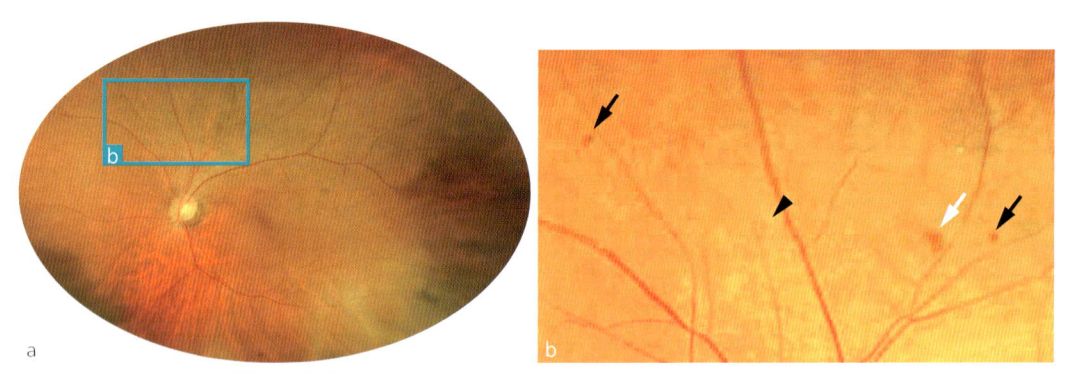

図1 新福田分類A2.国際重症度分類moderate NPDR
全体像(a)と□内の拡大(b).点状の出血(黒矢印)とMA(黒矢頭),しみ状出血(白矢印)が認められる.

らかな静脈の数珠状変化(venous beading),1象限以上に明確なIRMAのどれかがあればこのステージとなる.

　ETDRSの結果を併せると,眼科での治療介入はsevere NPDRから推奨されており,黄斑症がなければ,軽度〜中等度非増殖糖尿病網膜症(mild NPDR, moderate NPDR)では内科コントロールのみである.中等度〜重度の糖尿病黄斑症(DME)が認められる場合はsevere NPDR以上でも,まず局所レーザー(MAの直接凝固＋格子状光凝固)を行い,それからばらまきレーザー(scatter PHC)を行う.ただし,ハイリスクPDR(ETDRS分類の1つのステージ.検眼鏡で明らかにわかるPDRはほとんどこの分類に含まれるように思われる)においては,scatter PHCは速やかに行うべきであるとされている.scatter PHCは少なめの凝固(400〜650発)

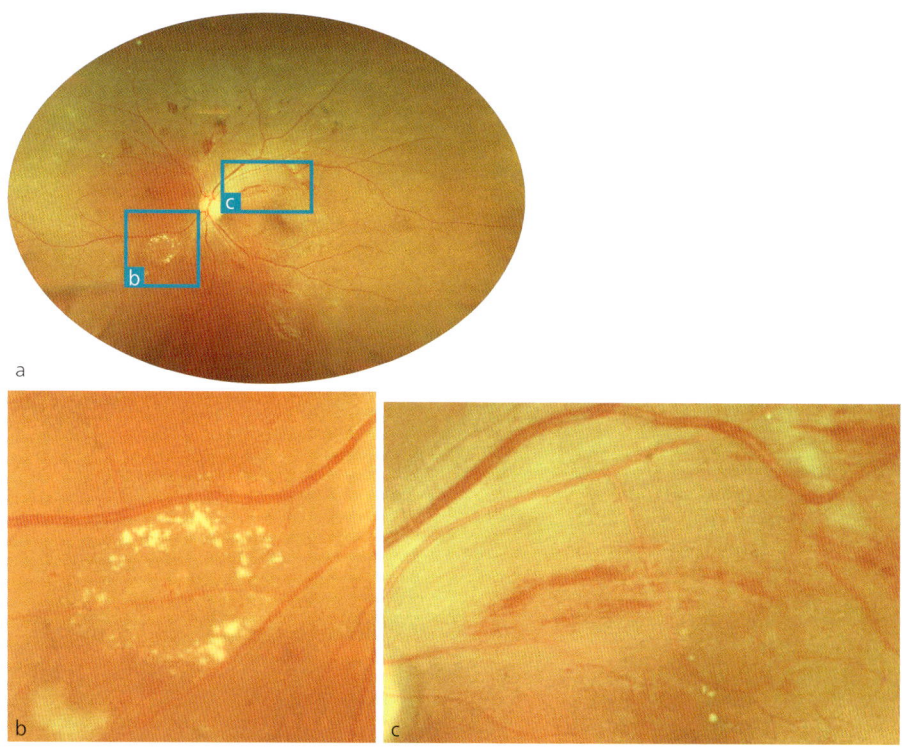

図 2　新福田分類 A2，国際重症度分類 moderate NPDR
全体像（a）と□内の拡大（b, c）．図 1 よりも出血は多く網膜浅層の火炎状出血（b），硬性白斑（c）などは存在するが，IRMA や数珠状変化は認めない．

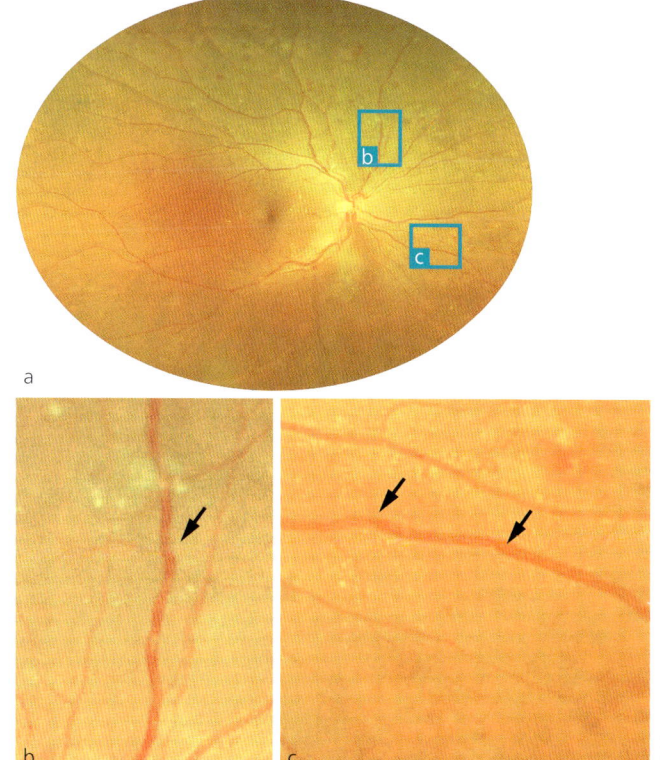

図 3　新福田分類 A2，国際重症度分類 severe NPDR
全体像（a）と□内の拡大（b, c）．鼻上側（b），鼻下側（c）の主幹静脈に数珠状変化（矢印）を認める．

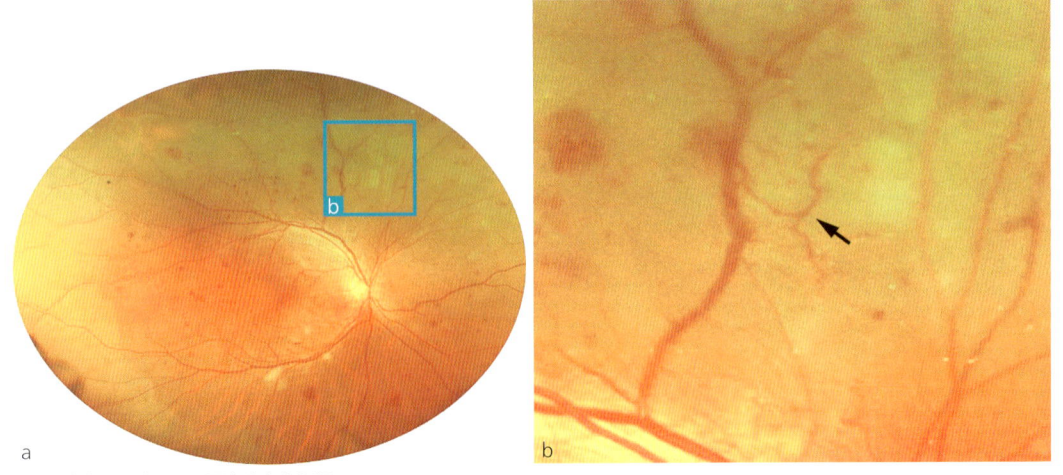

図4 新福田分類 B1，国際重症度分類 severe NPDR
全体像(a)と□内の拡大(b)．上方網膜に IRMA（矢印）を認める(b)．

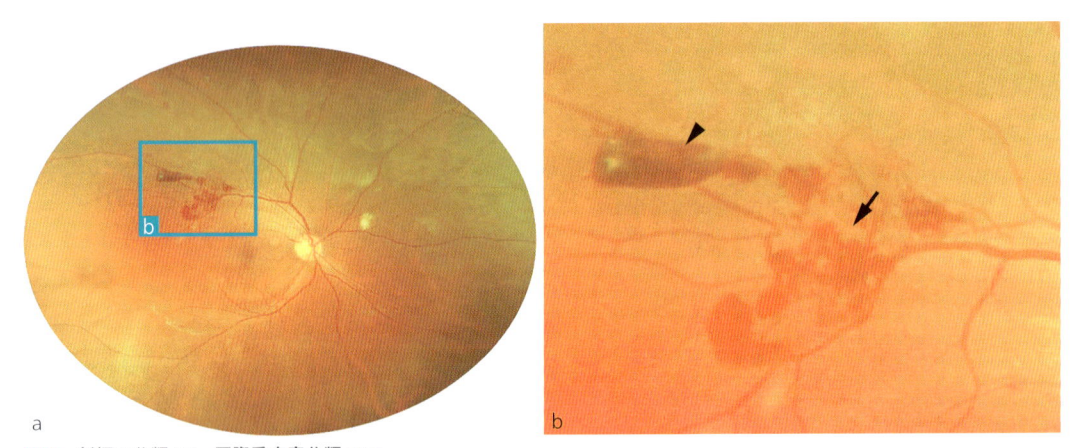

図5 新福田分類 B2，国際重症度分類 PDR
全体像(a)と□内の拡大(b)．視神経乳頭に連続しない新生血管（矢印）と網膜前出血（矢頭）を認める(b)．

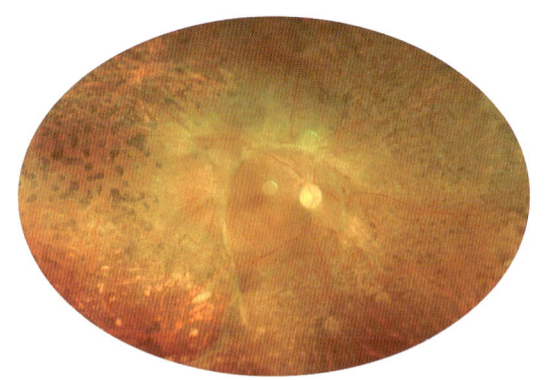

図6 新福田分類 A5，国際重症度分類 分類不能
硝子体手術後で，増殖膜の残存を認めるが，6か月以上変化していない．

でも5年後の視力はあまり変わらないようであるが，1,200〜1,600発（PRP）行ったほうがハイリスクPDRへの移行は少ない．

　この分類は，眼科での介入が行われた後のDRについては，対象としていないため，治療後の網膜症をどう分類するのかという問題点はあるが，比較的，簡便であり，4-2-1ルールなど覚えやすいように作られている．

III. 分類を使用するにあたって

　DRを分類する目的は糖尿病およびその合併症であるDRについて適切な治療時期，治療方法を選択すること，そしてその情報を眼科医と内科医が共有することである．DRの治療という点では，上の2つの分類がなされた当時はレーザーおよび硝子体手術しか眼科的治療の選択肢がなく，その2つの治療をどの時期に行うのかを判断するだけでよかった．しかし，現在では抗VEGF療法などを含めた新しい治療法が存在し，選択肢の1つとして考えなくてはならない．また，硝子体手術の技術の進歩とともにPDRの治療については良好な成績を収められるようになってきたため，次はいかにDMEをマネージメントしていくかというところに眼科医の注目が集まっている．そして，その黄斑症を診断するうえでは検眼鏡よりも，OCTなどを用いたほうが客観的で容易である．このような治療の選択肢の増加，眼科機器の進化を考慮に入れながら，上記の分類を使用する必要がある．

参考文献

1) Fukuda M：Clinical arrangement of classification of diabetic retinopathy. Tohoku J Exp Med 141 Suppl：331-335, 1983
2) Fukuda M：Classification and treatment of diabetic retinopathy. Diabetes Res Clin Pract 24 Suppl：S171-176, 1994
3) Wilkinson CP, Ferris FL 3rd, Klein RE, et al.：Proposed international clinical diabetic retinopathy and diabetic macular edema disease severity scales. Ophthalmology 110：1677-1682, 2003
4) Early Treatment Diabetic Retinopathy Study Research Group：Early photocoagulation for diabetic retinopathy. ETDRS report number 9. Ophthalmology 98：766-785, 1991

〔荻野　顕〕

III 疾患概念

A 非増殖糖尿病網膜症

　高血糖はさまざまな病的メカニズムを介して，細小血管障害を惹起し，非増殖糖尿病網膜症（NPDR）を発症する．初期変化として血管の周皮細胞の喪失が起こり，網膜血管のホメオスタシスを維持する周皮・内皮連関が損なわれる．その後，網膜血管のリモデリングや内皮細胞の増殖，細胞死などが起こり，臨床所見である毛細血管瘤（MA）が認められるようになる．血管内皮細胞の障害や増殖因子による影響により，血液網膜柵（BRB）が破綻し，網膜出血や硬性白斑を生じ，また，難治性視力障害の原因である糖尿病黄斑浮腫（DME）を発症する．進行すると，毛細血管床の消失により虚血に陥った網膜からの増殖因子に反応し，網膜内細小血管異常（IRMA）や数珠状静脈拡張（venous beading）が生じる．

　高血糖は細小血管障害のみならず，神経変性やグリア細胞の変化も惹起し，網膜機能検査での変化がMAの発生に先行して現れる．神経・グリア細胞は，網膜血管の生理に必須であり，その変性は網膜血管の病態の進行を相互に促進する．

I. 網膜血管障害

1. 毛細血管瘤

　糖尿病網膜症（DR）は，MAを眼底所見として認めることと糖尿病の既往によって，臨床的に診断される（図1）．MAは網膜血管の最初期病変であり，眼底所見では主に赤色の点状病巣として観察されるが，時として，白色であったり，複数の色を呈することもある（図2）．FAGでは，点状過蛍光所見として描出され，点状出血と容易に鑑別できる（図1）．また，周囲に蛍光漏出や蛍光貯留などの血管透過性亢進の所見を伴うことも多い．
　組織学的には毛細血管の紡錘状もしくは囊状拡張であり，基底膜は多様な形態を示し，また，血管内皮細胞は細胞過多か，無細胞であることが多い．近年，高解像度のOCTに

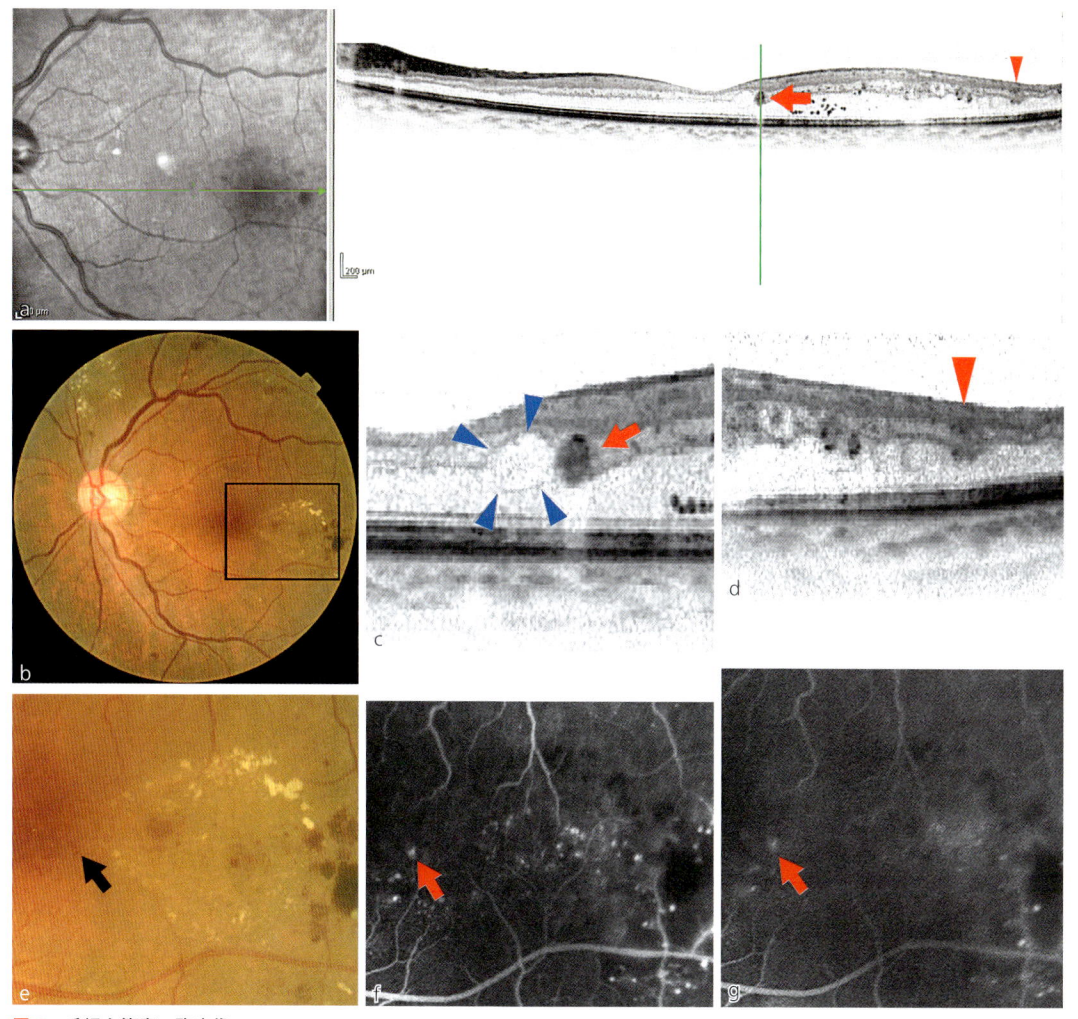

図1　毛細血管瘤の臨床像

眼底写真（b）において MA は赤色点状病変として観察される（e：拡大写真，矢印：MA）．OCT 断層像（a）では，MA は高反射の類円形病変として描出されるが（c：拡大図，矢印：MA，青矢頭：嚢胞様腔），網膜出血は不定形の高反射像を呈する（d：拡大図，赤矢頭：網膜出血）．FAG 早期（f），後期（g）ともに点状過蛍光病変として描出される（MA：赤矢頭）．
(Horii T, Murakami T, Nishijima K, et al.: Optical coherence tomographic characteristics of microaneurysms in diabetic retinopathy. Am J Ophthalmol 150：840-848, 2010 の figure 1 より)

より，MA は円形，または，類円形の高反射病変として描出され，いくつかの形態的なパターンが存在し，とくに，血管の壁構造は多様性に富んでいることがわかった．全周に壁構造が見られる MA とは対照的に，壁構造が存在しなかったり，断裂している MA は，周囲に嚢胞様腔を伴っていることが多く，BRB が破綻をきたしていることが示唆される（図3）．

　このような血管のリモデリングを起こすメカニズムは未だに十分には理解されていないが，基礎，臨床の両面からの研究により，高血糖により活性化された病的な生化学的な経路が，直接的に，もしくは，増殖因子やサイトカインなどを介して，血管細胞の障害を惹起する．とくに，周皮細胞の喪失は，血管の生理的なホメオスタシスに必須である内皮・周皮連関の破綻をきたし，内皮細胞の増殖機転や細胞死を惹起する（図4）．

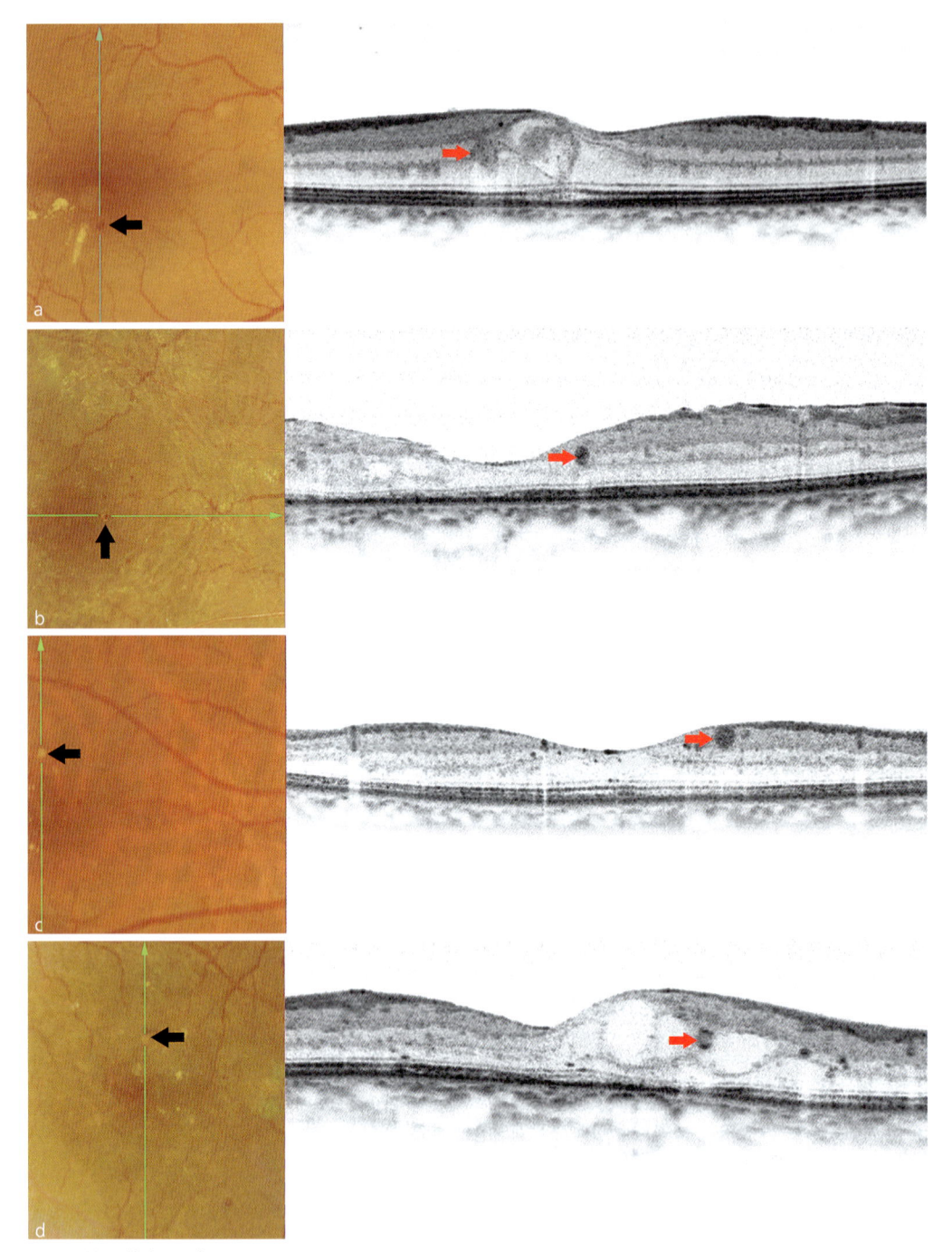

図2 毛細血管瘤の眼底所見
右眼眼底所見. MA は主に赤色点状病変(a)としてみえるが, 時として白色(c, d)であったり, それらが混じった色調を呈する(b).
(Ito H, Horii T, Nishijima K, et al.: Association between fluorescein leakage and optical coherence tomographic characteristics of microaneurysms in diabetic retinopathy. Retina 33: 732-739, 2013. より)

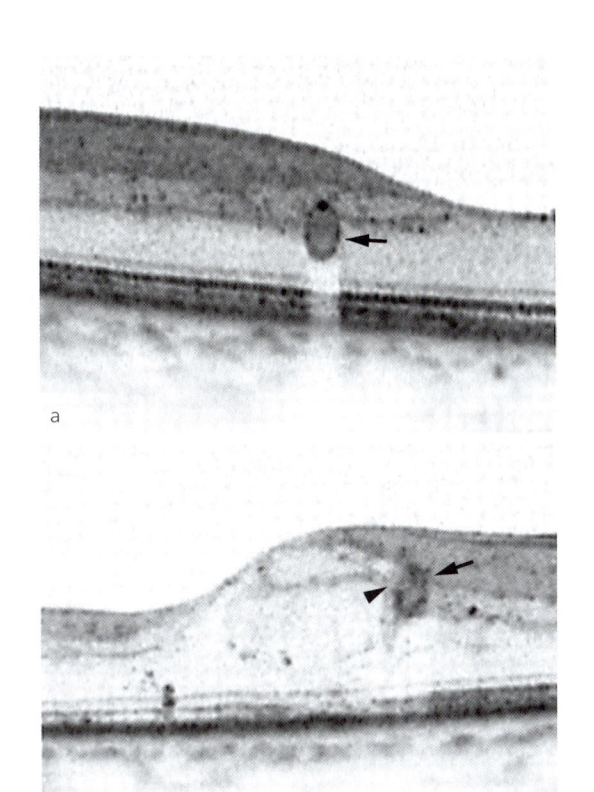

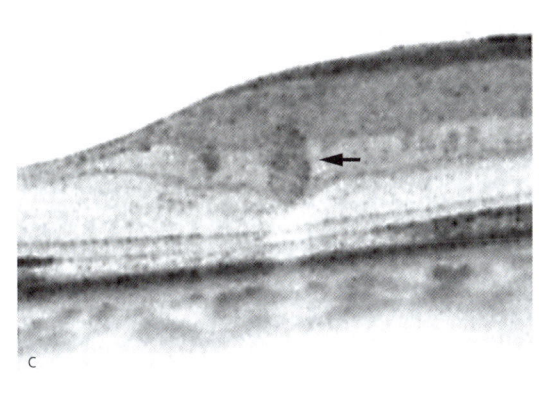

図3　毛細血管瘤のOCT断層像
MAは高反射の類円形病変として描出されるが，壁構造を全周に伴うもの(a)，部分的に断裂したもの(b)，全く認めないもの(c)があり，後二者は嚢胞様腔を伴うことが多い．
(Horii T, Murakami T, Nishijima K, et al.：Optical coherence tomographic characteristics of microaneurysms in diabetic retinopathy. Am J Ophthalmol 150：840-848, 2010 のfigure 3より)

2. 血液網膜柵破綻

　DRの進行とともに，網膜内出血や硬性白斑を伴うようになる．これらは生理的にはBRBと呼ばれる血管内皮細胞を主とした網膜血管のバリア機能の破綻と考えると理解しやすい(図5)．網膜内出血は，最内層では線状，もしくは，火炎状と呼ばれる形態をしており，神経線維層に沿うように赤血球が沈着し，それ以外では点状，しみ状出血となる(図6)．FAGでは蛍光遮断(blocked fluorescence)であり，OCTでは不定形の高反射病変として描出される(図1)．稀に網膜下出血を起こし，視細胞障害とともに視力低下の原因となることがあるが，網膜内出血は，一般的に視力障害の原因とはなりにくい．

　一方，硬性白斑は黄色の境界明瞭な病変であるが，漏出した血液成分，とくに，蛋白や

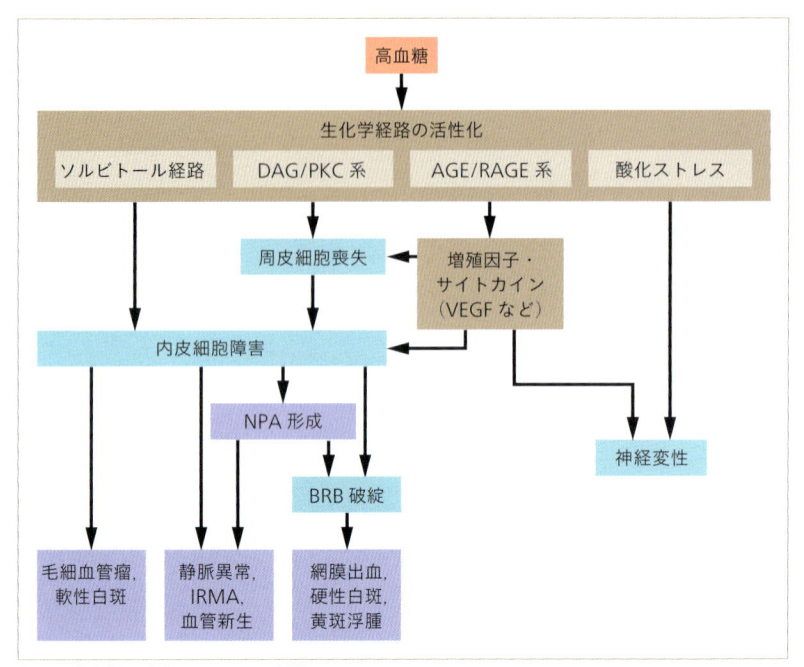

図4 高血糖から起こるDRの病態

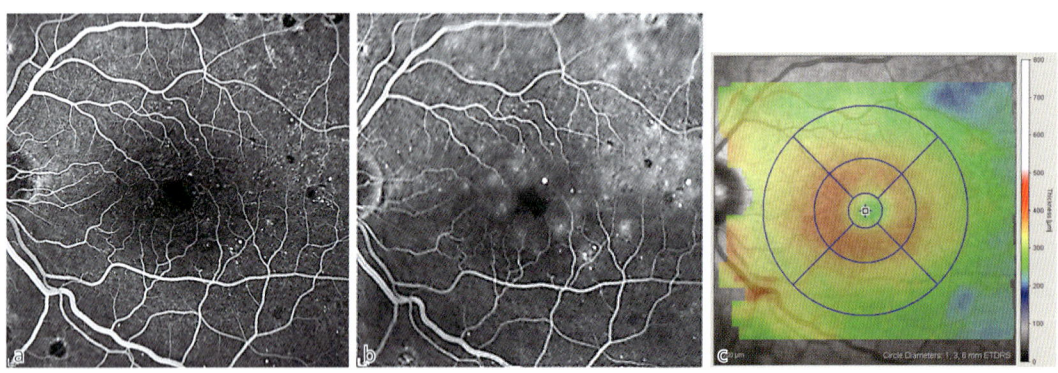

図5 血液網膜柵の破綻
OCTマップ(c)では網膜肥厚を認めないが，FAGでは黄斑部から耳側にかけて蛍光漏出を認め，BRBが破綻している(a：FAG早期，b：後期)．

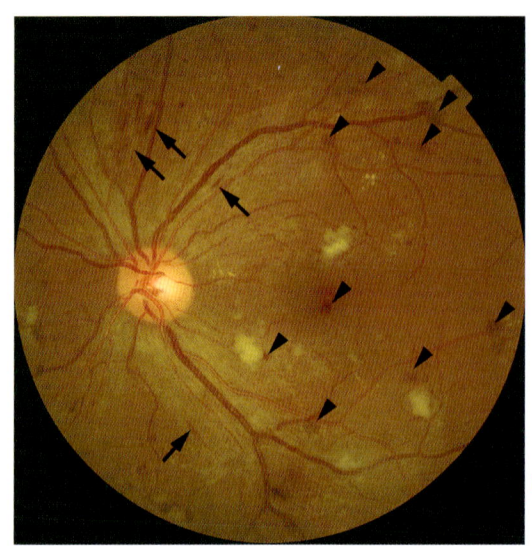

図6 網膜出血(左眼)
矢印：線状，もしくは，火炎状出血．神経線維に沿っている．
矢頭：しみ状出血．

脂質の沈着物と長らく考えられてきた．しかし，OCTでは高反射の粒子状病変であるhyperreflective fociの集積として描出され（図7），主に外網状層付近や嚢胞様腔の内部に沈着することが多い．それが，蛋白などの沈着物なのか，組織学的な報告のあるlipid-laden macrophageの集積・沈着なのか，現時点では結論はでていない．中心窩付近の硬性白斑は視機能障害の原因となることがあり，clinically significant macular edema（CSME）の診断基準となっている（図8）．硬性白斑は網膜下にも沈着することがあり，中心窩下に集積すると網膜下線維組織を起こし，視力不良となることは以前より知られていた．近年のOCTによる解析では，線維化が発生しなくても，中心窩下視細胞が障害されていることがわかり，それによる視力障害も加味されていることが示唆される（図9）．

これらの所見に加えて，BRB破綻は糖尿病黄斑浮腫（DME）の主な原因である．その臨床的重要性とは対照的に，BRB破綻のメカニズムは未だに十分わかっていない．FAGやOCTを用いた検討では，BRB破綻には複数のメカニズムが存在することが示唆されており（図10），VEGF阻害薬やステロイドの効果が限定的であることは，そのことを支持している．また，網膜虚血や炎症も病態を修飾しており，今後の研究により徐々に病態が明らかになるであろう．

3. 無灌流領域形成と反応性の血管異常

障害された網膜血管によるもう1つの変化は，灌流障害による網膜虚血である．周皮細胞の喪失とともに，血管内皮細胞の細胞死も徐々に進行し毛細血管床が消失していく．臨床的には，FAGにおける無灌流領域（NPA）として描出され（図11），灌流領域との境界に数珠状静脈拡張やループ形成などの静脈異常やIRMAを伴うことがある（図12, 13）．虚血網膜から分泌される増殖因子に反応して生じる血管異常と考えられ，国際重症度分類におけるsevere NPDRの所見として重要である．

数珠状静脈拡張は，比較的大きな静脈の不規則な直径の変化であるが，臨床的に重要な所見であるにもかかわらず，意識して観察しなければ見落としやすい．FAGでは血管壁の組織染（tissue staining）を認め，時として蛍光漏出も伴う（図12）．IRMAは網膜内の異常走行を示す毛細血管網であり，その本体は網膜内新生血管か，シャント血管といわれている．数珠状静脈拡張と同様に，十分に注意して診察しなければわからないが，重要な所見である．眼底所見では網膜新生血管との鑑別が困難な時があるが，FAGでは，新生血管からの硝子体腔への旺盛な蛍光漏出とは異なり，IRMAからはわずかに漏出を認める程度であり，容易に鑑別できる（図13）．

軟性白斑には増殖糖尿病網膜症（PDR）への進行を示唆するエビデンスはなく，国際重症度分類の診断基準には含まれていない．眼底所見としては，後極から中間周辺部の網膜内層に認める白色の境界不鮮明な病変として認め，FAGではその部位に一致したNPAを認める（図14）．微小梗塞に伴う軸索輸送障害により，神経線維が混濁，浮腫を起こした状態と考えられており，OCTでも高反射の神経線維層の肥厚として描出される．

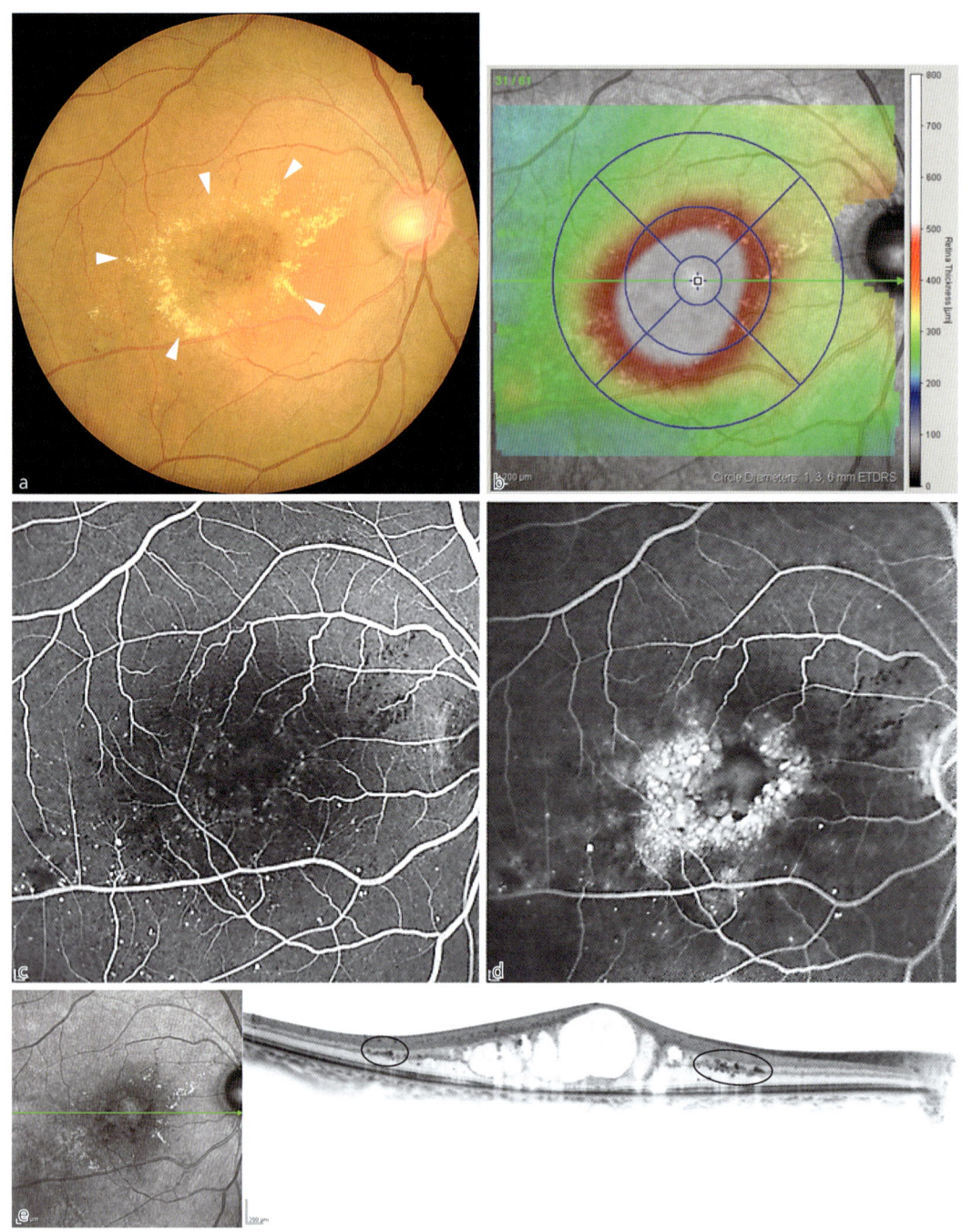

図7 輪状に沈着した(circinate)硬性白斑
FAG早期(c)では黄斑部にMAを多く認め，後期(d)ではその周囲は過蛍光となる．OCTマップ(b)でその部位に一致して網膜肥厚を認めるが，右眼眼底写真(a)でその境界付近に輪状に沈着した硬性白斑(矢頭)を認める．OCT断層像(e)では，外網状層付近にhyperreflective fociが描出される(囲み)．

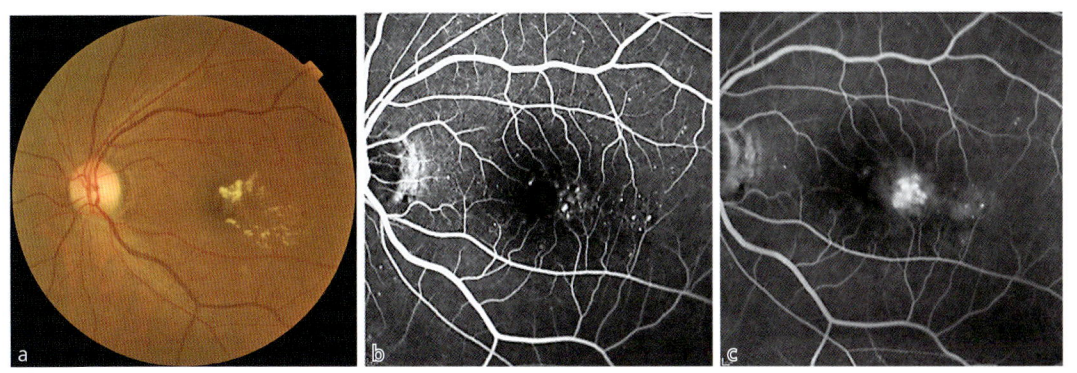

図8 Clinically significant macular edema の 1 例
眼底写真では，黄斑部に硬性白斑を認め，clinically significant macular edema（CSME）である（a）．FAG 早期（b）では耳側にMA があり，後期（c）にその周囲に過蛍光を認める．

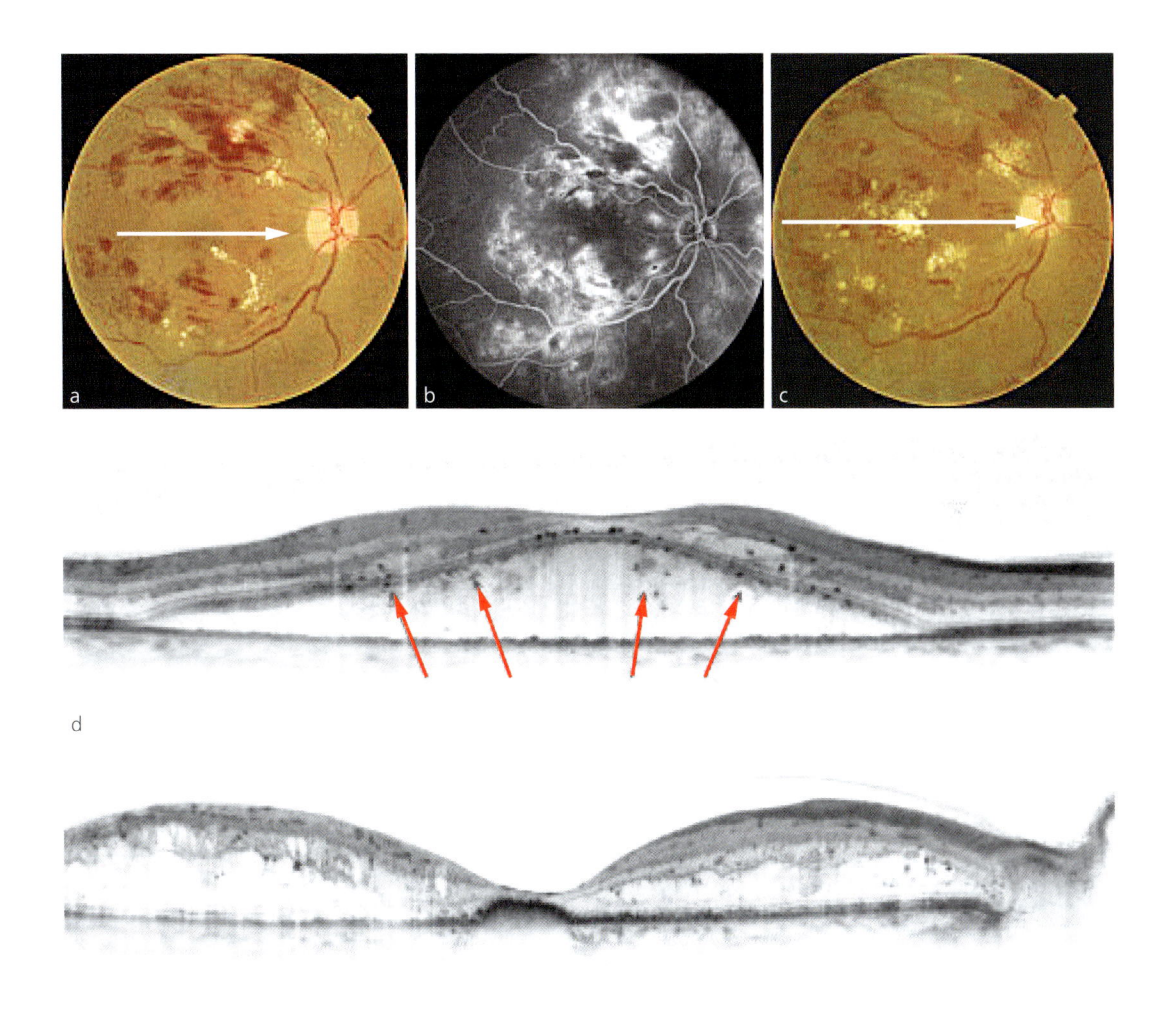

図9 中心窩下に硬性白斑が沈着した症例
DME を認めたため（a，b，d），トリアムシノロン硝子体投与を行ったところ，17 か月後には中心窩下に硬性白斑を認め（c），OCT（e）では hyperreflective foci の沈着とともに，黄斑部視細胞が障害され，視力も低下した．
（Ota M, Nishijima K, Sakamoto A, et al.：Optical coherence tomographic evaluation of foveal hard exudates in patients with diabetic maculopathy accompanying macular detachment. Ophthalmology 117：1996-2002, 2010 の figure 3 より）

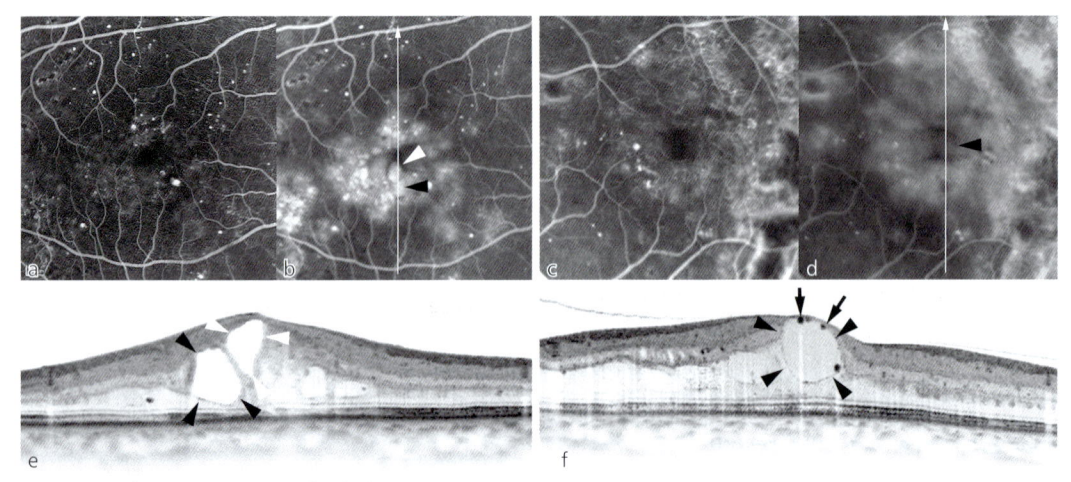

図10 さまざまなパターンを示す囊胞様腔
OCT 断層像では反射強度が低い囊胞様腔が描出されているが(e)，相当する蛍光貯留は非常に強い過蛍光を示した(b：矢頭)．一方，OCT で反射強度が高い囊胞様腔(f：矢頭)では，蛍光貯留の程度は軽微であった(d：矢頭)．a, c：FAG 早期．b, d：FAG 後期．矢印：hyperreflective foci.
(Horii T, Murakami T, Nishijima K, et al.：Relationship between fluorescein pooling and optical coherence tomographic reflectivity of cystoid spaces in diabetic macular edema. Ophthalmology 119：1047-1055, 2012 より)

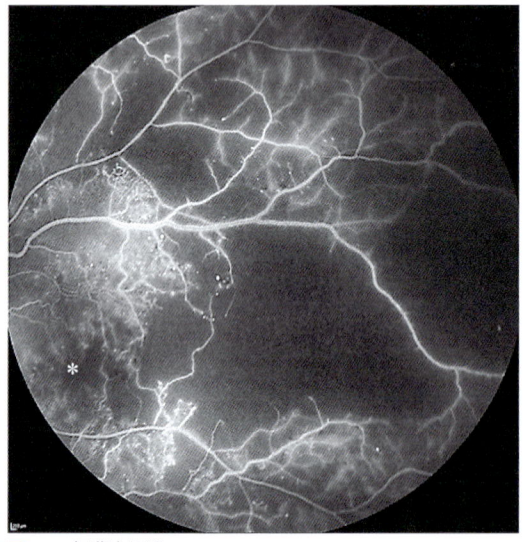

図11 無灌流領域
黄斑(＊)の耳側に広範な NPA(低蛍光部位)を認める．

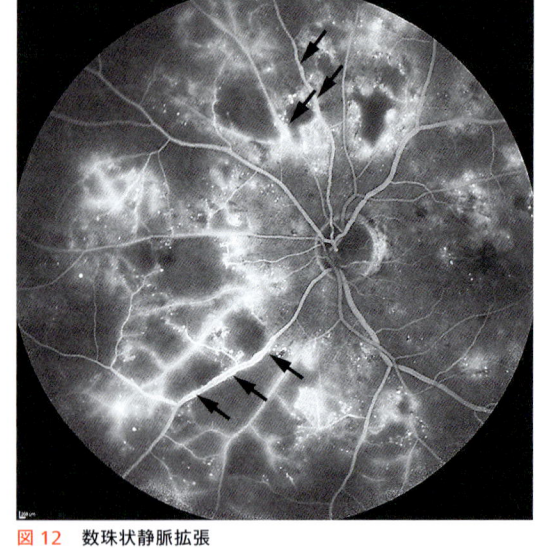

図12 数珠状静脈拡張
FAG では，数珠状静脈拡張(矢印)は，口径が不均一な静脈拡張として描出され，組織染を伴う．時として，蛍光漏出を認めることもある．その周囲には，低蛍光部位である NPA が拡がっていることが多い．

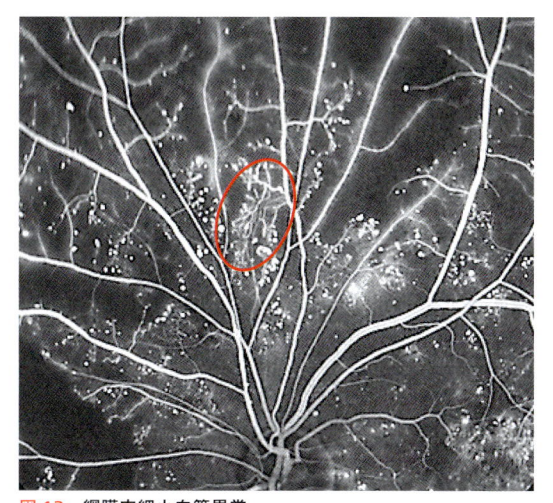

図 13 網膜内細小血管異常
FAG では，IRMA（囲み）は NPA に接した不規則な毛細血管網として観察される．

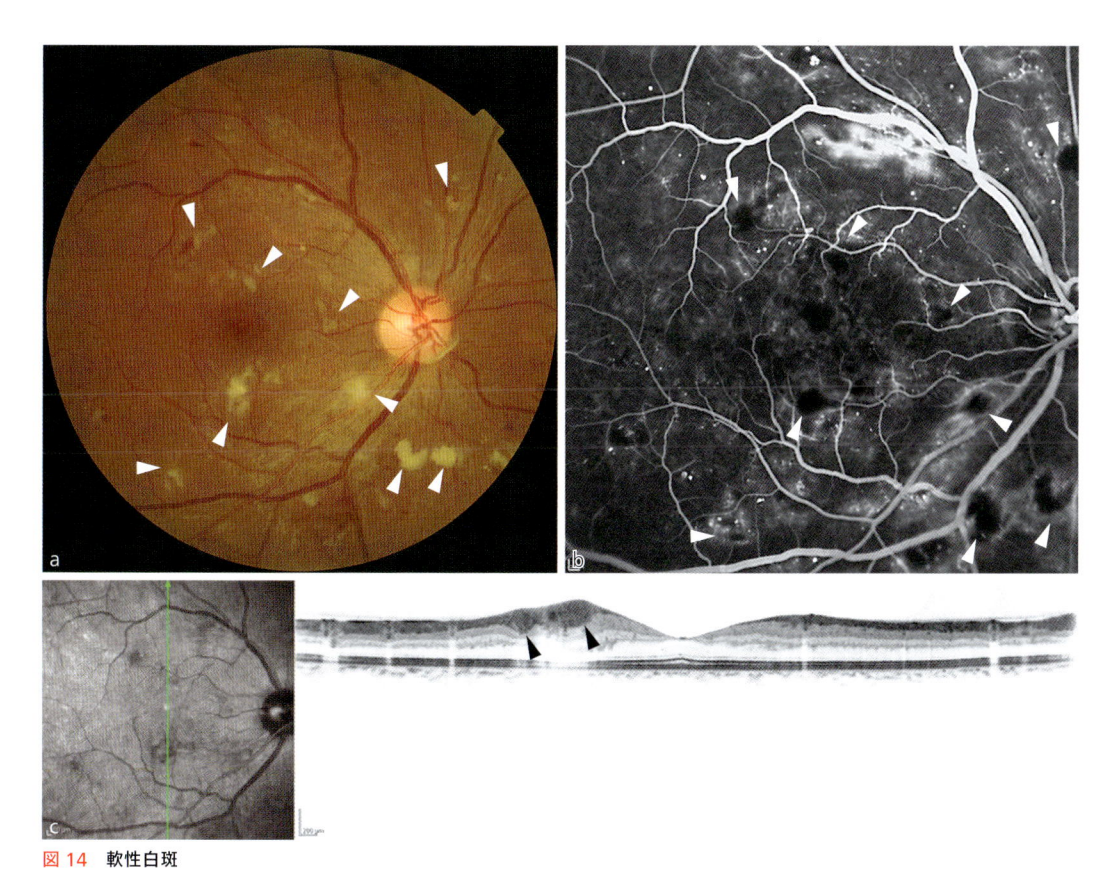

図 14 軟性白斑
眼底写真では，軟性白斑（矢頭）は，黄白色の境界不鮮明な病変として認められ（a），FAG では低蛍光（NPA）に一致する（b）．OCT 断層像（c）では，神経線維層の腫脹（矢頭）として描出される．

III 疾患概念 123

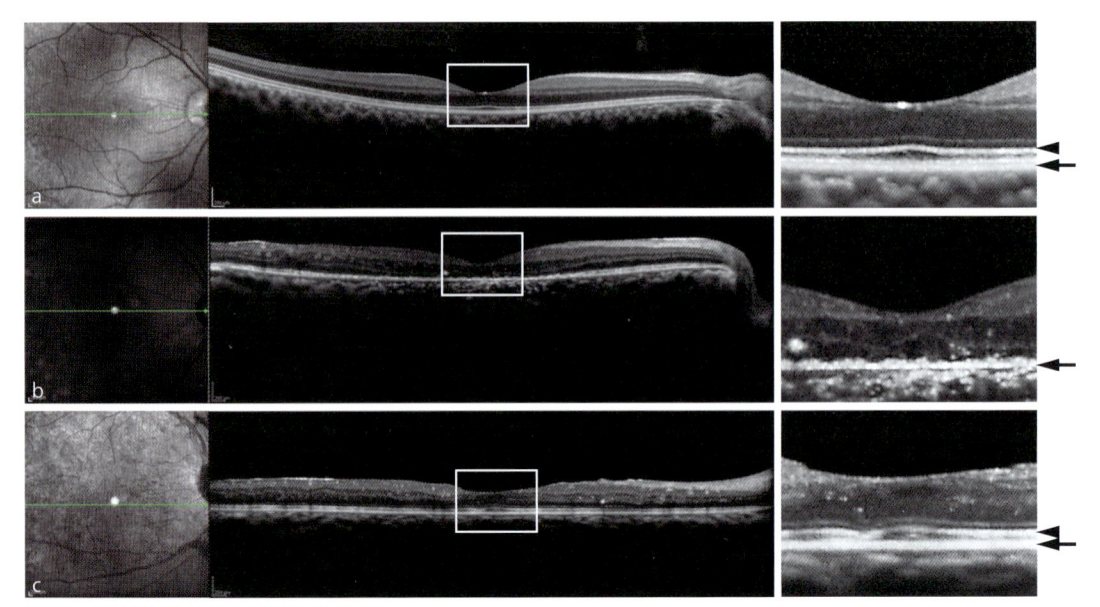

図15　OCT断層像における神経組織の障害
a：正常眼のOCT断層像．網膜色素上皮（矢印）の上に視細胞内節・外節接合部（IS/OS：矢頭）を認める．
b：DMEの既往があるDR症例．中心窩下ではIS/OSは消失しており，視細胞が障害されている．矯正視力は0.2と不良である．
c：PDR症例で，正常眼と比較して，層構造が凸凹に乱れており，神経グリア障害が示唆され，矯正視力は0.6である．
右列：中心窩拡大図．

II.　神経・グリア細胞の変化

　DR眼では以前より神経線維が減少すること，また，神経節細胞が早期からアポトーシスを起こすことが知られている．それのみならず，虚血に陥った黄斑部網膜は，形態的，機能的に障害を受ける．また，近年のOCT研究により，とくに，DME症例やその回復後にはしばしば黄斑部視細胞が障害されることが描出されている（図15）．

　生理的には，アストロサイトやMüller細胞などのグリア細胞は，網膜血管の周囲を取り囲み，神経細胞との栄養や老廃物の交換を仲介し，血管透過性を制御している．糖尿病状態では，これらの細胞は形態やさまざまな分子の発現が変化していることが知られており，BRB破綻を促進していると考えられる．

〔村上智昭〕

B 血管新生

　糖尿病合併症とは主として全身の血管障害であり，糖尿病網膜症(DR)も細小血管障害に起因する．網膜症においては，進行過程のごく初期に網膜毛細血管を構築している周皮細胞の選択的消失が起こる．続いて局所的な基底膜の障害と内皮細胞の増殖である毛細血管瘤(MA)の形成，MAや障害血管から網膜内への小出血や血漿成分の漏出により網膜浮腫が起こる．並行して血栓や血球による毛細血管閉塞を生じ，網膜虚血から血管新生へと進行する．虚血網膜では主にグリア細胞において転写因子の1つである hypoxia-inducible factor が活性化し血管新生を誘導するさまざまな growth factor の発現が亢進し，それが眼球内に拡散することにより眼内のさまざまな場所に血管新生を起こすと考えられている．眼球は繊細な光学系をもっているため，そこでの浮腫や血管新生は中間透光体の混濁や神経障害を容易に惹起し不可逆的な視機能低下をもたらす．近年，血管透過性の亢進と血管新生の両方の作用をもつ血管内皮細胞増殖因子(VEGF)が増殖糖尿病網膜症(PDR)の病態に深くかかわっていることが明らかとなり，そのVEGFを選択的に阻害するような治療法が実用化されるようになった．

I. 網膜血管新生の診断，IRMAとの鑑別

　それではPDRを定義する血管新生とはいったいどのようなものなのであろうか？　図1は古典的な既存血管からの血管新生のイメージ図である．細胞レベルでは虚血網膜から分泌された血管新生因子の蓄積により，網膜や虹彩毛様体の既存血管の内皮細胞が増殖，遊走，管腔形成し新生血管が形成される．新生血管の周囲に周皮細胞の裏打ちまで行われれば成熟した血管と言え，その血管の透過性は亢進していない．しかしDRでは周皮細胞の数が減少しておりその機能も障害されていることから，ほとんどの新生血管において周皮細胞による裏打ちが不完全であると考えられる．さらに血管透過性の亢進している新生血管から分泌された細胞外マトリックスが増殖膜を形成する．

　この新生血管が網膜から硝子体腔中に形成されたものがいわゆる網膜新生血管である（図2）．周皮細胞の裏打ちが不完全で周囲にグリア細胞も存在しないことから非常に血管透過性が亢進している．一般的に後部硝子体剝離(PVD)が起こっている症例では血管新生の足場がないため，このいわゆる網膜新生血管は発生しないと言われているが，硝子体手術をするような症例ではPVDのある部分の網膜表面〔内境界膜(ILM)の硝子体側〕に新生

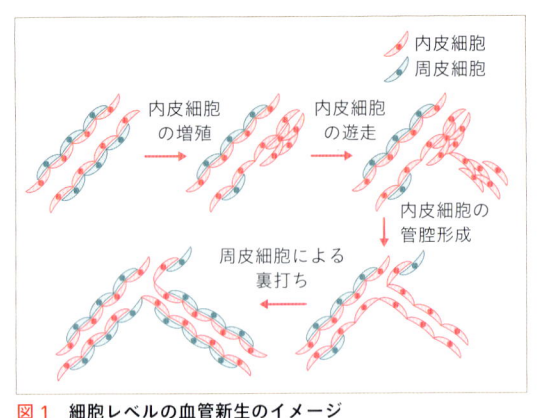

図1 細胞レベルの血管新生のイメージ
内皮細胞の増殖，遊走，管腔形成の後周皮細胞に裏打ちされることにより新生血管が完成する．

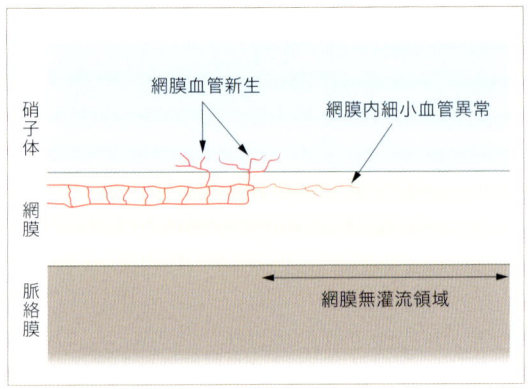

図2 網膜血管新生と網膜内細小血管異常
硝子体腔に伸びたものが網膜血管新生，網膜内の異常血管がIRMAである．IRMAは網膜内に伸びた新生血管であるものともともとの毛細血管がリモデリングされたものが混在していると考えられる．

血管と増殖膜を認めることもある．網膜内に新生血管が形成された場合は網膜内細小血管異常(IRMA)と呼ばれている．もともと存在した血管が拡張，吻合して形成されている場合も含まれる．IRMAは周囲にあるグリア細胞がある程度のバリア機能を有しているためか，硝子体中への新生血管ほどの強い血管透過性亢進を示さない．この二者に共通するのはどちらも検眼鏡的に正常網膜とは明らかに異なる走行パターンを示すということである．図3はPDRのパノラマ眼底写真である．一見それほど進行していない網膜症の眼底であるが，よく見るとところどころに正常とは異なる走行パターンの血管が認められる．接触型の拡大レンズなどで詳細に観察するとこれらの異常血管が硝子体腔にあるのか網膜内にあるのか区別することができ，網膜新生血管とIRMAの鑑別はできるが網膜無灌流領域(NPA)の評価はできないので，やはりFAGが必要である．図4は同じ症例のパノラマFAG写真である．FAGを撮ると網膜新生血管は造影早期からの非常に強い蛍光漏出として観察される．IRMAはNPA内の異常な血管走行として観察され，あまり強い蛍光漏出は認めない．病態としてはどちらもNPAの存在を示唆しており汎網膜光凝固(PRP)の適応判定に重要な所見である．

II. 網膜新生血管と抗VEGF治療

図5は39歳男性でPDRによる硝子体出血と視神経乳頭の周囲に線維血管膜を認める(図5a)．F10 scanning laser ophthalmoscope®(ニデック社)のレトロモードで眼底を観察すると視神経乳頭周囲に多くの異常血管像が認められ，増殖膜に新生血管が豊富に含まれていることが推察できる(図5b)．この症例に硝子体手術の術前投与の目的でベバシズマブの硝子体注射(IVB)を施行したところ，2日後の眼底では新生血管のほとんどは退縮し増殖膜も真っ白になっていたが，レトロモードではまだかなりの部分の異常血管像が認められた(図5c)．同日に硝子体手術が施行され手術中に得られた線維血管膜を組織学的に観察した結果，多くの血管構造が認められたが，赤血球を含んでいない血管構造も多く認めら

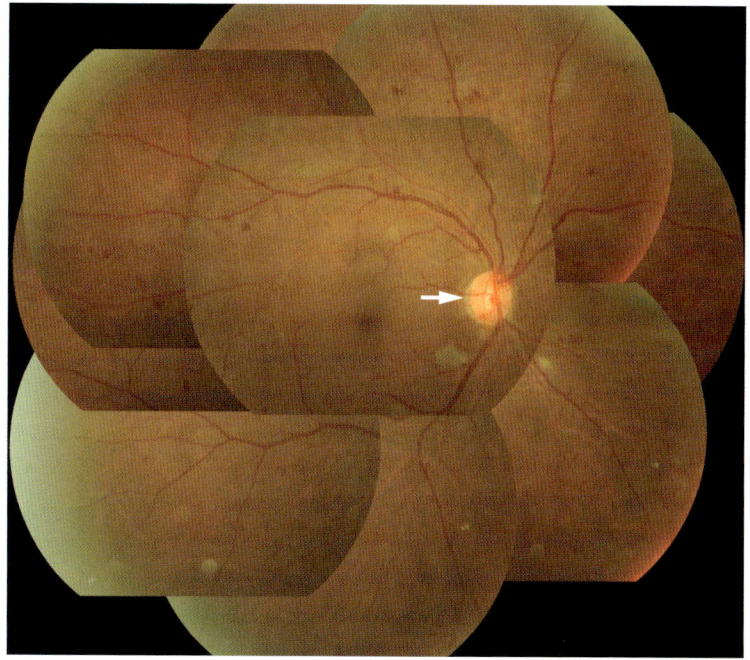

図3 増殖糖尿病網膜症（パノラマ撮影：右眼）
よく見ると異常血管を認める．

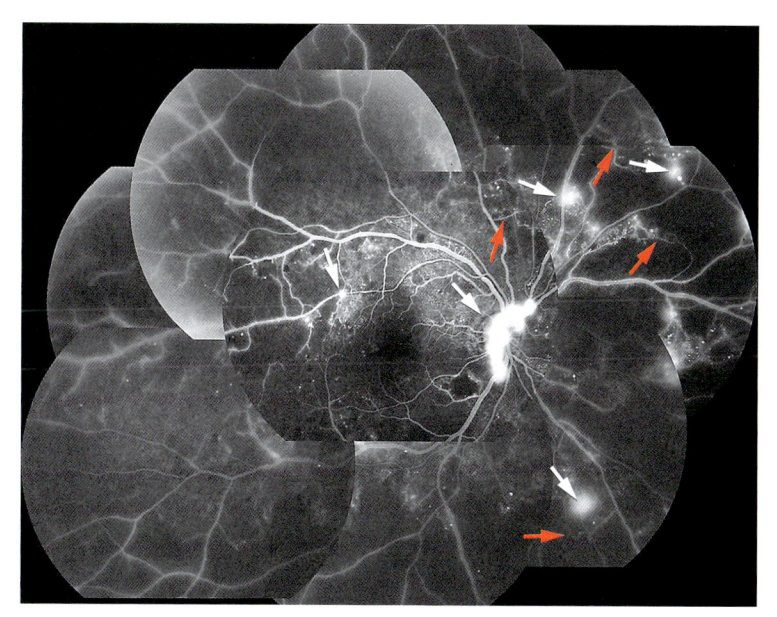

図4 図3の症例のパノラマFAG
網膜新生血管（白矢印）は造影早期からの非常に強い蛍光漏出として観察される．IRMA（赤矢印）はNPA内の異常な血管走行として観察され，あまり強い蛍光漏出は認めない．

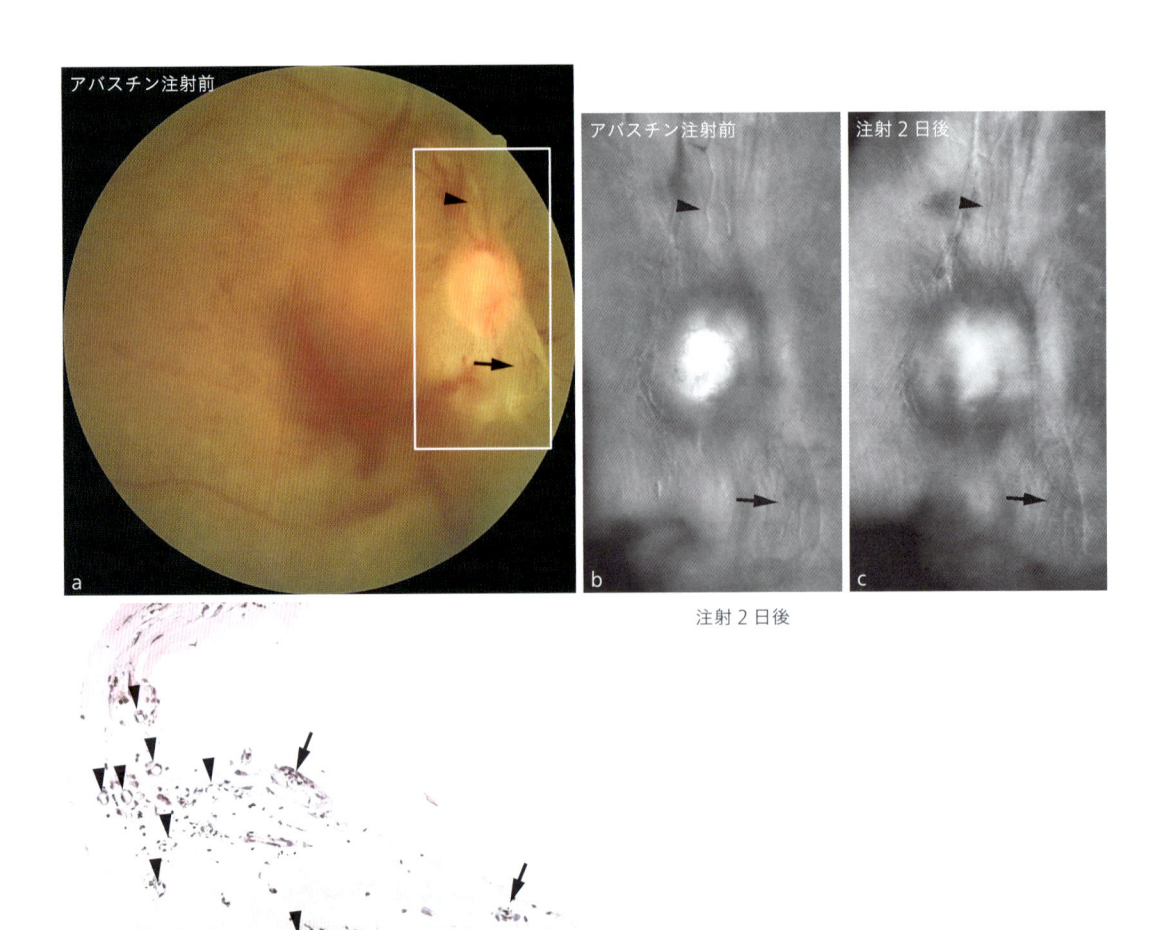

図5 F10 scanning laser ophthalmoscope®（ニデック社）のレトロモードによる増殖膜の観察
PDRによる硝子体出血と視神経乳頭の周囲に線維血管膜を認める（a）．F10 scanning laser ophthalmoscope®（ニデック社）のレトロモード所見（b）では乳頭周囲に多くの異常血管像が認められる．ベバシズマブの硝子体注射（IVB）を施行し2日後の眼底所見（c）では新生血管のほとんどは退縮し増殖膜も真っ白になっていたがレトロモードではまだかなりの部分の異常血管像が認められた．手術中に得られた線維血管膜のHE染色（d）．赤血球を含んだ血管構造が認められる（矢印）が赤血球を含んでいない血管構造（矢頭）も多く認められた．
（Suzuma k, Tsuiki E, Matsumoto M, et al. : Retro-mode imaging of fibrovascular membrane in proliferative diabetic retinopathy after intravitreal bevacizumab injectiol. Clin Ophthalmol 5：897, 2011 より）

れた（図5d）．このことから検眼鏡的には抗VEGF治療後に線維血管膜の新生血管は退縮しているように見えるが，早期には血管構造は残っており新生血管の血流が途絶していると思われる．抗VEGF治療後，数か月すると退縮していた新生血管が再発したということも報告されていることから，残存した血管構造が新生血管の再発に何らかの役割を果たしているのかもしれない．

III. 増殖糖尿病網膜症における硝子体出血

　網膜新生血管が発生し網膜血管と硝子体の癒着が形成された後に，PVD が進行すると新生血管の部分に硝子体の牽引がかかるようになる．牽引により新生血管が破綻すると網膜前出血や後部硝子体腔，硝子体出血となる．出血の量が多く牽引性網膜剥離（TRD）や網膜裂孔を伴っている場合は出血が網膜下にまわって網膜下出血を認めることもある．図6 は 37 歳女性，無治療の PDR で経過中常に HbA1c は 10% 以上あるコントロール不良の症例の Optos® 200Tx™ を用いた広角眼底写真である．図6 ではそれほど悪い状態には見えないが，FAG（図7）では視神経乳頭と下方の網膜に新生血管を認めたため PRP を施行した．その半年後に硝子体出血をきたしたため，さらに PRP を追加した眼底が図8 である．出血の大半は網膜前と後部硝子体腔にとどまっているため，まだ比較的眼底の透見性は良好である．視神経乳頭から広がる新生血管・増殖組織が図6 よりも明らかに拡大しており，半年前の PRP では増殖を完全には食い止められなかったことがわかる．網膜前出血が直接黄斑部にかかっていないが硝子体混濁のため視力は矯正 0.4 と低下していた．この症例のように PVD がほとんど起こっていない症例では後極の出血が自然吸収されるまで数か月はかかるため，本症例は硝子体手術を予定された．

IV. 牽引性網膜剥離

　新生血管の部分の癒着が強い場合は牽引性の網膜剥離をきたす．一般的に TRD は緩徐に進行するため，剥離範囲が狭い場合は緊急性は高くない．しかし黄斑部に剥離が近づきつつある場合や，裂孔併発している場合は治療が必要となる．図9 は無治療の 32 歳女性で発見された PDR の広角眼底写真である．視神経乳頭から鼻下方向は脈絡膜の紋理が見えており網膜剥離も PVD も起こっていないことが推察される．その他の部分は後部硝子体腔に出血があるため網膜を透見することができない．視神経乳頭から耳上側は線維血管膜があり網膜と癒着しているはずなので，この部分に TRD が存在する可能性が高い．同じ症例の FAG では PVD のある部分は出血のため網膜血管が透見できなくなっており乳頭から耳上側は網膜血管の造影像が得られている（図10）ことから，乳頭耳上側は PVD が起こっておらず TRD となっていると推察される．視神経乳頭近傍耳側の OCT による縦断層撮影（図11）では増殖膜と網膜の癒着と網膜剥離が認められ，黄斑もすでに剥離していることをうかがわせる所見である．黄斑剥離が長期間に及ぶと視力回復が困難となるため，この症例は準緊急で硝子体手術を予定された．

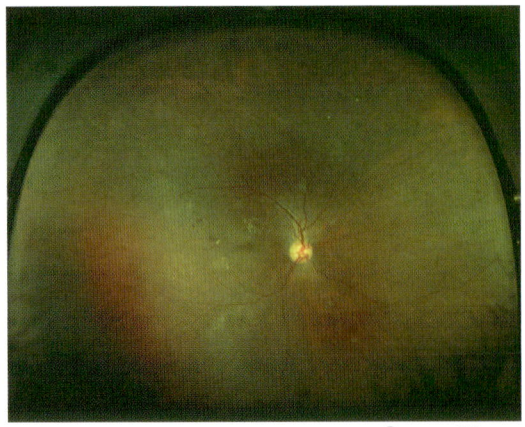

図6 37歳女性，増殖糖尿病網膜症のOptos® 200Tx™ を用いた広角眼底写真（右眼）

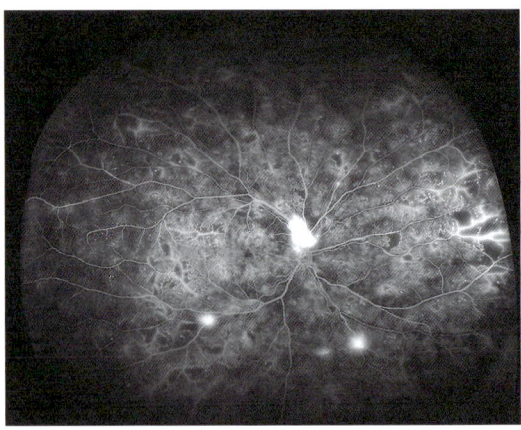

図7 図6のFAG
視神経乳頭と下方の網膜に新生血管を認める．

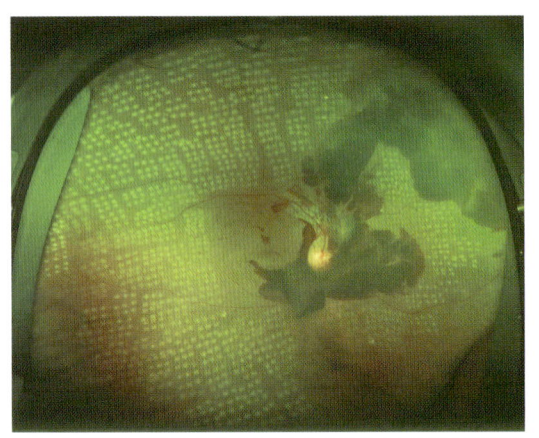

図8 半年後に硝子体出血をきたしたためさらに汎網膜光凝固を追加した眼底
視神経乳頭から広がる新生血管・増殖組織が図6よりも明らかに拡大している．

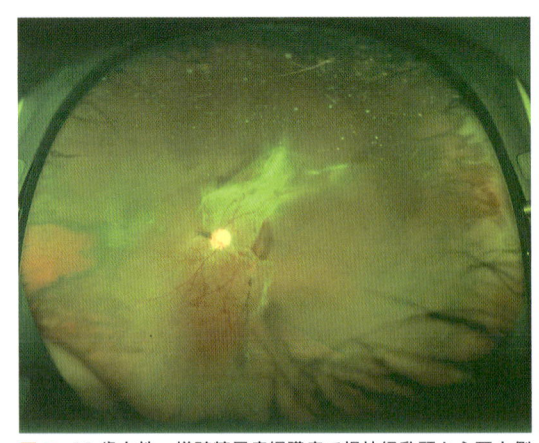

図9 32歳女性，増殖糖尿病網膜症で視神経乳頭から耳上側に牽引性網膜剥離を認める（左眼）

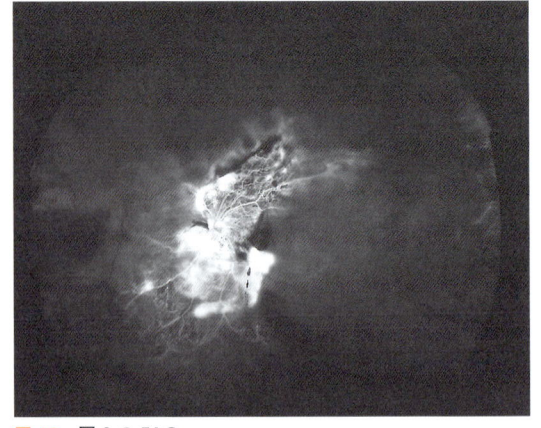

図10 図9のFAG
図9の広角FAGではPVDのある部分は出血のため網膜血管が透見できないが，乳頭から耳上側は網膜血管の造影像が得られており網膜剥離があることが推察される．

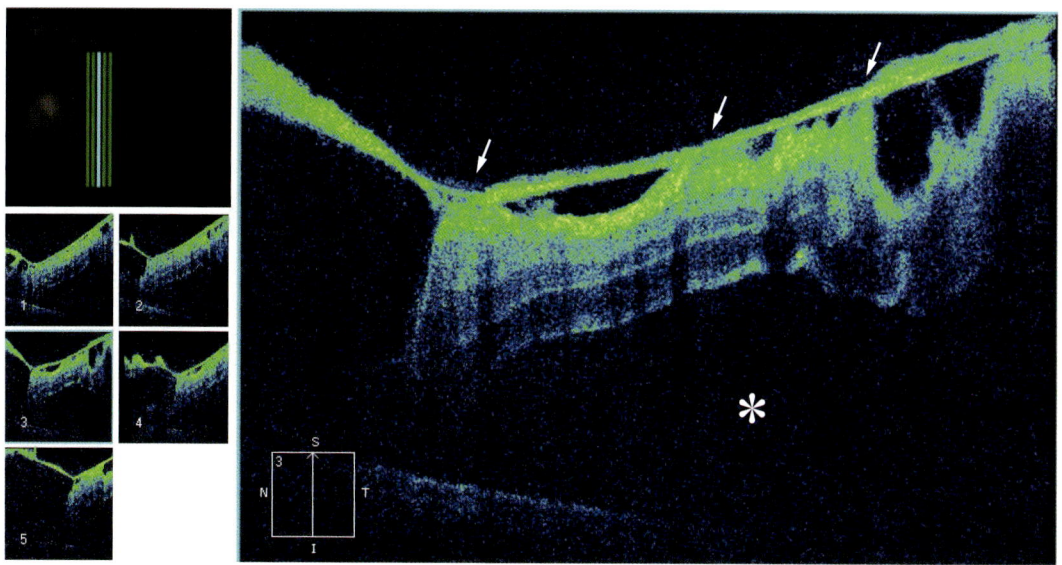

図11 視神経乳頭近傍耳側のOCTによる縦断層撮影
増殖膜と網膜の癒着(矢印)と網膜剥離(＊)が認められる．

V. 血管新生緑内障

　VEGF阻害薬が登場するまでは血管新生緑内障は非常に難治で急速に失明に至ることも珍しくはなかった．現在は抗VEGF治療により隅角閉塞期以外の血管新生緑内障は眼圧コントロールが比較的可能となり，治療法や時期の選択の幅が広がり予後もよくなったと思われる．しかし，抗VEGF治療で眼圧コントロールが不良の場合は緑内障手術の併用などが必要となり，困難な症例であることは今も変わりはない．図12は78歳男性，DRで血管新生緑内障をきたした症例の虹彩の蛍光造影である．ベバシズマブの硝子体注射施行前は虹彩新生血管の増殖と透過性亢進が認められている．この症例の注射時に採取した前房水のVEGF濃度は643 pg/mLであった．この症例はPRPも施行後なのでそれほどVEGF濃度は高くないが，一般的には500 pg/mLを超えてくると新生血管の活動性が高まってくる．また1,000 pg/mLを超えると血管新生緑内障のリスクが非常に高くなり重症例では数万pg/mL以上の値になることもある．隅角の新生血管が遷延すると周辺虹彩前癒着(PAS)(図13)を生じ非可逆性の眼圧上昇をもたらす．閉塞が隅角の50％を超えると眼圧コントロール不良から緑内障手術が必要になることが多い．

　DRにおける網膜や虹彩・隅角での血管新生は昔は病期の最終ステージであり失明の一歩手前のサインであった．光凝固や硝子体手術の進歩，VEGF阻害薬の登場によりそのようなことは過去のこととなり，PDRや血管新生緑内障であっても失明する頻度は減り，今後はよい機能を保っていくことが重要となるであろう．

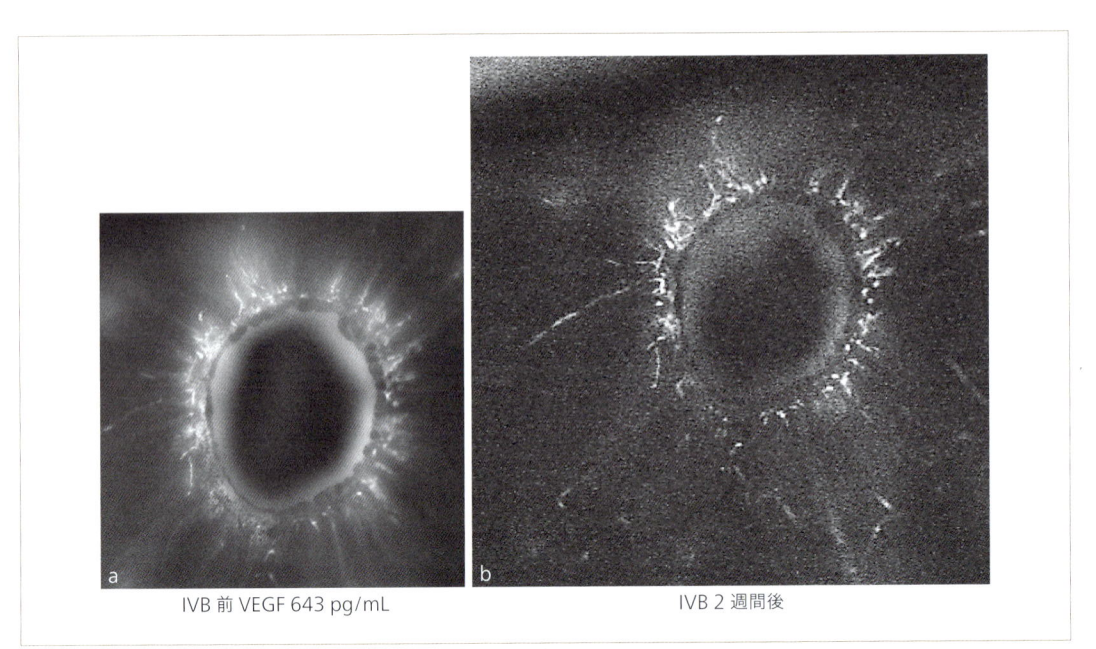

図12 78歳男性の血管新生緑内障
虹彩の蛍光造影でベバシズマブの硝子体注射施行前は虹彩新生血管の増殖と透過性亢進が認められる(a)が，注射後は活動性は低下した(b).

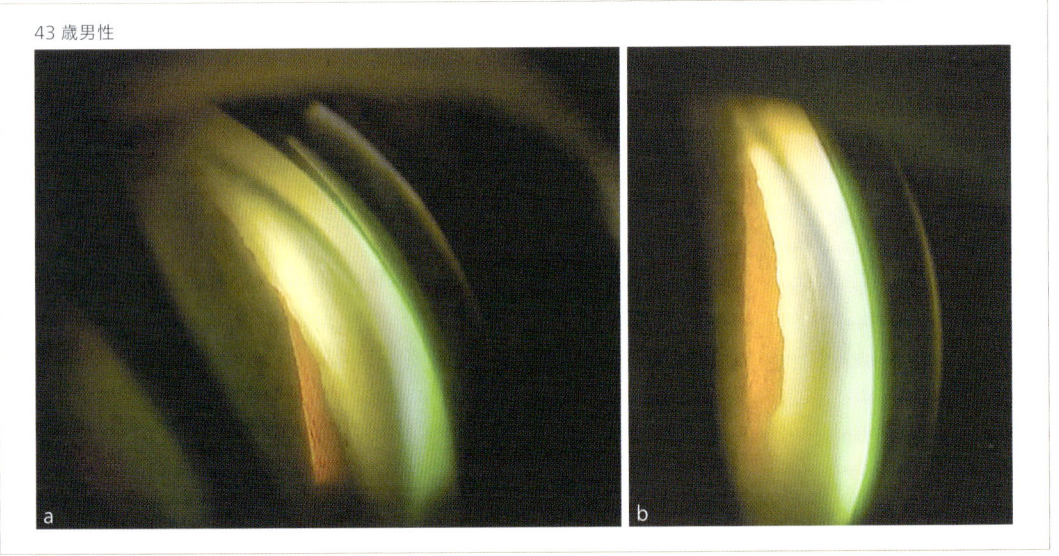

図13 血管新生緑内障の周辺虹彩前癒着
隅角の新生血管が遷延すると周辺虹彩前癒着(a：線維柱帯がまだ見える)を生じ非可逆性の眼圧上昇をもたらす．さらに閉塞が進行すると(b：線維柱帯がほとんど見えなくなっている)眼圧コントロールが不良となる．

参考文献

1) Suzuma K, Tsuiki E, Matsumoto M, et al.：Retro-mode imaging of fibrovascular membrane in proliferative diabetic retinopathy after intravitreal bevacizumab injection. Clin Ophthalmol 5：897-900, 2011
2) Adamis AP, Altaweel M, Bressler NM, et al.：Changes in retinal neovascularization after pegaptanib (Macugen) therapy in diabetic individuals. Ophthalmology 113：23-28, 2006

〔鈴間　潔〕

C 糖尿病黄斑浮腫

　糖尿病黄斑浮腫（DME）は，糖尿病網膜症（DR）に伴う黄斑部網膜の肥厚である．高血糖に曝された網膜血管の障害により血液網膜柵（BRB）が破綻し，黄斑部グリア細胞の腫脹や細胞外液の病的な貯留を起こす．また，神経・グリア組織の形態変化とともに機能不全を惹起し，難治性の視機能低下を起こす．病態に合わせて，従来の光凝固術のみならず硝子体手術や薬物療法が取り入れられているが，未だ根本的な治療法はない．

I. 臨床所見

1. 眼底所見

　DMEは，DRに伴う黄斑部網膜の肥厚であり，しばしば中心窩に嚢胞様腔や漿液性網膜剝離（SRD）を認める（図1, 2）．これらの病変の主たる原因は血管透過性亢進であり，毛細血管瘤（MA）や網膜内細小血管異常（IMRA）などの異常血管がほぼ全症例で存在する（図3）．BRBが破綻した網膜血管からの漏出は，出血や硬性白斑として網膜実質に沈着する（図4）．黄斑部網膜の表面には，黄斑上膜（ERM）や肥厚した後部硝子体膜を伴うこともあり，物理的な牽引や血管透過性を亢進させることで病態を悪化させている（図5）．

2. 蛍光眼底造影所見

　FAGでは，黄斑部に蛍光漏出や蛍光貯留などの過蛍光所見を認め，破綻したBRBからの血液成分の旺盛な漏出が示唆される．また，MAやIRMAなどの異常血管も明瞭に描出され，しばしば，周囲に局所性漏出（focal leakage）を伴う（図3）．また，眼底所見では明瞭な変化がみられなくても，血管アーケード付近の比較的大きな網膜血管や形態的にはほとんど正常な網膜血管からも漏出することもあり，びまん性漏出（diffuse leakage）と呼ばれる（図6）．これらの血液の漏出はさまざまなメカニズムを介して，黄斑部網膜の肥厚を起こす．

　中心窩付近や耳側を中心に，毛細血管網が粗になり，進行すると脱落し無灌流領域（NPA）となる．虚血に陥った網膜は，VEGFなどの増殖因子を介して血管透過性を亢進したり，神経・グリア組織の変性とともに力学的な支持を失うことで，網膜肥厚を悪化させる（図7）．

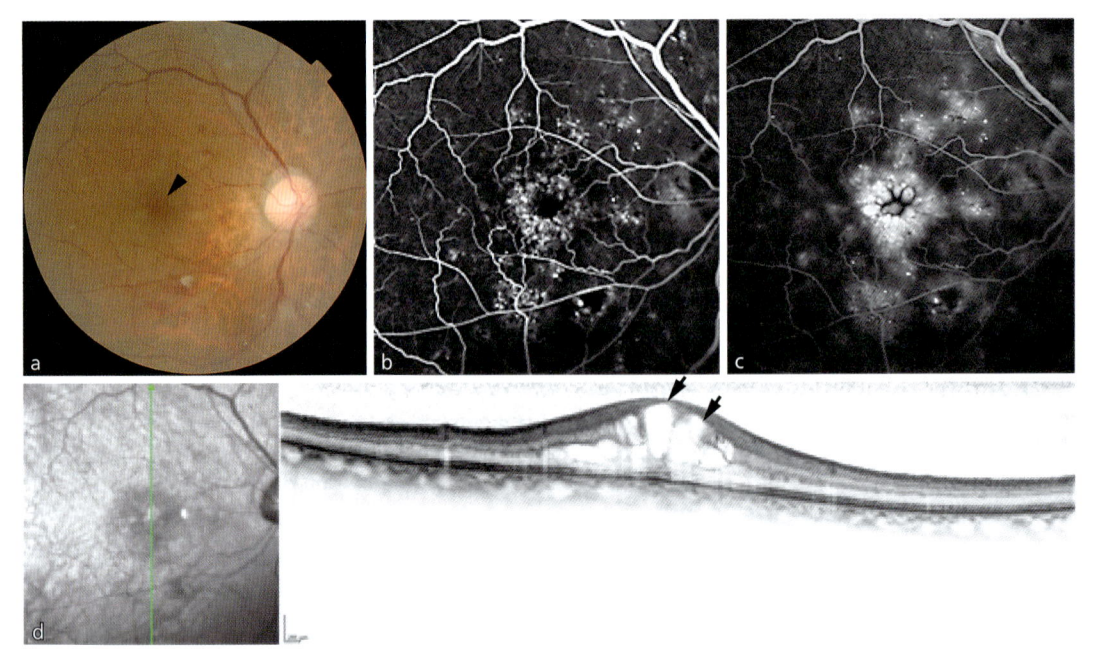

図1　糖尿病黄斑浮腫症例
右眼眼底写真では，中心窩に囊胞様腔を認め，周囲に MA や網膜出血を伴っている（a）．FAG 早期（b）では，中心窩周囲に MA が多発し毛細血管もやや拡張している．後期（c）では，中心窩付近に蛍光貯留を認め，その周囲には蛍光漏出も伴っている．OCT では，黄斑部網膜が肥厚し，その部位では網膜内に囊胞様腔（矢印）を伴っている（d）．

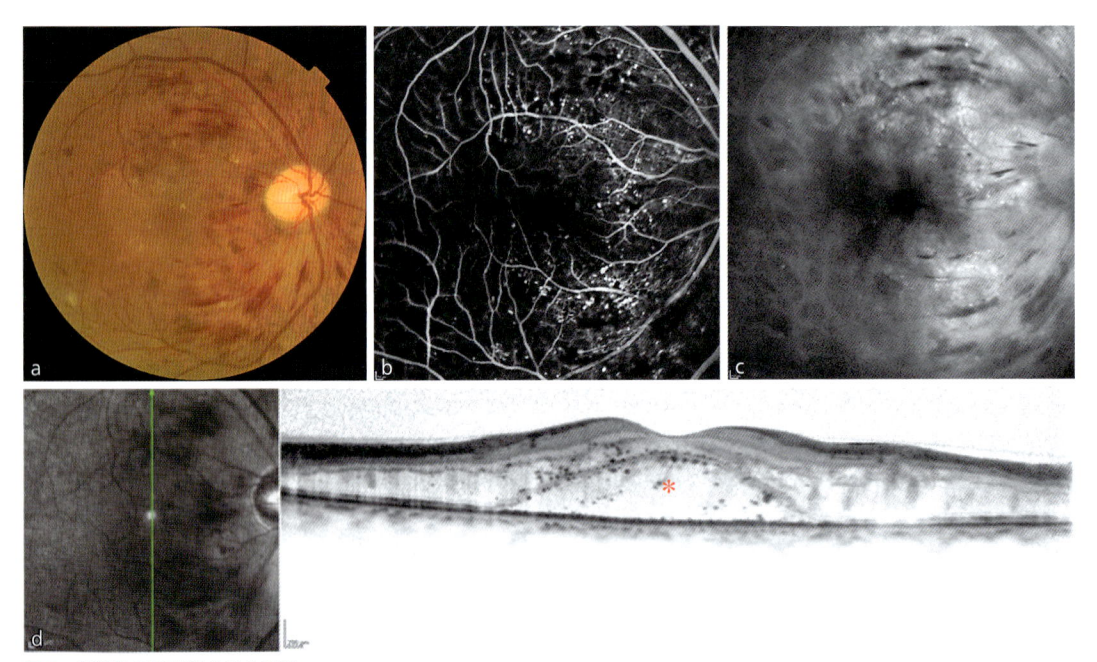

図2　漿液性網膜剥離を伴う症例
右眼眼底所見で黄斑部に SRD を認め（a），FAG（早期：b，後期：c）で黄斑部に旺盛な蛍光漏出を伴う．OCT で外網状層の肥厚とともに SRD（＊）が描出されている（d）．

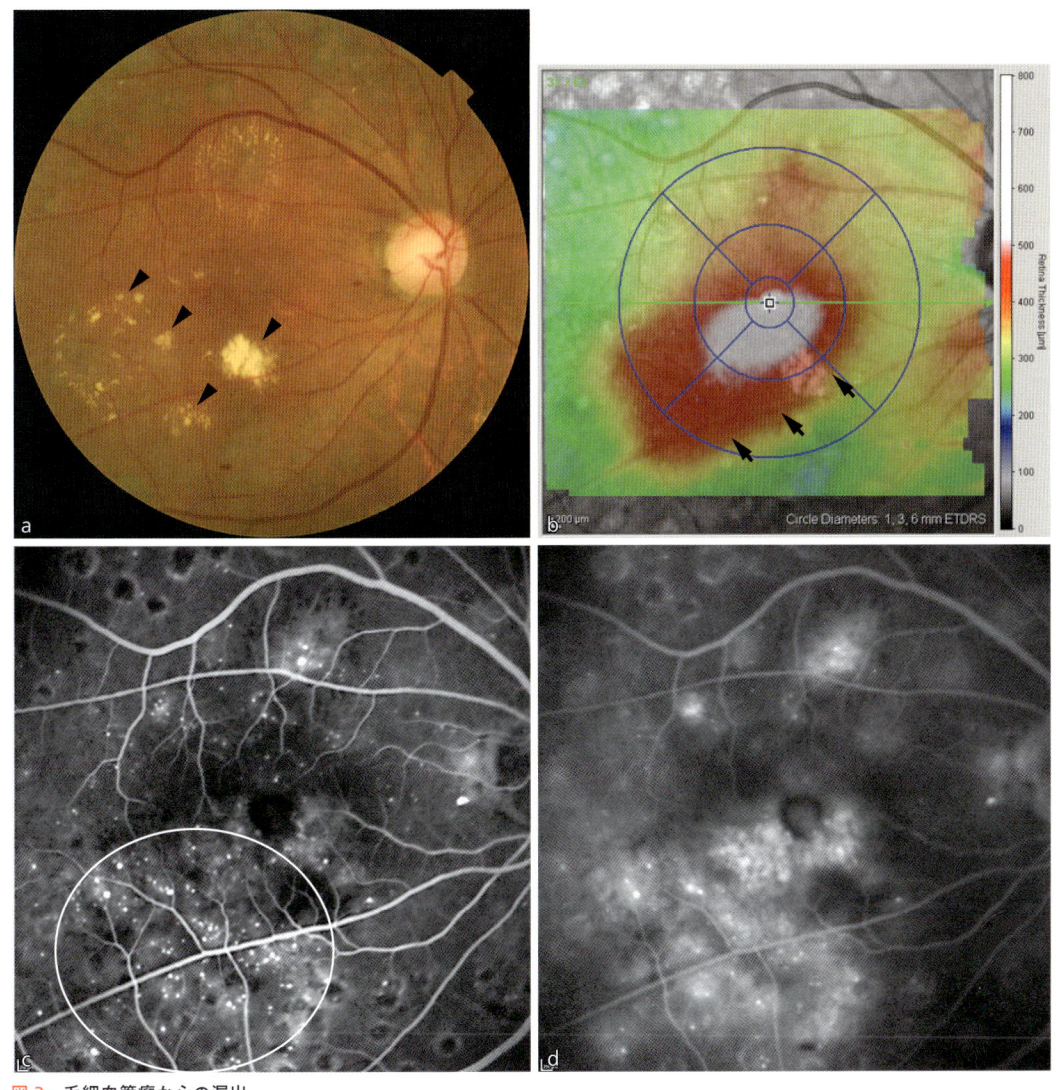

図3 毛細血管瘤からの漏出
右眼眼底写真では黄斑部の下半分に硬性白斑（矢頭）と MA を多く認め（a），FAG 早期（c）でも同部位に MA が多くみられる（囲み）．FAG 後期（d）では蛍光貯留，蛍光漏出を認め，OCT でも下方に網膜肥厚が強い（b，矢印）．

3. OCT 所見

　近年，OCT が臨床導入され，半自動的に黄斑部網膜厚が定量化可能となり（図8），黄斑部網膜の肥厚が簡単に把握できるようになった．このことは，DME 診療において大きな福音となった．定性的な眼底所見として知られていた囊胞様黄斑浮腫（CME），SRD，sponge-like retinal swelling が組み合わさって，網膜が肥厚することも客観的に確認することが可能となった（図1, 2）．

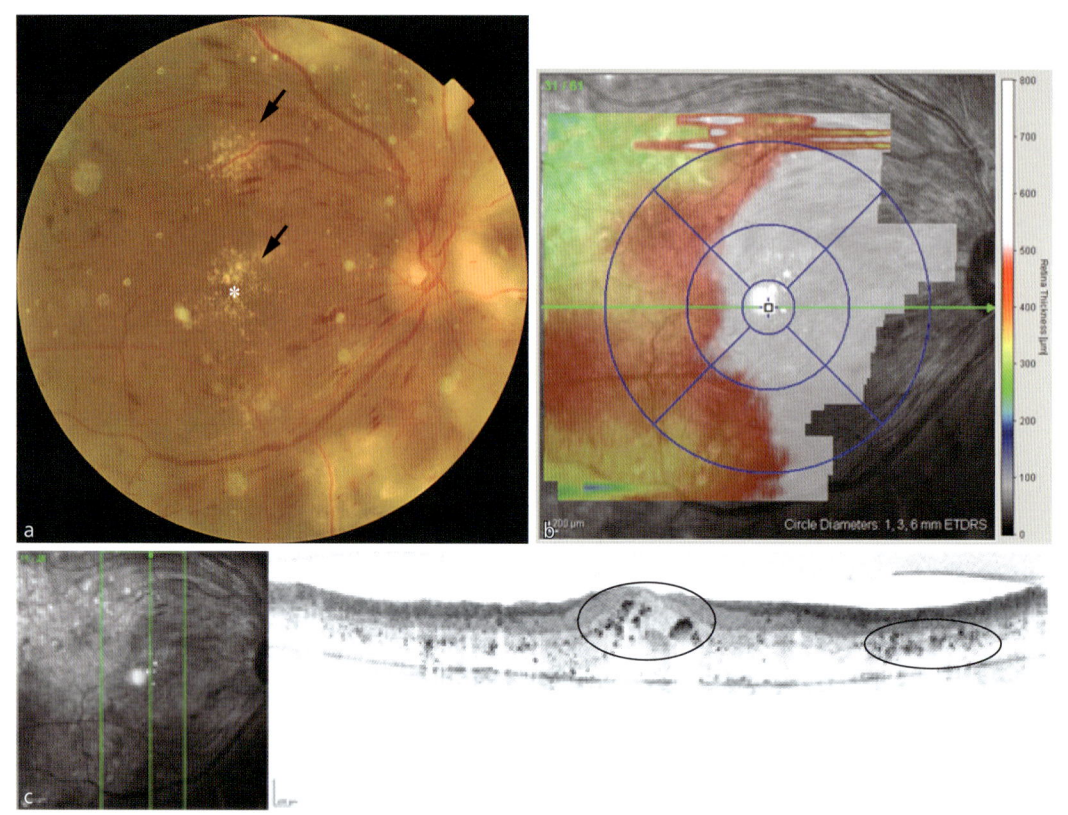

図4 硬性白斑を伴う糖尿病黄斑浮腫症例
a：右眼眼底写真では硬性白斑（矢印）を認める（＊：中心窩）．
b：OCT マップ表示．
c：OCT 断層像では同部位に hyperreflective foci が描出される（囲み）．

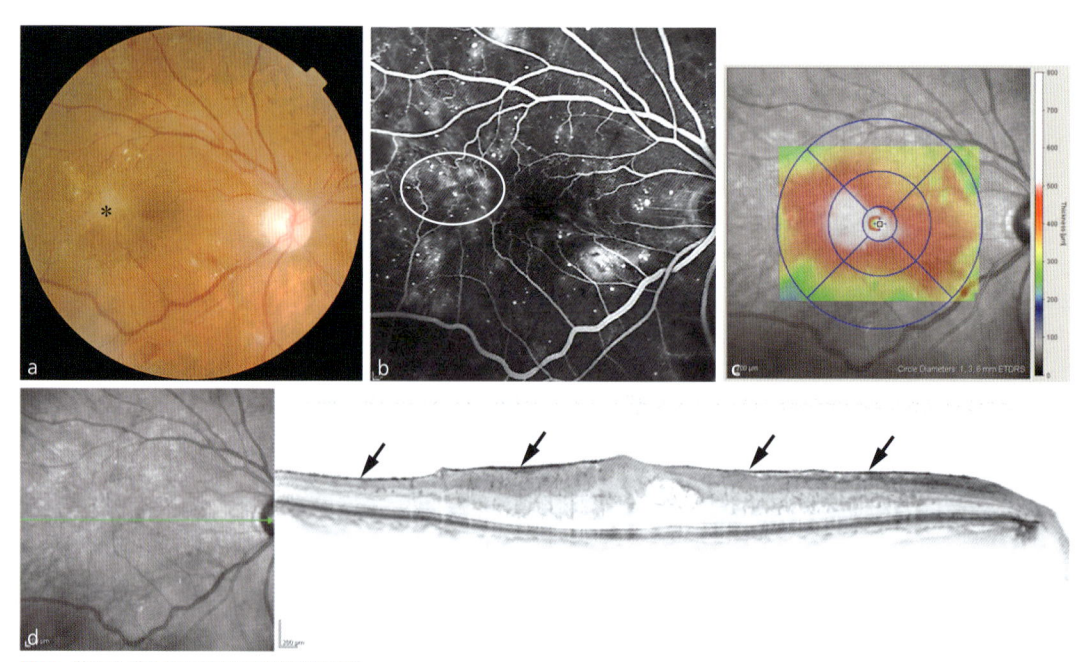

図5 黄斑上膜を伴う糖尿病黄斑浮腫症例
右眼眼底写真では，黄斑部全体に黄斑上膜を認め，とくに耳側（＊）で厚く，白濁して見える（a）．FAG 後期では耳側に過蛍光を伴い（b），OCT マップ（c）でも，耳側の網膜肥厚が著明である．網膜断層像では，網膜上に高反射の膜（矢印）として描出され，内層の肥厚が強い（d）．

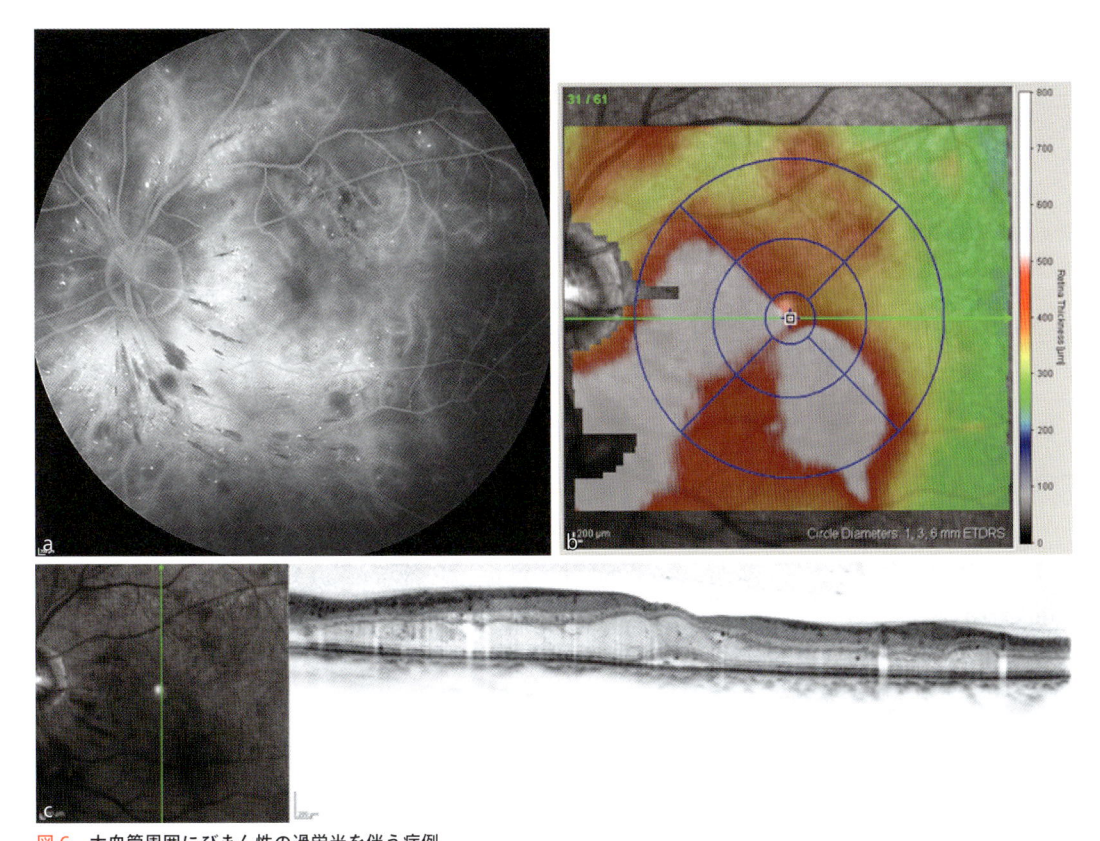

図6 大血管周囲にびまん性の過蛍光を伴う症例
左眼 FAG 後期では血管アーケードの大血管の周囲に過蛍光を認め（a），OCT マップ（b）でも網膜肥厚を伴う．断層像では主に外網状層の肥厚を認め，中心窩に SRD も伴っている（c）．

　さらにスペクトラルドメイン光干渉断層計（spectral-domain OCT：SD-OCT）の導入により微細構造が描出可能となり，CME などの従来から知られていた病変がより正確に把握できるようになった．さらには，視細胞のマーカーである外境界膜（ELM）や視細胞内節外節接合部（IS/OS）などの状態が明瞭に描出され，視力障害との関連が明らかにされつつある（図9）．また，微小な高反射病変である hyperreflective foci が新たに報告された．hyperreflective foci の本態は蛋白や脂質の沈着，つまり，硬性白斑の前駆体か，lipid-laden macrophage の可能性が示唆されており，その臨床的な意義が検討されている（図4）．

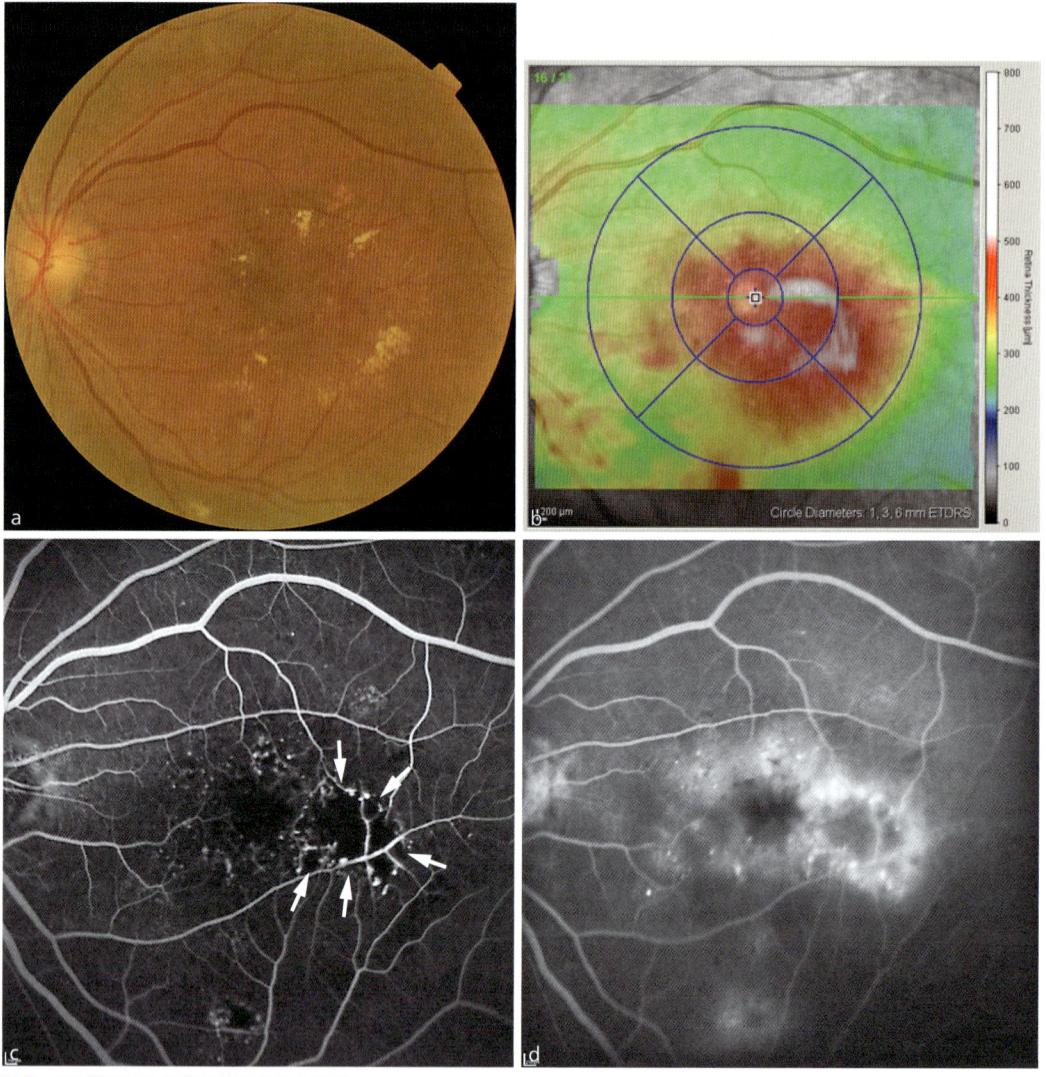

図7 黄斑部耳側に無灌流領域を伴う症例
左眼眼底所見(a)および OCT マップ(b)では，黄斑部耳側を中心に硬性白斑と網膜肥厚を認め，FAG 早期(c)では，耳側に NPA とその境界に MA を認め，後期(d)では，蛍光漏出を伴っている．

4. 機能検査

　近年の硝子体手術システムの向上とともに増殖糖尿病網膜症(PDR)による合併症の治療成績が比較的良好になってきた一方で，DME に対するさまざまな治療の成績は未だ十分とは言えず，今後も視機能改善への試行錯誤が繰り返されるであろう．

　微小視野計(microperimetry, MP-1)では，浮腫性変化や虚血性変化に一致して網膜感度が低下していることが示されており，多局所網膜電図(multifocal electroretinogram)でもそれらの部位に振幅低下や潜時延長がみられる．

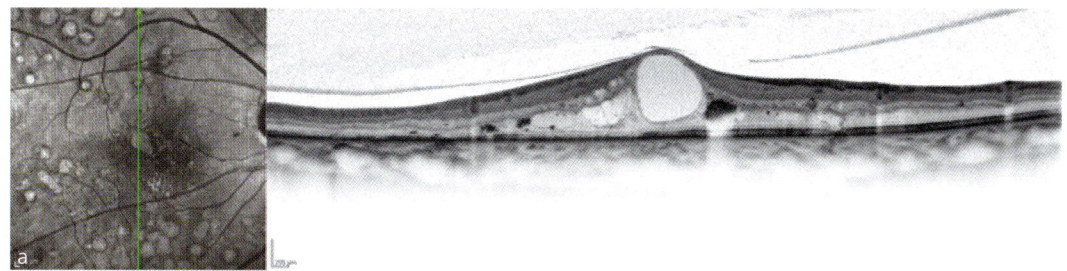

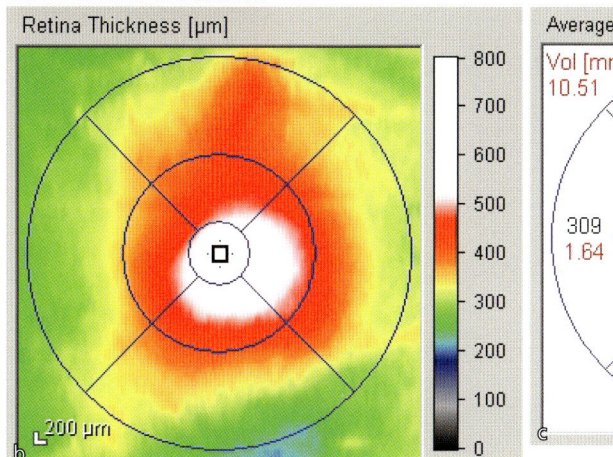

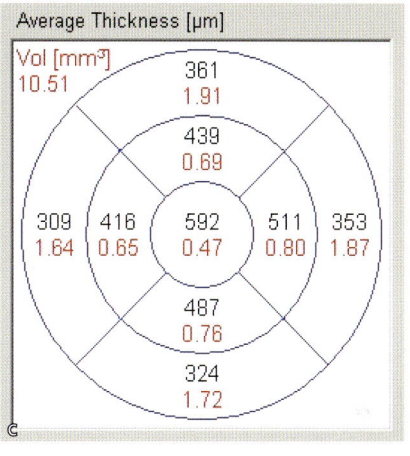

図8　center-involved DME
右眼 OCT の断層像(a)．網膜最内層から最外層までの厚みを自動的に計測されたマップ(b, c)では，中心 1 mm の平均網膜厚が大きく，center-involved DME である．OCT 機器ごとで正常値が異なるので要注意．

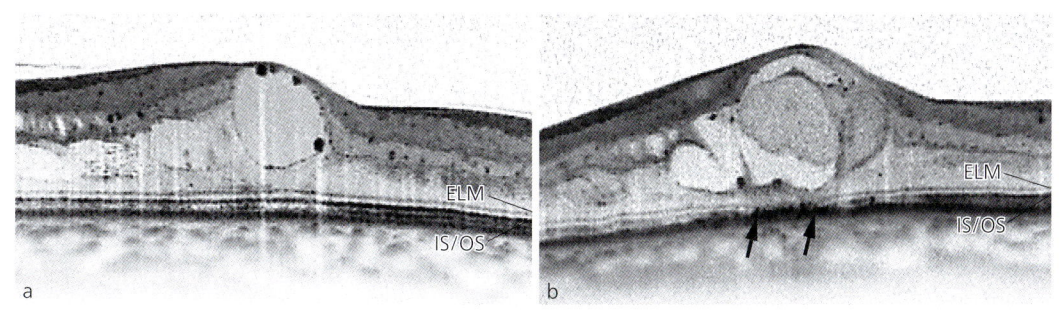

図9　黄斑部視細胞障害
中心窩に囊胞様腔を認めるが，その直下の ELM，IS/OS は連続性を保っており，視細胞の状態は良好である(a)．一方，中心窩囊胞の直下で ELM，IS/OS が断裂(矢印)している症例もあり，黄斑部視細胞が障害されているために，視機能障害が強いことが多い(b)．

II. Clinically significant macular edema(CSME)と center-involved DME

　　Early Treatment Diabetic Retinopathy Study(ETDRS)では，眼底所見，とくに，網膜肥厚と硬性白斑の状態から光凝固によって治療するべき DME である clinically significant macular edema(CSME)を定義し(**図10**)，FAG 所見から明瞭な漏出点へは直接凝固である局所光凝固を，漏出点の不明瞭なびまん性蛍光漏出へは格子状光凝固を施行することが推奨されていた．

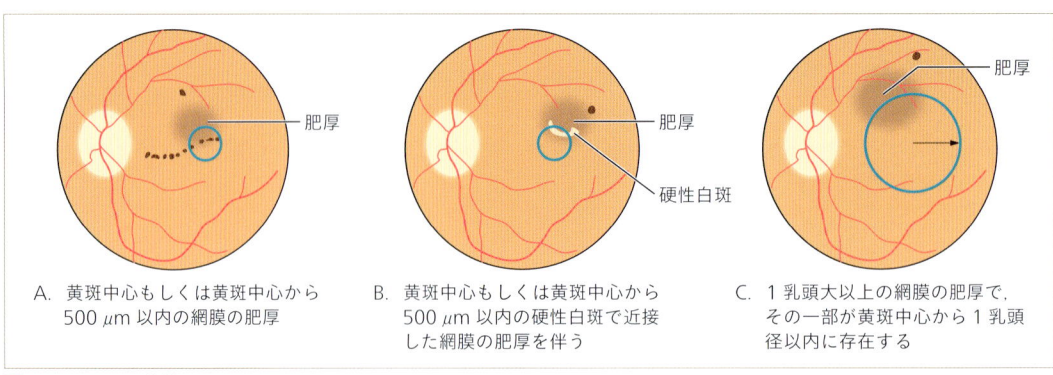

A. 黄斑中心もしくは黄斑中心から 500 μm 以内の網膜の肥厚

B. 黄斑中心もしくは黄斑中心から 500 μm 以内の硬性白斑で近接した網膜の肥厚を伴う

C. 1 乳頭大以上の網膜の肥厚で，その一部が黄斑中心から 1 乳頭径以内に存在する

図 10 CSME の定義

　近年，OCT が臨床導入され，黄斑部網膜厚が定量化できるようになり，Diabetic Retinopathy Clinical Research Network(DRCR.net)によると中心窩網膜の肥厚を，Stratus OCT の中心 1 mm の平均値が 250 μm(もしくは，SD-OCT で相当する値)以上を center-involved DME と定義し，さまざまな治療法に対する適応が決定され，また，治療効果の判定も行われるようになってきた(図 8)．

　傍中心窩の病変を意識した CSME とは異なり，より視力を反映した center-involved DME が今後の DME 診療の主流になっていくものと思われる．しかし，黄斑部への光凝固を考えるうえでは，CSME は現在でも非常に有用であり，両者を適宜使い分けることになるであろう．

III. 臨床所見からみた病態

1. 網膜肥厚のメカニズム

　BRB 破綻が，神経・グリア組織の形態変化を惹起するメカニズムも徐々にわかってきた．DME における最も典型的な所見である囊胞様腔は蜂の巣様，もしくは，花弁状の蛍光貯留に一致し，その病態に血液成分の漏出が必須であることが示唆される(図 11)．また，CME 型では，MA や中心窩 NPA の拡大を伴うことが多く，中心窩付近の毛細血管網のリモデリングや虚血性変化が囊胞様腔の形成に影響している(図 12, 13)．

　一方，SRD については，現時点では十分にはメカニズムがわかっていないが，網膜下に蛍光貯留を伴わないことから，中心性漿液性脈絡網膜症とは異なるメカニズムであることは間違いなく，他の網膜血管疾患の病態からは，remote effects，つまり，中心窩からやや離れた漏出が中心窩の SRD を惹起する可能性が示唆される．

2. 視細胞変性

　DME は浮腫性変化も難治性であるが，浮腫が消失したあとも視機能障害が残る．その原因は，眼底所見や FAG により黄斑変性や黄斑部虚血と考えられてきた．近年の OCT の進歩により，中心窩視細胞の状態が把握できるようになると，その障害が視力低下と強

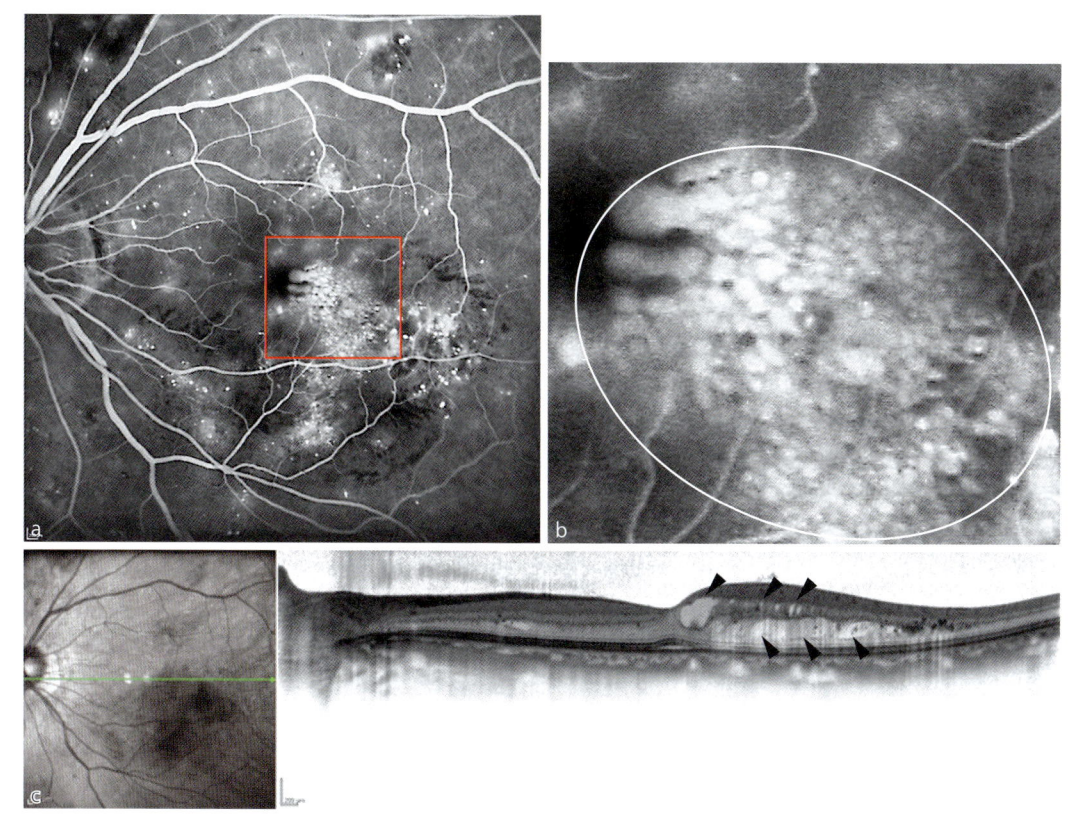

図 11　蛍光貯留と囊胞様腔
a：左眼 FAG では，中心窩付近に花弁状の，また，耳側から耳下側にかけて蜂の巣状の蛍光貯留を認める．
b：拡大図（囲み）．
c：OCT では同部位に内顆粒層または外網状層に囊胞様腔（矢頭）が描出される．

く相関することが数多く報告されている．ELM，IS/OS といった網膜色素上皮（RPE）と平行に走るラインが中心窩で欠損する場合は視機能障害が強く，断裂する所見は中等度の視力低下と関連が強い（図 9）．

　主に脈絡膜からの灌流に支配される中心窩視細胞が，網膜血管における透過性亢進により，どのように障害されるのかも OCT 所見から徐々に解明されつつある．囊胞様腔においては栄養や老廃物の物質交換の効率が低下するため蓄積した老廃物が視細胞を障害したり，囊胞様腔の物理的な圧迫による障害も考えられる．また，ELM は Müller 細胞と視細胞の接着結合であるが，重篤な囊胞様腔は Müller 細胞の障害を介して ELM のバリア機能の破綻を惹起し，網膜血管からの漏出物が ELM よりも外層の視細胞内節や外節を障害する（図 14, 15）．視細胞の病態進行は ELM のバリア機能をさらに悪化させ，外層障害と悪循環に入ると考えられる（図 16）．そのような症例では，その付近に hyperreflective foci が多く認められ（図 17），網膜内層に存在する網膜血管から漏出した血液成分が外層まで移動し，光受容が惹起されることが示唆されている．

3. 後部硝子体膜の病態

　肥厚した後部硝子体膜や黄斑上膜により神経網膜が影響を受けていることがしばしばみ

III　疾患概念　141

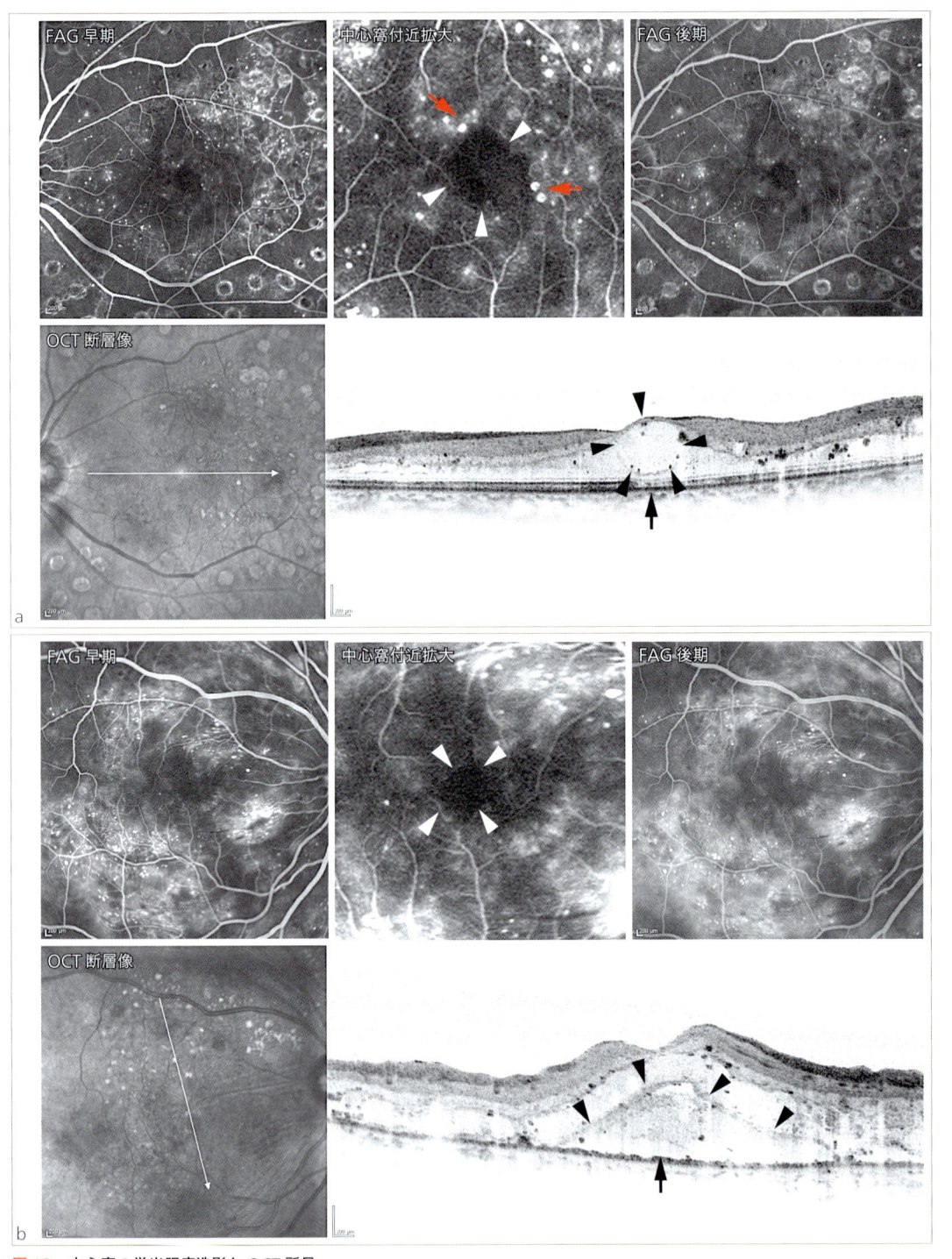

図 12 中心窩の蛍光眼底造影と OCT 所見
a:OCT で中心窩に囊胞様腔を認める症例では,中心窩 NPA が拡大しており,その周囲に MA を伴っている.白矢頭:中心窩 NPA,赤矢印:MA,黒矢頭:中心窩囊胞様腔,黒矢印:中心窩.
b:中心窩に SRD(黒矢頭)を認める症例では,中心窩 NPA が小さく,周囲に MA が少ない.
(Murakami T, Nishijima K, Sakamoto A, et al.: Foveal cystoid spaces are associated with enlarged foveal avascular zone and microaneurysms in diabetic macular edema. Ophthalmology 118:359-367, 2011 より)

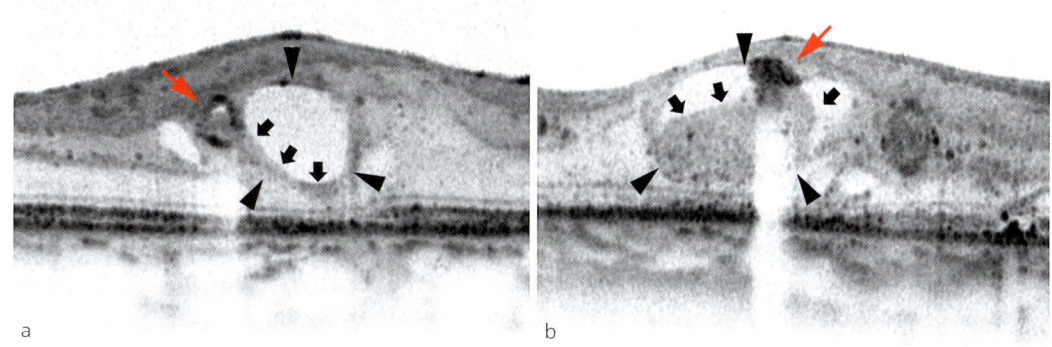

図 13 OCT 上での毛細血管瘤と囊胞様腔の関係
a：囊胞様腔の傍にある MA は破裂し，高反射の内容物が滲み出している．
b：囊胞様腔内に突出した MA から，高反射の内容物が漏出している．赤矢印：MA，黒矢頭：囊胞様腔，黒矢印：高反射内容物．
(Horii T, Murakami T, Nishijima K, et al.：Optical coherence tomographic characteristics of microaneurysms in diabetic retinopathy. Am J Ophthalmol 150：840-848, 2010 より)

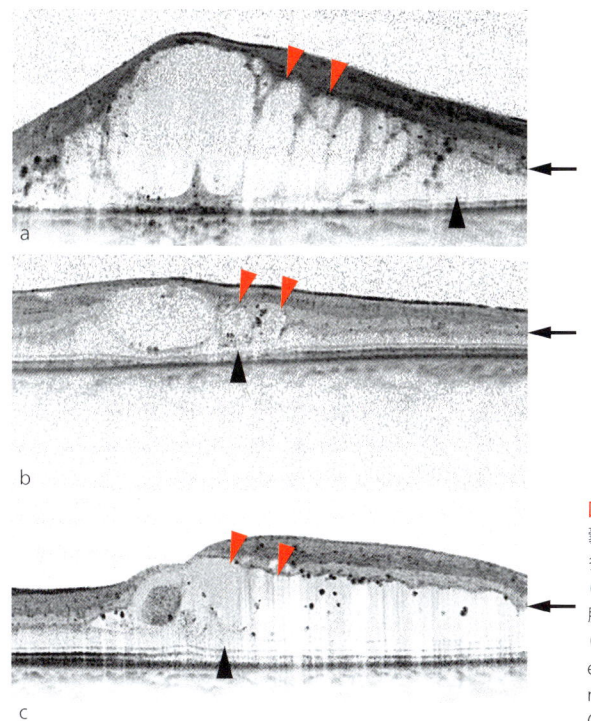

図 14 囊胞様腔と外境界膜障害
囊胞様腔は内顆粒層(b)や外網状層(c)にみられることが多いが，両方の層にまたがる拡大した囊胞様腔を伴う症例(a)では，ELM の断裂を伴うことが多い．赤矢頭：囊胞様腔，黒矢頭：外境界膜，黒矢印：Henle 層．
(Murakami T, Nishijima K, Akagi T, et al.：Optical coherence tomographic reflectivity of photoreceptors beneath cystoid spaces in diabetic macular edema. Invest Ophthalmol Vis Sci 53：1506-1511, 2012 より)

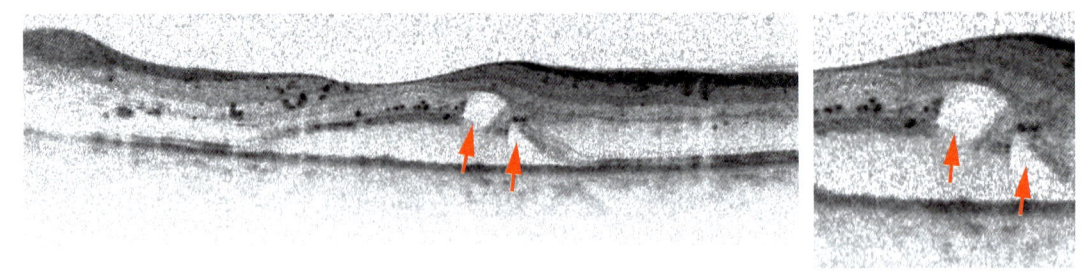

図15　漿液性網膜剥離を伴う症例における網膜外層の断裂
SRDを伴う症例では，外網状層の囊胞様腔からSRDにかけて，網膜外層が断裂する所見を認めることがあり，ELM障害の一因と考えられる．
(Ota M, Nishijima K, Sakamoto A, et al.：Optical coherence tomographic evaluation of foveal hard exudates in patients with diabetic maculopathy accompanying macular detachment. Ophthalmology 117：1996-2002, 2010 より)

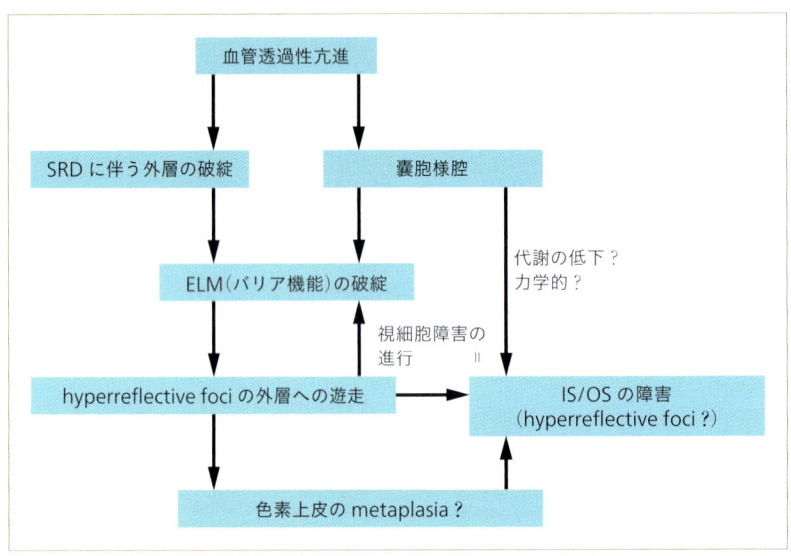

図16　OCT所見から推測される視細胞障害のメカニズム

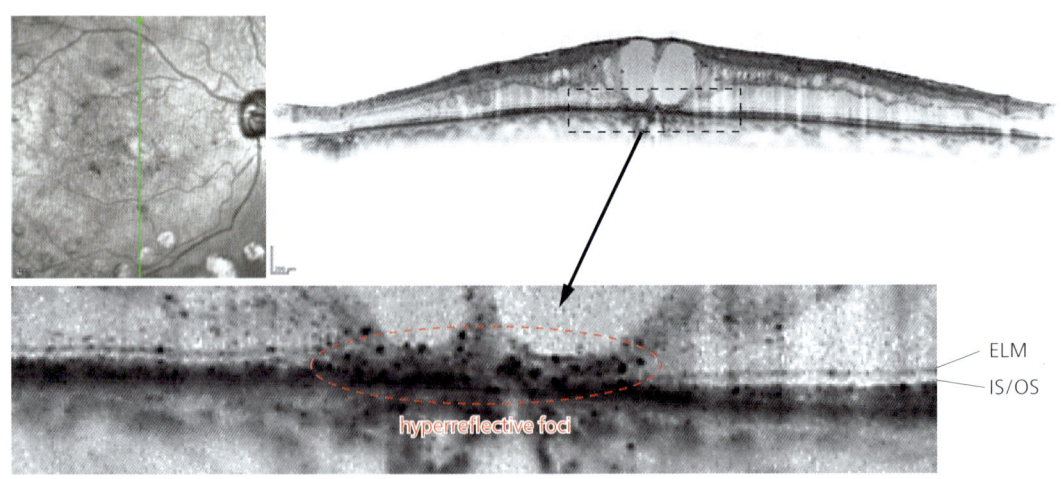

図17　外境界膜障害と hyperreflective foci
ELMよりも外層に hyperreflective foci が存在するときは，ELMとIS/OSの障害を伴うことが多い．

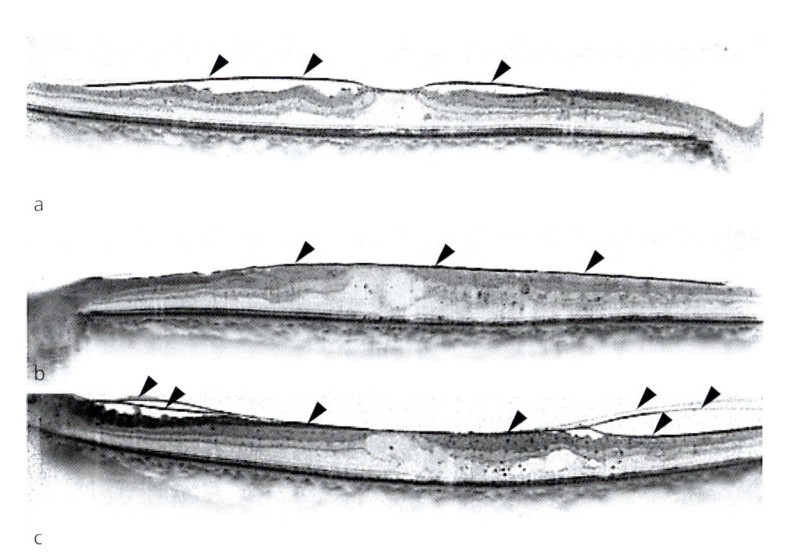

図18　黄斑上膜を伴う糖尿病黄斑浮腫
a：中心窩に肥厚した後部硝子体膜が付着している．
b：黄斑状膜を伴い，中心窩には囊胞様腔が描出される．
c：黄斑上膜が幾層にも分離している．

られることは，以前より眼底検査で知られていた．FAG ではその付近で蛍光漏出を伴うことが多く，BRB の破綻を介して網膜肥厚を惹起することが示唆されている．OCT 所見では，中心窩に強く癒着した後部硝子体膜や黄斑上膜による牽引が中心窩網膜の肥厚の原因であることが容易に観察できる（図18）．

IV. 治療と予後

1. 光凝固

　BRB 破綻が病態の第一歩であることを考えると，光凝固により漏出の原因病変を消失させることは非常に理にかなっており，ETDRS により CSME に対する光凝固の有用性が示されている．MA などの血管病変を局所光凝固することが推奨されており，漏出点の不明瞭なびまん性漏出の部位に対しては，格子状光凝固が施行される．しかし，中心窩を凝固することは不可能であり，凝固斑拡大により長期的に予後不良となる症例が一部あることが懸念事項である．

2. 薬物療法

　分子機構が解明されるにつれ，VEGF が血管透過性亢進を強く惹起することがわかり，その中和療法が導入されてきた．また，ステロイドの懸濁液であるトリアムシノロンも炎症を抑え，また，血管内皮細胞に直接的に働きかけ，血管透過性を抑制する．視力改善では VEGF 阻害薬がまさるが，治療頻度の問題や医療経済を考慮すると，ステロイドもひき続き用いられるであろう．

3. 硝子体手術

　従来，肥厚した後部硝子体膜による牽引を除去する目的で，硝子体手術がDMEに応用された．わが国では牽引による病態が存在しない症例でも施行されており，内境界膜剝離や中心窩下硬性白斑の除去なども組み合わされ，浮腫性変化の消失がある程度得られている．しかし，根治療法とならない症例もあり，手術合併症も一定の割合で存在するため，十分な適応の検討が必要である．

4. 予後因子

　従来より，遷延性黄斑浮腫，黄斑部虚血や黄斑変性が予後不良因子として示されていたが，OCTにより中心窩視細胞の障害が視力不良例に比較的頻度が高く，重要な予後予測因子である．また，黄斑浮腫が消失した後は網膜の層構造が乱れており，伝達系も障害を残していることが示唆されるが，今後の研究課題であろう．

〔村上智昭〕

IV 臨床所見

A 病歴聴取

　糖尿病に伴う眼合併症は糖尿病網膜症(DR)だけではなく，視神経症や神経麻痺など多岐にわたる．その鑑別，確定診断を適切に行い，必要な治療をタイミングを逃さず施行することが重要である．そのためには，症状の問診や眼科的，全身的な既往歴の聴取が必要であるが，十分な病歴をとったつもりでも，診察すると想定外の疾患が判明し，改めて問診し直すこともしばしばある．全身的な合併症があり，本人からの問診が困難な場合は，家人や通院中の主治医とも連携を取り，必要な情報を収集しておく．

I. 問診での留意点

　眼科診療では，他科に比べ病態を直接観察して診断し，治療方針を決定することができる．DRなどの網膜疾患は，眼底検査をすることによって得られる情報が多く，事細かく問診せずとも診断がつくことも多い．しかし，糖尿病眼合併症にはDR以外にもさまざまな眼科的疾患が考えられるので，1つの視機能障害の原因疾患を見つけても安心することはできず，網羅的な問診と診察が重要である．とくに，血管新生緑内障などの失明に直結する疾患が合併することも念頭においておかなければならない．また，DRだけをとりあげても，視力障害を惹起する合併症は複数存在するため，特徴的な症状を聴取しておくと，後の診察がしやすくなる．とくに，全身的な既往歴の問診が重要で，糖尿病や高血圧などのDR発症，進行のリスクファクターに関しては，積極的に確認する．また，眼科的な治療歴も，予後に影響することがあり，しっかりと聴取する．十分意識をもって問診しても，実際に診察にうつると想定外の合併症をみることもあり，再度，その疾患に特異的な問診が必要なこともある．

　類似の病変を示す疾患はいくつかあるが，糖尿病の既往が確認できる場合は，鑑別に困ることは比較的少ない．糖尿病の受診歴がなく，進行したDRを認める場合は，毛細血

管瘤(MA)の確認ができないこともあり，網膜虚血と新生血管を伴いうる疾患を除外する必要がでてくる．とくに，両眼性の網膜静脈閉塞症(retinal vein occlusion)や放射線網膜症(radiation retinopathy)，激烈なぶどう膜炎などは，問診により，ある程度除外診断できることもある(第3章V「鑑別疾患」参照⇒201頁)．

病歴聴取では一般的に，主訴，既往歴，治療歴，家族歴を聞くが，患者は緊張や不安を抱えた状態で受診しているので，患者から必要な情報を正確に得ることは意外に難しい．医師は患者が話しやすい環境を作り，医師-患者の良好な関係を構築しておくことは，長期に渡る診療が必要なDR診療においては非常に重要である．また，患者とのコミュニケーションにより，患者自身がどれだけ病識や治療意欲があり，また医師をどれだけ信頼しているかを伺い知ることができる．しかし，患者は他院での診療歴を明言しないこともあり，最初の問診だけで十分であるとは考えてはいけない．さらに糖尿病患者には，眼合併症だけではなくさまざまな全身疾患が考えられ，抗凝固薬や血液透析などにより眼科的な治療方針を変更せざるを得ないこともあることを想定して，問診を行う必要がある．

II. 症状

糖尿病に伴う眼合併症は，DRをはじめ，眼球運動障害，屈折異常，調節異常，角膜障害，瞳孔異常，虹彩炎，血管新生緑内障，白内障，視神経症などさまざまであり(表1)，それぞれに特徴的な症状と一般的な症状を惹起する．視力低下の原因で最も多いのはDRであるが，その中でも黄斑浮腫，硝子体出血，網膜剝離などいくつかの病態が想定されるし，複数の疾患を合併することがしばしばある(表2)．図1の症例のように増殖糖尿病網膜症(PDR)であっても，自覚症状がない場合もある．動眼神経麻痺のように治療や検査の緊急性の高い疾患も念頭においておく．

1. 視力低下

DRをはじめ，眼球運動障害，屈折異常，調節異常，角膜障害，瞳孔異常，虹彩炎，血管新生緑内障，白内障，視神経症など多岐にわたる疾患が想定されるため，他の症状と組み合わせ，疾患を絞り込んでいく(図2)．よく外来で耳にする「見にくくなった」という患者の訴えのなかには，変視症，霧視，羞明，飛蚊症，光視症，大(小)視症，視野欠損などさまざまな症状からなり，問診の段階で絞り込んでおく必要がある．変視症や大(小)視症では，黄斑部病変に留意して検査を進めていく必要がある．飛蚊症や光視症，視野欠損などあれば，硝子体出血や網膜剝離が疑われる．霧視や羞明などは白内障で起こることが多いが，硝子体出血や混濁，黄斑病変，角膜障害でも起こりうる．また糖尿病治療の開始時期など，血糖値が大きく変動した場合には，屈折変化が起こり裸眼視力の低下を訴えることもある．

2. 視野障害

糖尿病患者の場合，片眼性の視野欠損は，DRによる硝子体出血や，網膜剝離，新生血管緑内障の他に，視神経症などが考えられる．同名半盲が疑われた場合は，脳血管疾患を

表1　症状が出現しうる糖尿病眼合併症

DR（黄斑浮腫，黄斑偏位，黄斑上膜，硝子体出血・混濁，牽引性・裂孔原性網膜剥離）
血管新生緑内障
白内障（混濁，屈折変化）
虚血性視神経症，糖尿病性乳頭症
虹彩炎，虹彩後癒着
屈折・調節障害
角膜障害（点状表層角膜炎，遷延性角膜上皮欠損，再発性角膜上皮びらん）
眼球運動障害（動眼神経，滑車神経，外転神経麻痺）
瞳孔異常（動眼神経麻痺，虹彩萎縮，虹彩癒着）
内因性眼内炎，眼窩炎症
脳血管障害に伴う同名半盲

表2　見にくさを訴えるさまざまな症状と主な疾患

変視症	糖尿病黄斑症，網膜剥離，網膜牽引
霧視	白内障，糖尿病黄斑症，硝子体出血・混濁，角膜障害，瞳孔異常
羞明	白内障，糖尿病黄斑症，角膜障害，瞳孔異常
飛蚊症	硝子体出血，網膜剥離
光視症	網膜剥離，網膜剥離，網膜牽引
不同視	糖尿病黄斑症，屈折異常
視野欠損	網膜剥離，硝子体出血・混濁，血管新生緑内障，視神経症
矯正視力低下	糖尿病黄斑症，白内障，硝子体出血・混濁，網膜剥離，角膜障害
裸眼視力低下	屈折異常，調節障害

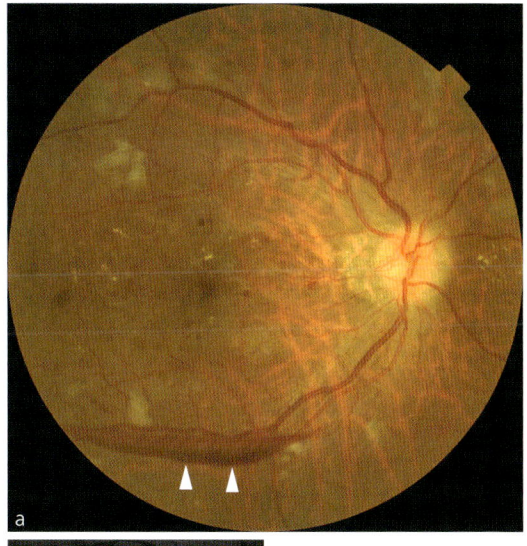

図1　自覚症状のない右眼増殖糖尿病網膜症症例
a：眼底カラー写真では，出血斑，硬性白斑に加え網膜前出血（矢頭）が認められる．
b：OCTでは，軽度の硝子体混濁（矢頭）と黄斑部にわずかに囊胞様腔（矢印）が認められる．視力は1.0であった．

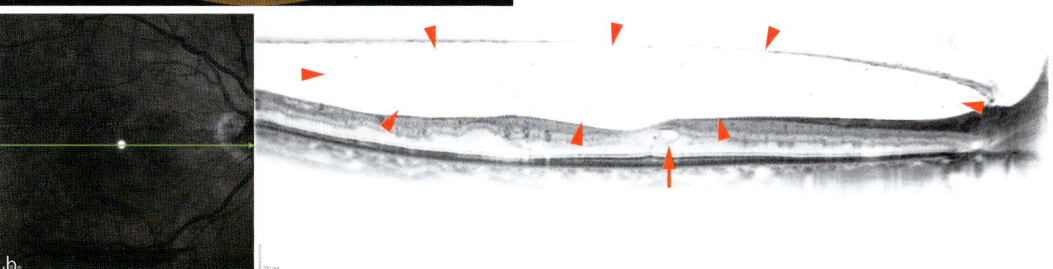

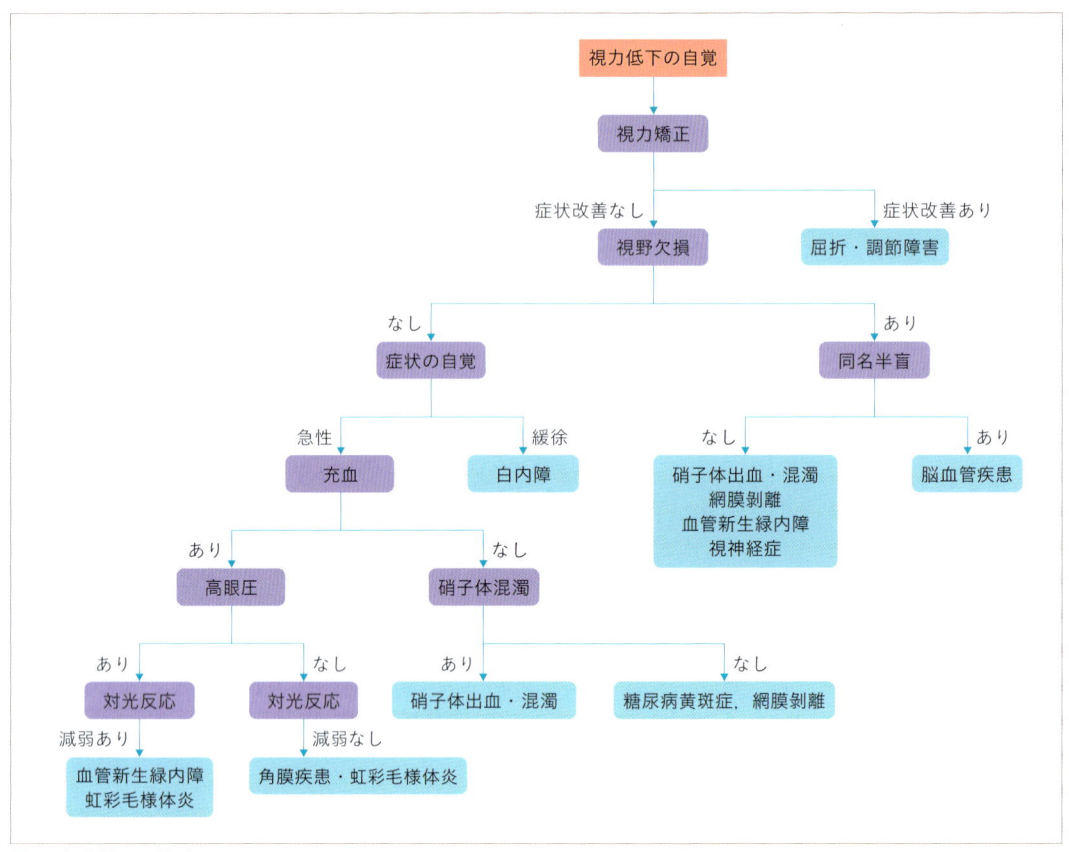

図2 視力低下の鑑別

考え，内科医にコンサルトする．

3. 複視

　両眼性複視は，眼球運動障害が最も疑われるが，糖尿病患者では，動眼神経，滑車神経，外転神経のすべてに障害が起こる可能性がある．動眼神経麻痺には，眼瞼下垂や瞳孔不同を伴うが，とくに瞳孔不同を伴う動眼神経麻痺は，脳動脈瘤との鑑別が必要となるため，緊急の検査が必要であり，脳神経外科か神経内科に即日診察依頼する．両眼複視は時として，両眼視時でのみ視力低下として自覚することがあるので，十分に問診する．単眼複視では，屈折異常，角膜障害，白内障の進行などに留意が必要となる．

4. 眼痛

　眼痛で最も注意しなければならないのは，血管新生緑内障による眼圧上昇であり，早急に適切な治療が必要となる．虹彩炎でも同様に眼圧上昇をきたす場合がある．各種光凝固術の術後数日間は，眼痛が継続することがある．眼痛のなかには屈折障害や，調節力障害による眼精疲労のこともあるが，易感染状態である糖尿病患者では，眼窩内感染もあるので，眼球運動障害を伴えば，CTなどの精査が必要となる．

　糖尿病患者の角膜は上皮接着が脆弱であり，角膜障害をきたしていることが多く，異物

感の原因となる．とくに何らかの眼手術後の遷延性角膜障害には苦慮することがある．また術後瘢痕や残存糸などにも注意が必要である．ただ，糖尿病患者は角膜知覚が低下しているため，症状がない場合もある．

5. 充血

糖尿病患者では，角膜上皮障害，虹彩炎などが考えられるが，結膜もしくは Tenon 嚢下注射の既往がある方は，創感染の可能性も考慮しなければならない．血管新生緑内障にて急激に眼圧上昇をきたした場合には，充血が起こりうる．

III. 糖尿病網膜症と全身的なリスクファクター

全身的なリスクファクターは，DR の発症，進行を示唆するのみならず，介入により，それらの改善が得られる可能性があるので，十分な問診と治療の有効性についての説明は重要である．

1. 糖尿病

DR の診断における重要な要素であるので，必ず確認する必要があるが，そのなかでも，HbA1c，罹病期間，治療歴（インスリン療法，血糖降下薬内服の有無），糖尿病の病型は重要な危険因子となる．血糖値も当然危険因子であるが，糖尿病状態では変動が激しく，再現性が低いため，安定的な HbA1c で代用することが多い．

HbA1c と罹病期間は，DR 発症と進行と正の相関があることは多くの疫学研究で示されており，Diabetes Control and Complications Trial（DCCT）や United Kingdom Prospective Diabetes Study（UKPDS）でも，強化療法群が発症，進行のリスクを低下させることが示されている．インスリン療法を行っている患者のほうが，DR 発症のリスクが高い．血糖降下薬の種類によっては，DR への影響が報告されているが，十分なエビデンスはなく，今後も情報を収集しなくてはならない．糖尿病の病型では 1 型が，また，若年発症のほうが DR のリスクが高い．

2. 高血圧

高血圧が DR のリスクファクターであることは，これまで数多く報告されており，とくに，収縮期血圧との関連が強い．また，レニン・アンジオテンシン系の阻害薬が DR に有効であるとのデータもあり，おおよその血圧と罹病期間，内服薬の確認も必要である．

3. 高脂血症

高脂血症の危険因子としての位置づけは，報告によって異なり一定しない．Early Treatment Diabetic Retinopathy Study（ETDRS）は，高コレステロール血症は硬性白斑と関連すると報告しているが，否定的な報告もある．今後も動向に注意しておきたい．

4. 腎症

　腎症とDRはしばしば合併し，Wisconsin Epidemiologic of Diabetic Retinopathy（WESDR）やAtherosclerosis Risk In Communities Study（ARICStudy）の報告によると，糖尿病性腎症の患者は，DRの有病率が高いことが報告されている．微小アルブミン尿や血清クレアチニン，BUNなどは，腎症の有無を客観的に把握するのに有用である．また，周術期や血管新生緑内障に対する治療として利尿剤の全身投与が必要になることもあり，腎症患者では内科担当医師との連携が必要になる．

5. 妊娠

　近年わが国では，若年者の糖尿病患者が増加し，さらに高齢出産の傾向にある．そのため，耐糖能障害を伴った妊婦の割合は増え，診察の場でも，DRを合併した妊婦に出会う機会が増えてきた．日本糖尿病学会では，妊娠前より糖尿病を有する患者が妊娠した場合を，糖尿病合併妊娠（diabetes in pregnancy）と呼び，妊娠中に初めて発見または発症した糖尿病にいたっていない糖代謝異常を妊娠糖尿病（overt diabetes in pregnancy）として区別しているが（表3），どちらも妊娠中にDRの発症，もしくは悪化のリスクがある．糖尿病患者が，妊娠を希望した場合，DRがあっても，軽度，中等度非増殖糖尿病網膜症（mild, moderate NPDR）であれば，妊娠後注意深く経過を観察し，進行がなければとくに治療の必要はない．重度非増殖糖尿病網膜症（severe NPDR），PDRの症例は，妊娠に伴い急激な悪化の危険性があるため，汎網膜光凝固術（PRP）や，硝子体手術など必要な治療を終了させてから妊娠をすることが推奨されている．妊娠を期に糖尿病が発見された場合，高血糖に伴う胎児の発育障害の可能性があるためできるだけ早く血糖を低下させたいところだが，急激な血糖コントロールは網膜症の悪化を招くため，とくに治療が必要な網膜症では内科もしくは産婦人科医と緊密な連携を取る必要がある．

　初診時には，現在の妊娠の有無や，今後の妊娠計画を聞いておく必要があり，それにより治療方針が変わってくる場合がある．また，将来の妊娠により網膜症の急激な進行がある可能性を説明しておく必要がある．

6. 思春期

　1型糖尿病患者では，比較的血糖コントロールのよい患者では長期間経過観察後もDRの発症率が低く，罹病期間とDRの発症率に明らかな相関はないようであるが，思春期の血糖コントロールが不良な患者はPDRの発症率が高くなることを知っておきたい．

7. 飲酒と喫煙

　飲酒や喫煙とDRに関しての報告はいくつかあるが，関連の存否に関しては両方の報告がある．

表3 妊娠糖尿病の定義

妊娠糖尿病の定義
妊娠中に初めて発見または発症した糖尿病に至っていない糖代謝異常
妊娠糖尿病の診断基準
75 g OGTT において次の基準の1点以上を満たした場合に診断する ① 空腹時血糖 ≧92 mg/dL ② 1時間値　≧180 mg/dL ③ 2時間値　≧153 mg/dL ただし，「臨床診断」における糖尿病と診断されるものは妊娠糖尿病から除外する

IV. 治療歴，既往歴

　眼科的な既往歴の聴取は当然必要なことであるが，とくに，治療歴を十分に問診しておくと，治療方針を決定する判断材料となることが多い．

1. 眼科的治療歴

1）光凝固

　眼底が透見可能な場合は問題ないが，白内障や硝子体出血など中間透光体に疾患を伴っている場合は，光凝固の有無を確認しておくことが重要である．とくに，硝子体出血があっても，十分な光凝固が施行されていれば自然吸収を待てるが，そうでなければ，積極的に硝子体手術を考慮しなければならない場合もある．また，治療時期と黄斑浮腫の発症に関しても確認をしておくと，今後の治療方針を立てやすい．白内障の手術の可否を考慮する際にも，術後経過と追加治療の方法が大きく変わるので，必ず聴取しておく．

2）手術歴

　患者によっては治療歴を忘れてしまっていることがあるが，幸い多くの眼科手術に関しては，診察によって推察が可能である．しかし，治療時期とDRの経過に関しては密接なかかわりがあるので，ひととおり確認をしておく．例えば，半年以内に硝子体手術の既往がある場合は，術後の増殖反応が強く出やすく，血管新生緑内障への進行が起こりやすいため注意が必要である．白内障手術後には黄斑浮腫を発症することがあり，治療への反応が異なるので，経過を十分に聴取しておく．緑内障手術に関しては，血管新生緑内障か，他の病型なのか，また，眼圧，点眼薬の状況，視野に関する情報を集める必要がある．

　また，近年行われるようになった，VEGF阻害薬の硝子体注射などの既往があれば，術後の無灌流領域（NPA）の拡大に留意する必要がある．また，トリアムシノロン投与では，投与経路，回数と時期，また，眼圧上昇の有無を確認する．診察の際には，白内障の確認が必要である（表4）．

3）その他の治療

　眼圧上昇や角膜障害に対し点眼，内服治療がされてきた場合は，薬剤をどのように切り

表4　眼科的治療歴と術後の注意事項

白内障手術	糖尿病黄斑症，糖尿病網膜症の進行，新生血管緑内障
硝子体手術	急激な増殖性変化，眼圧上昇，新生血管緑内障，白内障の進行
緑内障手術	眼圧変動，ブレブ感染，黄斑浮腫
抗VEGF療法	眼内炎，網膜虚血の拡大
トリアムシノロン治療	眼内炎，眼圧上昇，白内障の進行，創感染

替え，それに対しどのように変化し現在に至っているかは重要な情報となる．

2. 全身的な既往歴，治療歴

　糖尿病患者は全身疾患を抱えていることが多く，治療の優先順位を決める必要があり，その場合他科との連携が重要となる．脳梗塞や虚血性心疾患などの大血管障害がある場合は，VEGF阻害薬などの使用が制限される．また，しばしば抗凝固薬や抗血小板薬を内服していることがあり，手術加療での合併症のリスクを高める可能性がある．また腎障害があるときは，輸液や利尿剤，腎排泄性の薬剤の投与には十分注意が必要である．

　DRを有する患者には，鑑別疾患としてステロイド治療，インターフェロン治療，放射線治療などの副作用による網膜症があるため，現在もしくは過去の治療歴を聞く必要がある．

V. 家族歴

　DRと家族歴についての報告はほとんどされていない．わが国では，インスリン非依存型糖尿病（NIDDM）患者228例を対象にした報告があり，それによるとDRの重症度と家族歴には明らかな相関がなかった．これは，近親者に糖尿病患者がいることで，病識が高まったための結果かもしれない．逆を言えば，近親者に糖尿病患者がいない場合は，DRを含め合併症の理解が不足する恐れがあり，患者教育の重要性が示唆される．また，遺伝子レベルでは，増殖因子など特定分子のSNPの報告があるが，今後のgenome-wide association study（GWAS）による網羅的検討に期待したい．

参考文献

1) DCCT：The effect of intensive treatment of diabetes on the development and progression of long-term complications in insulin-dependent diabetes mellitus. N Engl J Med 329：977-986, 1993
2) UKPDS：Intensive blood-glucose control with sulphonylureas or insulin compared with conventional treatment and risk of complications in patients with type 2 diabetes（UKPDS 33）. UK Prospective Diabetes Study（UKPDS）Group. Lancet 352：837-853, 1998
3) Klein R, Klein BE, Moss SE, et al.：The Wisconsin Epidemiologic Study of Diabetic Retinopathy. IX. Four-year incidence and progression of diabetic retinopathy when age at diagnosis is less than 30 years. Arch ophthalmol 107：237-243, 1989
4) Wong TY, Coresh J, Klein R, et al.：Retinal microvascular abnormalities and renal dysfunction：The atherosclerosis risk in communities study. J Am Soc Nephrol 15：2469-2476, 2004
5) 市川雷師，守屋達美：変貌する糖尿病治療―妊娠と糖尿病．臨床と研究 89：67-73, 2012

〈堀井崇弘〉

B 視機能検査

I. 視力検査

　国内では，Landolt環と小数視力を用いて視力測定を行うことが一般的である．よく用いられる小数視力表(図1)は，最小視角(minimum angle of resolution：MAR)の逆数が等差に並べられている．

　小数視力で記載された視力の平均を求めるなど統計処理する場合には，視角が10倍，100倍にならないと人間の感覚は2倍，3倍に感じないという理由から対数処理を行い，$\log_{10}(1/小数視力)$の式に代入し，logMAR換算視力として扱っている(表1)．

　また，小数視力検査の結果は連続変数ではなく，離散変数(例えば1.1という小数視力は測れない)であり，その間隔は対数変換すると0.046〜0.301という不均等なものになってしまうため注意が必要である．

　そこで，logMAR換算で0.1の等間隔になるようにステップが配置され，なおかつ各ステップには5文字ずつ配置を行ったETDRSチャート(図2)が開発され，ETDRSをはじめとする主だった臨床試験はこれを利用している．1文字読めるごとに0.02 logMARよくなる計算となり，小数視力よりも細かく評価できる(小数視力表ではステップのすべてが読めないと次のステップには行けないことになっている)．ETDRSチャートの欠点としては，アルファベットであり，高齢者，小児への検査が難しいこと，下の方の指標間隔が狭く字詰まりによる視力低下を生じる可能性があることなどがあげられる．

II. 限界フリッカー値

　限界フリッカー値(critical flicker frequency：CFF)として，点滅光を点滅として感じ取ることができる限界値を測定する(図3)．炎症や脱髄による視神経疾患において視力変化よりも感度が高いとされている．増殖糖尿病網膜症(PDR)の硝子体手術後や多数の汎網膜光凝固(PRP)を行い長期経過後，視神経乳頭が蒼白化している症例をしばしば経験する．こういった症例において，CFFがどの程度低下するのかといったことについては，今までにまとまった報告がない．比較的短時間で行うことができる検査なので，網膜所見と視力，視野が一致しない症例などで検討してみる価値があるかもしれない．

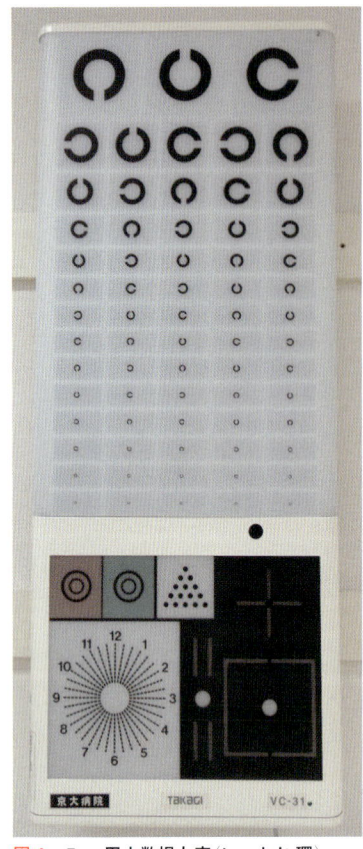

図1 5m用小数視力表（Landolt 環）

表1 小数視力と logMAR 換算視力

小数視力	logMAR に変換すると	一段前との差
2.0	−0.301	——
1.5	−0.176	0.125
1.2	−0.079	0.097
1.0	0	0.079
0.9	0.046	0.046
0.8	0.097	0.051
0.7	0.155	0.058
0.6	0.222	0.067
0.5	0.301	0.079
0.4	0.398	0.097
0.3	0.523	0.125
0.2	0.699	0.176
0.15	0.824	0.125
0.1	1	0.176
0.09	1.046	0.046
0.08	1.097	0.051
0.07	1.155	0.058
0.06	1.222	0.067
0.05	1.301	0.079
0.04	1.398	0.097
0.03	1.523	0.125
0.02	1.699	0.176
0.01	2	0.301

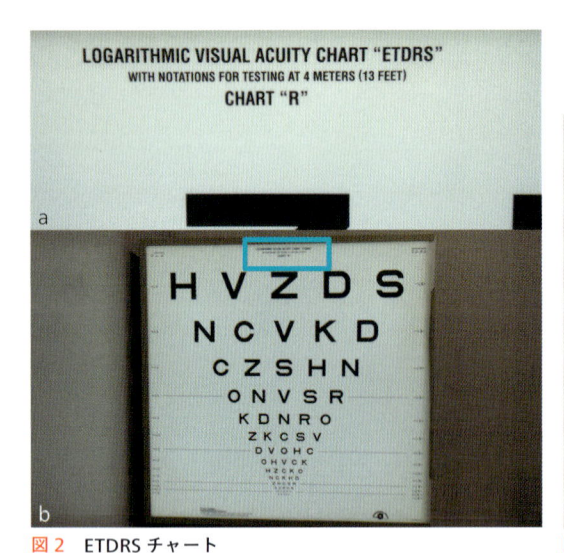

図2 ETDRS チャート
完全矯正用のR表．R表で完全矯正後，1表で右眼，2表で左眼の測定を行う．a は b の□内の拡大．

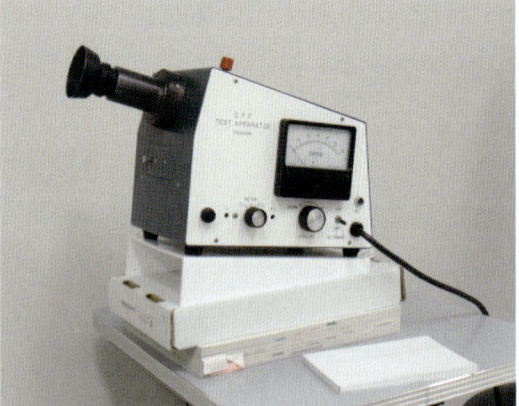

図3 近大式 限界フリッカー値測定器

III. 暗順応

　PDR において PRP を行うと，患者は視力，視野障害を訴えることが多いが，暗順応も遅延し，桿体閾値が上がることが報告されている．従来 Goldmann-Weekers 暗順応計（Haag-Streit 社）が広く用いられていたが，現在は製造中止になっており，新たに購入することはできない．Goldmann-Weekers 暗順応計と同等の結果を得られるとして，LED を用いた SST-1（LKC 社）という装置が現在，市販されているため，興味がある方はこちらを購入されたい．ただし，ERG 検査と同じで，各施設での正常データをあらかじめ蓄積し，実際の症例について検討する必要がある．

〈荻野　顕〉

C 網膜電図（ERG）

　網膜電図（ERG）は古くから網膜機能を客観的に評価できる検査法として用いられている．全視野 ERG と局所 ERG に大別される．全視野 ERG には国際臨床視覚電気生理学会（ISCEV）が推奨しているプロトコールがあり，施設間での記録条件をそろえるため，このプロトコールに沿って記録することが望ましい．局所 ERG の代表は多局所網膜電図（multifocal ERG）であり，こちらについても 2012 年に ISCEV スタンダードプロトコールが作成されたので参考にされたい．

I. ISCEV スタンダードプロトコール（全視野 ERG）

　検査の前に，散瞳薬で極大散瞳させ，20 分間暗順応を行う．最初は，桿体細胞の反応を見るため，弱い光（0.01 cd・s/m^2）をフラッシュさせる（dark-adapted 0.01 ERG）．次に桿体と錐体細胞両方の反応を観察するため，強い光（3.0 cd・s/m^2）で刺激する（dark-adapted 3.0 ERG）．アマクリン細胞の反応といわれている OP 波は band pass filter を用いることで観察できる（dark-adapted 3.0 oscillatory potentials）．その後，10 分間明順応を行い，錐体反応を見るため，背景光（30 cd/m^2）がある状態で強い光（3.0 cd・s/m^2）をフラッシュさせる（light-adapted 3.0 ERG）．また，他に 30 Hz の速い刺激光を与えることでも錐体反応が記録できる（light-adapted 3.0 flicker ERG）．以上の 5 つのプロトコールをすべて記録し，結果を総合的に判断することが望ましい．一般的にはコンタクトレンズ型の電極を使用するが，最近では皮膚に付ける電極でもきれいな波形が得られるようになっており，小児などでは有用である．

II. 国際重症度分類と ERG の変化　図1

1. 明らかな糖尿病網膜症を認めない糖尿病患者

　糖尿病患者では明らかな糖尿病網膜症（DR）を認めない患者でも OP 波の潜時が延長するとされている．ただし，個々の症例で，はっきりとわかるような変化ではない．

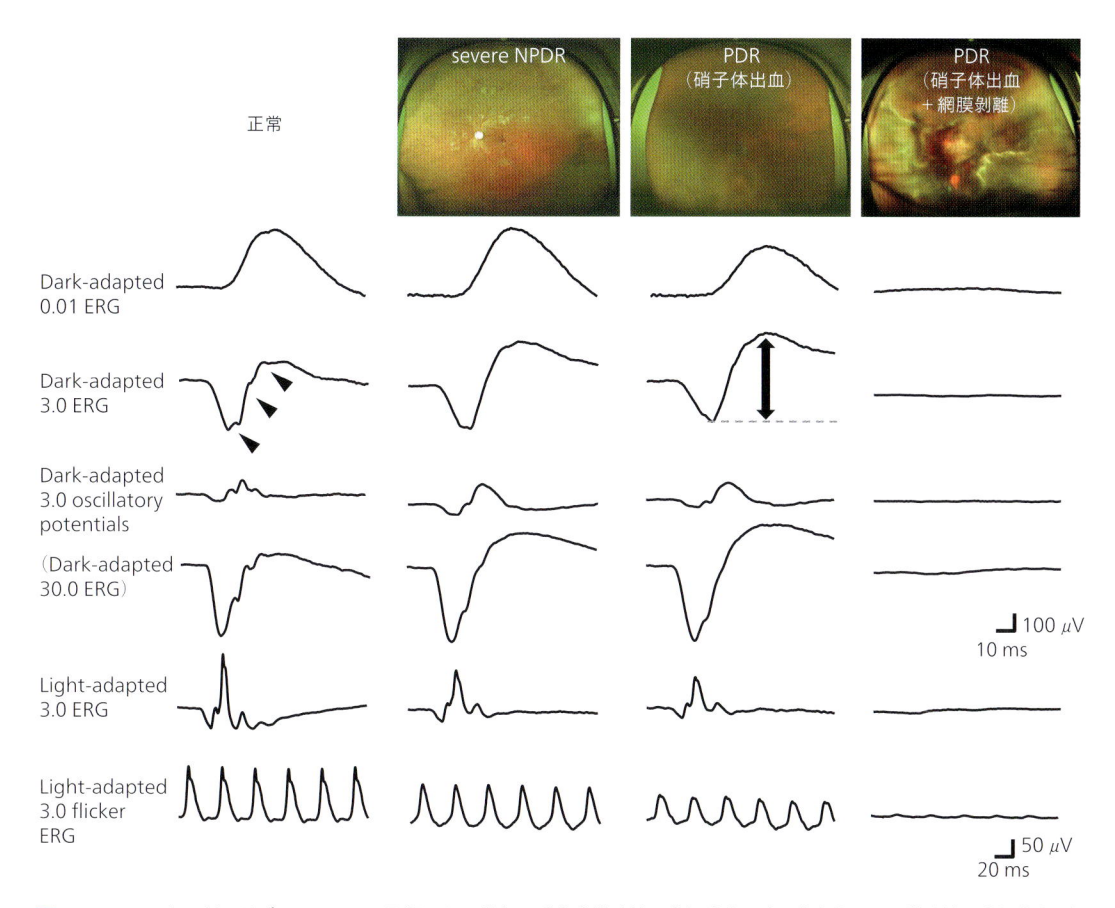

図1 ISCEVスタンダードプロトコールで記録した正常者，重度非増殖糖尿病網膜症，硝子体出血のみの増殖糖尿病網膜症，網膜剥離を伴った増殖糖尿病網膜症患者のERG

正常者で認められるOP波（矢頭）がsevere NPDR以降では消失している．また硝子体出血のみではERGの振幅は低下しにくく，正常者と変わらないが，網膜剥離を伴うと極端に振幅の低下を認める．

2. Mild〜moderate NPDR

OP波の潜時の他に，dark-adapted 3.0 ERGのb波の潜時，light-adapted 3.0 flicker ERGの振幅，潜時，light-adapted 3.0 ERGの潜時などに異常が認められるようになる．

3. Severe NPDR

個々の症例でわかるほどに，OP波が著明に減弱または消失する．

4. PDR

一般にERGは硝子体出血，白内障など，中間透光体の影響を受けにくいと言われている．しかし，中間透光体の混濁によって，眼底に届く光量が減弱することは間違いない．眼底に届く光量が減弱すると，振幅が減弱し，潜時が延長する．そこで硝子体出血が認められる症例ではISCEVスタンダードプロトコールよりもはるかに強いフラッシュでの刺激（ERGが飽和してしまうような光量，例えばdark-adapted 30.0 ERG）を行うことが奨められる．

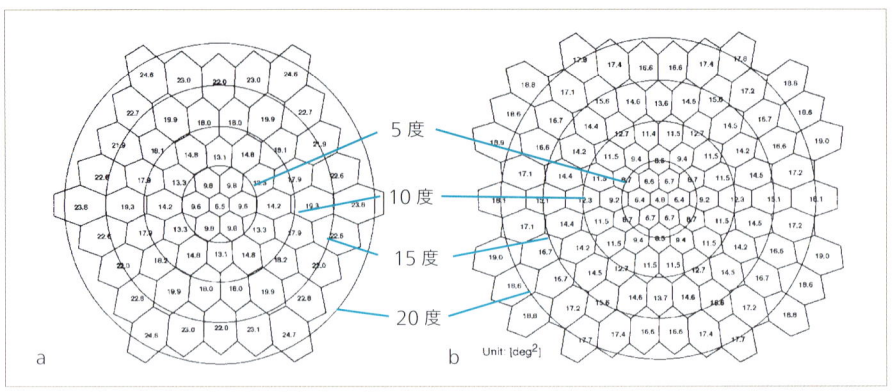

図2　61（a）および103個（b）の六角形の配置

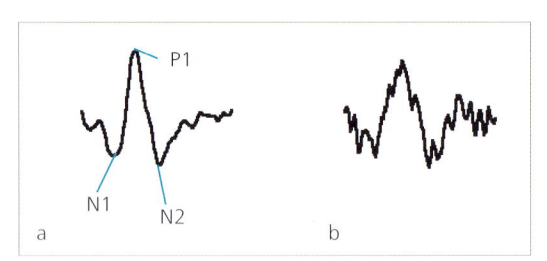

図3　きれいに記録できた波形（a）とノイズの多い波形（b）

　網膜剥離を合併している場合は著明に振幅の低下が認められる．ただし，網膜剥離の診断目的として ERG は超音波 B モードよりも手間がかかり，適切であるとは言い難い．また，術後の視機能を予測するという目的においては，極端に言えば，黄斑部さえ機能が残っていれば術後視力は保存される訳で，全視野 ERG により得られる網膜全体の評価とは乖離する可能性がある．さらには，硝子体手術の技術進歩により，重症の増殖糖尿病網膜症においてもよい成績が認められるようになっているため，硝子体手術前に術前 ERG をとることは，稀であろう．

III.　ISCEV スタンダードプロトコール（多局所 ERG）

　61 もしくは 103 個の六角形が中心窩から半径 20〜25 度以内を刺激するようモニター上に配置され，個々の六角形は黒白の反転を繰り返す（図2）．散瞳，明順応下で行われ，刺激された範囲内の錐体反応を観察していると考えられており，典型的な波形は図のとおりである．最初の谷を N1，次のピークを P1，その次の谷を N2 と呼ぶ（図3）．

　得られた結果は元の波形（trace array）と 3D トポグラフィーで表示されることが多いが，結果の見方については，いくつか注意すべき点がある．

　① N1，P1，N2 以外のノイズが多くないか（図3）．
　② Mariotte 盲点が観察されるか（図4）．
　③ Field View か Retinal view か（図5）．
　④ コンタクトレンズの偏位による shadow でないかどうか（図5）．

図4　正常者の波形(a)と3Dトポグラフィー(b．矢印はMariotte盲点)(左眼Field View)

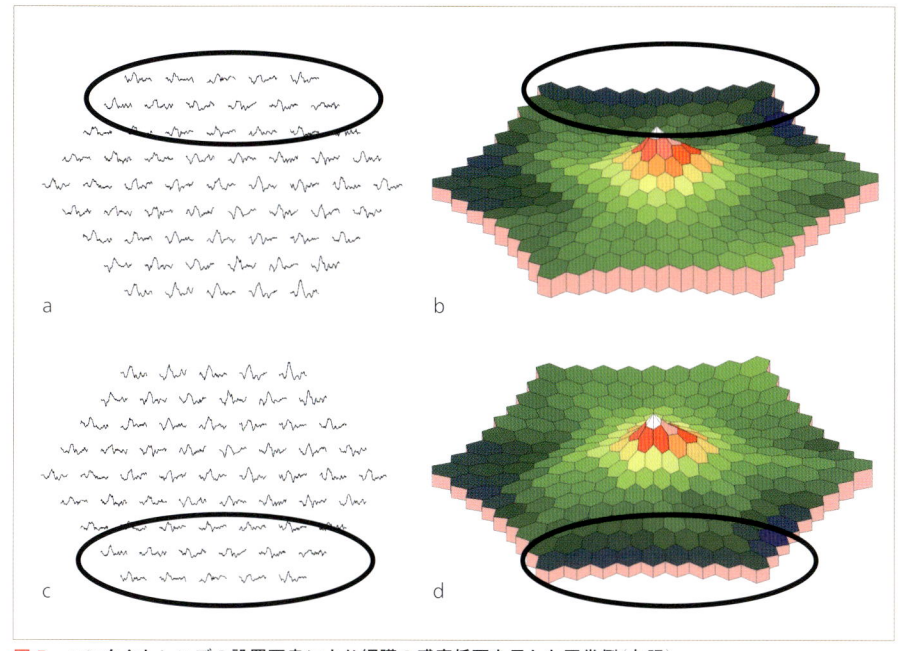

図5　コンタクトレンズの設置不良により網膜の感度低下を示した正常例(左眼)
当院ではコンタクトレンズの下方偏位により，上方の視野感度低下を示してしまう症例が多い．Field View (a，b)とRetinal View(c，d)では上下が反転し，左右は同じであることに注意する．

⑤ また，全体に波形が小さい場合にでも3Dトポグラフィーではピークが描出されてしまうことがあるため，必ず波形(trace array)を確認しなくてはならない(図6)．

IV. 糖尿病網膜症の多局所ERG

　糖尿病黄斑浮腫では，個々の波形の振幅は小さくなり，signal/noise ratioが小さくなるため，統計解析を行う場合には個々ではなく同心円状や4象限にまとめることが多い(図7)．しかし，症例によっては，黄斑浮腫の局所変化をとらえられることもある(図8, 9)．
　また，黄斑浮腫による機能低下を検査する以外に，多局所ERGでは毛細血管瘤(MA)より先行する糖尿病性の変化をとらえることができると言われている．多局所ERGは暗順応を必要とせず，比較的検査時間も短いため，DRの超早期診断ができるとすれば，非常に臨床的な意義は大きい．ただし，ERGには上記に述べたようなさまざまな注意点があ

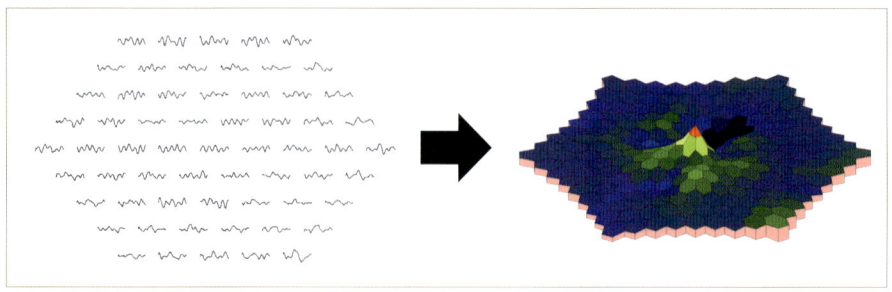

図6 3Dトポグラフィーの落とし穴
波形（trace array）が全体的に小さいにもかかわらず，3Dトポグラフィーでは中央の応答が良いように描出されている（左眼 Field View）．

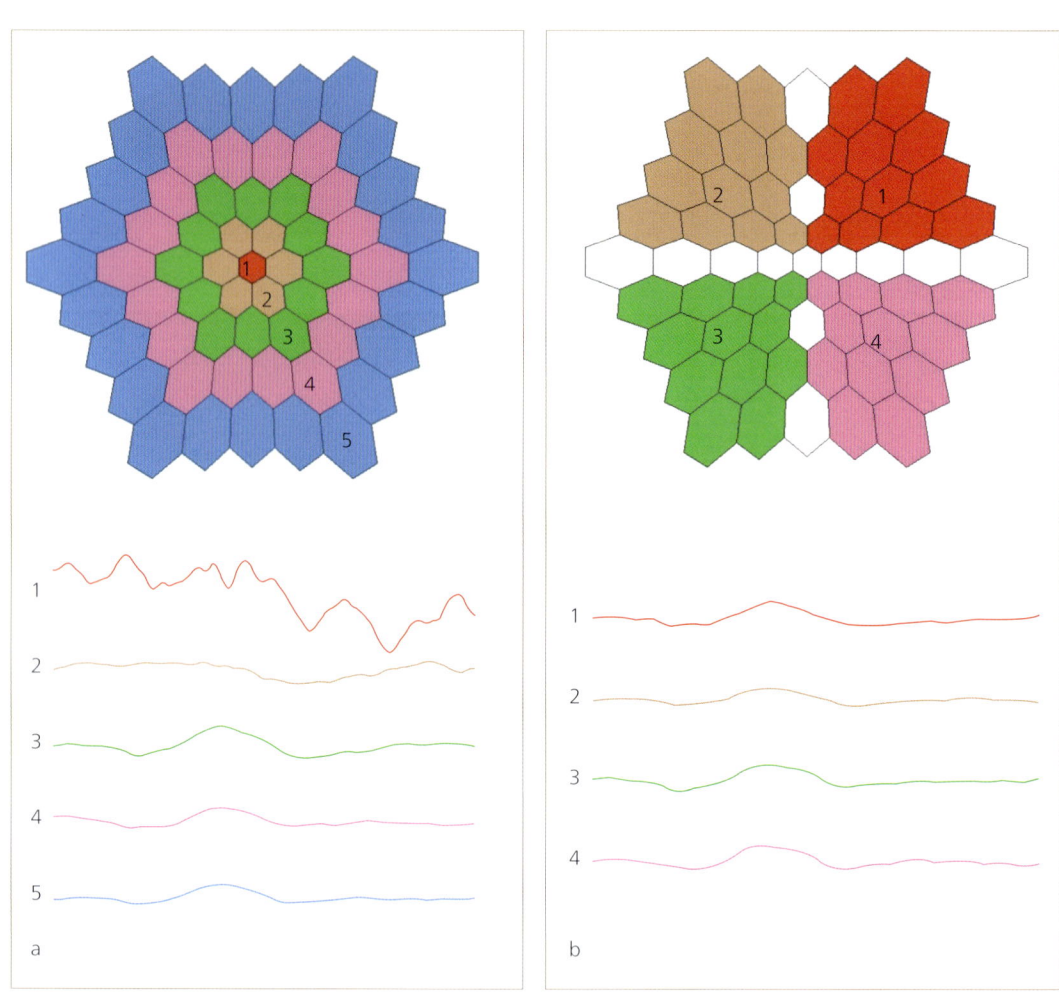

図7 同心円状の解析（a）と象限ごとの解析（b）
中心窩を含む黄斑浮腫の症例であるが，同心円状の解析では中心の波形はノイズが多く，はっきりとしたピークを認めない．周辺部ははっきりとしたピークが認められる．

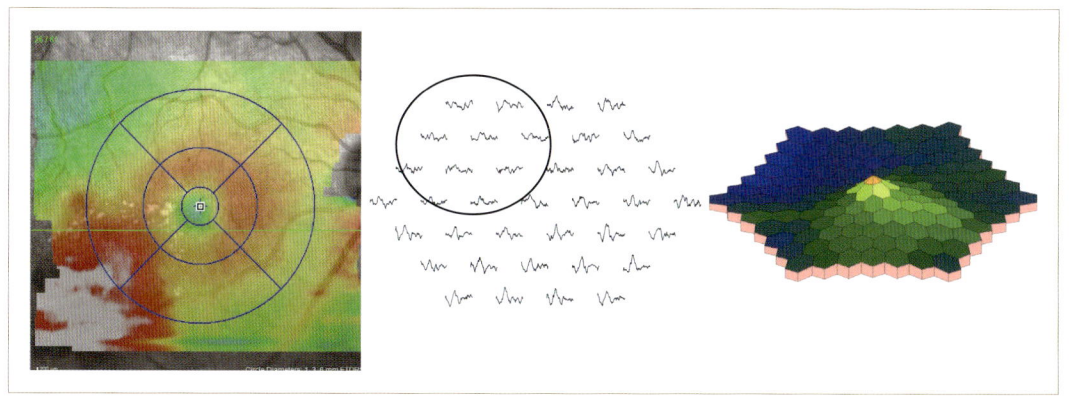

図 8 中心窩を含まない黄斑浮腫（37 hexagons，右眼 Field View）
中心窩の応答は比較的保たれており，下耳側の網膜肥厚に相当する左上の波形のみ障害されている．

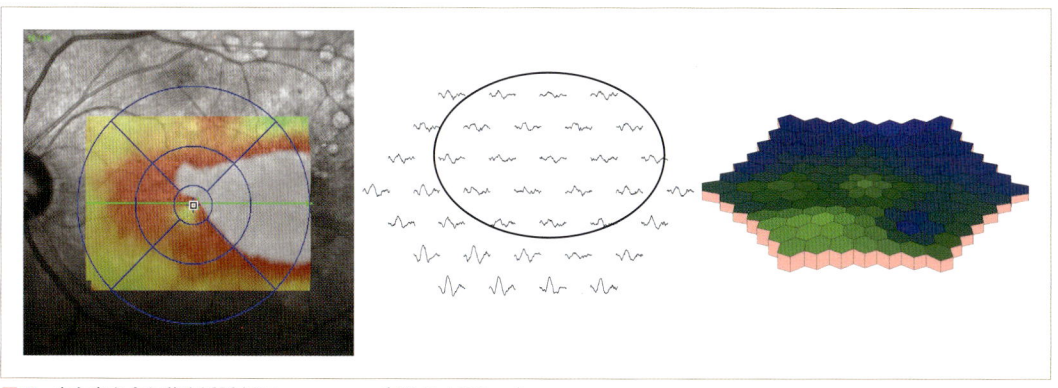

図 9 中心窩を含む黄斑浮腫（37 hexagons，左眼 Field View）
耳側網膜の肥厚が中心窩を越えて鼻側に広がっている症例であるが，中心窩の応答も著明に障害されている．

り，正常と異常の境界を見極めるには，施設内において多くの正常データを蓄積する必要がある．

参考文献

1) Marmor MF, Fulton AB, Holder GE, et al.：ISCEV Standard for full-field clinical electroretinography（2008 update）．Doc Ophthalmol 118：69-77, 2009
2) Hood DC, Bach M, Brigell M, et al.：ISCEV standard for clinical multifocal electroretinography（mfERG）（2011 edition）．Doc Ophthalmol 124：1-13, 2012
3) Tzekov R, Arden GB：The Electroretinogram in Diabetic Retinopathy. Surv Ophthalmol 44：53-60, 1999
4) Bearse MA, Adams AJ, Han Y, et al.：A multifocal electroretinogram model predicting the development of diabetic retinopathy. Prog Retin Eye Res 25：425-448, 2006

（荻野　顕）

D 視野検査

　糖尿病網膜症(DR)の診療において，視野検査を積極的に導入している施設は少なく，視機能評価はもっぱら視力検査のみという場合が多いかもしれない．硝子体出血のように視機能障害の原因が網膜病変ではなく，硝子体中の出血の位置によって視野が変動し，手術加療によって速やかに全視野の改善が見込める場合において視野検査は必要ではないかもしれないが，糖尿病黄斑浮腫や虚血性黄斑症などの網膜病変においては，病変部がある程度の広がりを持つ以上，視力検査のみでは患者の症状をとらえきることはできない．網膜の形態解析はOCTを用いて3D構築が可能であり，網膜の体積を定量的に解析できるようになったが，機能についても中心窩あるいは固視点の視機能を評価する視力検査だけではなく，視野検査を用いて3次元的に解析し，形態との関連を評価することがより深い病態の解釈につながる．本項では，Goldmann視野計，Humphrey自動視野計(HFA)，マイクロペリメーター(MP-1)について，それぞれの特徴とDRにおける解析例を提示する．

I. Goldmann視野計

　DRにおいて評価したいのは黄斑部であることがほとんどであり，動的視野計で検出しやすい周辺部の異常ではない．そのため黄斑機能の評価にGoldmann視野計(GP)を活用することは推奨できない．ただし，以下の場合はその限りではない．

① 検査の理解が悪い場合や，検査への反応が遅い場合は後述の自動視野計よりも正確に異常を検出できる可能性がある．

② 視神経症や視路障害，血管新生緑内障の併発が疑われる場合はGPでも問題なく検出できる．むしろ，血管新生緑内障では黄斑浮腫や虚血性黄斑症を合併している症例も多く，このような症例ではHFAのみによる緑内障の視野進行の把握は難しいことがある．

③ 自動視野計で通常計測できる範囲を越えて広い範囲の視野異常を評価したい場合はGPでなければ評価できない(図1)．

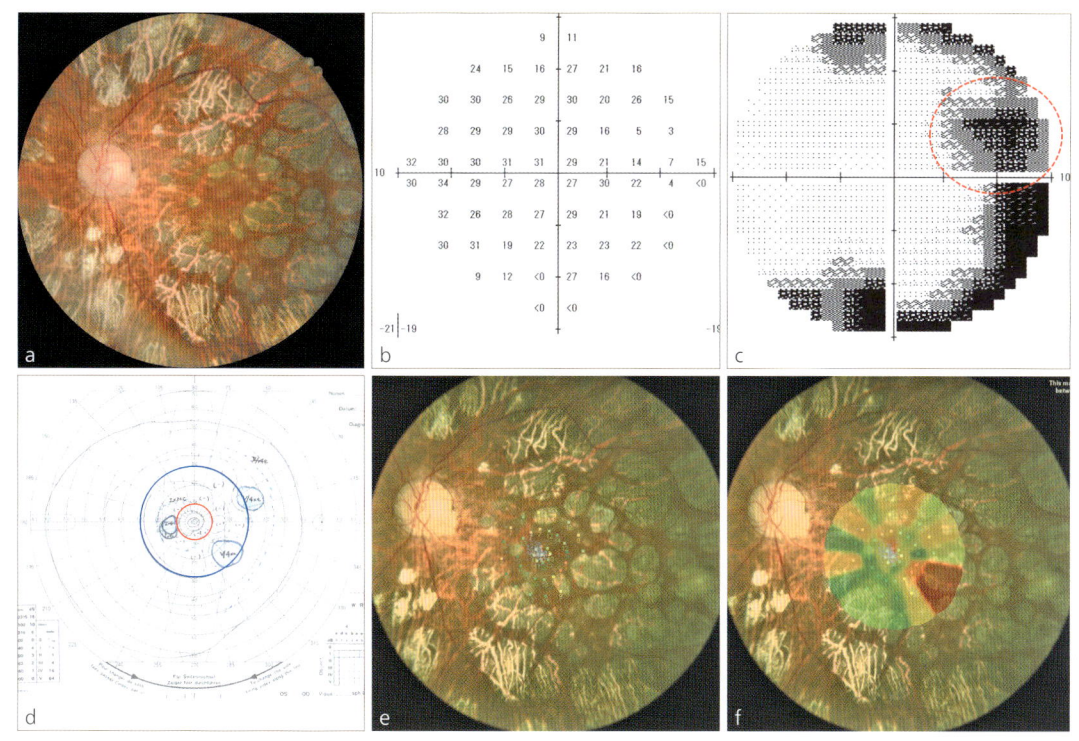

図1 中心窩近傍まで光凝固を施行されている症例（左眼）
a：光凝固後の眼底写真．
b，c：HFA10-2 プログラムでは中心部の感度は良好であるがかなり視野が狭窄している状態がわかる．
d：GP では 10 度の範囲（赤線）の視野狭窄の詳細は把握できない．一方で 30 度の範囲（青線）の外にも暗点を検出している．
e，f：MP-1（10 度の範囲を撮影）では眼底写真上の所見と網膜感度を対比させることができ，光凝固斑上の感度は低いことがわかる．また中心窩より耳下側に認められる感度が最も低い領域は，HFA 視野（c）の鼻上側に認められる視野狭窄（赤線）と対応する．

II. Humphrey 自動視野計

　Humphrey 自動視野計（HFA）は Carl Zeiss 社より発売されている静的視野検査で多くの施設で採用され，その臨床的有用性はとくに緑内障において数多く報告されてきている．DR についても，無灌流領域（NPA）における感度低下や早期発見における有用性が報告されているが，近年後述の MP-1 にとって代わられてきつつある．GP に比べて HFA は検者の技量によって結果が左右されることなく，また定量的に結果を解析することが可能であり，患者の固視や検査への理解が悪くなければ重宝される検査方法である（図2）．また，視神経症の合併が疑われる場合も HFA は有用である．

　代表的な検査指標の配置としては 30-2，24-2，10-2 プログラムがあげられるが，目的に合わせて選択する必要がある．緑内障合併例など後極を広く測定したい場合は 30 度の範囲をカバーできる 30-2 プログラムを用いてよいが各測定点の間隔は 6 度となり測定点の間に挟まれた病変部は測定されない．黄斑部の評価のみであれば 10-2 プログラムを施行したほうが，測定点も 2 度間隔で狭い範囲（10 度）をより密な測定点で検査できるため小さな範囲の機能異常を見落とすことが少ない．

　結果の評価については MP-1 とは異なり，眼底写真上の病変との対応を自分で探さな

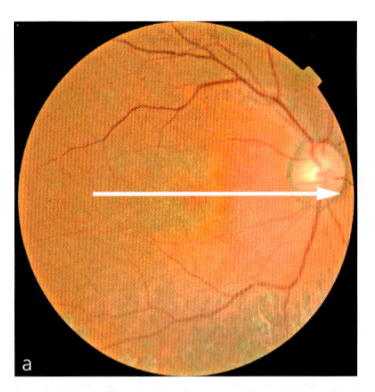

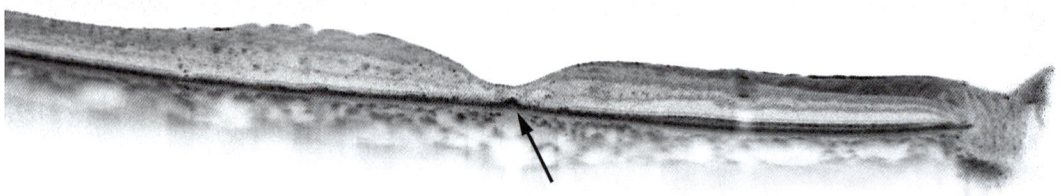

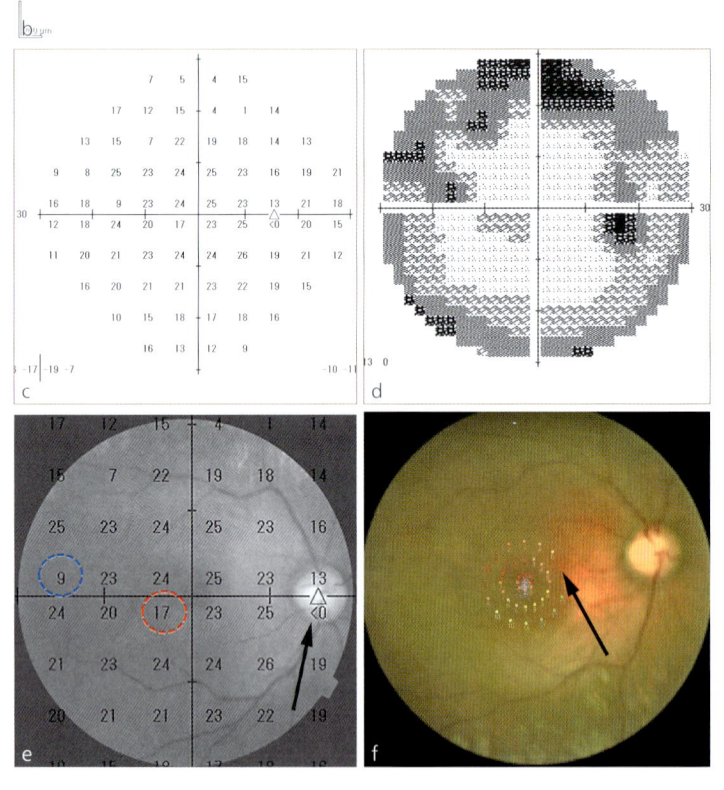

図2 黄斑浮腫治療後の症例（右眼）
a：黄斑浮腫治療後の眼底写真．
b：OCTでは浮腫を認めないが，網膜外層の障害を認め，視細胞内節外節接合部（IS/OS）ラインや外境界膜（ELM）ラインの不整，欠損を認める．網膜色素上皮（RPE）にも不整な凹凸を認める（矢印）．
c, d：HFA30-2視野検査では網膜外層の障害によると考えられるモザイク状の感度低下が検出される．
e：眼底写真上にHF視野検査を重ね合わせた画像．眼底写真は上下が反転し，視神経乳頭をMariotte盲点に一致させている（矢印）．
f：MP-1（10度）と比較すると，eの赤線で囲まれた感度低下はfの中心窩より耳上側の感度低下と一致することがわかる．また青線で囲まれた感度低下はMP-1の検査範囲外である．fの矢印で示した感度低下はeでは検出できていない．測定点の間に挟まれた領域の感度低下と考えられる．

ければならないが，ポイントは次の2つである．

 ①眼底写真は上下が逆さまで左右は同じの鏡像である．つまり眼底写真を，左右を変えずに縦方向に裏返した状態でHFAの結果に重ねれば対応点がわかる．

 ②HFAの中心は中心窩に，Mariotte盲点は視神経乳頭に合わせる．また黄斑〜視神経

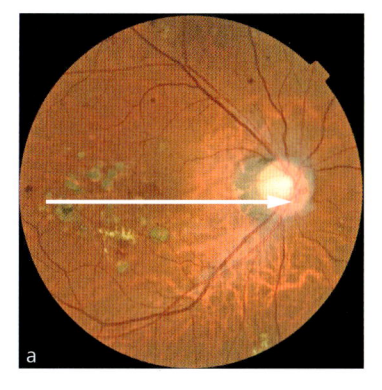

図3 OCT の thickness map と MP-1 の結果の対比（右眼）
a, b：中心窩に囊胞様腔を認める黄斑浮腫症例.
c：thickness map では中心窩と黄斑〜視神経乳頭に網膜浮腫を認める.
d, e：中心窩の感度低下を認め，固視点（x）はやや上方に偏位している．浮腫を認めるが黄斑鼻側の感度低下は認められない．比較的感度低下が強い赤く表示された部位は光凝固痕に一致する．

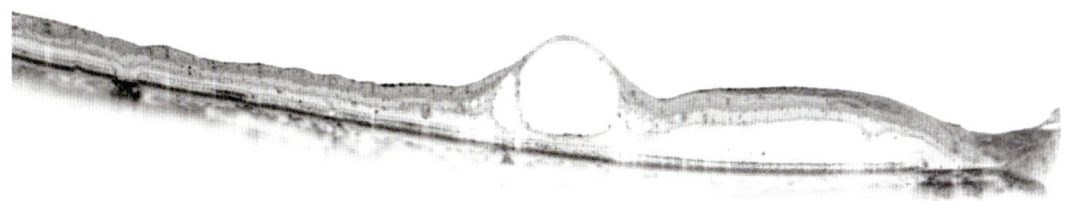

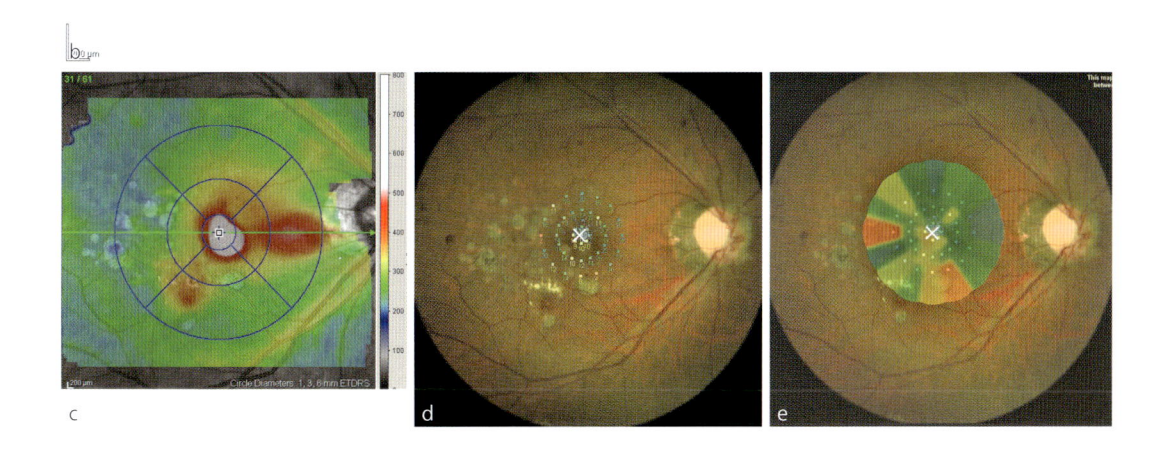

乳頭の距離は約15度であり対応時の縮尺の参考にする．

III. マイクロペリメーター（MP-1）

　NIDEK 社から発売されているマイクロペリメーター（MP-1）は視野検査と眼底カメラが一体化したファンダスペリメーターで，網膜視感度を眼底写真上で確認可能な機器である．以前には眼底の SLO 画像上の病変とその部位の網膜視感度を対応させて表示できる Rodenstock 社のマイクロスコトメトリーが用いられていたが，眼球運動による測定部位の位置ずれを1測定ごとに補正しながら検者が手動で行う方法で，操作がやや煩雑，また同一測定位置でのフォローアップは困難であった．それに対し MP-1 の最大の特長はオートトラッキング機能が備わっていることであり，眼球運動や固視微動による測定部位のずれを自動的に補正，フォローアップが容易であるばかりでなく，正確に同一測定点を

繰り返し刺激することが可能であり小さな暗点も検出可能である．Haag-Streit 社からもトラッキング機能が備わったマイクロペリメーター MAIA が発売されている．

　DR の悪化に伴って網膜感度は低下し，また DR がなくても糖尿病に罹患しているだけで正常者と比べて網膜感度は低下すると報告されているが，DR における MP-1 の活用例として実際の臨床ではやはり黄斑浮腫症例での評価が多いと思われる．黄斑部網膜厚と黄斑部の網膜感度との間には相関があり，10％網膜厚が増加すると網膜感度は 0.83 dB 低下するとの報告もある．OCT の thickness map と MP-1 の結果を対比させれば黄斑浮腫の治療効果の判定や患者への説明資料としても活用できる（図 3）．

参考文献

1) Chee CK, Flanagan DW：Visual field loss with capillary non-perfusion in preproliferative and early proliferative diabetic retinopathy. Br J Ophthalmol 77：726-730, 1993
2) Vujosevic S, Midena E, Pilotto E, et al.：Diabetic macular edema：correlation between microperimetry and optical coherence tomography findings. Invest Ophthalmol Vis Sci 47：3044-3051, 2006

〔宇治彰人〕

E 眼底検査，眼底写真

　糖尿病網膜症(DR)の多くの病変は網膜血管に存在し視認しやすいため，眼底検査による病態の正確な把握は必須であり，治療方針の決定に重要な情報を提供する．DRの臨床診断には，最初期病変である毛細血管瘤(MA)の存在を確認する．進行とともに，網膜出血，硬性白斑などが現れる．多発性網膜出血や数珠状静脈拡張，網膜内細小血管異常(IRMA)は，増殖型への移行を予見する重要な所見である．新生血管を伴う増殖糖尿病網膜症(PDR)では，硝子体出血や牽引性網膜剥離(TRD)などの合併症を惹起し，手術適応となる．また，難治性視力障害の原因である糖尿病黄斑浮腫(DME)も，細隙灯検査によりある程度は診断可能であるが，OCTやFAG所見と組み合わせて病態を把握し，治療方針を決定するのが肝要であろう．

I. 眼底検査

　無色透明である網膜実質とは異なり網膜血管は観察しやすく，古くから多くの血管病変が記載され，また，その臨床的意義も検討されてきた．その結果，国際分類では，血管病変を重要度の高い所見であるMA，多発性網膜出血，数珠状静脈拡張，網膜内細小血管異常，新生血管，網膜前出血・硝子体出血で分類している．

　また，難治性の視力障害の原因となるDMEに関しては，細隙灯検査を用いて，黄斑部網膜の肥厚や硬性白斑，また，血液網膜柵(BRB)破綻の原因となる血管異常を中心に診察を行う．

1. 検査方法

　糖尿病患者は，DR以外にも角膜障害，ぶどう膜炎，白内障などの疾患もしばしば伴うため，細隙灯を用いた診察は不可欠である．また，網膜や硝子体の病変を観察するために直像もしくは倒像のレンズを用いるが，それぞれの特徴があり適宜使い分ける(表1)．黄斑部の詳細な観察にはGoldmann三面鏡や接触型macula lensなどの直像検査が最も優れる．それに比べ，非接触型倒像レンズは，中間透光体の混濁に影響されにくく，広い視野が得られるため，日常診療で容易に取り扱うことが可能である．SuperQuad® 160などの接触型倒像レンズは，最周辺部まで観察可能である．また，緑色フィルターを用いて，網膜神経線維の変化や網膜出血の検出が容易になる．フルオレセイン染色を用いた青色フィ

表1　観察レンズの特徴

	直像レンズ	非接触型倒像レンズ	接触型倒像レンズ
レンズの種類	Goldmann三面鏡，接触型macula lens	Superfield lens，+90D lens	TRANSEQUATOR，SuperQuad® 160
解像度	良好	やや不良	やや不良
立体視	良好	やや不良	不良
視野	狭い	広い	非常に広い
瞳孔径の影響	受ける	受けにくい	受けにくい
中間透光体混濁の影響	受けやすい	やや受けにくい	やや受けにくい
取り扱い	接触であり，やや手間がかかる	非接触であり，容易	接触であり，やや手間がかかる

ルターは，角膜病変の観察と眼圧測定に用いる．

倒像鏡による眼底検査は，最周辺部も含めて広角視野を同時に観察することが可能であり，DR診療においても重要である．単眼倒像鏡は取り扱いが容易でありしばしば用いられるが，立体視がなく拡大率も低い．一方，双眼倒像鏡は立体的観察に加えて，フリーになる片手で強膜圧迫子を用いると，最周辺部網膜から毛様体の一部まで観察可能である．

2. 所見（表2）

1）毛細血管瘤

DRの診察所見で最も重要なのは網膜血管病変の適切な把握である．最初期変化であるMAは，糖尿病の存在と併せてDRの診断に必須であり，また，他の所見がない場合は国際分類の軽度非増殖糖尿病網膜症（NPDR）の定義となる所見である．直径数十～百数十μm程度の毛細血管の瘤状拡張であり，内部の赤血球を反映し赤色を呈することが多いが，時として白色や両者が混在することもある．黄斑部のMAはDMEの原因となりうるので，FAG所見と併せて総合的に判断する（図1，第3章Ⅳ-F「蛍光眼底造影」：図1 ⇒ 184頁）．

2）網膜出血，硬性白斑

脆弱化した網膜血管からは，血液成分の漏出が起こり網膜出血や硬性白斑が見られる．網膜出血は，主に網膜中間層への点状・しみ状出血が多いが，最内層への出血は火炎状の形態を示す（図2）．4象限の多発性網膜出血は重度非増殖糖尿病網膜症（severe NPDR）の診断基準に合致し，PDRへの進行のリスクが高い．漏出した血液成分は，網膜実質の浮腫性変化や蛋白・脂質の沈着物と考えられている硬性白斑を引き起こす（図2）．中心窩から離れた硬性白斑は明らかな視機能障害をきたさないが，中心窩近傍に出現するとEarly Treatment Diabetic Retinopathy Study（ETDRS）により定義された黄斑浮腫であるclinically significant macular edema（CSME）の診断基準を満たし，治療の適応となる．中心窩下に沈着すると，網膜下線維性組織（subretinal fibrosis）を伴い，視力予後を著しく悪化させる（図3，第3章Ⅳ-F「蛍光眼底造影」：図6 ⇒ 187頁）．

表2　糖尿病眼合併症の所見

A．網膜硝子体所見

単純網膜症に関わる所見
　　毛細血管瘤(microaneurysm：MA)
　　網膜出血(retinal hemorrhage)(点状，しみ状，線状，火炎状)
　　硬性白斑(hard exudate)
　　網膜下線維組織(subretinal fibrosis)
前増殖網膜症に関わる所見
　　軟性白斑(soft exudate)＝綿花様白斑(cotton-wool spot)
　　網膜内細小血管異常(intraretinal microvascular abnormality：IRMA)
　　静脈異常〔数珠状静脈拡張(venous beading)，ループ形成(loop formation)，
　　重複化(duplication)〕
増殖網膜症に関わる所見
　　網膜新生血管(neovascularization elsewhere：NVE)
　　乳頭新生血管(neovascularization of the disc：NVD)
　　線維血管膜(fibrovascular membrane)
　　硝子体出血(vitreous hemorrhage)，網膜前出血(preretinal hemorrhage)
　　牽引性網膜剝離(tractional retinal detachment)
糖尿病黄斑浮腫に関わる所見
　　嚢胞様腔(cystoid space)
　　漿液性網膜剝離(serous retinal detachment)
視神経症に関わる所見
　　乳頭腫脹(disc swelling)
　　乳頭出血(disc hemorrhage)
　　乳頭蒼白(optic disc pallor)

B．前眼部所見

血管新生緑内障に関わる所見
　　隅角新生血管(angle neovascularization)
　　虹彩新生血管(iris neovascularization)＝虹彩ルベオーシス(rubeosis iridis)
　　周辺虹彩前癒着(peripheral anterior synechia：PAS)
その他
　　虹彩後癒着(posterior synechia)
　　前房蓄膿(hypopyon)
　　白内障(cataract)
　　遷延性上皮欠損(persistent epithelial defect)
　　点状表層角膜症(superficial punctate keratopathy)
　　再発性びらん(recurrent erosion)

3) 軟性白斑

軟性白斑(soft exudates, cotton-wool spot)は網膜内層に見られる灰白色の境界不鮮明な病変で，微小梗塞による神経線維層の虚血のため，軸索流障害・軸索腫脹をきたしたものである(図2)．前増殖網膜症の所見とされるが，PDRへ進行するエビデンスはなく，国際分類ではその重要性は高くない．

4) 静脈異常，網膜内細小血管異常

DRの進行に伴い，不規則な静脈径拡大を示す数珠状静脈拡張やループ形成(loop formation)を認めるようになる(図4)．また，網膜内新生血管もしくはシャント血管と推測されているIRMA(図5)もその臨床的価値は高く，2象限以上の数珠状静脈拡張と1象限以上のIRMAは，4象限の多発性網膜出血を含めて，severe NPDRの診断基準(4-2-1ルール)

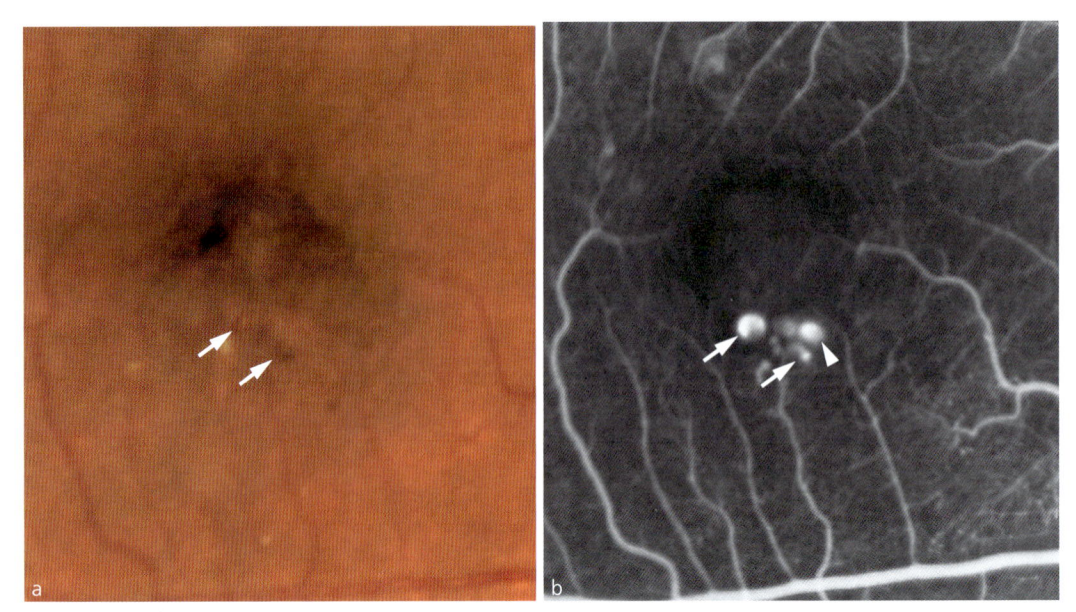

図1　毛細血管瘤
右眼眼底所見(a)としては赤色点状病変として観察され(矢印), FAG(b)では, それに一致して過蛍光を呈する. 時として, 眼底所見ではわかりづらい MA が描出されることがある(矢頭).

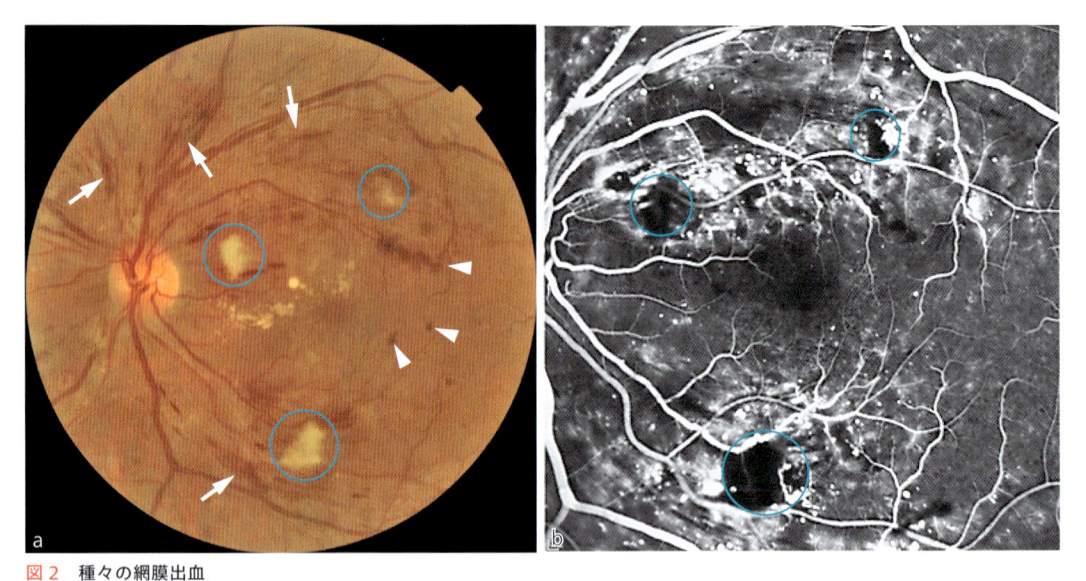

図2　種々の網膜出血
左眼眼底写真において網膜浅層では, 神経線維層の影響で火炎状出血(矢印)となり, 深層の出血は点状, しみ状出血(矢頭)となる(a). 軟性白斑(囲み)は, FAG(b)では同部位に一致して無灌流領域(NPA)を認める.

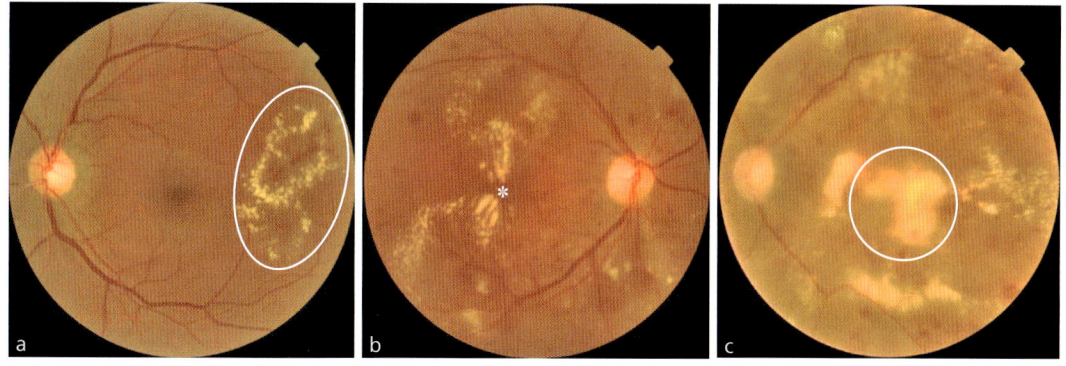

図3 硬性白斑
a：左眼眼底写真．境界鮮明な黄色の網膜内沈着物であり，しばしば左図のように輪状に配列し，その中心には血管透過性が亢進した血管病変を伴うことが多い．この症例のように中心窩から離れていると視力への影響は少ない．
b：右眼眼底写真．黄斑（＊）に向かい星芒状に配列することもある．また，中心窩近傍に発生した場合は，ETDRS の定義した clinically significant macular edema の診断根拠となる．
c：右眼眼底写真．中心窩下に沈着すると視力不良となる．

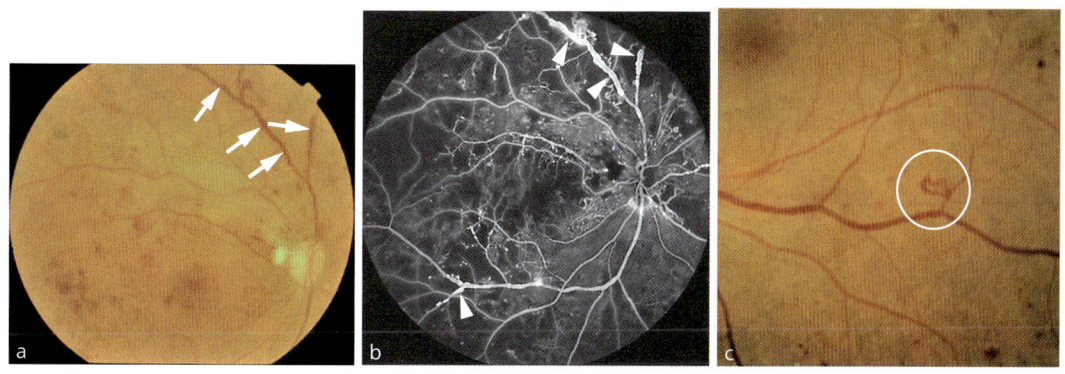

図4 静脈異常
右眼眼底写真．（a）にて静脈の不均一な拡張（数珠状静脈拡張）を認め（矢印），FAG（b）では同部位の組織染や軽度の蛍光漏出などの過蛍光を示す（矢頭）．左眼眼底写真（c）．静脈の変形が進行するとループ状の形態（囲み）をとることがある．

となり，PDR への移行のハイリスク群と考えられている．

5）新生血管

　毛細血管床の消失による網膜虚血に反応して，脆弱な新生血管が網膜血管から硝子体中へ進展する（図6）．網膜内病変である IRMA とは形態が比較的類似しているが，存在部位が硝子体中であることと FAG で旺盛な漏出が存在することで鑑別する．

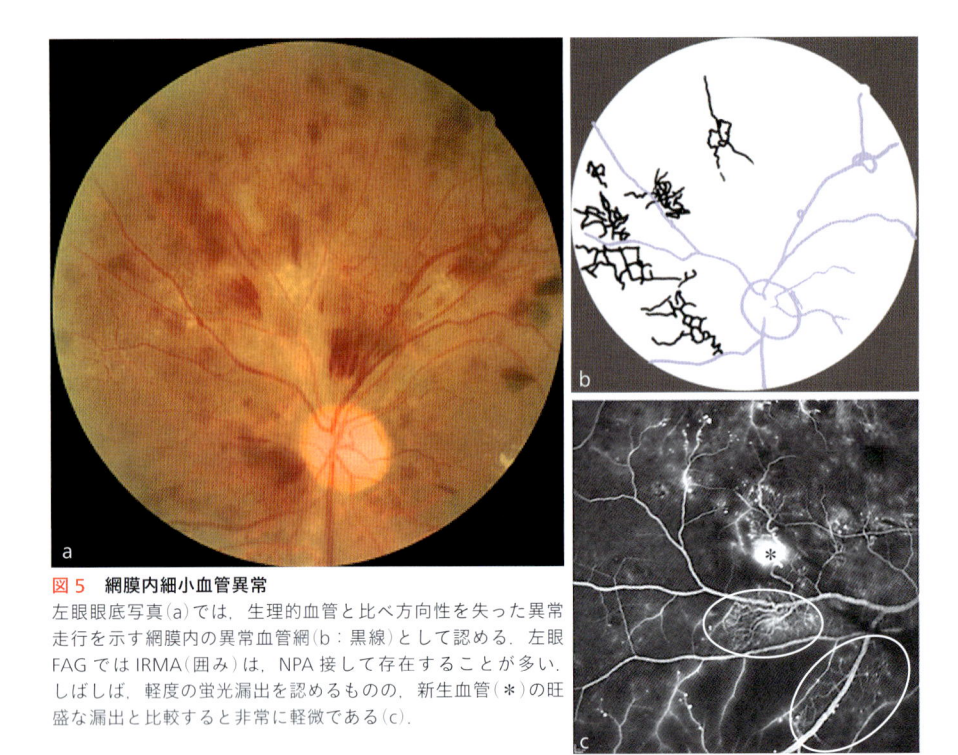

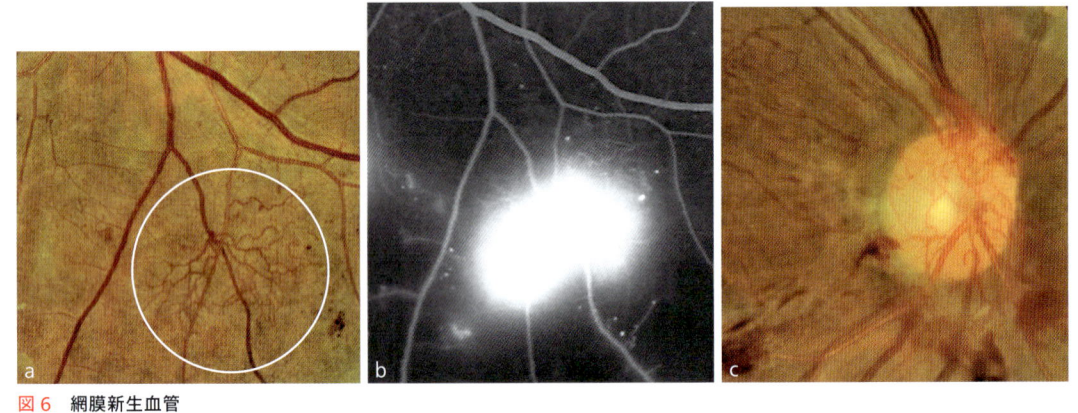

図5　網膜内細小血管異常
左眼眼底写真（a）では，生理的血管と比べ方向性を失った異常走行を示す網膜内の異常血管網（b：黒線）として認める．左眼FAGではIRMA（囲み）は，NPA接して存在することが多い．しばしば，軽度の蛍光漏出を認めるものの，新生血管（＊）の旺盛な漏出と比較すると非常に軽微である（c）．

図6　網膜新生血管
左眼眼底写真（a）．硝子体中へ立ち上がる網膜新生血管（囲み）が見られ，FAG（b）では旺盛な蛍光漏出を認める．右眼眼底写真（c）．乳頭新生血管は視神経乳頭付近の異常血管網として，観察される．

6) 硝子体出血

　網膜新生血管そのものは視力への影響はほとんどないが，硝子体の収縮や後部硝子体剥離（posterior vitreous detachment：PVD）の進行とともに，脆弱な新生血管から網膜と後部硝子体膜の間に出血を起こす網膜前出血が黄斑部を覆ったり，硝子体ゲルへ拡散する硝子体出血（図7, 8）により著明な視力低下をきたし，手術適応となる．

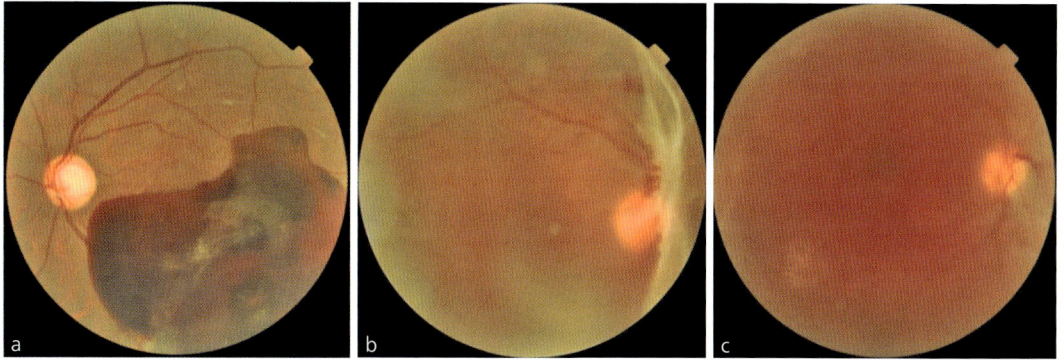

図 7　硝子体出血
a：網膜前出血は，後部硝子体膜と網膜との間に出血する．黄斑を少し回避しており，左眼矯正視力 0.5 である．
b：乳頭新生血管に伴う増殖組織および，軽度の硝子体出血により，網膜の形態はやや不鮮明であり，右眼矯正視力 0.05．
c：硝子体出血により右眼矯正視力 0.02 で，乳頭およびその周囲の網膜血管が透見できるのみである．

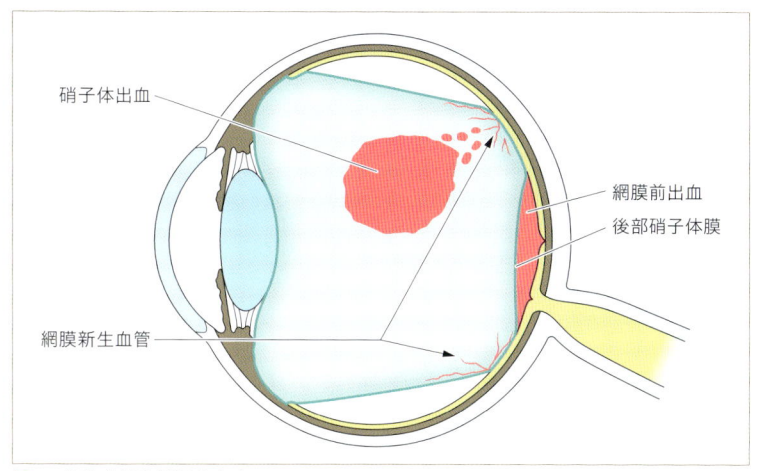

図 8　新生血管と硝子体出血
網膜新生血管は後部硝子体膜を足場に発生，進展する．PVD とともに新生血管が破綻し，硝子体ゲル内に出血すると硝子体出血となる．網膜と後部硝子体膜の間に出血すると網膜前出血となり，いずれも視力障害の原因となる．

7）牽引性網膜剝離，黄斑症

　新生血管の周囲では，線維血管膜（fibrovascular membrane）が形成され，その収縮により網膜へ牽引がかかると，TRD や網膜分離が惹起され，黄斑部まで進行すると視力低下の原因となる難治性の病態である（図 9, 10）．牽引により網膜裂孔を形成すると裂孔原性網膜剝離を併発することもあり，硝子体側へ凸の網膜剝離か，牽引性剝離のみのテント状の形態か，よく観察して手術時期を決定する（図 9）．網膜剝離が長期に及ぶと網膜が萎縮し治療適応外となる．また，網膜下索（subretinal strand）が見られることもあるが，牽引の原因とはならず，ほとんどの場合は手術による除去は不要である．また，線維血管膜と網膜の

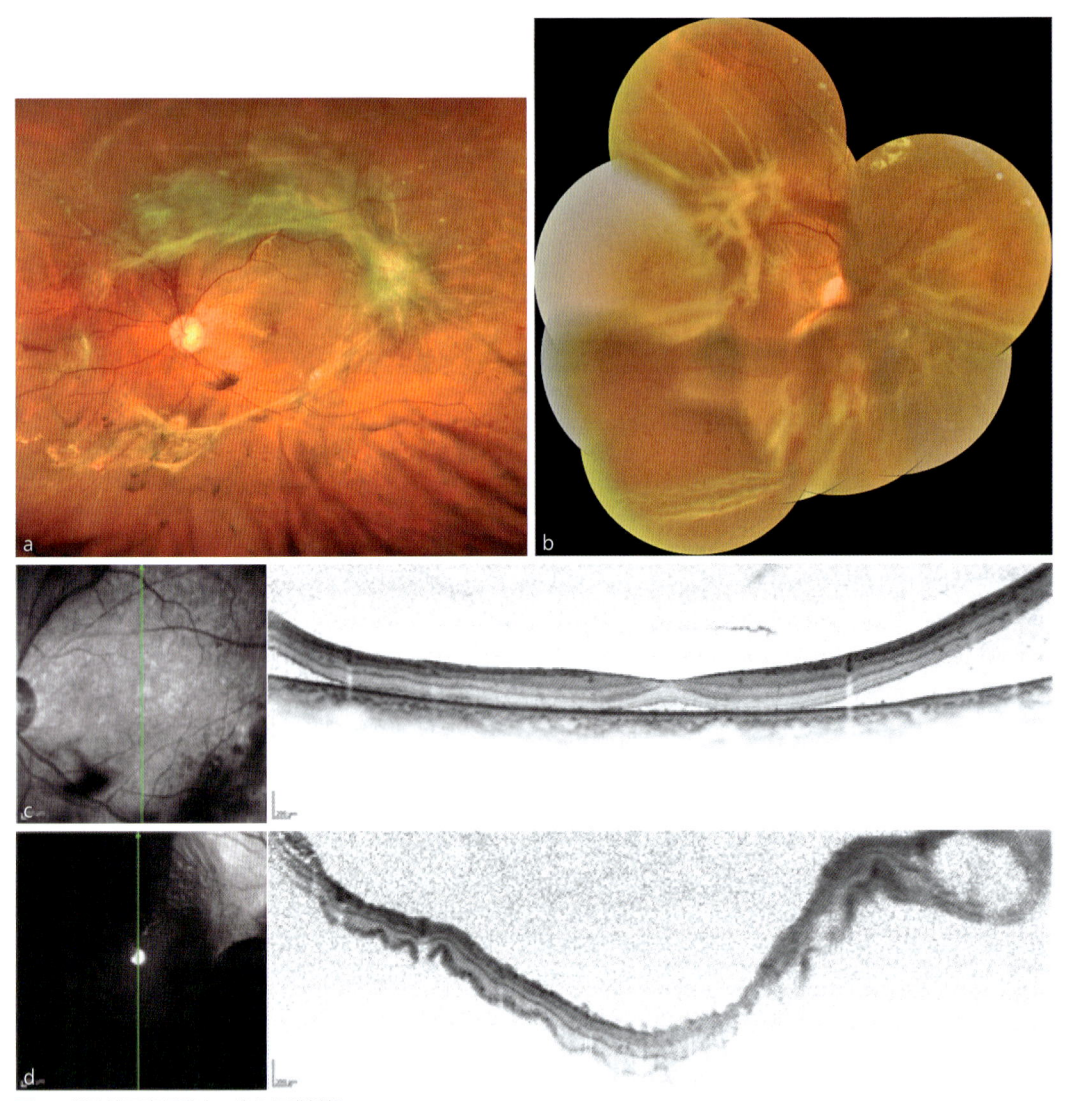

図9 増殖糖尿病網膜症に伴う網膜剥離
TRD の眼底写真(Optos® 200Tx™ にて撮影)(a)．血管アーケードの周辺に新生血管を伴う灰白色の増殖組織がみられ，周囲に TRD を伴い，左眼矯正視力 0.5 である．OCT(c)では，網膜剥離は皺がなくぴんと張った感覚網膜を認める．裂孔原性網膜剥離を合併した PDR(b)．増殖組織による牽引により裂孔を併発し，硝子体側に凸の網膜剥離を伴っている．右眼矯正視力 0.04 である．OCT(d)では，裂孔原性網膜剥離に特有の網膜外層のひだと視細胞層の高反射がみられる．

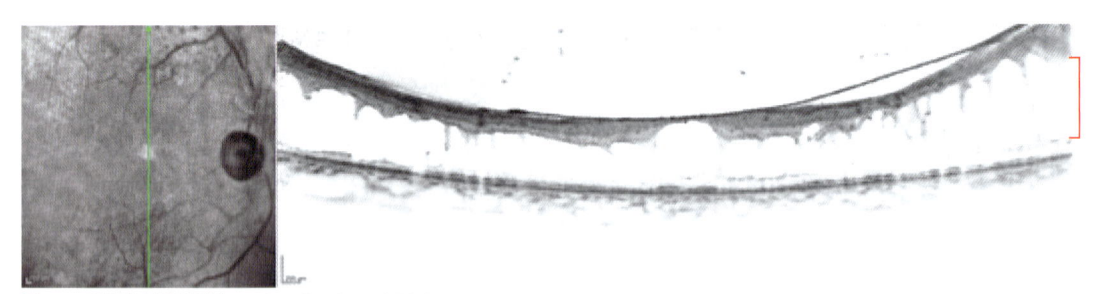

図10 牽引性網膜分離(tractional retinoschisis)
線維血管膜で生じた tangential traction により，主に外網状層に低反射のスペースが生じる網膜分離症(⎿⎾部)を認め，右眼矯正視力は 0.5 である．

176　第3章　糖尿病網膜症の診断

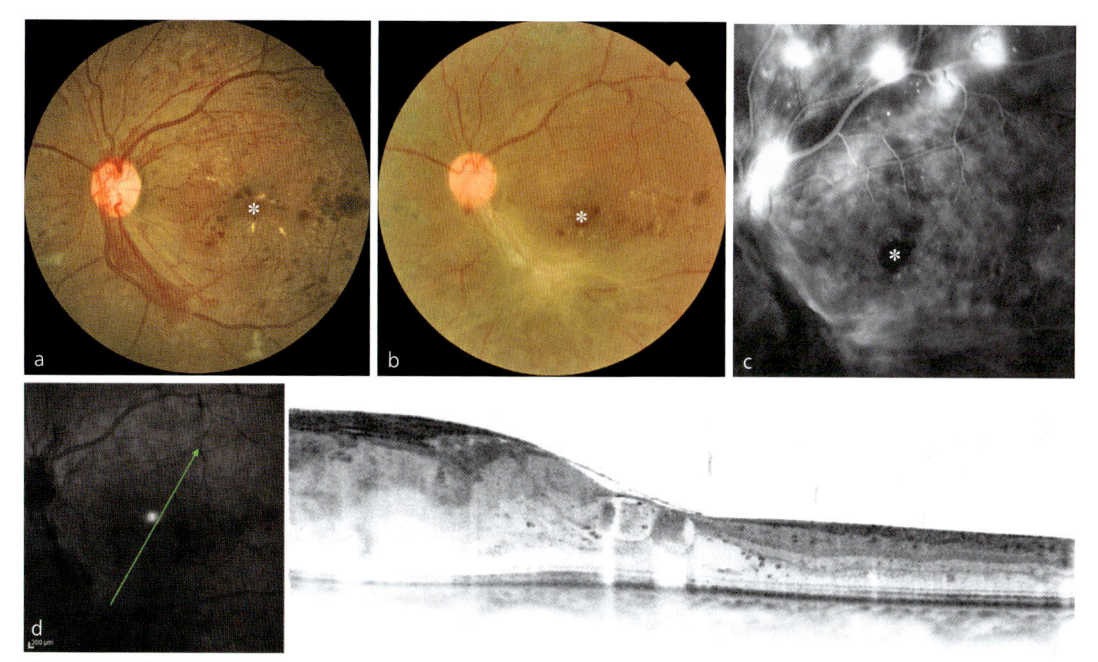

図 11　牽引性黄斑症
初診時左眼眼底写真(a)．乳頭新生血管を認め，黄斑(＊)は軽度の囊胞様腔を認めるものの，生理的な位置に存在し，左眼矯正視力 0.7 である．10 か月後の眼底写真(b)と FAG(c)では，新生血管周囲に増殖性変化が増悪し，中心窩＊は乳頭下縁よりも下方に偏位しており（黄斑偏位），左眼矯正視力 0.3 と視力低下が進行した．OCT では，網膜表面に分厚い増殖膜を認め，牽引された部位の網膜は肥厚しており，増殖膜の牽引により，水平方向と垂直方向の病態が惹起されたことがわかる(d)．

癒着が強い場合は，増殖組織の収縮による水平方向の牽引が黄斑偏位，黄斑円孔や DME などを起こし視力低下の原因となる（図 11）．

8）糖尿病黄斑浮腫

　難治性の視力障害の原因となる DME に関する評価も重要である（図 12）．DME は DR に伴う黄斑部の肥厚として観察される．とくに中心窩や傍中心窩の実質肥厚と硬性白斑の状態に基づき ETDRS が定義した CSME を診断し，レーザー治療の適応が決定されてきた．近年はステロイドや VEGF 阻害薬など治療のオプションが増加し，Diabetic Retinopathy Clinical Research Network(DRCR.net)により，中心 1 mm の平均網膜厚により定義される center-involved DME が一般的に受け入れられている．

　黄斑部肥厚には，囊胞様変化や漿液性網膜剝離(SRD)，それらを認めない実質の肥厚が観察され，SRD は治療抵抗性で視力予後が不良な症例が多い（第 3 章 IV-G「光干渉断層計(OCT)」：図 4 ⇒ 193 頁）．DME は血管透過性亢進により起こる病態であり，それに関わる血管病変，とくに，漏出の強い MA の同定は治療方針の決定に重要である．また，肥厚した後部硝子体膜による牽引により DME が惹起されることもあり，増殖性変化や PVD とともに，網膜硝子体界面の十分な観察は硝子体手術適応の決定に重要である．

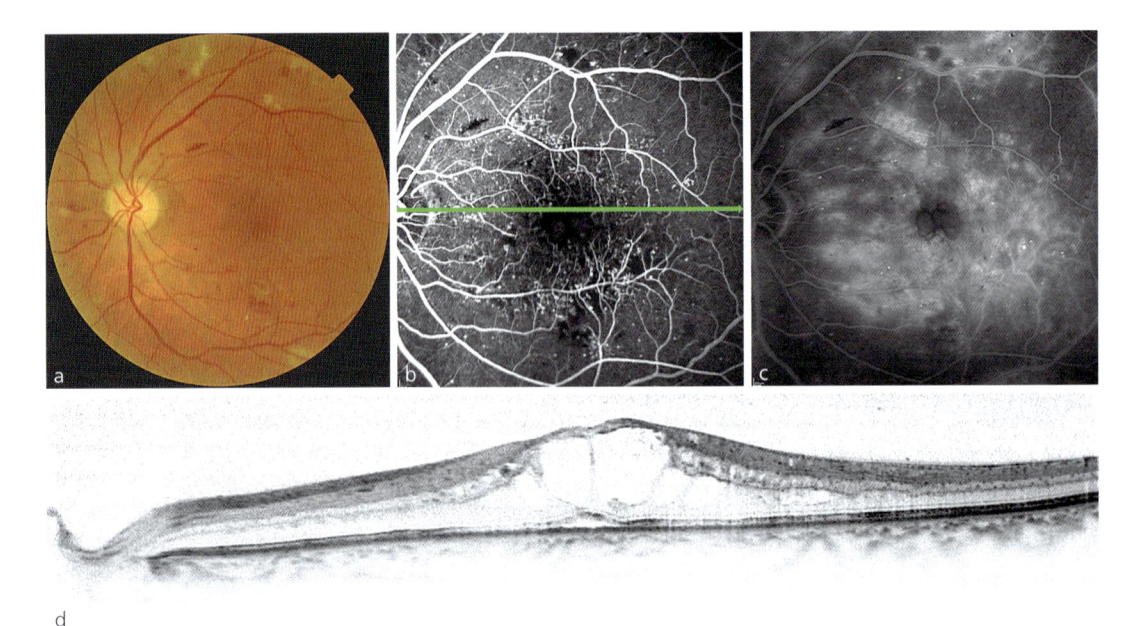

図 12　糖尿病黄斑浮腫
左眼眼底写真では黄斑部に囊胞様腔を認める(a)．FAG(c)では，早期(b)と比べ，同部位に蛍光物質が貯留する．OCTでも囊胞様腔が描出されている(d)．

II.　眼底写真

　眼底検査による的確な眼底所見の把握が最も重要であることは言うまでもないが，DRにおいては非常に多くの所見が存在するため，客観性と再現性が担保される眼底写真は非常に有用である．網膜症患者の経過観察において，また，専門医が少ない地域における遠隔医療のツールとして，簡便かつ強固なデータとなる．

　撮像方法は，ETDRSが推奨する7方向をステレオ撮影すれば，すでに確立されたプロトコールに従って重症度分類が可能であり，多くの治験で用いられ，また，PDRへの進行の予測に関するエビデンスも確立されている(図13)．わが国では7方向の煩雑な手技を避け，ほぼ同等の診断的価値のある2方向(後極部と鼻側)や中心および各象限の9方向撮影が比較的頻用されている．最も一般的にはカラー眼底写真が用いられるが，レッドフリー眼底撮影により赤色病変のコントラストを上げたり，可視光を用いない赤外光眼底撮影により患者負担を軽減する方法もある．

　電子カルテの導入により，眼底撮像装置は従来のアナログからデジタルへと急速に移行しており，また，解像度も改善している．超広角走査レーザー検眼鏡Optos® 200Tx™では200度程度の画角が得られるため，短時間の非接触検査で最周辺部まで撮像可能である．有望なシステムであるが，画像解釈において周辺部の拡大に注意を要する(図13)．

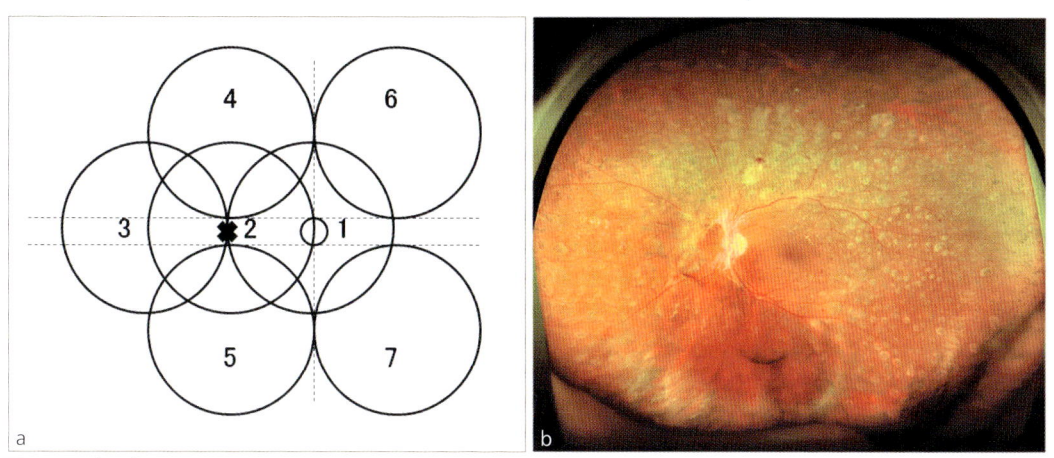

図13 眼底写真
a：ETDRS の標準的な 7 方向眼底撮影では，30 度の画角のステレオ撮影を行う．
b：Optos® 200Tx™ による PDR の左眼眼底写真．渦静脈よりも周辺部まで撮影可能で，広範な病変の拡がりが一目瞭然である．

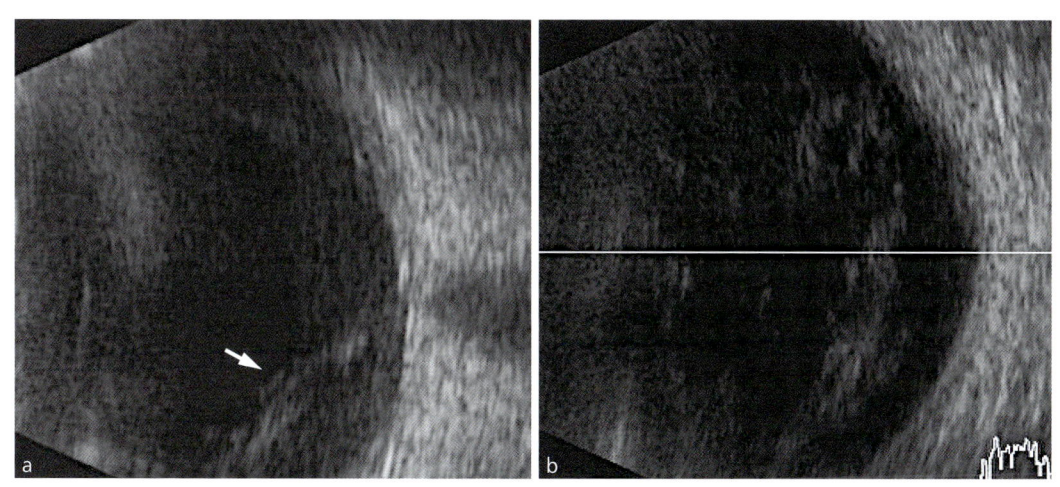

図14 超音波画像
a：B モードにて視神経付近に増殖膜（矢印）が存在する．視神経や眼球との連続性および，膜の均一性により，網膜との鑑別がある程度は可能である．
b：硝子体出血は吹雪様に描出される．

III. その他の眼底検査

　　重度の白内障や硝子体出血などの中間透光体の混濁が強い症例では，検眼鏡による眼底検査ではほとんどの所見は不明瞭であり，解像度に劣るものの超音波検査，とくに，B モードを用いることで，増殖組織や網膜剥離の状況を把握することが可能である．硝子体出血では硝子体腔に吹雪様のシグナルが見られる（図14）．また，網膜は，視神経と連続する比較的均一な厚みの構造物として描出される．テント状の網膜剥離は牽引性網膜剥離が疑われ，硝子体に向かって凸の場合は裂孔原性網膜剥離を合併していることを示唆する．増殖組織もしばしば膜状の構造物として認められるが，比較的直線的であることや不均一な厚みや不連続性から，網膜剥離との鑑別をすることが重要である（図14）．

（村上智昭）

Topics
Optos® 200Tx™ の有用性

　超広角走査レーザー検眼鏡 Optos® 200Tx™（Optos 社，英国）は英国，米国では 2000 年に発売になっていた．わが国には 2011 年に導入され，急速に注目を浴びるようになってきた眼底カメラである．特徴としては，無散瞳（最小瞳孔径 2 mm）で眼底 100 度もしくは 200 度の撮影が可能であり，FAG や眼底自発蛍光も撮影できるモデルもある．通常の眼底カメラと違い，グリーン（532 nm）とレッド（633 nm）の走査レーザーによりスキャンを行い，得られた 2 枚の画像を合成して眼底写真が作られる．合成された画像は全体的に緑がかって見えるが，これは付属のソフトウェアでグリーンとレッドのバランスを調整することで通常の眼底写真に近い画像に変更できる（図 1）．

　糖尿病網膜症（DR）の眼底写真は現在のところ，Early Treatment Diabetic Retinopathy Study（ETDRS）が提唱する 30 度で 7 方向撮影を行うことがゴールドスタンダードである．これは治験などを行う際には必須のプロトコールであるが，撮影に時間と手間がかかり，一般臨床において利用することは難しい．しかし，Optos® 200Tx™ では 1 回の撮影 0.3 秒で眼底 200 度のパノラマ写真を得ることができるため，日常診療において，DR の管理に非常に役に立つ可能性がある（図 2）．

　先に述べたように，2 種類のレーザー光のみを使用し，得られた特殊な画像であるために，従来の手法との比較を行い検証することが必要であるが，この点についてはすでに，ETDRS の 7 方向写真や臨床医のとった所見とも高率（70～84％）で一致すると報告されている．自検例でも DR の国際重症度分類を行うと，臨床医の所見と 80％で一致していた．ただし，output の方法によっては，（例えば，紙に印刷する，画像を圧縮するなど）毛細血管瘤（MA）などの細かい情報が失われてしまうため注意が必要である．

　FAG による DR の評価の際には黄斑部の所見だけでなく，周辺部の灌流を確認したいところであるが，散瞳不良や眼球運動障害のため従来のカメラではよい画像が得られないことも多い．Optos® 200Tx™ ではこのような撮影困難例でも，鮮明なパノラマ画像が取得できるところが利点である．ただし，Optos® 200Tx™ の画像は眼球の水平方向を得意としており，上下方向の周辺部はピントが甘く，それほど鮮明ではない（図 3～6）．

参考文献

1) Silva PS, Cavallerano JD, Sun LK, et al.：Nonmydriatic Ultrawide Field Retinal Imaging Compared with Dilated Standard 7-field 35-mm Photography and Retinal Specialist Examination for Evaluation of Diabetic Retinopathy. Am J Ophthalmol 154：549-559, 2012

〈荻野　顕〉

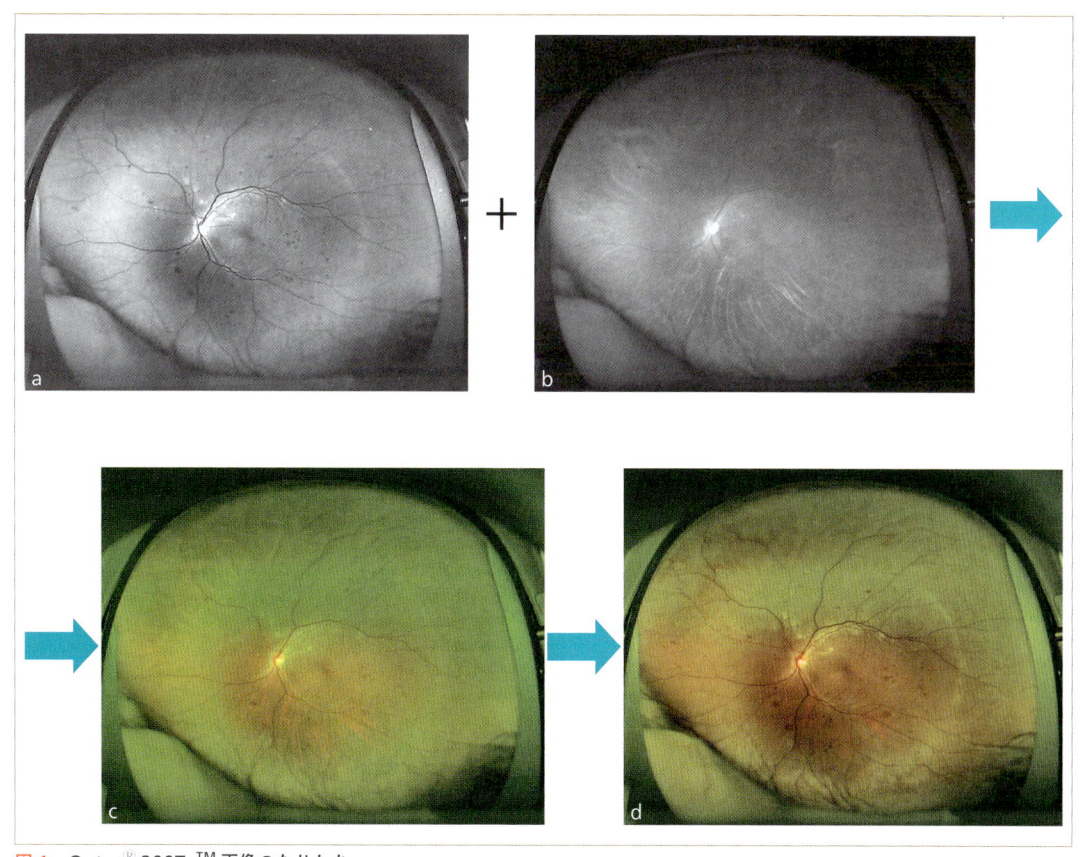

図 1 Optos® 200Tx™ 画像のなりたち
グリーンレーザー光により得られた画像(a)とレッドレーザー光により得られた画像(b)を合成して擬似カラー画像(c)が作成される．グリーンを 20％ダウンすると通常の眼底写真に近い画像が得られた(d)．

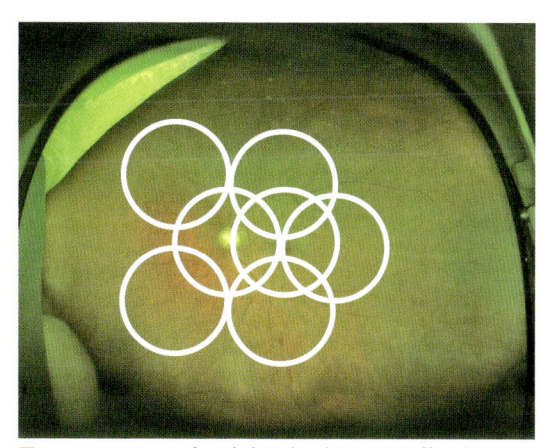

図 2 ETDRS の 30 度 7 方向写真で撮影できる範囲(白円)と Optos® 200Ix™ 画像
30 度 7 方向写真では全体で約 75 度の網膜が撮影できるが，Optos® 200Tx™ では遙かに広角の画像が得られる．

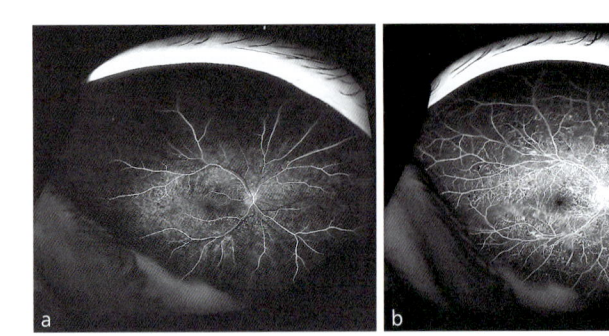

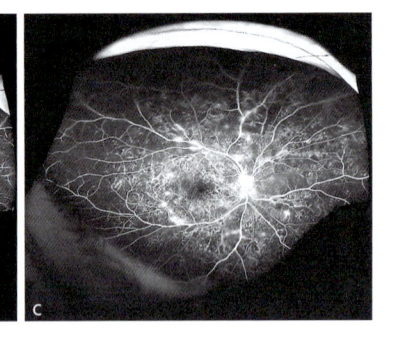

図3 パノラマ写真（FAG）の経時変化
従来の FAG ではパノラマ写真を作成する場合，異なるタイミングで撮影した写真を合成するしかできなかった．しかし，Optos®️ 200Tx™ では，動脈相（a），静脈相（b），後期（c）といったように，必要なタイミングでのパノラマ写真を得られる．

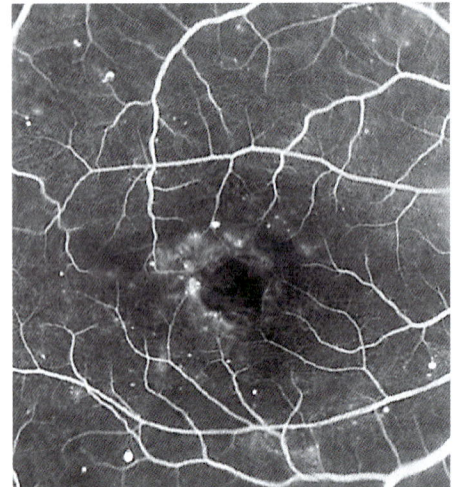

図4 後極部の拡大（200度写真より）
後極の MA や動静脈も比較的明瞭に描出されている．200度写真での解像度は X 方向が 11〜13 μm，Y 方向が 13〜16 μm とされている．100度の撮影では 200度より 10〜15％ほどよい解像度が得られる．

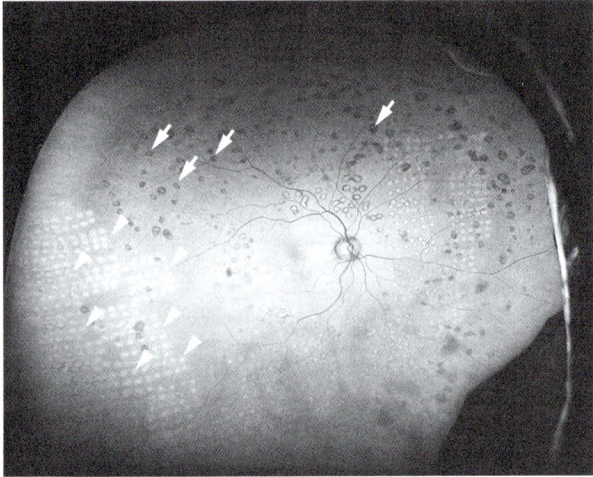

図5 Optos®️ 200Tx™ の自発蛍光写真
光凝固の瘢痕が明瞭に描出される．新しい凝固斑は高輝度（矢頭）に，古い凝固斑は低輝度（矢印）に描出される．

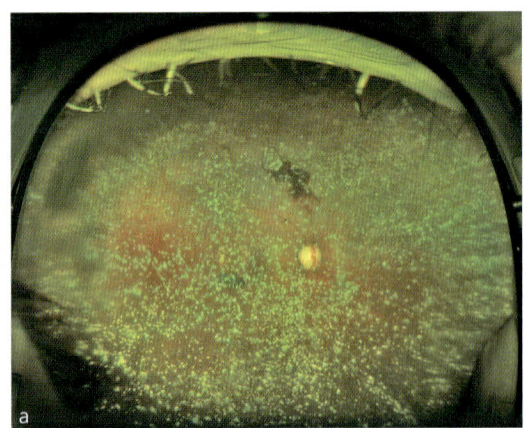

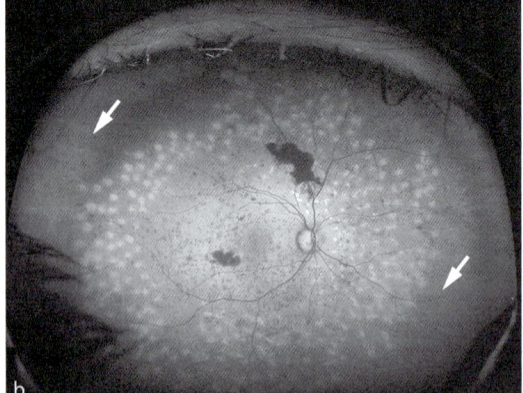

図6 星状硝子体症の汎網膜光凝固
星状硝子体症が強く，眼底の視認性が悪かった症例（a）において，凝固斑を確認するために自発蛍光写真が有用であった（b）．上耳側，鼻側周辺部に凝固を追加するべきであることがわかる（矢印）．

F 蛍光眼底造影

フルオレセイン蛍光眼底造影(fluorescein angiography：FAG)は，網膜血管をコントラストよく描出するので，毛細血管瘤(MA)，数珠状静脈拡張(venous beading)，網膜内細小血管異常(IRMA)などの血管病変を感度よく検出する．とくに，IRMAと新生血管の鑑別に非常に有用である．それのみならず，糖尿病黄斑浮腫(DME)の原因である血液網膜柵(BRB)の破綻は，蛍光漏出や蛍光貯留などの過蛍光を示す．また，増殖型へ進行する前段階である無灌流領域(NPA)形成は，境界明瞭な低蛍光となる．これらの所見は，眼底検査やOCTでは検出することはできず，FAGが唯一の情報を提供する．また，走査型レーザー検眼鏡(scanning laser ophthalmoscope：SLO)を用いて血流の評価も可能であり，血管の全般的な機能評価には必須の検査である．

I. 撮影方法

肘静脈から投与されたフルオレセインナトリウムは血流とともに10～15秒後に網膜動脈へ到達し，数秒かけて，毛細血管を経て網膜静脈へと灌流される．網膜血管の観察には，網膜静脈が十分に充溢された後がよく，後極部と中間周辺部から赤道部付近まで可及的に撮像する．また，5～10分程度待って蛍光漏出や貯留，組織染が強調される後期(late phase)で再度撮像することがDMEの診療には必須である．フルオレセインナトリウムは主に腎排泄であり，腎症合併例ではその使用には注意を要する．

II. 蛍光眼底造影所見

1. 毛細血管瘤

糖尿病網膜症(DR)発症の最初期病変であるMAは，眼底写真では赤色点状病変として認識されることが多いが，網膜内の点状出血との鑑別はしばしば困難である．しかし，MAは蛍光色素によりその内腔が過蛍光を呈し，周囲に蛍光漏出を伴っている．一方，点状出血は背景蛍光がブロックされるため，それらの鑑別に有用である(図1)．

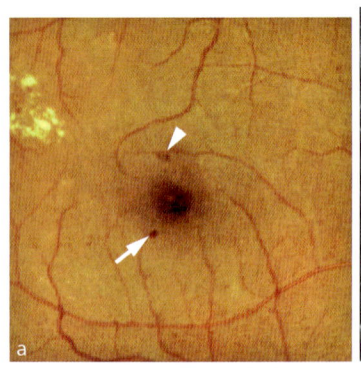

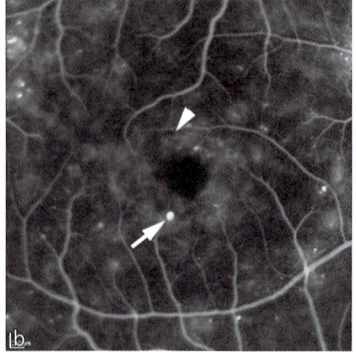

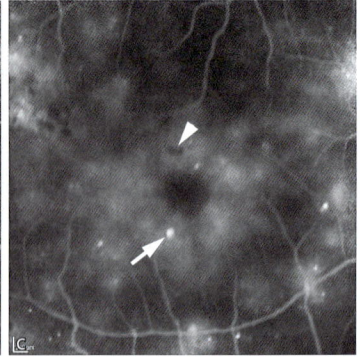

図1 網膜点状出血と毛細血管瘤
眼底写真では両者は赤色点として観察されるが(a)，蛍光眼底造影では，早期(b)，後期(c)ともに，点状出血(矢頭)では蛍光ブロックを認めるが，MA(矢印)では過蛍光を示す．

表1 FAG所見とその解釈

FAG所見	糖尿病網膜症における解釈
A. 過蛍光	
蛍光漏出	
局所的(focal)	毛細血管瘤などの特定の血管病変からの局所的な漏出
びまん性(diffuse)	複数の血管病変，もしくは，不特定の異常血管からの漏出
硝子体への旺盛な漏出	新生血管から硝子体へ早期からの旺盛な漏出
蛍光貯留(pooling)	囊胞様腔への蛍光貯留
組織染(tissue staining)	増殖組織，網膜下線維性組織，数珠状静脈拡張
window defect	網膜色素上皮萎縮，光凝固斑
B. 低蛍光	
無灌流領域	網膜の毛細血管床消失
虚血性黄斑症(ischemic maculopathy)	黄斑部の毛細血管床消失
蛍光遮断(blocked fluorescence)	出血(網膜内，網膜前，網膜下)，硬性白斑，軟性白斑，光凝固斑
C. 充盈遅延(filling delay)	眼虚血症候群の合併

2. 静脈異常，網膜内細小血管異常，新生血管

DRの進行とともに，数珠状静脈拡張などの静脈病変もFAGではコントラストよく検出可能で，周囲に軽度の蛍光漏出を伴って描出される(第3章IV-E「眼底検査，眼底写真」：図4⇒173頁)．国際分類で重要な所見であるIRMAと新生血管の鑑別にもFAGは有用である．前者はNPAに隣接した軽度の蛍光漏出を示すが，BRBをもたない新生血管からは硝子体中への旺盛な蛍光漏出を認める(第3章IV-E「眼底検査，眼底写真」：図5⇒174頁)．また，硝子体手術や抗VEGF療法の適応を考えるうえでも重要な検査である．

3. 過蛍光所見の鑑別

網膜血管外，つまり，網膜実質の過蛍光は，血液成分の漏出，つまり，BRB破綻を意味し，その形態にはいくつかのパターンが存在する(表1)．DMEにおいては，血管病変からの境界不鮮明な蛍光漏出を多く認め，原因となる血管病変が明らかな局所的な漏出は，MAからのことが多い．一方，複数の血管病変からの漏出や原因病変そのものが不明瞭な場合は，びまん性漏出と呼ばれる(図2, 3)．Early Treatment Diabetic Retinopathy

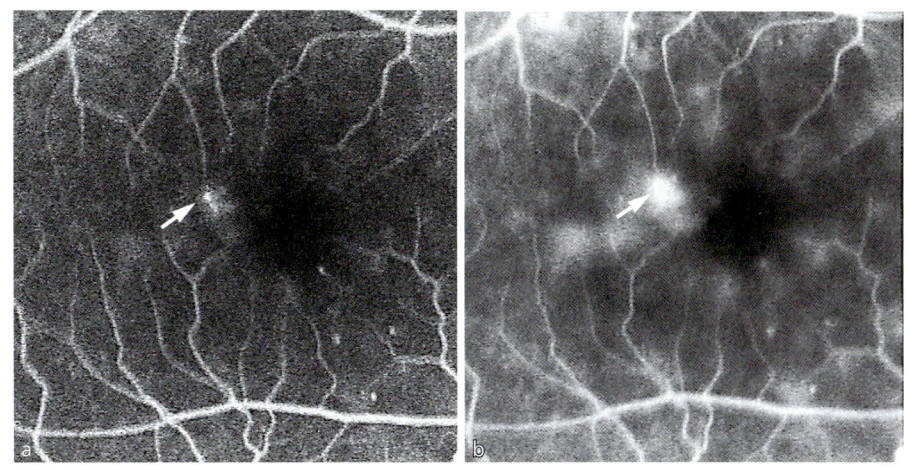

図2 局所的蛍光漏出
早期(a)におけるMA(矢印)の周囲に，後期(b)では，過蛍光を認める．

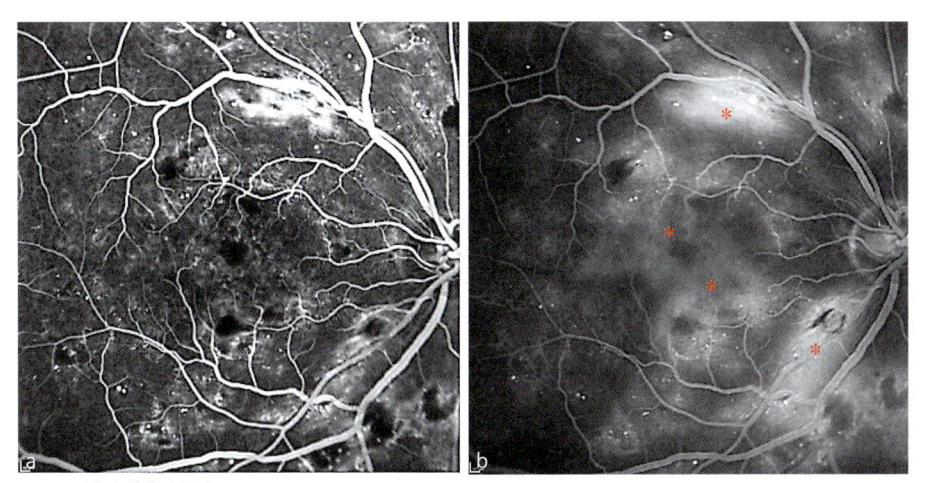

図3 びまん性蛍光漏出
中心窩周囲の血管は早期(a)では明らかな異常はないが，後期(b)は境界不明瞭な過蛍光(＊)を認める．

Study(ETDRS)の推奨する光凝固，つまり，局所凝固か格子状凝固かを決定するうえでその鑑別は重要であるが，判然としないことも多い．囊胞様腔などのスペースへの蛍光貯留では境界鮮明な過蛍光を呈する(図4)．また，DMEに伴う漿液性網膜剝離(SRD)は，中心性漿液性脈絡網膜症とは異なり網膜下液中に蛍光貯留を伴わず，病態の差異が示唆される(図5)．増殖糖尿病網膜症(PDR)における増殖組織や，中心窩下に硬性白斑が沈着した後に生じる網膜下線維組織は，後期でその構造が境界鮮明に過蛍光になる組織染(tissue staining)を認める(図6)．

4. 無灌流領域

　網膜血管障害が進行すると毛細血管床が消失しNPAが形成される．通常の眼底検査で検出できないが，FAGでは血管に囲まれた低蛍光領域として観察される(図7)．眼底所見に基づき汎網膜光凝固(PRP)を決定する国際分類に比し，FAGは網膜虚血という前増殖網

IV 臨床所見　185

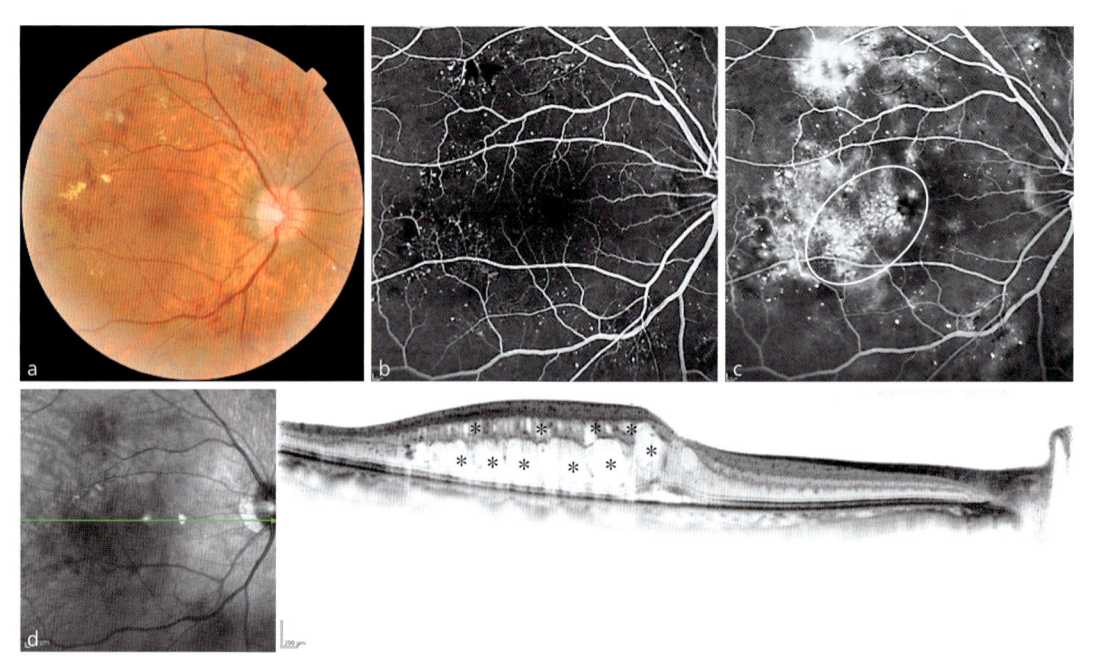

図4 糖尿病黄斑浮腫症例における蛍光貯留
右眼眼底写真では，黄斑部に囊胞様腔を認める(a)．造影後期(c)では，早期(b)では認めない境界明瞭な蜂の巣様もしくは花弁状の過蛍光(囲み)を認める．OCTでは，内顆粒層と外網状層を中心に囊胞様腔(*)を認め，それらに蛍光物質が貯留していることがわかる．

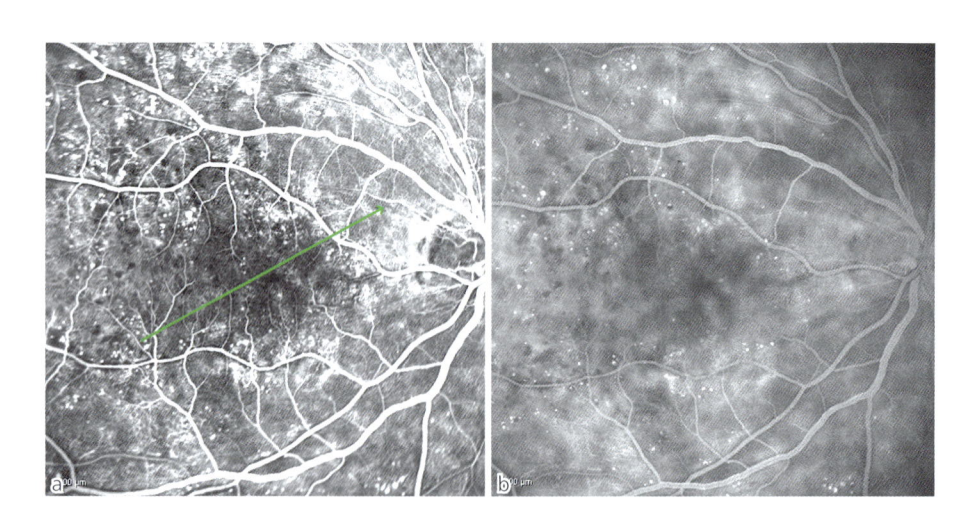

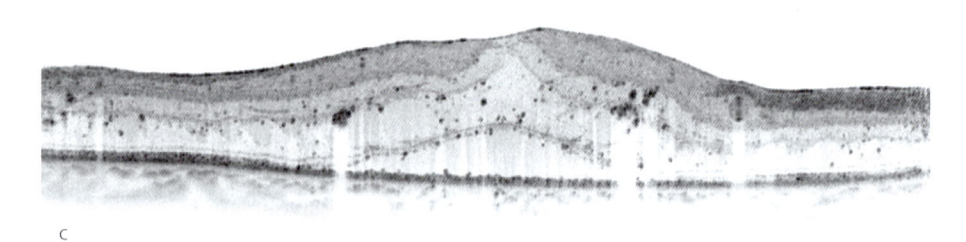

図5 漿液性網膜剥離を伴う糖尿病黄斑浮腫症例
OCT(c)では，囊胞様腔は認めないが黄斑部における網膜実質の肥厚とSRDが描出される．蛍光眼底造影では，黄斑部全体にびまん性蛍光漏出を認めるが，早期(a)，後期(b)ともに，SRDの範囲に一致する蛍光貯留は描出されない．

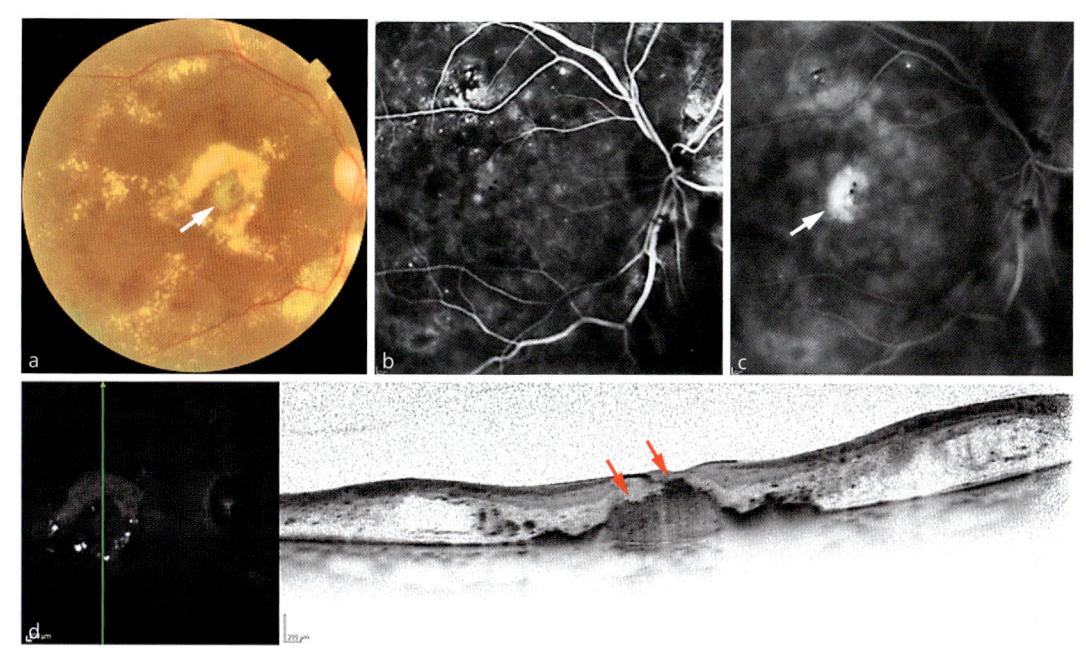

図6 網膜下線維組織
硬性白斑が中心窩下に蓄積すると網膜下線維組織が生じることがある．
a：右眼眼底写真では，中心窩付近の硬性白斑に囲まれた灰白色の網膜下線維組織（矢印）がみられ，右眼矯正視力 0.08 である．
b：右眼蛍光眼底造影早期．
c：右眼蛍光眼底造影後期では，同部位に組織染（矢印）を認める．
d：右眼 OCT では線維組織は網膜下の高反射病変として描出される（矢印）．

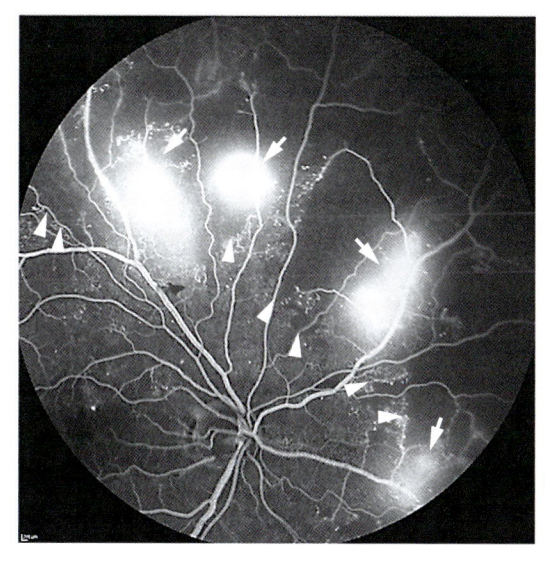

図7 無灌流領域
矢頭よりも周辺部は，網膜毛細血管床が消失しており低蛍光を示す．矢印：網膜新生血管．

膜症（pre PDR）の病態を明確にするため，それを参照にし光凝固の適応および凝固範囲の決定を行う方法もある．また，黄斑部で同様の変化が起こると虚血性黄斑症（ischemic maculopathy）となり，黄斑部機能が損なわれ視力予後が不良となる（図8）．

　最近のデジタル眼底システムの進歩により，広角で高解像度の画像が短時間で取得可能になった（図9）．散瞳不良症例や中間透光体に混濁が見られる症例でも，毛細血管レベル

IV　臨床所見　187

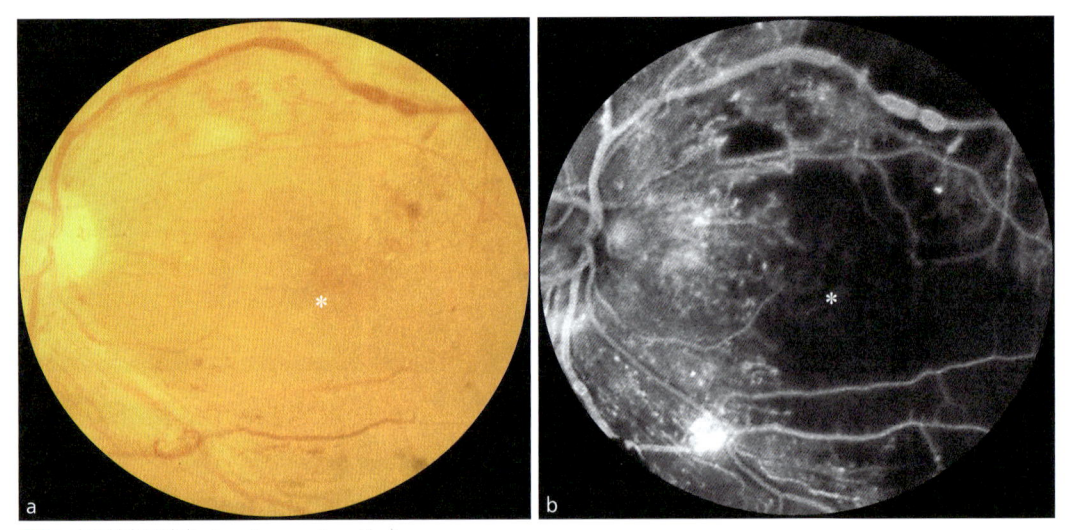

図8　虚血性黄斑症（ischemic maculopathy）
眼底写真（a）では，中心窩周辺（＊）はほとんど血管病変を認めず silent にみえるが，蛍光眼底造影（b）では，中心窩付近の毛細血管網は消失しており，左眼矯正視力 0.01 p と視力不良である．

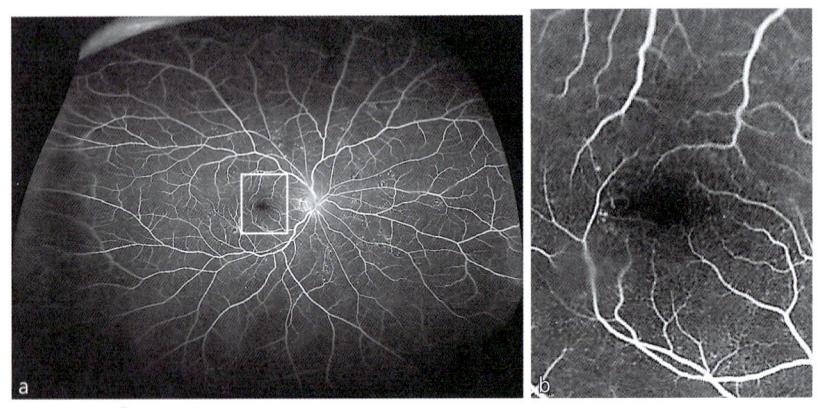

図9　Optos® 200Tx™ による蛍光眼底写真
赤道部よりも周辺まで血管病変が描出される（a）．また，読影時に拡大すれば（b），毛細血管の状態も把握できる．

の観察が可能であり，従来の撮像システムでは限界があった最周辺部の NPA の評価が格段に容易になった．

5. 網膜血管循環障害

　FAG では，蛍光色素注入時から網膜動脈到達間での時間（腕-網膜循環時間）を計測することが可能である．それを利用して，網膜動脈までの血流障害で起こる眼虚血症候群（ocular ischemic syndrome）の合併，鑑別を行う．また，走査型レーザー検眼鏡を用いた評価では，DR における大血管や毛細血管レベルの血流異常が検出できることが報告されている．

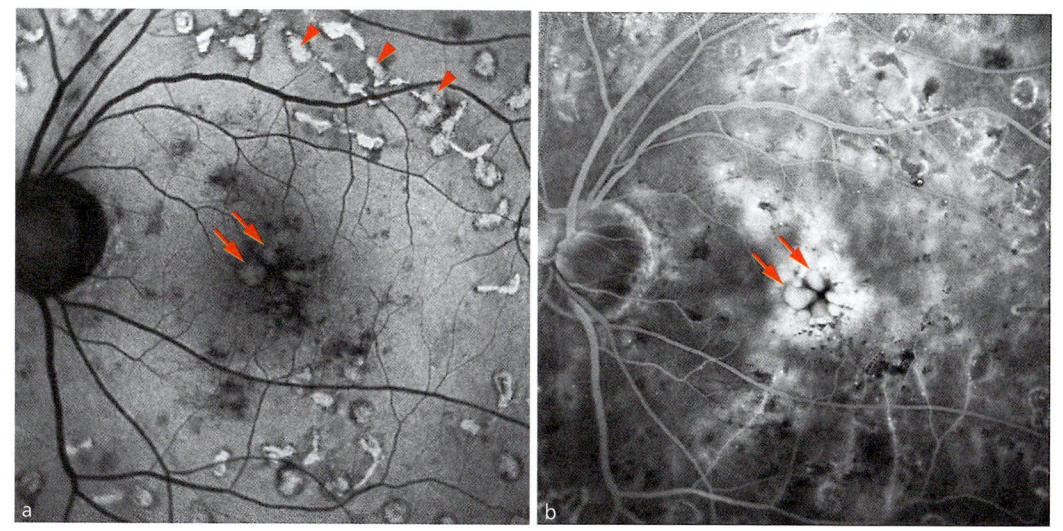

図 10 眼底自発蛍光
a：DME 症例の自発蛍光．黄斑部の囊胞様腔の部位に（矢印）一致して，蛍光強度が高くなる．また，レーザー凝固斑（矢頭）は，蛍光強度が高い部分と低い部分が混在する．
b：同症例の FAG の後期写真．中心窩付近に蛍光貯留を認める（矢印）．

III. その他の蛍光所見

1. インドシアニングリーン蛍光眼底造影

　脈絡膜血管疾患でしばしば用いられるインドシアニングリーン蛍光眼底造影（indocyanine green angiography：IA）は，脈絡膜血管異常の検出に有用であるが，BRB 破綻に関する情報は乏しく，網膜血管異常の検出には不向きである．一部の MA が過蛍光を示し，新生血管からもわずかな蛍光漏出を認めることがある．光凝固瘢痕部位は低蛍光を示し，脈絡膜毛細血管板の閉塞が示唆される．

2. 眼底自発蛍光

　近年自発蛍光に関する報告も散見される．網膜色素上皮が視細胞外節の貪食後，処理しきれなかった蛋白が自発蛍光を有するリポフスチンとして沈着すると考えられている．このリポフスチンが眼底自発蛍光をきたすと考えられている．中心窩付近の囊胞様腔と一致して高輝度の自発蛍光が見られたり（図 10），DME では黄斑全体に自発蛍光の低下を示すこともある．光凝固施行直後は，低輝度であるが数週間程度で高輝度に変化していく．

（村上智昭）

G 光干渉断層計（OCT）

　眼底検査では，透明な感覚網膜の状態を詳細に把握することは困難であり，熟練者でもわずかな所見しか観察できない．しかし，糖尿病黄斑浮腫（DME）眼の病理組織では，細胞外液の貯留やMüller細胞の細胞内腫脹などの変化がみられ，神経節細胞の細胞死や視細胞の変性なども起こっている．このように網膜神経グリア組織の変化は多彩である．1991年に光干渉断層計（optical coherence tomography：OCT）が開発され，非侵襲的に網膜断面が描出され，組織学所見のように網膜各層が反射強度の違いにより観察可能となった．当初のタイムドメイン（time-domain）方式での分解能は10〜20 μm程度であったが，現在はスペクトラルドメイン（spectral-domain：SD）方式の導入により高速かつ高解像度の画像取得が可能となっている．OCTの臨床導入により，DME診療は長足の進歩を遂げている．どのOCTでも定量可能な網膜厚は，DMEの診断と経過観察のスタンダードとなっている．網膜硝子体界面の病態もよく描出され，客観的評価と治療適応の決定に有用である．SD-OCTを用いた網膜断層像では，視神経内節外節接合部（IS/OS）や外境界膜（ELM）が明瞭に確認され，その断裂は黄斑部視細胞の障害のよい指標となり，視力低下との相関も強い．微小病変であるhyperreflective fociが描出され，その臨床的意義が報告され始めている．

I. 撮像方法

　視機能に関係する黄斑部，とくに中心窩の変化を観察するには，中心窩を縦横断するcross-hairモードでの撮像が最小限の時間で多くの情報が得られる．とくに，黄斑浮腫の定量で用いられるCPT（center point thickness：中心窩網膜厚）の計測にはこのスキャンモードで行う（図1）．しかし，水平垂直経線以外の領域における病変に関する情報が欠落するため，radial scanもしくは，raster scanモードを用いた黄斑部3次元解析もしばしば用いられる．Early Treatment Diabetic Retinopathy Study（ETDRS）gridでの平均値の定量は測定誤差を改善できる．3次元解析（図3）では最も網膜が厚い領域を特定できるため，浮腫性変化の原因となっている血管病変の存在部位が示唆される．

　糖尿病患者では，しばしば虚血性視神経症などの視神経疾患の合併を認める．OCTを用いた視神経を中心としたcircle scanなどにより神経線維層の変化も検討可能であり，診断と経過観察に有用である．

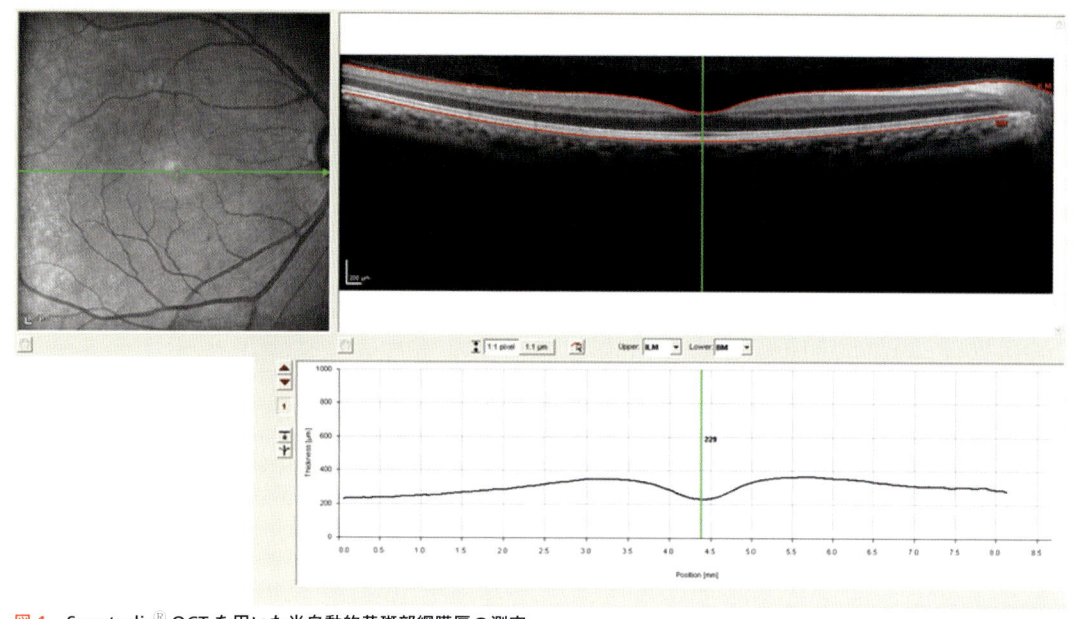

図1　Spectralis® OCT を用いた半自動的黄斑部網膜厚の測定
OCT 画像上で内境界膜と Bruch 膜が自動的に検出され（赤色線），それらの間の長さ，つまり，網膜厚を任意の部位で自動計測できる．

II. 定量的解析方法

　タイムドメイン OCT の頃から網膜最内層である内境界膜から網膜色素上皮（RPE）までの距離が半自動的に網膜厚として計測され，とくに黄斑部における網膜厚は黄斑浮腫の程度を示す指標として用いられてきた．実際，網膜厚と視力はゆるやかな負の相関，つまり，浮腫が強い症例では視力不良であることが，数多く報告されている．しかし，機種によって網膜厚の測定に用いる層が異なるため，異なる機種間での網膜厚の比較には注意を要する．

　OCT3 などの前世代の OCT では radial scan のデータを用いて黄斑各部位における ETDRS の各セクター（直径 1 mm の中心部，直径 1〜3 mm の傍中心部の鼻，耳側，上，下側の 4 方向など）の体積を計測することができる．SD-OCT では，高密度の raster scan による 3D 構築が可能となり，網膜の体積をより精密に計測可能になった．DME のある状態では，網膜の中心部を正確に同定することは困難であり，cross-hair モードを用いた中心窩網膜厚は再現性がやや低い（図2）．それに比べて，3 次元解析を用いた中心部 1 mm の平均網膜厚は再現性が比較的高く，Diabetic Retinopathy Clinical Research Network（DRCR. net）により提唱される中心 1 mm の平均網膜厚により定義される center-involved DME が一般的に受け入れられている（図3）．一方で，平均網膜厚の計測に用いる自動セグメンテーションは硬性白斑や漿液性網膜剥離（SRD）が存在するとエラーがしばしばみられ，平均網膜厚は不正確になる．傍中心窩の網膜厚に関しては未だ臨床的な意義を十分には見出されてはおらず，今後の研究課題である．

　とくに治験などでは従来は視力変化が主要評価項目であったが，近年，黄斑浮腫の改善

IV　臨床所見　　191

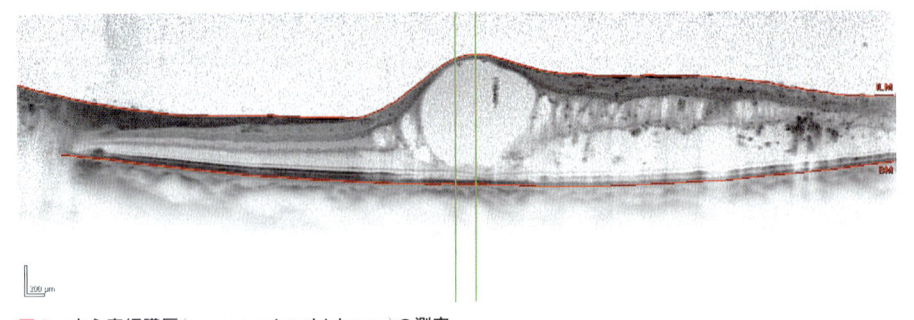

図 2 中心窩網膜厚(center point thickness)の測定
foveal center と思われる部位(左線)では 825 μm であるが,最大網膜厚は 853 μm となり(右線),測定部位によって誤差が生じる.

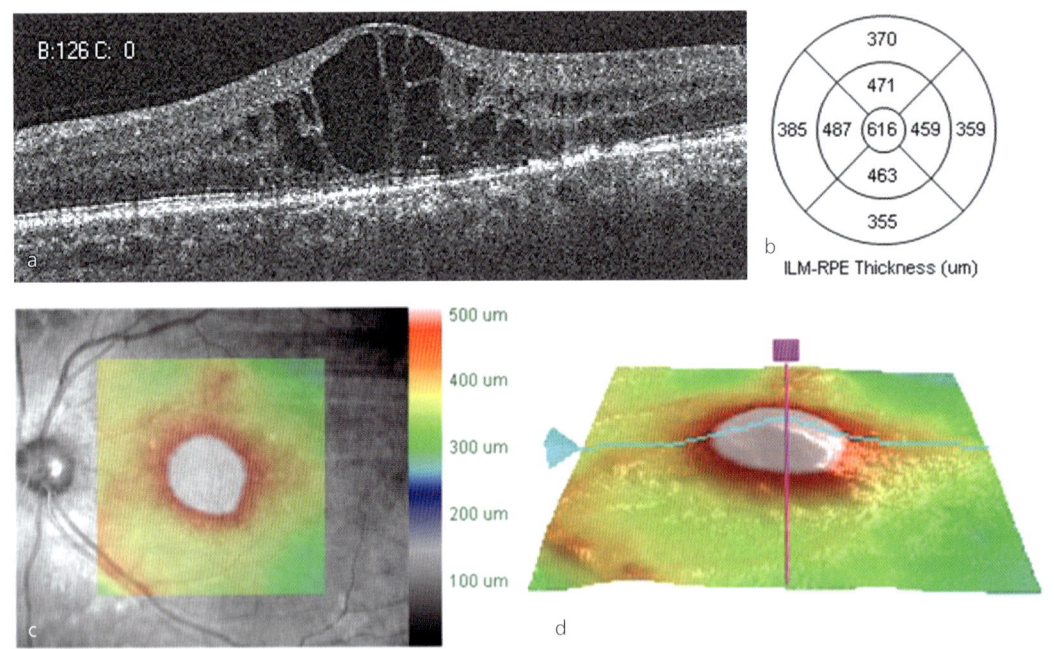

図 3 OCT を用いた黄斑部網膜の 3D 画像
Cirrus™ HD-OCT にて撮像した DME 症例.
a:通常の網膜断層像.
b:ETDRS grid での各セクターでの網膜厚の数値.
c:2 次元平面上での網膜厚の擬似色を用いた表示.
d:同様の擬似色を使った斜めからの鳥瞰図.

が副次評価項目としてのみならず,主要評価項目足りうるかの議論も盛んである.つまり,黄斑浮腫の消失はその後の視力悪化のリスクを軽減する.また,白内障,視神経症などにより影響を受ける視力よりも,OCT による体積や網膜厚の測定のほうが,より純粋に DME の評価が可能かもしれない.もちろん,これらの定量が DME の病態のすべてを反映するわけではなく,質的変化や経過も重要な要素であり,今後それらを総合的に判断する評価法が確立されることが望まれる.

III. 定性的所見

1. 糖尿病黄斑浮腫の形態的特徴

　初期のOCTを用いた解析で，DMEはスポンジ状膨化と嚢胞様変化，SRDの3つの組織学的形態から成り立っていることが報告された(**図4**)．スポンジ状膨化は主に外網状層付近に観察されるが，比較的均質で境界不鮮明な低反射として観察される．嚢胞様変化は境界鮮明な類円形の低反射領域として，外網状層と内顆粒層に主に認める．

　近年のSD-OCTでは，スポンジ状膨化と思われていたうちのある程度のものが，高反

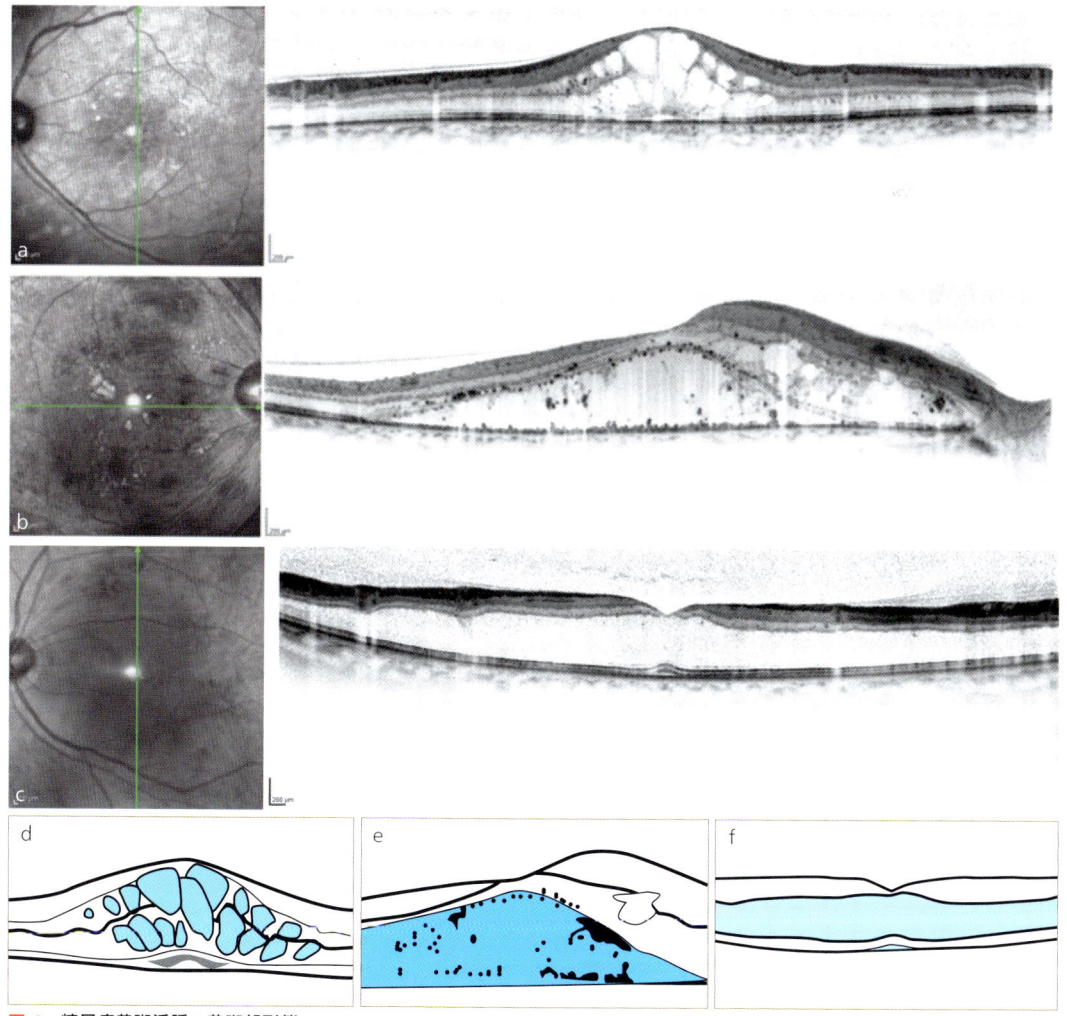

図4　糖尿病黄斑浮腫の黄斑部形態
a：嚢胞様黄斑浮腫(cystoid macular edema：CME)型.
b：SRD型.
c：スポンジ状網膜膨化(sponge-like retinal swelling)型.
d〜f：各病型のシェーマ．CME型(d)では，内顆粒層や外網状層を中心として嚢胞様腔(水色部位)を認める．SRD型(e)では感覚網膜と網膜色素上皮の間に低反射のスペース(水色部位)が存在する．sponge-like retinal swelling型(f)では，外網状層/外顆粒層(緑部位)を中心に肥厚しているが，嚢胞様腔やSRDは認めない．

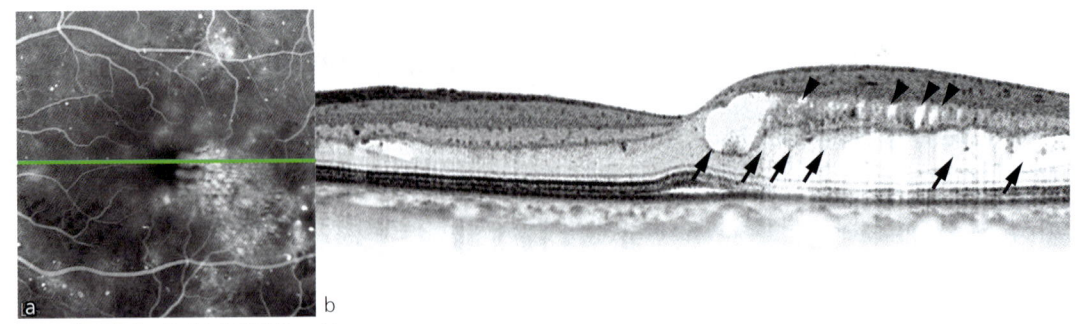

図5　嚢胞様腔の位置と蛍光貯留のパターン
FAGの後期(a)では，中心窩付近に花弁状(petaloid)の蛍光貯留を認め，傍中心窩には主に蜂の巣状(honeycomb-like)の蛍光貯留が存在する．その部分に一致して，OCT(b)では外網状層(矢印)と内顆粒層(矢頭)に嚢胞様腔が描出される．

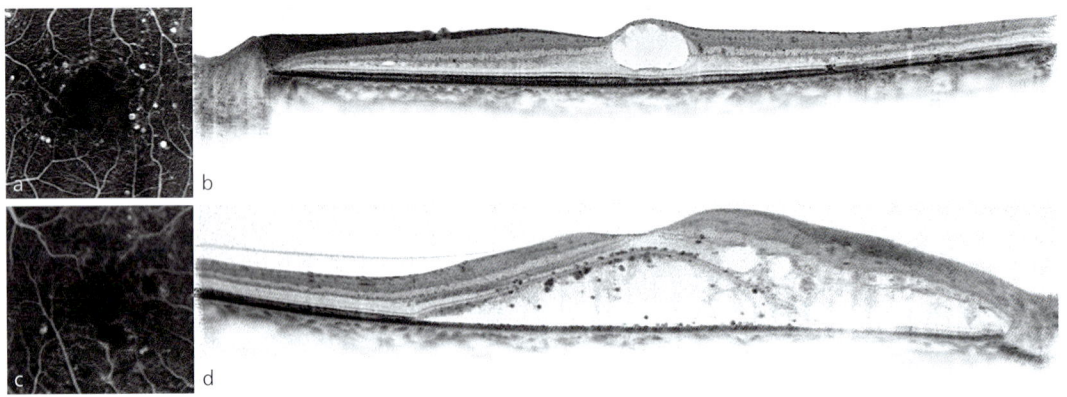

図6　嚢胞様腔と中心窩無灌流領域周囲の血管変化と嚢胞様腔
中心窩に嚢胞様腔を認める症例では，中心窩NPAが拡大し，周囲に毛細血管瘤(MA)を伴うことが多い(a, b)．一方，中心窩嚢胞が存在しない症例では，中心窩NPAがさほど拡大しておらず，周囲にMAが少ない(c, d)．

射の内容物を含む嚢胞様腔として描出され，今後病理組織との比較研究が待たれる．また，FAGにおける蛍光貯留は蜂の巣様と花弁状の2種類の形態があるが，それぞれが主に内顆粒層と外網状層における嚢胞様腔と一致することが多い(図5)．興味深いことに，中心窩に嚢胞様腔を認める症例では，中心窩無灌流領域(NPA)が拡大し，MAが隣接することが多く，それらの血管病変が網膜形態へ影響している可能性がある(図6)．

SRDは感覚網膜とRPEの間の低反射領域として観察されるが，嚢胞様変化とは異なり造影検査にて過蛍光を示さず，その病態の本質は未だ十分には把握されていない．しかし，治療抵抗性かつ予後不良因子でもあることが報告されており，臨床上重要な所見である．

2. 黄斑部視細胞の評価法

OCT3の開発により，深さ分解能が改善し，生理的な黄斑では，IS/OSが，RPEの直上に高反射の線状構造として明瞭に描出されるようになった．SD-OCTではさらに解像度が向上し，Müller細胞と視細胞の接合部であるELMさえも，軽度の反射強度をもった細線として観察できる．糖尿病網膜症の黄斑においては，これらの不連続性は，黄斑部視細胞の障害程度を示唆し，視力や治療予後に非常に強く相関する臨床的意義の高い所見で

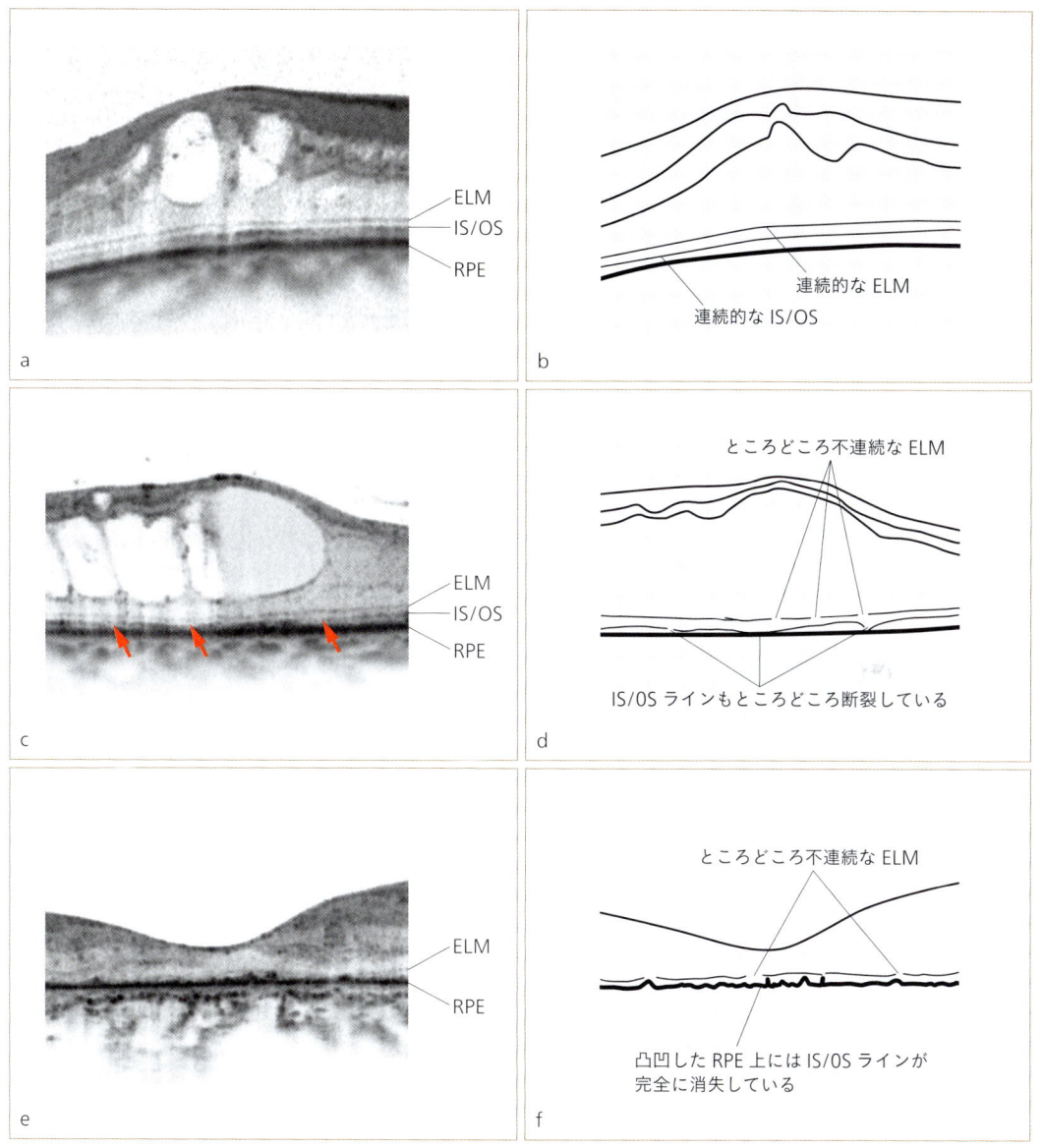

図7 OCTによる視細胞障害の評価
ELMやIS/OSを指標に，黄斑部視細胞の障害程度を推定する．
a，b：IS/OSが完全型であり，視細胞の状態は良好である．
c，d：IS/OSは不連続型（ところどころで消失［矢印］している）であるが，ELMはよく保たれており，中等度の障害がある．
e，f：IS/OSは欠損型でほとんど認めず，ELMも不連続であり，重篤な視細胞障害が示唆される．

ある（図7）．近年，視細胞外節の厚みや内節外節接合部を半自動定量する方法が報告され，近い将来，網膜厚とともに，重要なパラメータとなる可能性が高い．

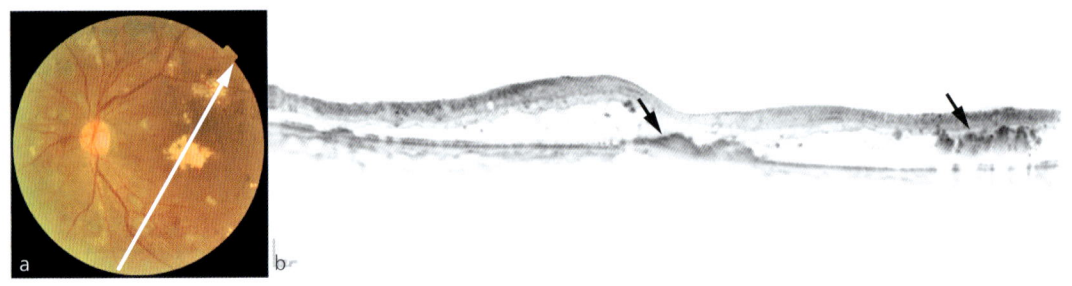

図8　hyperreflective foci と硬性白斑
硬性白斑（a）は，OCT で高反射粒子状病変である hyperreflective foci の集合体として観察される（b：矢印）．中心窩付近では網膜下に沈着することが多く，しばしば視力を不良にする．それ以外の部位では外網状層付近に集積することが多い．

3. hyperreflective foci と硬性白斑

　硬性白斑（hard exudate：HE）は眼底写真では境界鮮明な黄色沈着物として観察される．血管外に漏出した脂質もしくは蛋白が析出したものと考えられているが，臨床的には中心窩に集積し視力予後を不良にする病態として，ETDRS では注意深い経過観察と適切な治療が勧められている．SD-OCT を用いた詳細な検討により，眼底検査では観察できない hyperreflective foci が集積することで眼底検査で視認できる硬性白斑になることが示唆された（図8）．SRD の中に hyperreflective foci が描出される症例では，浮腫の改善とともに中心窩下硬性白斑が沈着し，視力予後が不良である（図9）．また，SRD の存在しない症例でも，黄斑部網膜外層に存在する hyperreflective foci は視細胞障害および視力低下と強く関係する重要な所見である（図10）．これらの臨床的意義とは対照的に，hyperreflective foci の本質は未だ把握されておらず，脂質もしくは蛋白の沈着なのか，組織学で報告のある lipid-laden macrophage であるのか，今後の検討が期待される．

4. 後部硝子体膜

　網膜硝子体界面の所見は，眼底検査で十分に把握するには熟練が必要である．しかし，OCT では肥厚した後部硝子体膜や黄斑上膜は高反射の膜構造として明瞭に描出され，網膜との癒着や網膜実質の肥厚との因果関係をも示すため，硝子体手術の適応を考える上で重要な情報を提供する（図11）．後部硝子体剥離（PVD）や分離，硝子体ポケットの位置関係で，後部硝子体膜のパターンは多彩である．黄斑上膜（ERM）や黄斑牽引症候群様の症例もあれば，肥厚した後部硝子体膜が黄斑全体に存在する症例や，増殖組織によって黄斑偏位を認める症例（第3章 IV-E「眼底検査，眼底写真」：図11 ⇒ 177頁）もあり，統一的な分類が待たれる．

5. 新生血管

　黄斑以外でも，線維血管膜に伴う網膜硝子体界面の異常所見を把握するのに有用である（図12）．PVD に伴う前後方向の牽引や接線方向の牽引（tangential traction）に関しても容易に把握でき，線維血管膜下の網膜の状態も，比較的明瞭に描出する（図13）．

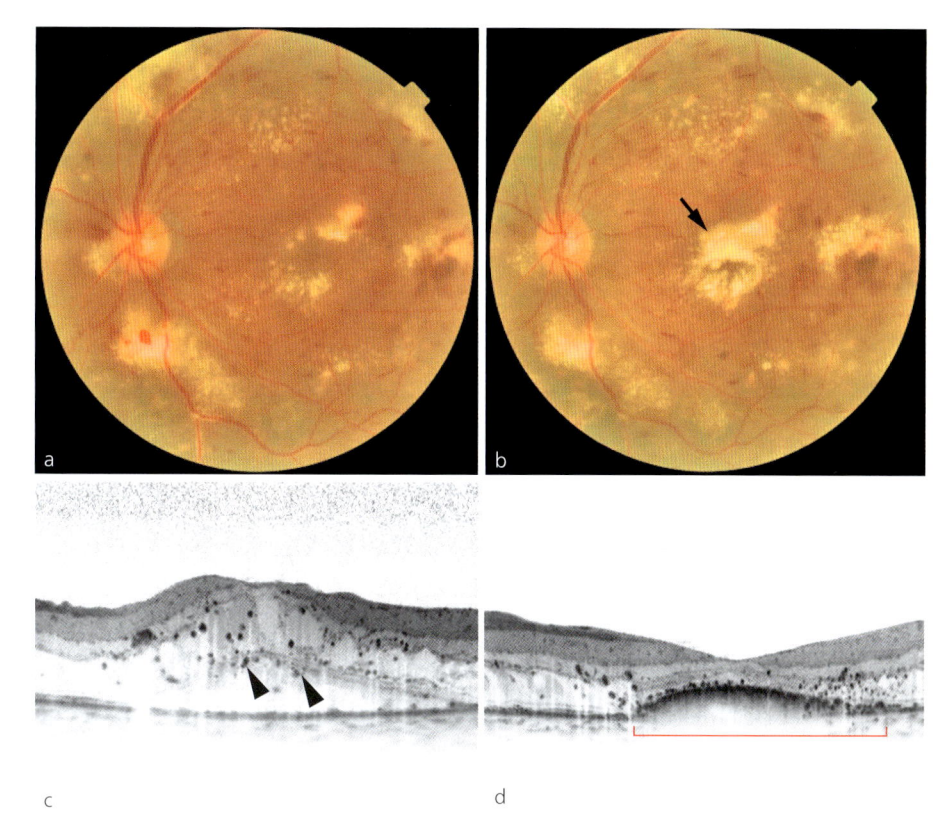

図9 網膜下の hyperreflective foci
初診時左眼眼底写真（a）では，中心窩には硬性白斑を認めないが，OCT（c）では，同部位で網膜下（矢頭）に hyperreflective foci を認める．光凝固施行後 2 か月で，黄斑浮腫は軽減するも中心窩下に硬性白斑（矢印）が沈着し（b），OCT（d）でも hyperreflective foci の集積がみられる（└──┘部）．

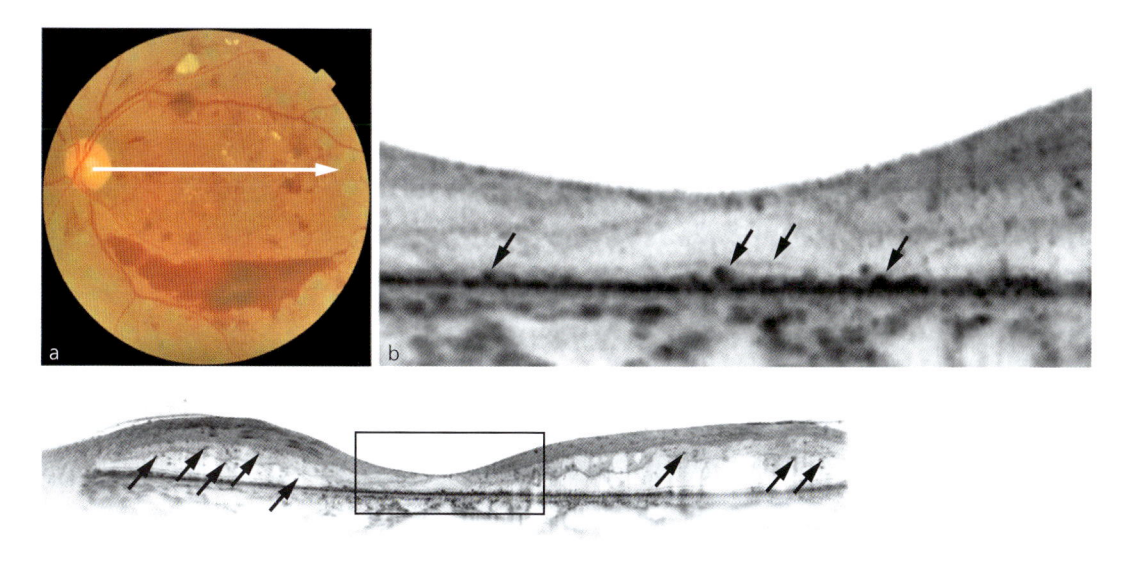

図10 網膜外層の hyperreflective foci
左眼眼底写真（a）では黄斑部に硬性白斑は存在しないが，OCT（c）では，網膜全層にわたり，hyperreflective foci（矢印）を認める．拡大すると（b），黄斑部の網膜外層，とくに，外境界膜（矢頭）より外層に hyperreflective foci（矢印）が描出され，IS/OS は欠損型であり，ELM も不連続であり（b），視細胞障害が示唆される．中心窩の浮腫は存在しないが，左眼矯正視力 0.2 であり視力障害も伴う．

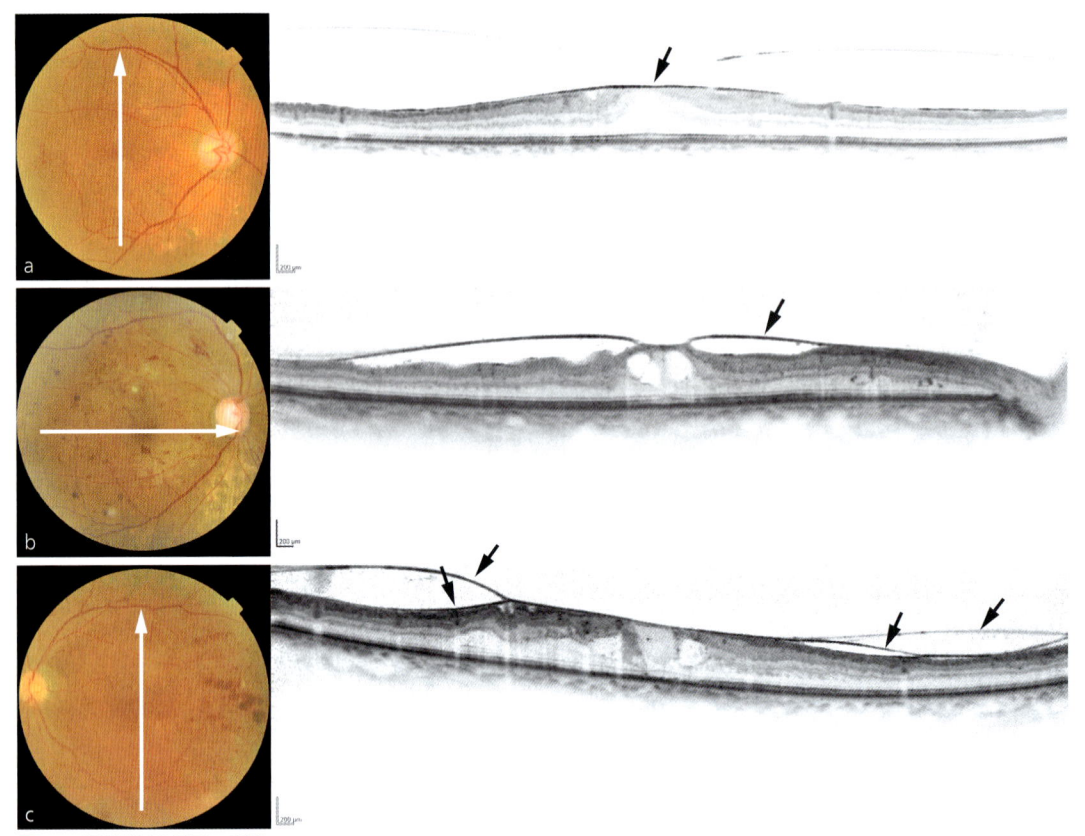

図 11 網膜硝子体界面の病態
糖尿病網膜症では，後部硝子体膜がしばしば肥厚し（thickened），ピンと張った（taut）膜となり，細隙灯検査ではきらきらと反射する（glistening）（a，b：右眼，c：左眼）．
a：ERM と同様に，網膜表面に高反射の膜構造が描出され（矢印），感覚網膜内層には皺がみられる．
b：中心窩で後部硝子体膜（矢印）と感覚網膜が強く癒着し，牽引をかけることで嚢胞様腔を伴う黄斑部肥厚の原因となっている．
c：後部硝子体膜（矢印）が何層にも分離して，多方向に牽引をかけている．

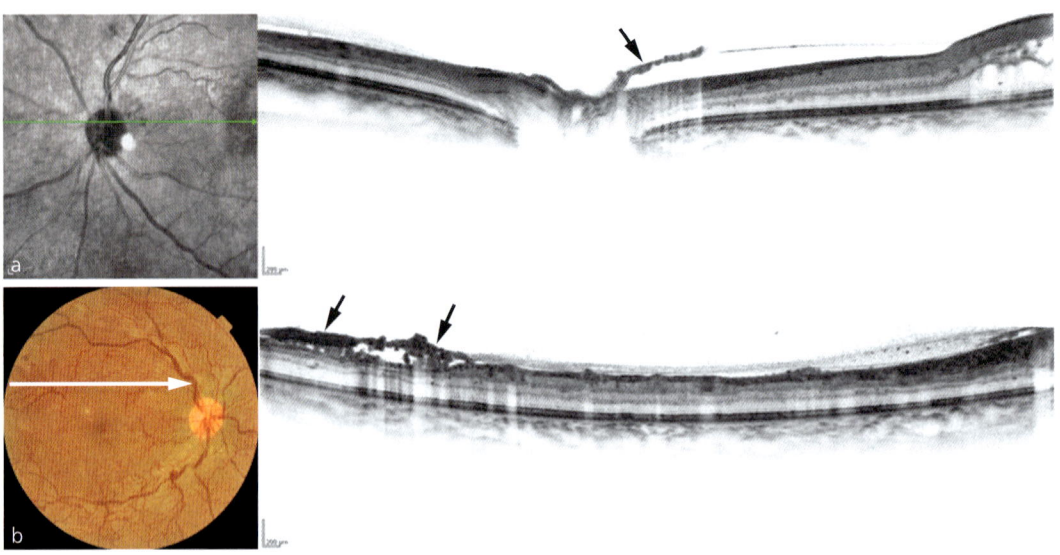

図 12 新生血管の OCT 所見
新生血管は，後部硝子体膜に沿って不定形の高反射像として描出される（a：左眼，b：右眼）．
a：乳頭新生血管（矢印）．
b：網膜新生血管（矢印）．

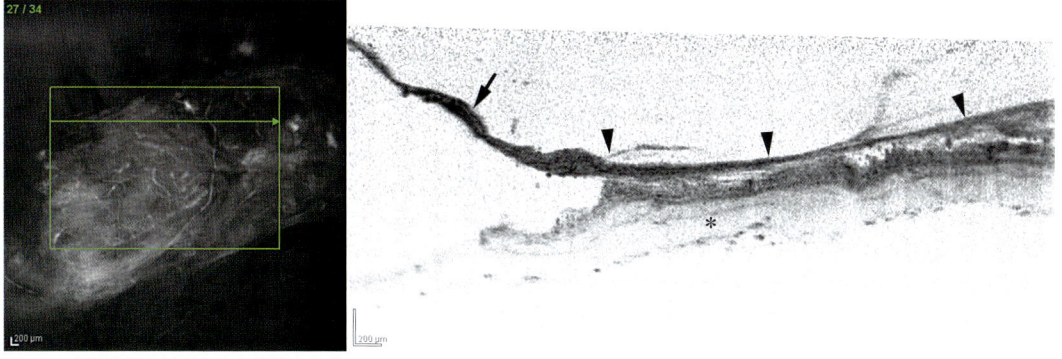

図 13　牽引性網膜剥離を伴う線維血管膜
後部硝子体膜に沿って増殖組織を形成し，OCT では不均一な厚みの膜構造として描出される．後部硝子体剥離が起こっている部分（矢印）での収縮が起こると，癒着した部分（矢頭）の網膜を前後方向に牽引することで，牽引性網膜剥離（＊）を惹起する．

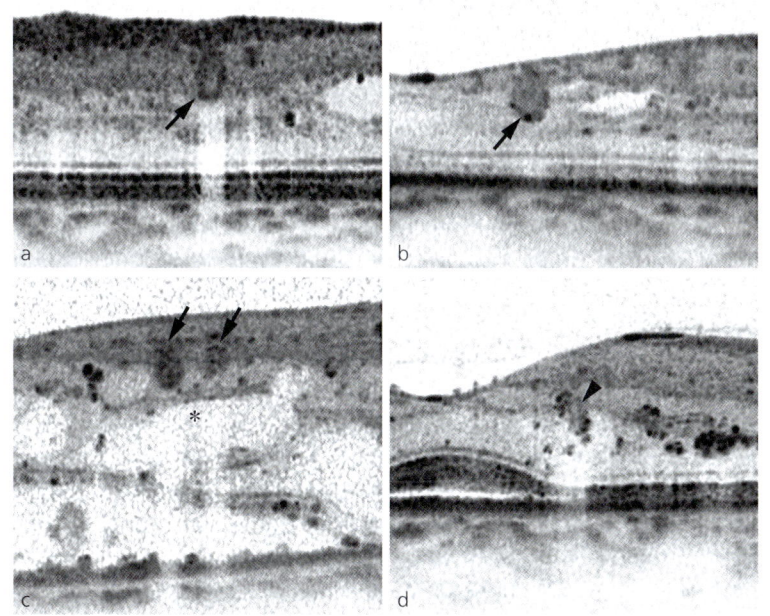

図 14　毛細血管瘤の OCT 所見
円形または類円形の境界鮮明な病変（矢印）として描出される．壁構造にいくつかのパターンがある．
a：完全型．
b：不完全型．
c：欠損型（＊：嚢胞様腔）．
d：網膜内出血は，境界がやや不鮮明で不定形の高反射像を呈する（矢頭）ので，鑑別可能である．

6. 毛細血管瘤

　網膜症の最初期病変である MA の形態も把握できるようになり，網膜内出血との鑑別に有用である．また，その壁構造や周囲の網膜における浮腫性変化との関連性が検討されている（図 14）．

IV. その他のOCT

　近年のOCT技術の進歩により，Spectralis®でのEDI(enhanced depth imaging)により，脈絡膜厚の計測が注目されており，糖尿病脈絡膜症(diabetic choroidopathy)が再度検討される可能性がある．swept-source OCTやfull-field OCTなど新たなテクノロジーの進歩もみられ，今後も新たな所見が発見されるであろう．

　また，PDRが進行すると虹彩新生血管が発生し，進行すると周辺虹彩前癒着を形成するが，その評価には前眼部OCTを用いた評価が有用である．

〈村上智昭〉

V 鑑別疾患

I. 高血圧性網膜症

　高血圧に伴う眼底所見〔高血圧性網膜症(hypertensive retinopathy)〕の変化は1900年代初期から知られるようになったが，1939年にKeith, Wagener, Barkerらによって高血圧患者の眼底所見と全身状態ないし予後が関係づけられると(Keith-Wagener分類)，本来は高血圧症の重症度分類であったものが，眼底所見の分類として広く用いられるようになった(表1)．本分類が示すように眼底の高血圧性変化は，全身状態，予後の不良な群(Ⅲ群, Ⅳ群)と良好な群(Ⅰ群, Ⅱ群)とで大きく二分されるが，Ⅲ群, Ⅳ群の診断は悪性高血圧の診断基準の1つでもあり，放置すれば死に至る可能性が高く，眼科医の果たすべき責任は重大である．

1. 網膜所見

　高血圧が存在するとautoregulationによってびまん性にあるいは局所性に網膜動脈は狭細化するが，軽度～中等度の高血圧ではこのステージでとどまり視力障害をきたすことは稀である．局所的な狭細化は口径不同とも表現されるが，高血圧性変化に特徴的な所見であり診断的意義が高い．一方，重症の高血圧が慢性的に持続したり，急激に血圧が亢進する加速型高血圧や悪性高血圧では，細動脈血管壁の障害から血液網膜柵が破綻し血液成分が漏出する．虚血性変化が生じて綿花様白斑として観察され，虚血性変化の周囲では毛細

表1　Keith-Wagener分類(1939)

群	眼底所見	全身状態
Ⅰ	網膜動脈の軽度の狭細，硬化を認める	軽度の高血圧．健康状態を長期にわたって維持できる
Ⅱ	Ⅰ群に比べて強い細動脈の変化，より明瞭な口径不同，網膜動静脈血管の狭窄を認める	高血圧以外の全身疾患はないか，あってもわずか．健康状態は良好
Ⅲ	Ⅰ, Ⅱ群の所見に加えて網膜出血，硬性白斑，血管攣縮性変化(動脈の著しい狭細化，綿花状白斑)を認める	心・腎合併症を伴う
Ⅳ	Ⅲ群の所見に加えて乳頭浮腫を認める	心・腎・脳合併症があり，約80％の患者が1年以内に死亡する

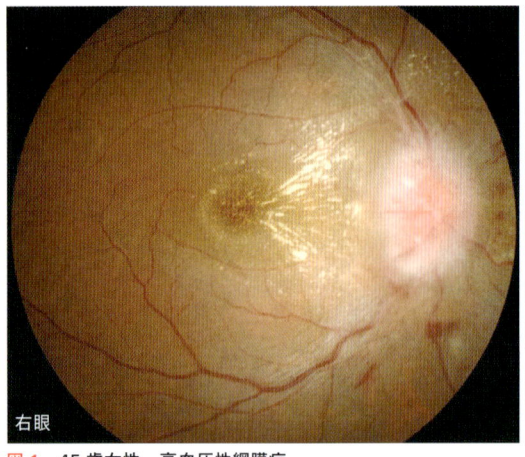

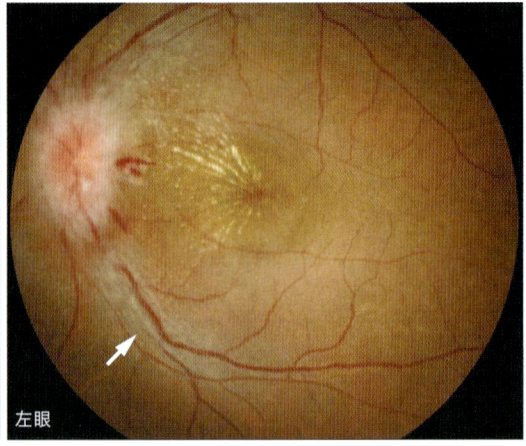

図1 45歳女性,高血圧性網膜症
右眼矯正視力 1.0, 左眼矯正視力 0.3, 収縮期血圧 220 mmHg.
両眼に著明な乳頭浮腫があり,黄斑部に星状白斑を認める.左眼耳下側の網膜動脈は局所的に狭細化している(矢印).

血管のリモデリングが生じ,硬性白斑,網膜出血,網膜浮腫といった所見を伴って視力低下が生じ得る(図1).とくに黄斑部や黄斑の鼻側から視神経乳頭にかけて放射状に広がる硬性白斑は星状白斑(macular star)や macular fan と呼ばれ診断に役立つ.乳頭浮腫を伴う場合 Leber 特発性星芒状視神経網膜炎(Leber's stellate maculopathy)と眼底所見が酷似するため注意が必要である.

2. 脈絡膜所見

通常,高血圧が慢性的に存在していても脈絡膜循環の障害は起こりにくいが,加速型高血圧や悪性高血圧では脈絡膜血管のフィブリン様壊死が起こり循環障害をきたす(図2b:脈絡膜の NPA).脈絡膜血管の循環障害から網膜色素上皮(RPE)の虚血性壊死をきたし黄色い halo を伴う小さな黒い斑点(Elschnig's spots)を RPE レベルに認めることがある.検眼鏡的に認めにくい場合でも FAG では蛍光漏出として観察できる(図2).

3. 視神経乳頭所見

乳頭浮腫を伴うことがある.乳頭浮腫は悪性高血圧に認められる重要な所見であり,臨床的意義は高い.

4. 鑑別のポイント

上記に示すような眼底所見があり,高血圧があれば高血圧性網膜症の可能性が高い.しかしながら,同時に高血糖もある場合には診断は慎重でなければならず,糖尿病網膜症(DR)との鑑別で問題になってくるのは網膜出血や軟性白斑,硬性白斑が出現している状態であろう.多くの中高年の糖尿病患者で高血圧症の合併は珍しいものではなく,実際には DR の診断がついた眼底において,糖尿病由来の眼底変化と高血圧由来の変化を厳密に分けて指摘することは難しい.鑑別のポイントとなる眼底所見は星状白斑や Elschnig's spots,乳頭浮腫であり,血圧の数値や変動をみて判断する.

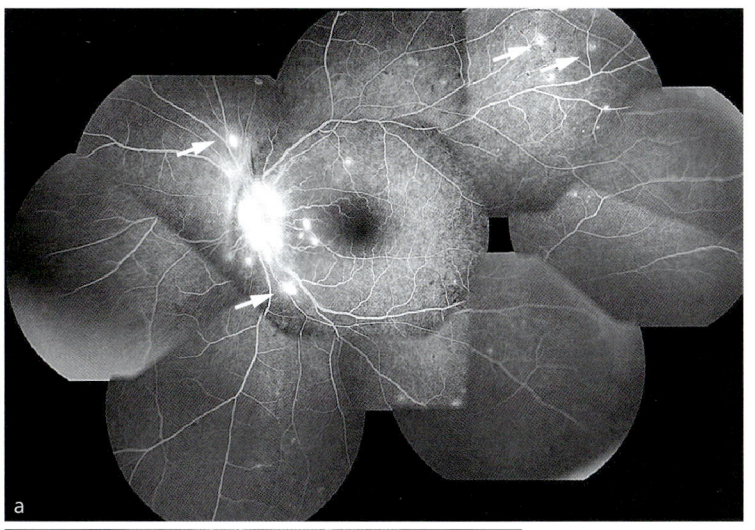

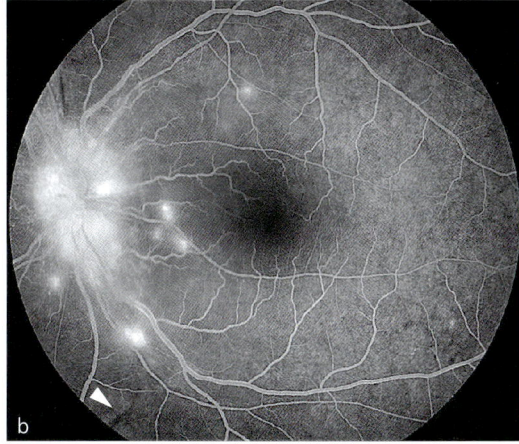

図2 図1の症例のFAG
a：視神経乳頭に旺盛な傾向漏出を認め，Elschnig's spotsがRPEレベルの過蛍光点として複数認められる（矢印）．
b：一部，脈絡膜血管の無灌流領域（NPA）が確認できる（矢頭）．

II. 放射線網膜症

　放射線網膜症（radiation retinopathy）は眼内や眼周囲の腫瘍に対する放射線治療後に発症する網膜血管異常である．放射線の網膜に対する悪影響はStallardによって1933年に初めて報告されている．Stallardの報告はラドンシード線源による網膜芽細胞腫治療後の網膜出血や白斑，視神経乳頭浮腫であったが，その後近接照射療法や遠隔放射線療法によっても虚血性変化や増殖性変化が起こることが報告されてきた．放射線網膜症発症の原因として照射による毛細血管の血管内皮細胞の障害があると考えられ，毛細血管の障害から血管閉塞が起こり，網膜虚血，神経組織の壊死，増殖網膜症へと発展すると考えられている．これはDRにおいては周皮細胞の脱落が早期にみられる点とは異なる．放射線治療の対象となる原疾患としては，網膜芽細胞腫の他，悪性黒色腫や転移性腫瘍のような脈絡膜腫瘍，眼外腫瘍として上咽頭癌や眼窩腫瘍，頭蓋内腫瘍，腫瘍以外にはGraves眼症などがあげられる．

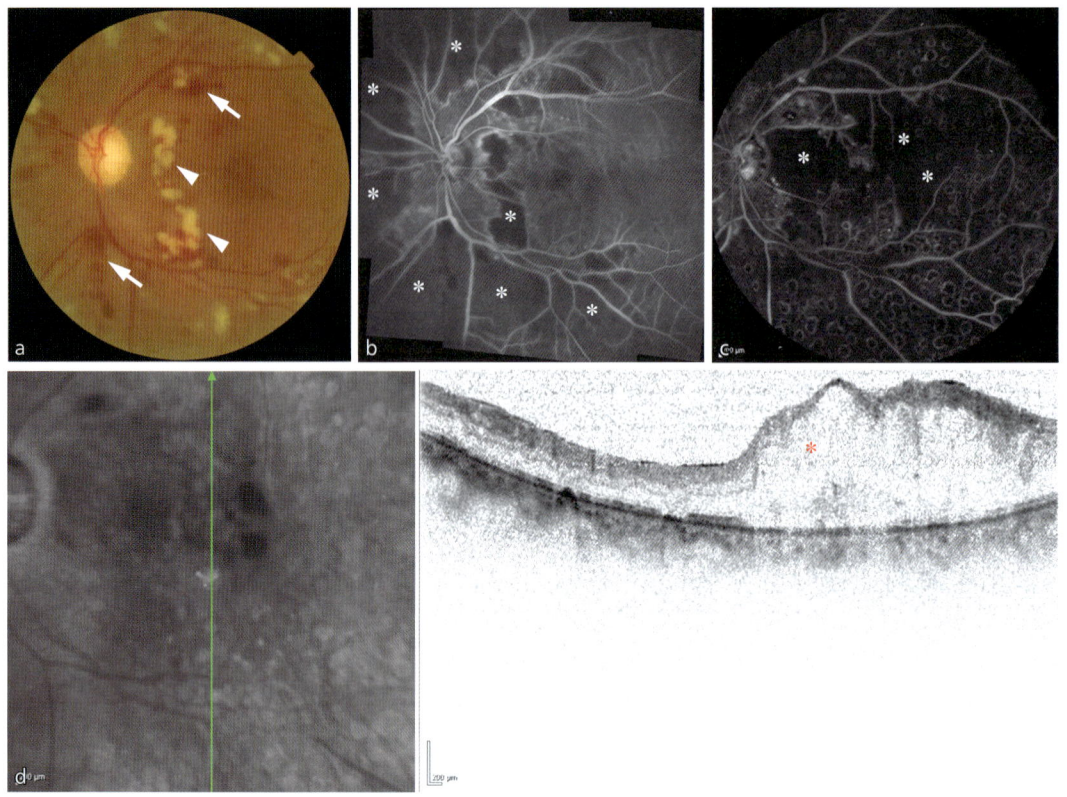

図 3　左上顎癌に対する放射線照射（46 Gy）から 8 か月後に発症した放射線網膜症
a：網膜出血（矢印），軟性白斑（矢頭）を多数認める．左眼矯正視力 0.5 p．
b：FAG では NPA（＊）を認める．
c：照射から 1.5 年後の FAG．黄斑部に及ぶ NPA（＊）の拡大を認める．左眼矯正視力 0.1．
d：OCT では黄斑浮腫（＊）を認める．

1. 眼底所見

　毛細血管瘤（MA），網膜内出血，硬性白斑，綿花様白斑，黄斑浮腫，増殖網膜症，牽引性網膜剥離（TRD）などが認められる．FAG では無灌流領域（NPA）が広がり，黄斑部に及んで深刻な視力低下をきたすこともある（図 3）．

2. 照射線量と網膜障害の関係

　照射によって吸収されたエネルギーと放射線網膜症の発症との間には関連がある．低いものでは 11 Gy の照射でも発症したとの報告もあるが，網膜障害が起こるには外照射療法の場合で通常 30〜35 Gy の照射が必要であるといわれている．また De Schryver ら（1971）は 25 Gy 以上の照射を受けた患者はそれよりも少ない照射を受けた患者と比べてより網膜症が多く発症し，Shukovsky ら（1972）は 68 Gy 以上の照射を受けた患者 10 人のうち 9 人が失明したと報告している．

3. 放射線網膜症発症・増悪のリスクファクター

　放射線量の日々分割量が大きいほど網膜症発症のリスクが高いことがわかっている．一

方で放射線治療の期間が長いと網膜症は増悪しやすい．そのほか化学療法の併用はより低い放射線量での網膜症発症を助長し，網膜症の潜伏期間の短縮を引き起こす．糖尿病もリスクファクターと考えられている．

4. 放射線療法から網膜症発症までの期間

放射線治療から発症までの期間は6か月〜3年である．照射線量が増えても潜伏期間が短くなるということはないようである．

5. 放射線視神経症

照射範囲に視神経を含む場合，放射線視神経症の合併を認めることがある．早期には乳頭浮腫をきたすが，経過とともに視神経萎縮をきたす．1回線量が1.9 Gy未満で60 Gy以上照射された場合の視神経障害の発生率は11％，1.9 Gy以上では47％の発生率となると報告されている．視神経萎縮は放射線による直接的な障害によって発生するという説のほか，広範囲に及ぶ網膜の虚血，萎縮から続発するものとする説もある．

6. 治療法

増殖網膜症の抑制を目的とした汎網膜光凝固術（PRP）は一定の効果があると考えられる．しかしながらその報告は散発的であり，比較的大きなrandomized controlled studyの実施が待たれる．また黄斑浮腫に対する治療として光線力学治療やトリアムシノロン，ラニビズマブ（ルセンティス®），ベバシズマブ（アバスチン®）の硝子体注射などが報告されている．

7. 鑑別のポイント

眼底像はDRとよく似ており，眼底所見のみでの鑑別はかなり難しい．以下に特徴的な鑑別のポイントをあげる．

① 極早期（照射から1か月以内）にRPEの萎縮が認められることがある．
② 乳頭浮腫や視神経萎縮が認められる．しかしながらこれらはDRでも合併しうる所見ではある．
③ 放射線照射の時期と網膜症発症の時期から推定は可能である．さらに片眼への照射で，照射側のみの網膜症であれば放射線網膜症が強く疑われる．

III. インターフェロン網膜症

インターフェロン（interferon：IFN）はウイルス増殖抑制因子として1957年に発見された．その後ウイルス性肝炎などの抗ウイルス薬として，種々の抗がん剤として，多発性硬化症の再発予防薬として用いられている．IFNの副作用としては発熱，悪寒，関節痛，頭痛，筋肉痛などのインフルエンザ様症状や血小板減少症などがあげられるが，眼科領域では長睫毛症や結膜下出血，網膜症が知られている．IFN網膜症はIFN投与に伴う綿花様白斑，網膜出血を特徴とする眼底病変で1990年Ikebeらによって初めて紹介され，その後

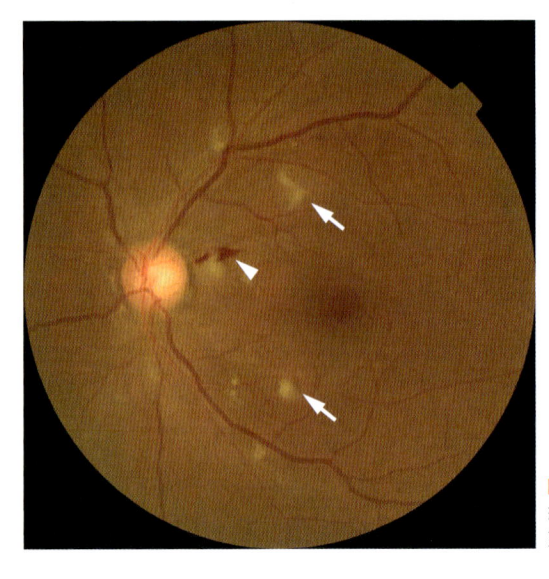

図4 インターフェロン網膜症
綿花様白斑(矢印)が散在し，網膜出血(矢頭)も認める．

Guyerら(1993)によっても報告された．網膜症の報告はその患者数が多いことからもC型慢性肝炎の治療に伴うものが多くみられ，IFNの種類としてもIFNα2b，PEG-IFNα2a，PEG-IFNα2bなどの報告が多い．厚生労働省による「平成24年B型C型慢性肝炎・肝硬変治療のガイドライン」にも記されているように近年ではPEG-IFNと抗ウイルス薬であるリバビリンの併用療法が推奨されており，併用療法に伴う網膜症の報告がみられる．一方多発性硬化症に対して投与されたIFNβ-1aに関する網膜症の報告は少ない．網膜症の発症機序はいまだ明らかにされてはいないが，微小循環障害が原因と考えられており，免疫複合体の沈着や白血球の血管壁に対する接着能上昇による血管閉塞が関与しているとされている．

1. 眼底所見

綿花様白斑が多く認められるのが特徴的であり，Purtscher網膜症様である(図4)．白斑は早ければIFN治療開始後2週間で出現し，とくにIFN治療を中止しなくてもその後2週間〜4か月間で消失するが，再発することもある．その他網膜出血を伴う．乳頭浮腫を認めることもあるが少ない．また，血管新生や増殖性変化をきたしたとする報告はない．Okuseら(2006)によれば網膜症はIFN治療開始後12週目までに発症するものが93％，その後4〜8週間で網膜症が消失するものが71％とも報告されており網膜症のほとんどが一時的なものであって，眼科受診時に網膜症が発見されていない可能性が高いことが指摘されている．IFN単独療法とIFN/リバビリン併用療法との比較において，網膜症発症の頻度は単独治療で24〜58％，併用療法で16〜64％とあまり差はない．網膜症発症による自覚症状はほとんどの症例で認められないが，視力障害や視野狭窄をきたすことも少ながある．糖尿病や高血圧合併例で網膜症が発症しやすいとされている．

2. 鑑別のポイント

DRと比較した際のIFN網膜症の特徴は下記のとおりである．

① 綿花様白斑が多く，網膜出血は比較的少ない．
② MA を認めない．
③ 新生血管や増殖性変化を認めれば DR と考えられる．

IV. 眼虚血症候群

　眼虚血症候群(ocular ischemic syndrome：OIS)は，総頸動脈あるいは内頸動脈のアテローム硬化による狭窄のため，慢性的に眼球への血液供給が低下，眼球全体が虚血に陥る疾患で，前眼部と後眼部所見両方を含めて OIS と表現する．発症年齢は平均 65 歳で，50 歳未満での発症は稀である．男性は女性の約 2 倍多く，80％が片眼性である．リスクファクターとして糖尿病，高血圧，脳血管障害などがある．内，外頸動脈間の側副血行路が発達しているものはなりにくい．確定診断には脳血管造影など脳神経外科あるいは神経内科での精査が必要である．

1. 症状

① 視力低下：視力は良好なものから指数弁以下のものまでさまざまであるが，数か月かけて徐々に低下していく．突然低下することもある．
② 視野障害：正常，中心暗点，鼻側視野欠損などさまざまである．脳血管障害を伴っている場合は同名半盲などが出現しうる(図 5)．
③ 閉塞患者の 10〜15％に一過性黒内障の既往がある．網膜中心動脈の一時的な閉塞あるいは攣縮が原因．明るい光を見たとき，体位変化，食後などに起こりやすい．
④ 疼痛：OIS 患者の 40％に眼痛，深部痛，顔面の痛みを認める．疼痛をきたした患者の 94％に虹彩ルベオーシスを認めたとする報告があるが，疼痛の原因として高眼圧あるいは虚血そのものによる痛みが考えられている．

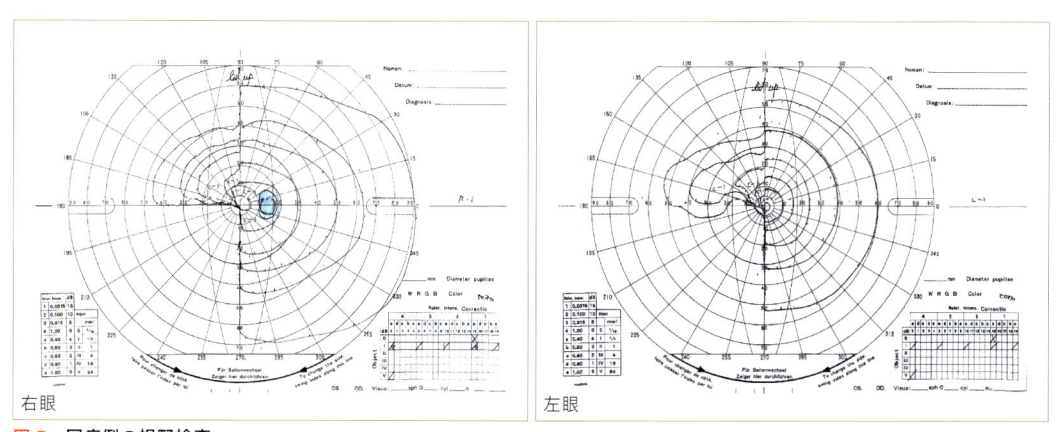

図 5　同症例の視野検査
右後頭葉脳梗塞があり左同名半盲を認める．

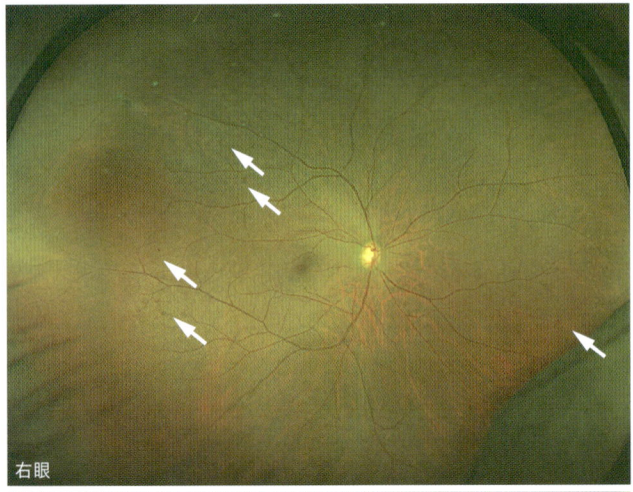

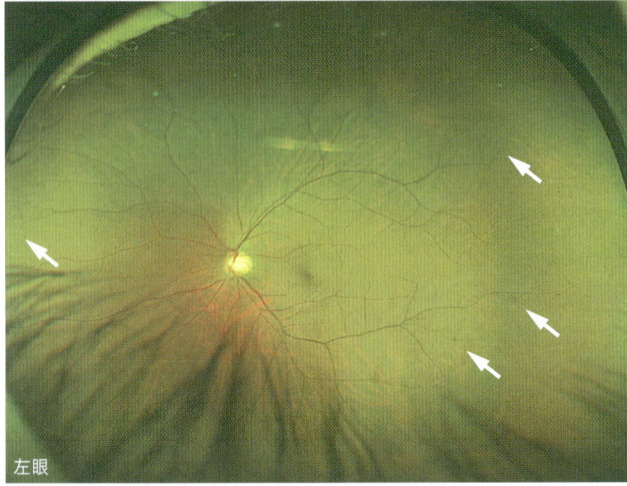

図6 Optos® 200Tx™ で撮影した眼虚血症候群
63歳男性．両側の内頸動脈完全閉塞があり，両眼にOISを認める．右眼矯正視力1.2，左眼矯正視力1.2．中間周辺部に散在する網膜出血（矢印）を認める．

2. 前眼部所見

前眼部に以下の所見を認める．

① 上強膜の充血：外内頸動脈からの側副血行路の存在を意味する．
② 角膜浮腫，Descemet膜皺襞：水疱性角膜症へ発展する．
③ 虹彩ルベオーシス，虹彩萎縮：OIS患者でよく認められる．糖尿病のない患者に虹彩ルベオーシスを認めた場合，OISを疑うべきである．血管新生緑内障に発展する可能性がある．
④ 瞳孔：対光反応は遅鈍である．
⑤ 前房内炎症：細胞成分は少ないが，フレアを認める．Ischemic ocular inflammationと表現される．
⑤ 白内障：進行したOISでは成熟白内障をきたす．

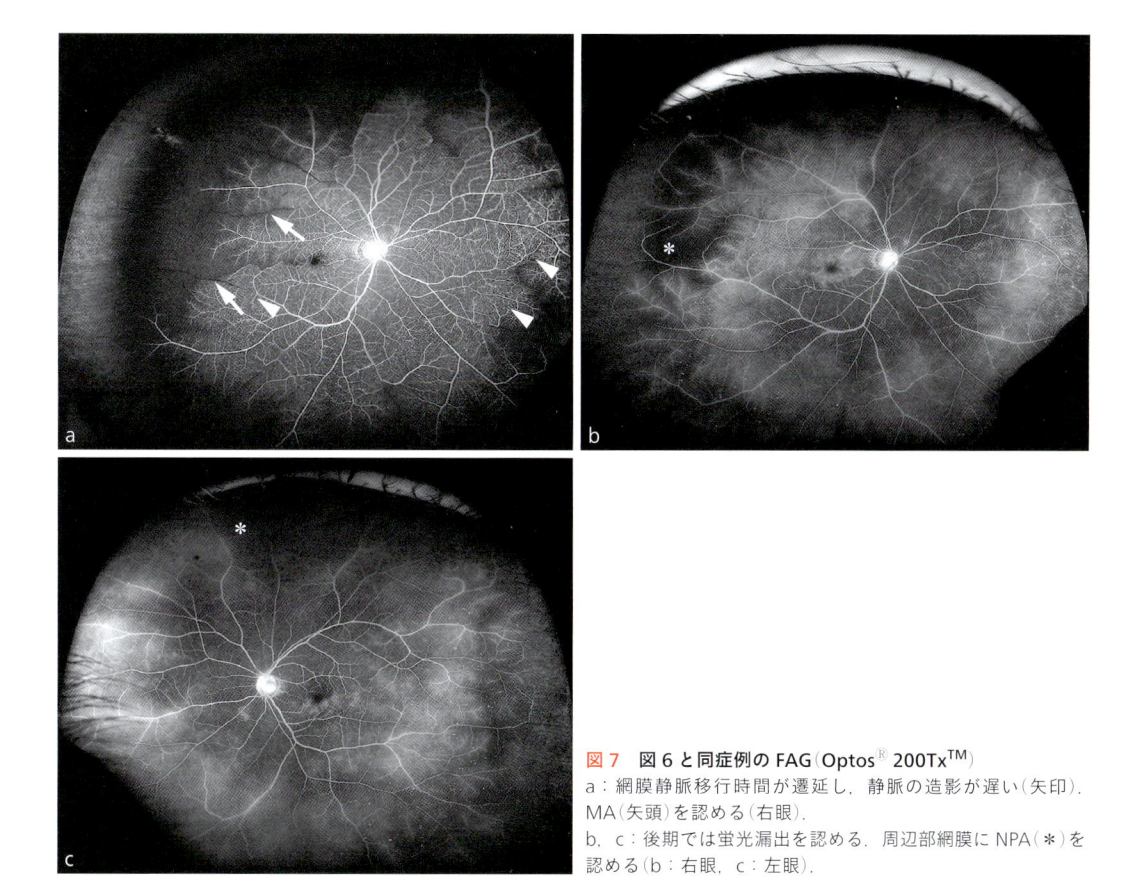

図7 図6と同症例のFAG（Optos® 200Tx™）
a：網膜静脈移行時間が遷延し，静脈の造影が遅い（矢印）．MA（矢頭）を認める（右眼）．
b，c：後期では蛍光漏出を認める．周辺部網膜にNPA（＊）を認める（b：右眼，c：左眼）．

3. 眼底所見

眼底の変化は前眼部よりも多く認められ，頸動脈閉塞を認めた患者の約30％に以下のような網膜血管の異常所見を認める（図6, 7）．

① 網膜静脈の拡張．動脈の狭細化．
② 網膜出血：中間周辺部に多いが，後極にあってもよい．
③ MA.
④ 黄斑部の毛細血管拡張．
⑤ 黄斑浮腫．
⑥ 網膜中心動脈閉塞症を発症しcherry-red spotを呈することがある．
⑦ 軟性白斑：少ないが認めることもある．
⑧ 新生血管：NVEよりもNVDが多い．増殖網膜症，硝子体出血の原因となる．
⑨ 前部虚血性視神経症を伴うことがある（2〜8％）．

4. 治療

増殖網膜症や血管新生緑内障に対するPRPは有効であるが，効果は限定的との報告もある．NPAがない，あるいは十分な光凝固が施行されている状態でも血管新生が悪化す

ることがあり，脈絡膜の虚血が関与しているためと考えられている．

5. 鑑別のポイント

① 硬性白斑を認めない．
② OIS では眼瞼上から眼球をわずかに圧迫すると網膜動脈の拍動を誘発する．
③ FAG：OIS の 60％で脈絡膜充盈，95％で網膜静脈移行時間が遷延する．
④ DR 患者において左右差が認められた場合，頸動脈の狭窄の有無を検索する必要がある．

V. 特発性傍中心窩毛細血管拡張症

　特発性傍中心窩毛細血管拡張症（idiopathic macular telangiectasia：IJRT）は 1982 年に Gass と Oyakawa によって提唱された疾患で，毛細血管の拡張や MA の形成など黄斑部の網膜血管異常をきたすが，他に明らかな疾患を認めないものであり，発生頻度は DR と比較してた場合，比較的稀な疾患であるといえる．その後 Gass と Blodi によって疾患の分類が示されたがやや複雑で，近年 Yannuzzi らによってより簡便な分類が示された．Yannuzzi らの分類では idiopathic macular telangiectasia（MacTel）として以下の 3 タイプに分類される：① Type 1：Aneurysmal telangiectasia．② Type 2：Perifoveal telangiectasia．③ Type 3：Occlusive telangiectasia．

1. Type 1：aneurysmal telangiectasia （図 8）

　Coats 病の亜型とも考えられるもので，中高年の男性に多く発症し，Gass の分類では Group 1A，Group 1B の 2 群に分けられる．ほとんどが片眼性で傍中心窩耳側に毛細血管の拡張，MA の形成，黄斑浮腫，硬性白斑を認める．FAG では毛細血管の拡張と多発する MA，時に小さな NPA を認めるが新生血管は認められない．OCT では囊胞様黄斑浮腫（CME）が観察されるほか視細胞内節外節接合部（IS/OS）ラインの欠損も認められる．DR との鑑別において問題となるのはこのタイプであるが，その他加齢黄斑変性や網膜静脈分枝閉塞症との鑑別も問題となる．治療としては VEGF 阻害薬の硝子体注射や光凝固があげられる．

2. Type 2：perifoveal telangiectasia

　両眼性で中高年の男女に発症するタイプで，Type 1 とは特徴が大きく異なり，Gass の分類では Group 2A，Group 2B の 2 群に相当する．滲出性変化は少なく硬性白斑や網膜出血はほとんど認められない．中心窩周囲の網膜の透過性は減少する．初期にはとくに中心窩の耳側の透過性が減少しその後，中心窩周囲全体で減少するが，レッドフリーで観察しやすい．FAG では造影早期に毛細血管の拡張をとらえることができる．OCT では網膜実質の浮腫は認められず，IS/OS ラインを含むの外層の欠損が認められ，特徴的な所見である．白人では脈絡膜血管新生（choroidal neovascularization：CNV）の発生が問題となる症例が少なくないが，それも日本人では少ない．DR との鑑別において問題となることはないと

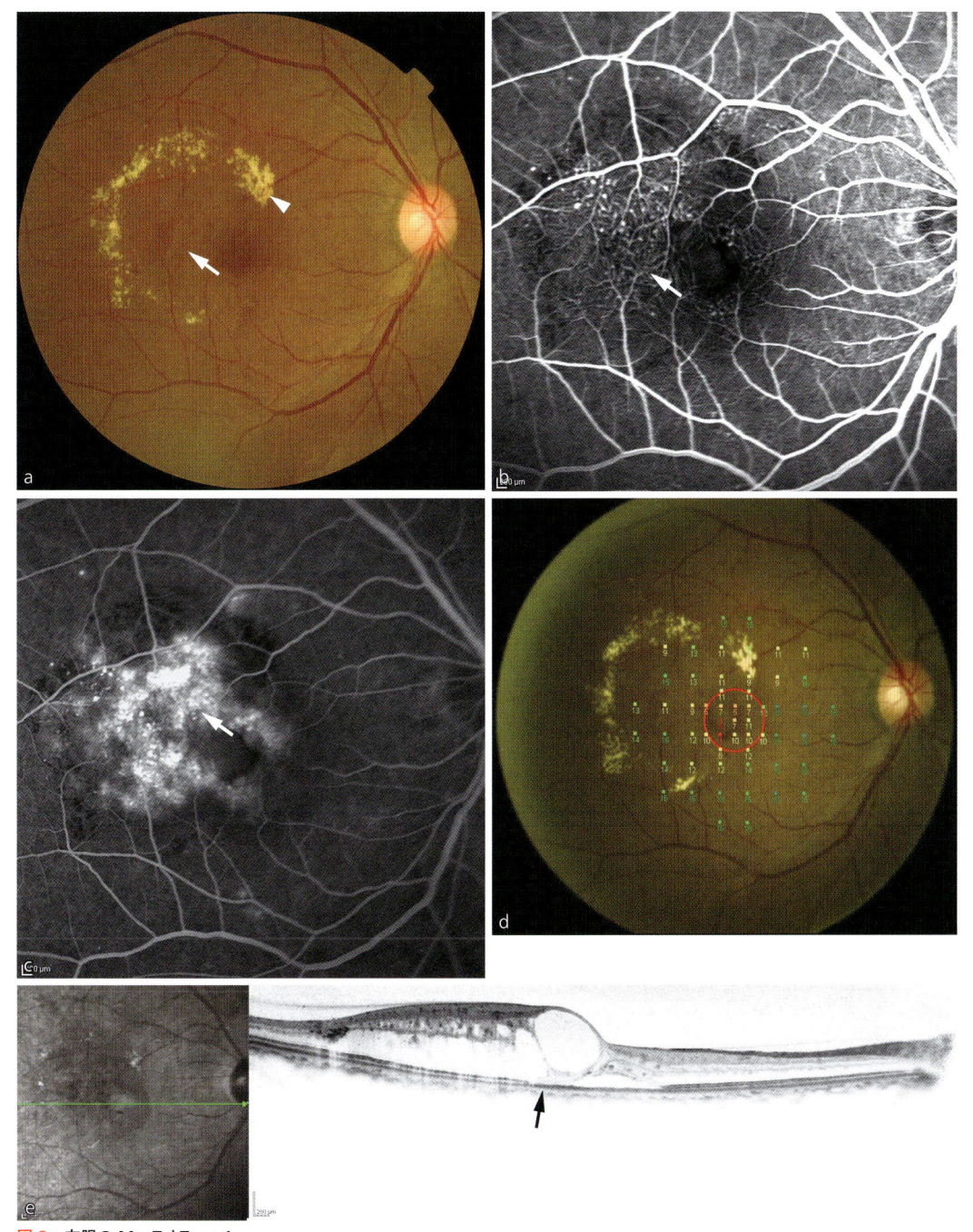

図8 右眼の MacTel Type 1
54歳男性．右眼矯正視力 0.5 p．
a：黄斑耳側に毛細血管の拡張，MA の形成（矢印），硬性白斑（矢頭）を認める．
b：FAG 早期では毛細血管の拡張と MA が明瞭に観察される（矢印）．
c：後期では異常血管から蛍光漏出（矢印）を認める．
d：MP-1 では黄斑の感度低下を認める．
e：OCT で CME を認める．MP-1 の感度低下に一致して IS/OS ラインや外境界膜（ELM）ラインの欠損（矢印）を認める．

考えられる．

3. Type 3：occlusive telangiectasia

きわめて稀なタイプである．両眼性で毛細血管の閉塞を認める．

4. 鑑別のポイント

① DR の多くは両眼性であり，MacTel Type 1 の多くは片眼性である．
② FAG では黄斑耳側に毛細血管拡張と多発する MA を認め特徴的である．
③ 後極部以外に異常がない．

VI. 網膜血管腫状増殖

　網膜血管腫状増殖（retinal angiomatous proliferation：RAP）は Yannuzzi らによって提唱された新しい加齢黄斑変性の一型である．加齢黄斑変性は従来，脈絡膜血管由来の新生血管が RPE 下あるいは網膜下に進展し，出血や色素上皮剥離，漿液性網膜剥離（serous retinal detachment：SRD）をきたす疾患と理解されてきたが，彼らは加齢黄斑変性の中に新生血管が網膜血管由来のものが存在し，病期の進行に伴って最終的に脈絡膜血管と吻合するとした．加齢黄斑変性に占める RAP の頻度は日本人で 5％ 程度である．

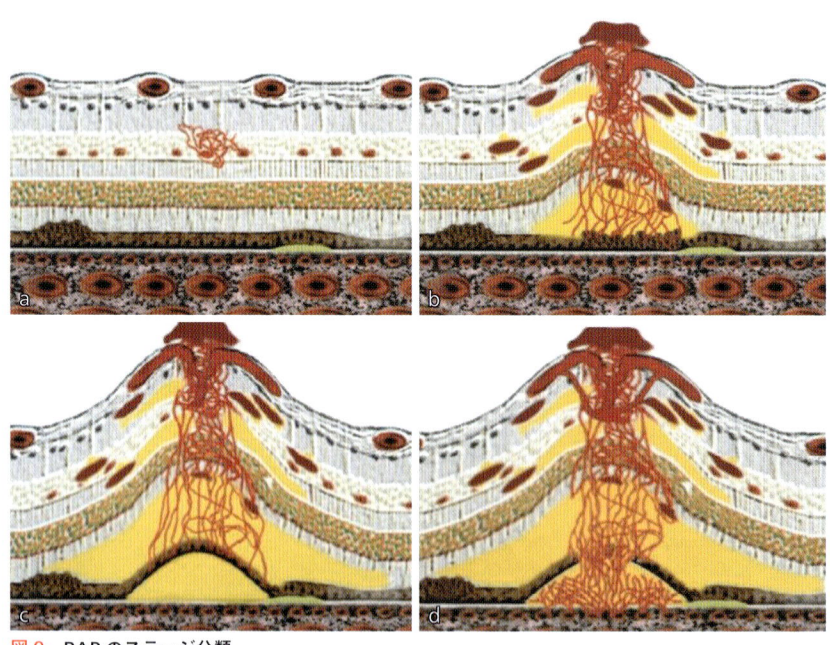

図 9　RAP のステージ分類
a：ステージ 1；新生血管は網膜内に限局している．
b：ステージ 2A；新生血管が網膜全層に広がり，網膜下にも新生血管を認める．
c：ステージ 2B；漿液性色素上皮剥離が出現する．
d：ステージ 3；新生血管が脈絡膜血管と吻合する．
（Yannuzzi LA, Negrão S, Iida T, et al.：Retinal angiomatous proliferation in age-related macular degeneration. Retina 21：416-434, 2001 の Figure 1 より）

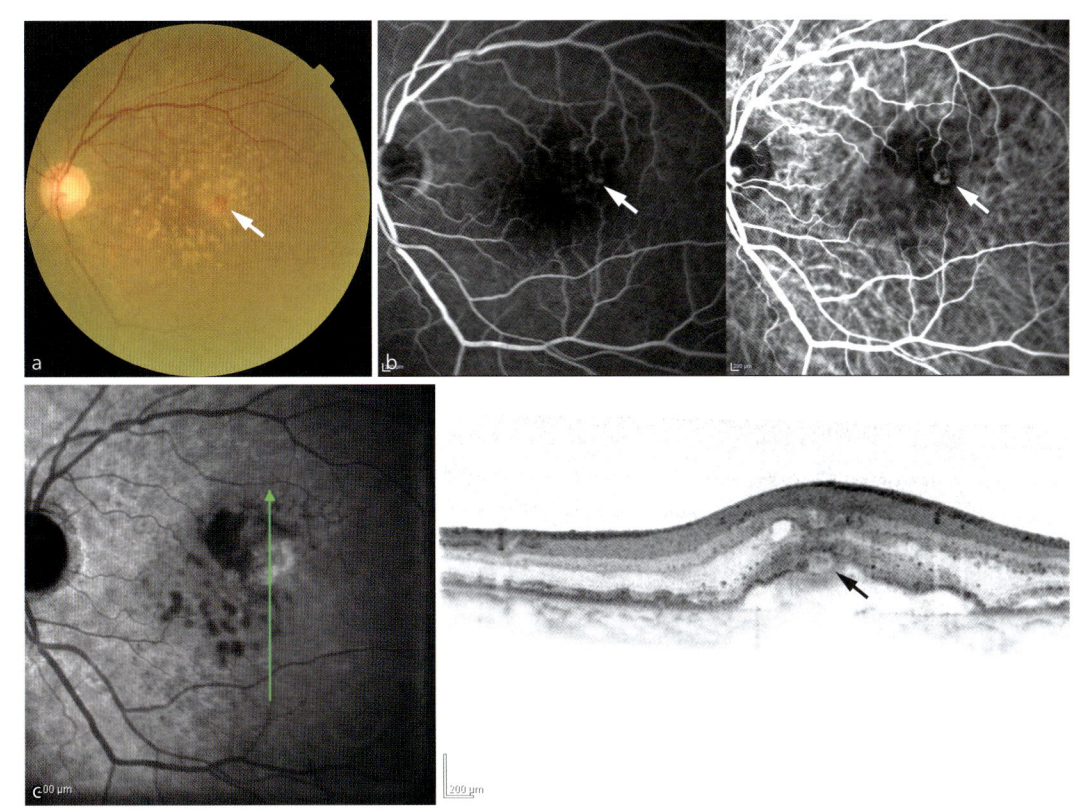

図10 左眼 RAP, ステージ3
73歳女性. 左眼矯正視力1.0.
a：眼底写真では網膜内新生血管（矢印）は赤い小塊として観察される. 軟性ドルーゼンが散在している.
b：FAG/IAの同時撮影. 新生血管と網膜血管との連絡を認める（矢印）.
c：OCT では色素上皮の断裂（bump sign）を認める（黒矢印）.

1. 眼底所見

　Yannuzzi らによってRAPはステージ1〜3に分けられている（図9）. ステージ1では網膜内に網膜血管由来の新生血管が発生, 網膜出血や網膜浮腫を認める. 網膜内新生血管は赤い小塊として観察される. ステージ2では新生血管が成長し網膜下腔に達する. 網膜剥離や色素上皮剥離を伴う. ステージ3ではCNVが発生する（図10）. これに加えて, 近年RAPの新生血管の中には脈絡血管由来のものが存在するという話が出てきており, やや分類が複雑化している. また両眼に軟性ドルーゼンが多発しているケースが多い.

　FAGでは造影初期に新生血管と網膜血管の吻合が観察されるが, 出血やPEDにより不明瞭なことも多い. IAでは網膜内新生血管は過蛍光となり, hot spotと呼ばれる. 後期には網膜内に星形に蛍光漏出が広がるのも特徴的である. OCTでは網膜色素上皮の途絶（bump sign）が特徴的であり, 診断に有用である.

2. 治療

　PDTやVEGF阻害薬による治療が一般的であるが難治性である.

3. 鑑別のポイント

病変が黄斑部に限局しており DR との鑑別は難しくない．また MA を認めず，増殖網膜症に進展することもない．OCT では網膜色素上皮剥離や CNV を認める．また bump sign を認めれば RAP の診断はつきやすい．

VII. 網膜細動脈瘤

網膜細動脈瘤（retinal arteriolar macroaneurysm）は細動脈における動脈壁の限局的な拡張で，その部位からの滲出により黄斑浮腫や SRD をきたしたり，突然破裂することで網膜前出血や網膜下出血，硝子体出血をきたしたりする疾患である．高齢女性に多く，90％が片眼性，高血圧はリスクファクターである．出血や滲出性変化がなければ無症状であり，健診などで発見されなければ通常眼科受診はしない．通常，滲出性変化が広がり黄斑部に及ぶことで徐々に視力低下が起こるか，突然動脈瘤から出血し急激な視力低下をきたして受診する．

1. 眼底所見

眼底所見は出血性変化が主なものと滲出性変化が主なものに二分される．
① 出血性変化：動脈瘤が破裂し，さまざまな部位，層に出血が広がる．網膜前出血，網膜下出血，硝子体出血，内境界膜（ILM）下出血など出血の種類は多彩であり，動脈瘤の位置や出血量によって出血の広がり方も異なり，状況によって視力低下や視野欠損の程度も変わってくる（図 11）．動脈瘤自体は出血の中に黄白色点として観察できるが，出血が強いと観察ができないこともあり，動脈瘤の確認には FAG やインドシアニングリーン蛍光造影（indocyanine green angiography：IA）などの造影が必要になる．また硝子体出血があり透見性が困難な場合は，硝子体手術後に確認することとなる．動脈瘤は一度破裂すると沈静化することが多いが，なかには破裂後に滲出性変化を伴い SRD をきたすようになるものもある．
② 滲出性変化：黄斑浮腫，SRD，硬性白斑を伴う．硬性白斑は動脈瘤を中心に輪状に広がることがあり特徴的である．出血が少なく，動脈瘤は通常問題なく観察できる（図 12）．

2. FAG/IA 所見

動脈瘤が網膜動脈上に造影される．出血によるブロックが強い場合には造影されないことがある．IA は FAG で不明瞭な動脈瘤も検出しやすく，動脈瘤を疑った際は FAG/IA の同時撮影を行ったほうが効率がよい（図 13）．

3. OCT 所見

出血性変化が強いもののうち硝子体出血や ILM 下出血，網膜前出血が存在するものは，レーザー光がブロックされ網膜の描出ができない．網膜下出血のみであれば神経網膜は描

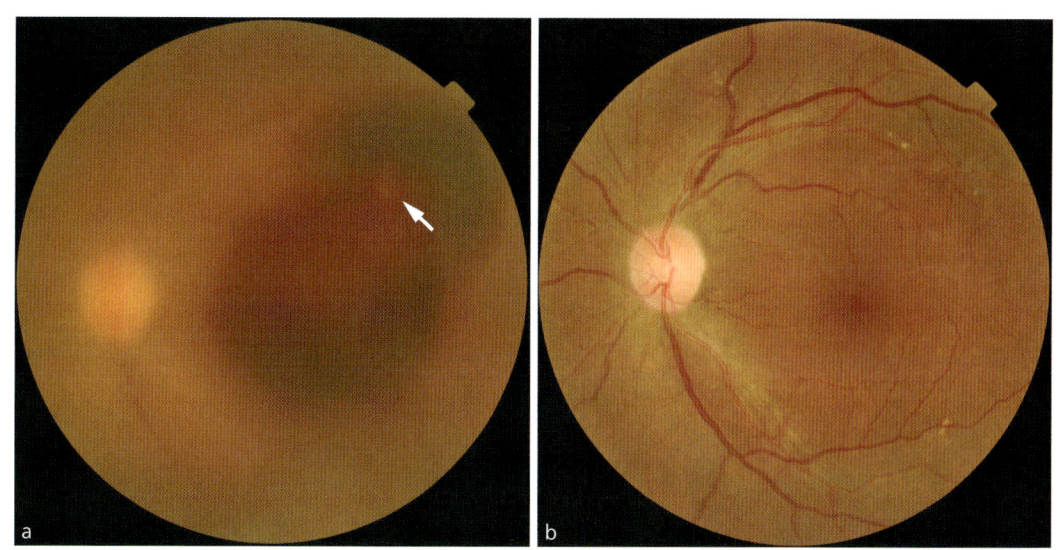

図11 左眼網膜細動脈瘤
73歳女性.
a：硝子体出血をきたしており眼底の透見性が不良である．上耳側アーケード血管上に動脈瘤と考えられる白色点をうっすらと認める．左眼矯正視力 0.05.
b：硝子体手術後の眼底写真．左眼矯正視力 0.9 p.

出され，網膜下出血の内層側が高輝度に描出される．網膜下出血の治療後は脈絡膜まで描出できるようになるが，多くの症例で IS/OS ラインや ELM ラインなどが欠損し視力改善は限定的となる．滲出性変化がメインのものでは OCT 画像の描出は問題ない．SRD や黄斑浮腫，とくに網膜外層の浮腫を認める．また，Tsujikawa らは SRD を伴う症例では intraretinal break が描出され，網膜下のスペースと網膜外層の浮腫が交通している様子が認められると報告している．

4. 治療

① 網膜下出血が中心窩に存在する場合は硝子体内ガス注入あるいは硝子体手術によるガスタンポナーデによる網膜下血腫移動術を考慮する．破裂後2週間以上経過している症例では移動が期待できないため，網膜下への tPA 注入を併用した移動術を行うこともある．
② ILM 下出血や網膜前出血に対しては硝子体手術が有効である．YAG レーザーによる ILM 穿孔を試みてもよい．手術の緊急性は低く視力予後もよい．ただし，網膜下出血を伴う場合は予後不良であり，またその存在が不明な場合，疑われる場合には手術を急ぐ．
③ 硝子体出血に対しては硝子体手術を行う．
④ 滲出性変化が強い例で黄斑浮腫をきたし視力低下を生じているものに対しては動脈瘤の光凝固を行う．

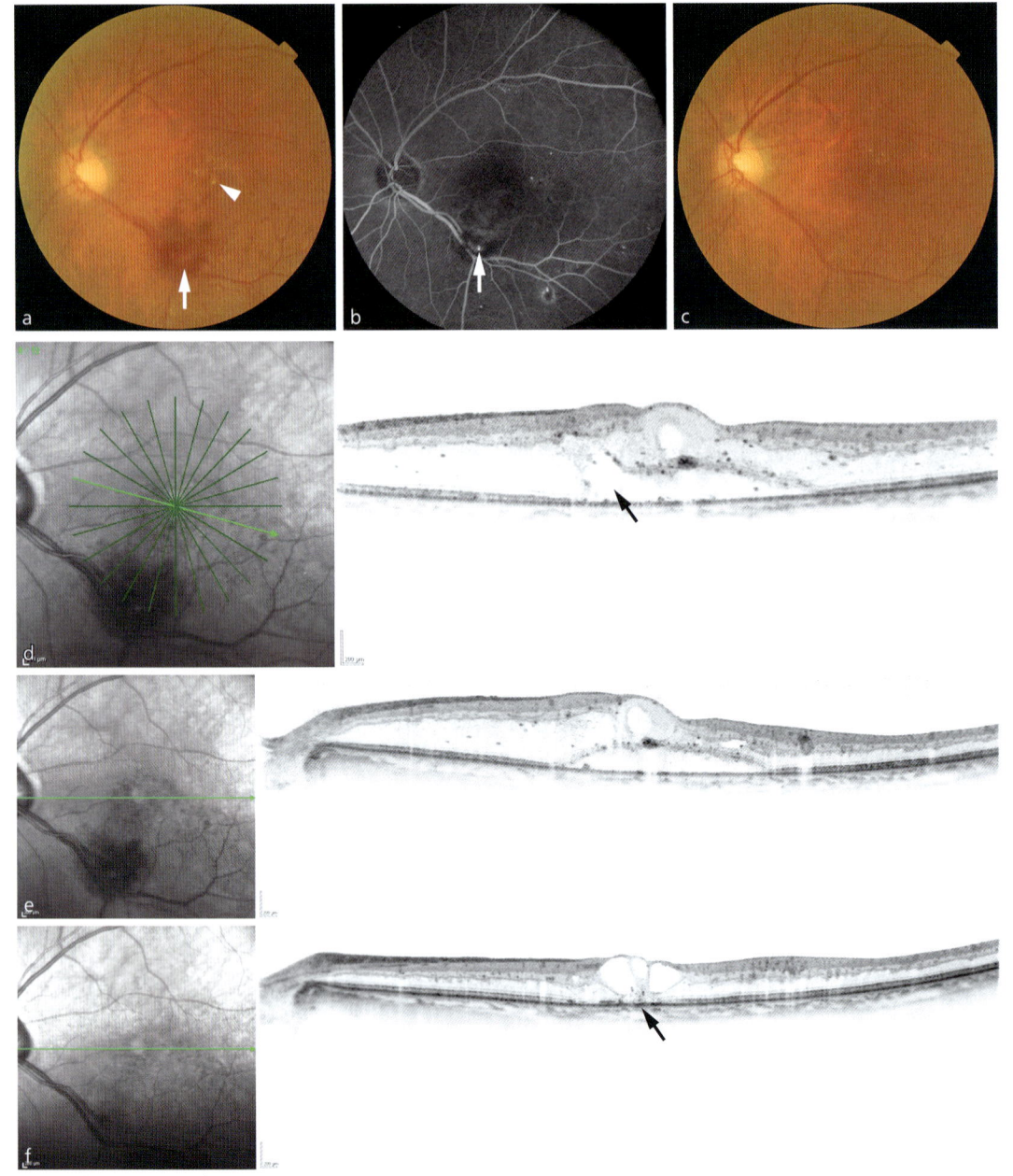

図 12　左眼網膜細動脈瘤
78 歳男性．左眼矯正視力 0.3 p．
a：下耳側アーケード血管上に出血と黄白色の動脈瘤とおぼしき所見（矢印）を認める．黄斑に硬性白斑を認める（矢頭）．
b：FAG ではわずかに動脈瘤が造影される（矢印）．
c：動脈瘤に対する光凝固 8 か月後の眼底写真．出血や硬性白斑はほとんど認めない．
d：OCT では網膜外層の浮腫と SRD を認める．intraretinal break（黒矢印）が描出され，網膜下のスペースと網膜外層の浮腫が交通している様子が観察できる．
e，f：治療前後の OCT．治療後（f）は SRD は消失し，外層の浮腫は軽減しているが，IS/OS ラインや ELM ラインの欠損を認め（矢印），左眼矯正視力は 0.3 p と不良である．

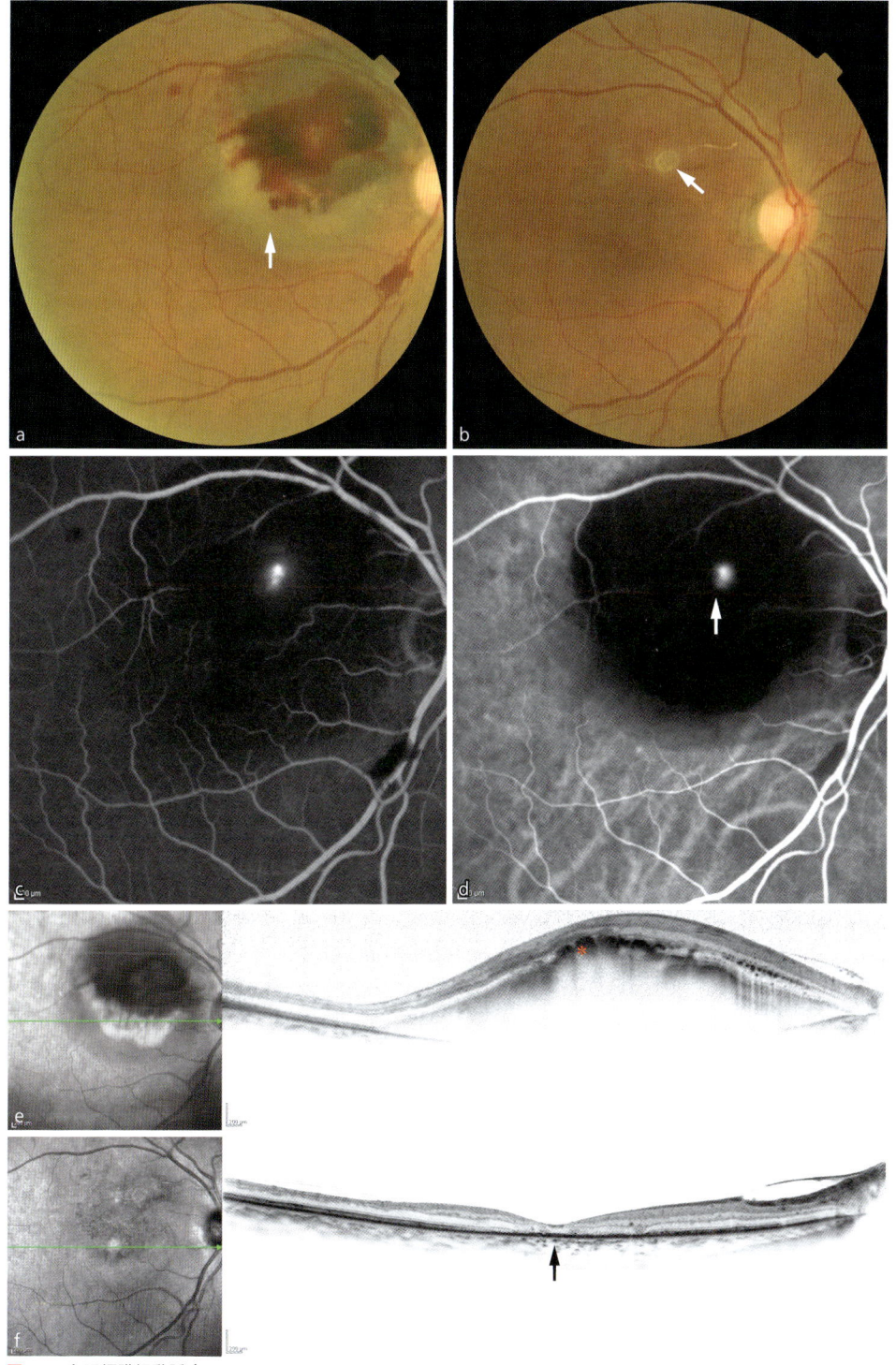

図13 右眼網膜細動脈瘤
76歳女性．
a：網膜下出血，滲出物の中心窩下への波及を認める（矢印）．右眼矯正視力 0.15．
b：動脈瘤に対する光凝固1年後の眼底所見．瘢痕化した動脈瘤を認める（矢印）．
c：初診時のFAG（左）．
d：初診時のIA（右）．IAでは動脈瘤と網膜動脈の連絡がうっすらと確認できる（矢印）．
e：初診時のOCT．網膜下出血（＊）を認め，出血の表面は反射が強い．網膜実質には浮腫を認めない．
f：光凝固1年後のOCT．中心窩に陥凹を認め，網膜下出血は認めない．しかしながら，中心窩下のIS/OSラインやELMラインは欠損しており（矢印），右眼矯正視力は0.15と不良である．

V 鑑別疾患　217

5. 鑑別のポイント

　網膜細動脈瘤は多くが片眼性であり，とくに出血性変化が強い例では眼底が特徴的であるため鑑別は比較的容易である．硝子体出血が高度な症例では硝子体手術を行うまでは診断がつかないが，他眼に DR を認めないのであれば，眼虚血症候群を合併していない限り片眼のみ PDR ということはありえない．滲出性変化が強いものでは硬性白斑が出現し，鑑別が難しいこともあるが FA を用いた動脈瘤の確認が診断の助けとなる．

VIII. Coats 病

　Coats 病は特発性の網膜末梢血管拡張症で，毛細血管拡張，出血，網膜内・網膜下滲出物を特徴とするもので，1908 年に Coats によって初めて報告された．これら眼底所見は網膜毛細血管の内皮細胞および周皮細胞が障害，脱落し，拡張した毛細血管から脂質に富んだ滲出が網膜に広がることで浮腫や網膜剥離をきたし生じると考えられている．訴えとしては視力低下，斜視，白色瞳孔(leukocoria)などが一般的であるが，その他，眼痛や虹彩異色，眼振などもある．多くが片眼性で，10 歳以下の小児に発症することがほとんどだが，成人に発症することもある．また，Coats 病は傍中心窩毛細血管拡張症(IJRT)や Leber's military aneurysm と類似した疾患であり，それら疾患との異同が問題となるが，一般的には同一スペクトル上の疾患であると理解されている．Leber's military aneurysm は 1915 年に Leber によって紹介された Coats 病類似の疾患であるが，滲出性変化が比較的少なく一部では Coats 病の初期あるいは非進行性の 1 亜型と理解されている．

1. 眼底所見

　毛細血管の拡張や血管瘤は下耳側 1/4 に発生することが多い．やがて異常血管からの滲出が増え黄斑に及ぶようになると視力が低下する．硝子体出血や網膜剥離をきたすと重度の視力低下が起こる（図 14）．このように Coats 病はさまざまな所見が認められる眼底であるが，Shields ら(2001)らによって表 2 のごとく分類されている．

表 2　Coats 病眼底所見の分類

ステージ 1	Retinal telangiectasia only（毛細血管拡張のみ）
ステージ 2	Telangiectasia and exudation（毛細血管拡張＋滲出） A. Extrafoveal exudation（中心窩に滲出が及ばない） B. Foveal exudation（中心窩に滲出が及ぶ）
ステージ 3	Exudative retinal detachment（滲出性網膜剥離） A. Subtotal detachment（網膜部分剥離） 　1. Extrafoveal（中心窩を含む） 　2. Foveal（中心窩を含まない） B. Total retinal detachment（網膜全剥離）
ステージ 4	Total retinal detachment and glaucoma（網膜全剥離＋緑内障）
ステージ 5	Advanced end-stage disease（網膜全剥離があり，失明しており，眼痛はない．しばしば白内障や眼球癆を伴う）

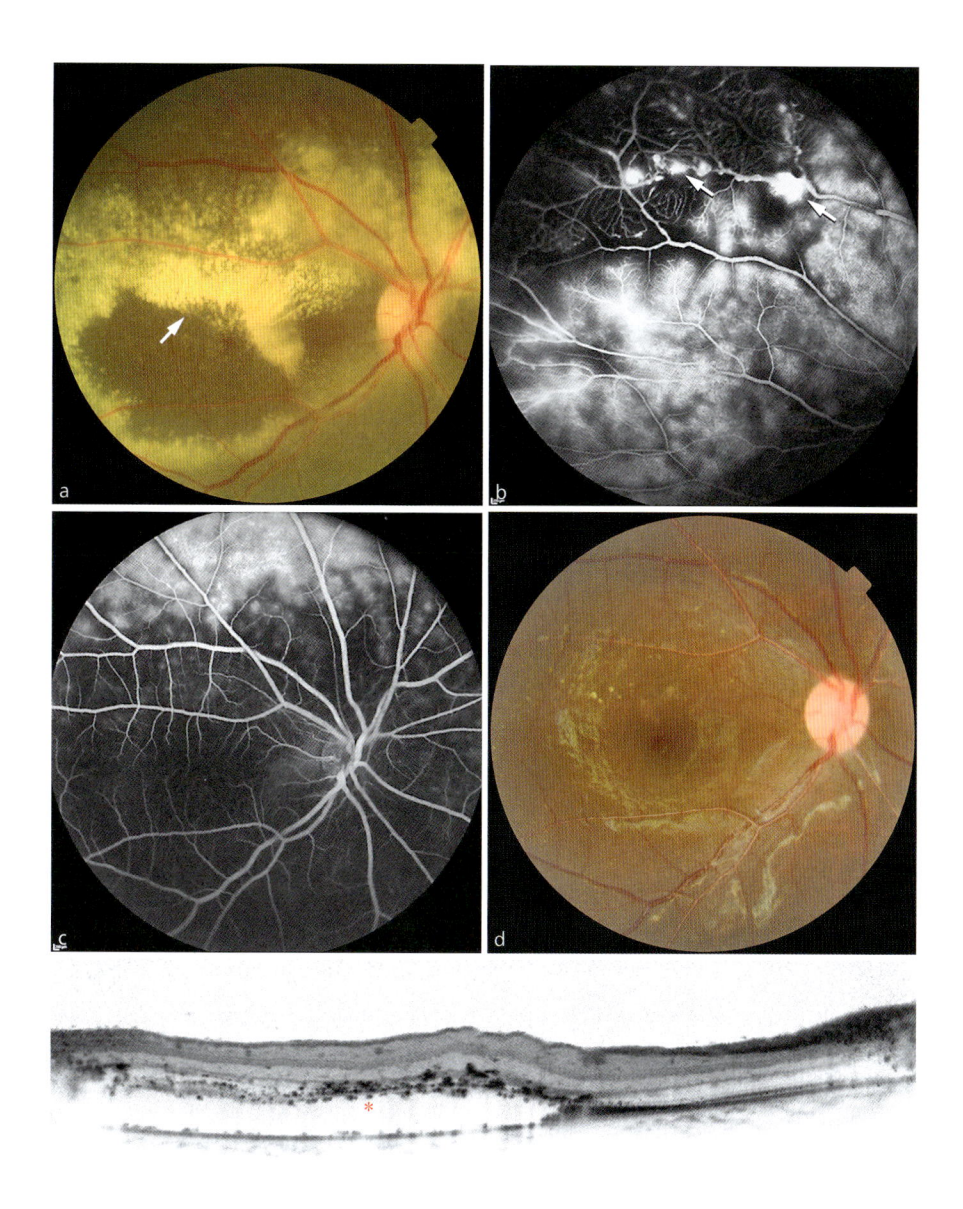

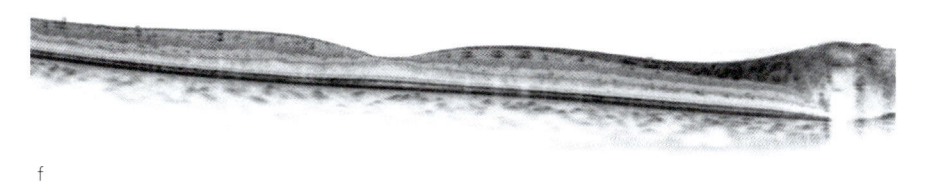

図14 右眼 Coats 病
6歳女児．右眼矯正視力 0.06．
a：黄斑に及ぶ硬性白斑を認める（矢印）．
b：FAG で周辺部網膜に毛細血管拡張や血管瘤などの異常血管を認める（矢印）．
c：後極には血管異常を認めない．
d：異常血管に対する光凝固施行 1 年後の眼底写真．硬性白斑をほとんど認めない．右眼矯正視力 0.9．
e：治療前の OCT．SRD を認める（＊）．
f：光凝固後の OCT．網膜剥離は消失している．

2. FAG 所見

末梢の毛細血管拡張や血管瘤，NPA が観察できる．また硬性白斑による背景蛍光のブロックが認められる．

3. 治療

治療方針はステージごとに変わるが，ステージ1やステージ5では経過観察をしてもよい．血管透過性の抑制や血管瘤の凝固を目的とした網膜異常血管部に対する光凝固はステージ1の一部ステージ2，ステージ3A の一部が適応となる．ステージ3A，ステージ3B，ステージ4に対しては硝子体手術が選択される．また凝固の手段としては，光凝固の他，視認性の悪い場合や薄い剥離がある場合の凝固手段として冷凍凝固術（cryocoagulation）も使用される．

4. 鑑別のポイント

DR との鑑別点として下記のものが挙げられるが，鑑別はさほど問題にならないと考えられる．むしろ，網膜芽細胞腫，眼トキソカラ症など白色瞳孔との鑑別が問題となりうる．
① 多くが片眼性である．
② 小児に多い．
③ 周辺部網膜に比較的大きな血管瘤や動静脈吻合路を認める．
④ 綿花様白斑を認めない．

IX. 網膜静脈閉塞症

網膜静脈閉塞症（retinal vein occlusion：RVO）は網膜静脈が閉塞することで循環障害をきたし，網膜出血，網膜浮腫をきたす疾患であり，次の3つの疾患を含む．
① 網膜中心静脈閉塞症（central retinal vein occlusion：CRVO）
② 網膜静脈分枝閉塞症（branch retinal vein occlusion：BRVO）
③ 半側網膜中心静脈閉塞症（hemiretinal vein occlusion）

1. 網膜中心静脈閉塞症（CRVO）

視神経内で網膜中心静脈が閉塞され，全象限に出血や網膜虚血を引き起こす疾患である（図15）．篩状板の後方では網膜中心静脈と網膜中心動脈が外膜鞘を共有しているために動脈硬化によって網膜中心静脈が圧迫されるのが原因と考えられている．通常，高脂血症や糖尿病，高血圧などの疾患を合併する高齢者に急激な視力低下を伴って発症することが多いが（図16），稀に若年者にも認め，このような若年者の場合はSLEや血液疾患の存在を疑う．眼底所見としては網膜静脈が怒張，蛇行し，全象限にしみ状出血や火炎状出血が特徴的であるが，切迫型では出血が比較的少ない．また綿花様白斑や黄斑浮腫を伴う．FAG では網膜静脈への充盈遅延や漏出が認められ，虚血型ではNPA を認める．治療は，

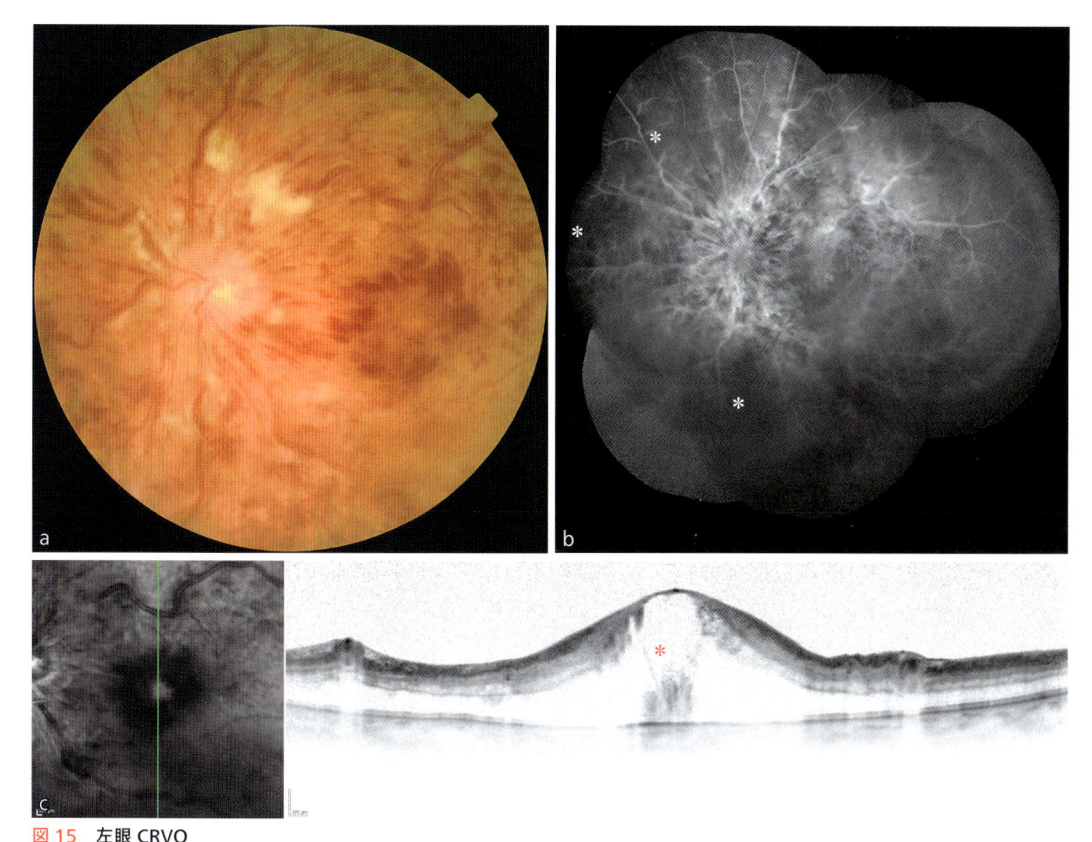

図15　左眼 CRVO
71歳女性．左眼矯正視力 0.2．
a：視神経乳頭を中心に火炎状出血が全象限に広がる．
b：FAG では血管からの蛍光漏出，NPA（＊）を認める．
c：OCT で黄斑浮腫（＊）を認める．網膜外層は出血によるブロックのためやや描出が悪い．

虚血型は血管新生緑内障に移行する可能性が高く，網膜光凝固を積極的に行わなければならないが，非虚血型であっても虚血型に移行する可能性があるので慎重な経過観察が必要である．黄斑浮腫に対しては VEGF 阻害薬の硝子体注射や硝子体手術を行う．黄斑浮腫の治療効果判定には OCT による follow up が便利である．

2. 網膜静脈分枝閉塞症（BRVO）

主に網膜動静脈の交叉部で網膜静脈の循環障害が発生し扇形に火炎状出血が広がる疾患である．CRVO 同様，高脂血症や糖尿病，高血圧を基礎疾患として有することが多く，視野欠損や黄斑浮腫による視力低下をきたす．閉塞のメカニズムとしては，交叉部では動静脈が外鞘膜を共有しているために動脈硬化によって動脈が肥厚静脈を圧迫し，静脈の循環障害が発生すると考えられてきたが，近年，動静脈交叉部では静脈は圧迫されるのではなく網膜外層に向かって彎曲しており，循環障害が発生することで中枢側に血栓を形成し，BRVO をきたすとする説もある（図17）．眼底所見としては，網膜出血，綿花様白斑，硬性白斑，黄斑浮腫，SRD，網膜下出血を認め，FAG では静脈からの蛍光色素の漏出や NPA を認める．OCT は浮腫や SRD の観察に有用であり，治療効果判定にも使える．治

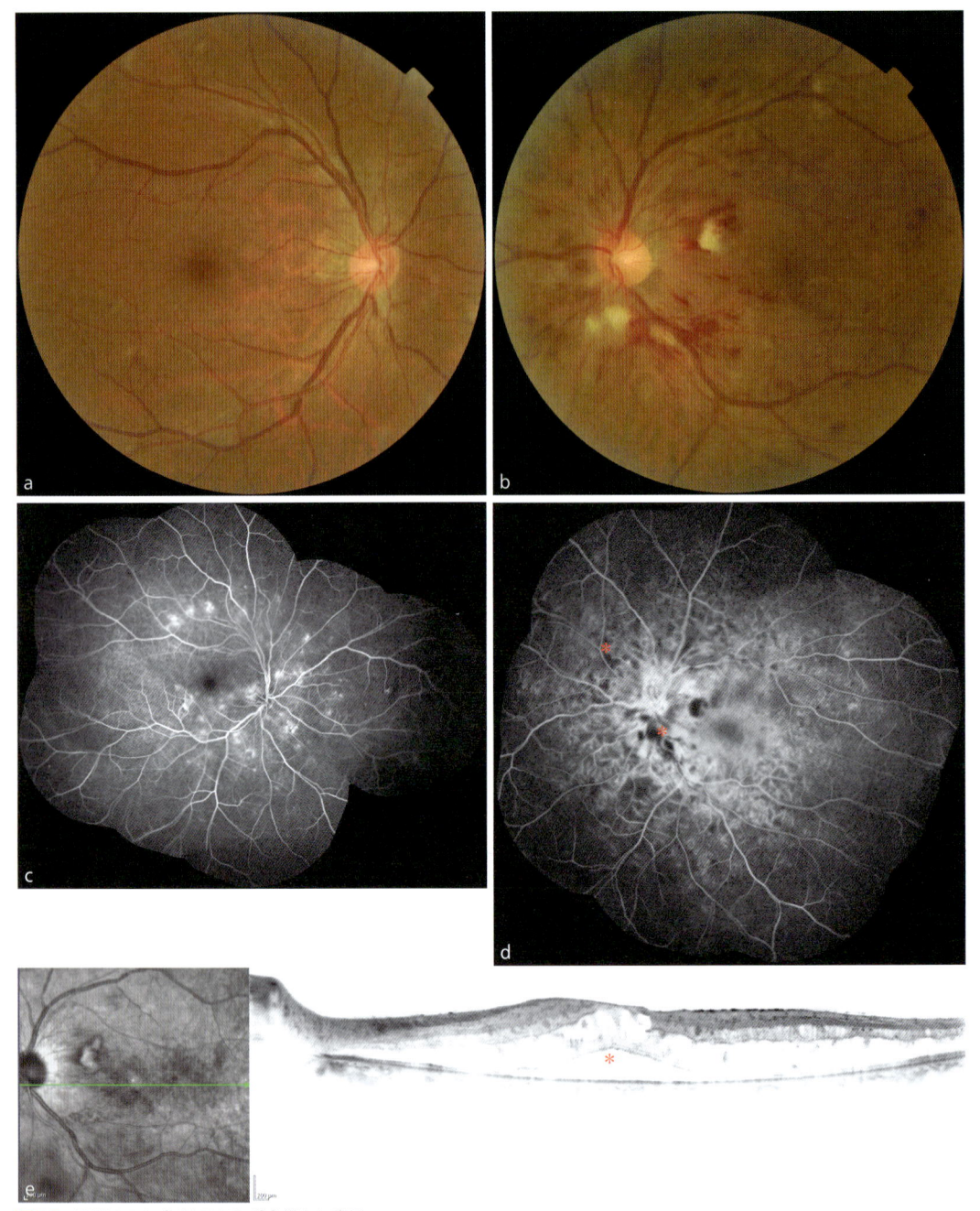

図 16 両眼 DR に左眼 CRVO が合併した症例
49 歳男性．右眼矯正視力 1.5，左眼矯正視力 0.3．
a：右眼に DR を認め，MA，網膜出血，綿花様白斑を認める．
b：左眼は視神経乳頭を中心に火炎状出血，綿花様白斑を認める．
c，d：FAG では左眼に網膜出血による蛍光ブロックが認められる（＊）．
e：OCT で黄斑浮腫，SRD を認める（＊）．

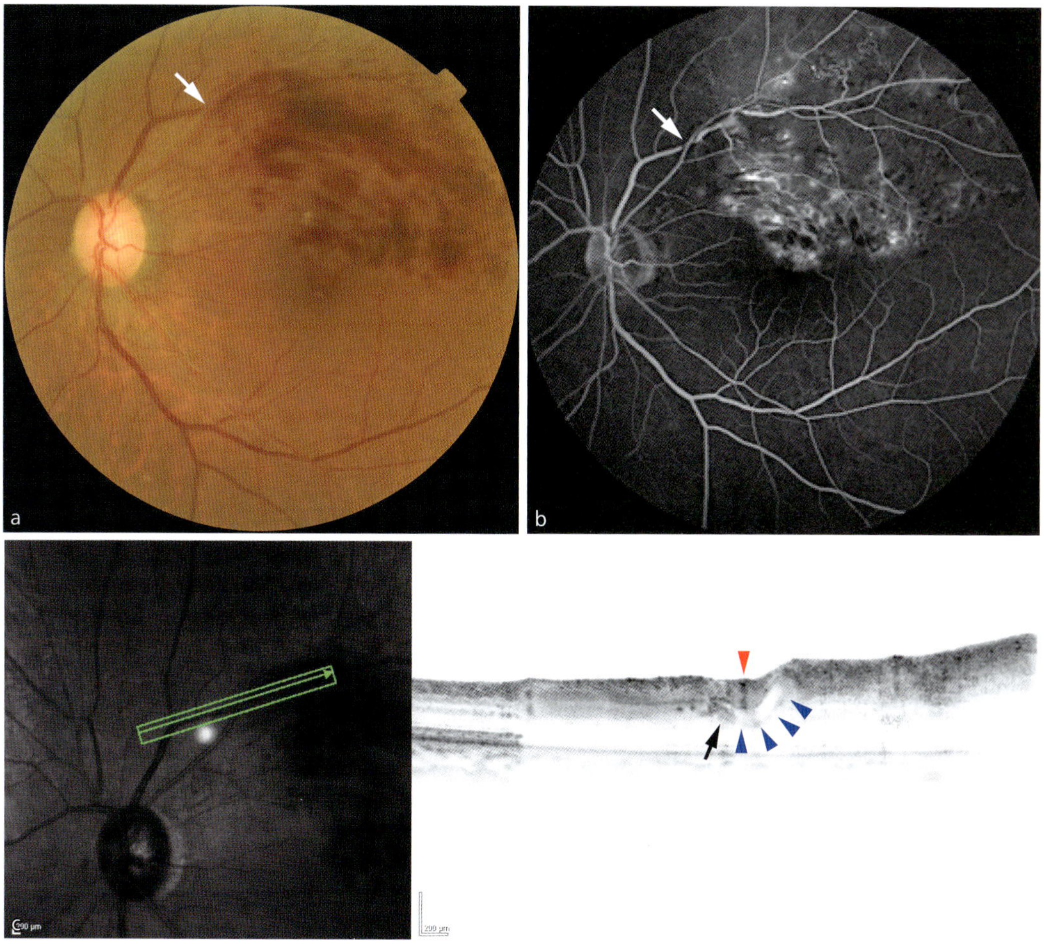

図17 OCTを用いた静脈内血栓の観察
a, b：左眼のBRVO. 上耳側アーケード血管に動静脈の交叉部を認め，閉塞部位と考えられる(矢印).
c：動脈(赤矢頭)に押される形で静脈(青矢頭)が外側に屈曲し，交叉部の中枢側に血栓(矢印)を認める.

療としては，NPAが広がるものや新生血管が認められるものに対しては光凝固を行う．黄斑浮腫に対しては，格子状光凝固のほか，VEGF阻害薬の硝子体注射やトリアムシノロンのTenon嚢下注射，硝子体手術などを行う．

3. 半側網膜中心静脈閉塞症(hemiretinal vein occlusion)

厳密にはhemicentral retinal vein occlusion(HCRVO)とhemispheric retinal vein occlusion(HSRVO)に区別される．HSRVOは基本的にはBRVOである．動静脈交叉部が視神経にとても近い部位あるいは視神経上であり，出血が2象限に及ぶものである．一方，HCRVOは中心静脈が2本に分かれて視神経乳頭へ走行する解剖学的な破格(dual trunk central retinal vein)が原因であり，この破格は人口の20％程度に存在すると考えられている．治療はCRVO，BRVOに準じる．

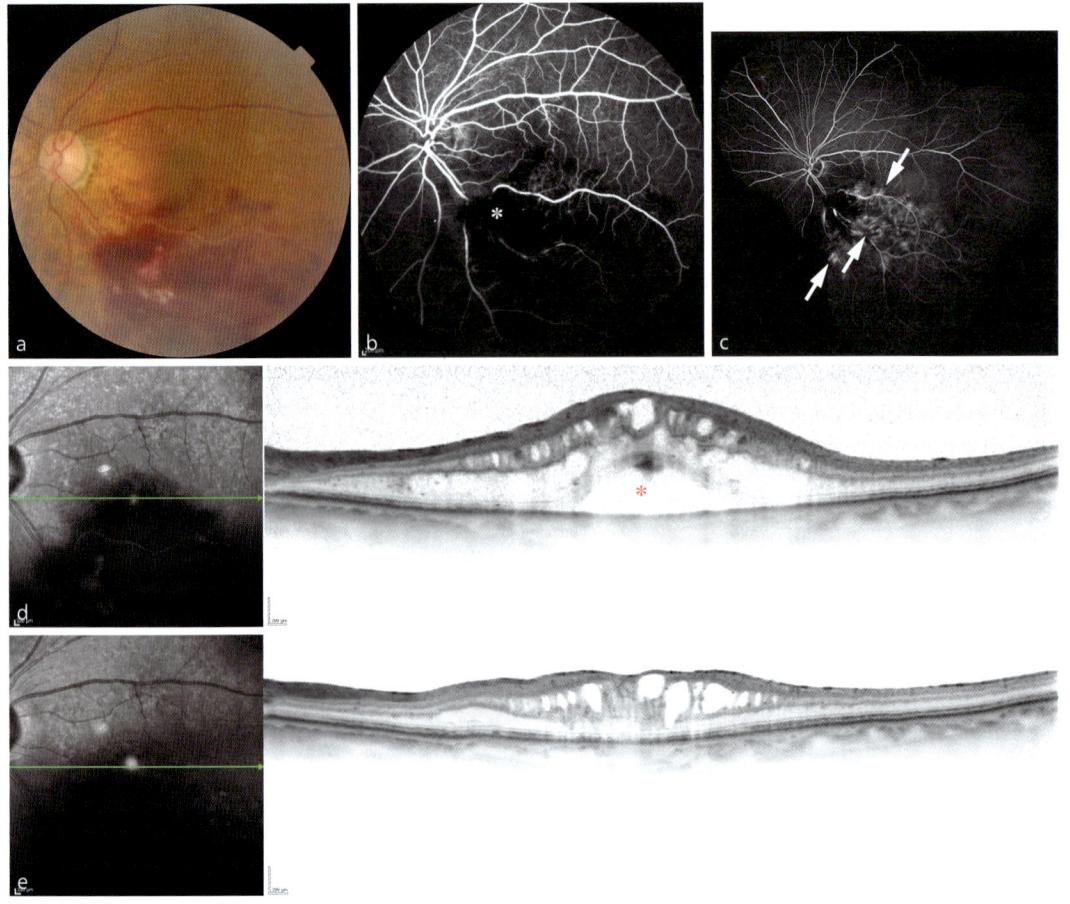

図 18　左眼 BRVO
87 歳女性．左眼矯正視力 0.4．
a：下耳側に火炎状出血を認める．
b：FAG では出血によるブロックのため閉塞部位は確認できない（＊）．
c：FAG のパノラマ写真．後期では蛍光漏出を認める（矢印）．
d：初診時の OCT．網膜内層，外層に囊胞様腔を認め，SRD（＊）を伴う．
e：格子状光凝固術施行 4 か月後の OCT．囊胞様腔は残るが，SRD は消失している．左眼矯正視力 0.5 p．

4. 鑑別のポイント

　片眼性の出血の多い CRVO や BRVO では診断に迷うことはない．DR 患者において切迫型の CRVO や綿花様白斑を多く伴う BRVO が合併する症例，陳旧例で出血が少なく毛細血管を認める症例，黄斑枝が閉塞した症例の場合は，側副血行路の存在や FAG から鑑別を試みるが判断に迷うことがある．

参考文献

1) Keith NM, Wagener HP, Barker NW：Some different types of essential hypertension：their course and prognosis. Am J Med Sci 268：336-345, 1974
2) DellaCroce JT, Vitale AT：Hypertension and the eye. Curr Opin Ophthalmol 19：493-498, 2008
3) Morse PH：Elschnig's spots and hypertensive choroidopathy. Am J Ophthalmol 66：844-852, 1968
4) Giuliari GP, Sadaka A, Hinkle DM, et al.：Current treatments for radiation retinopathy. Acta Oncol 50：

6-13, 2011
5) Ehlers N, Kaae S：Effects of ionizing radiation on retinoblastoma and on the normal ocular fundus in infants. A photographic and fluorescein angiographic study. Acta Ophthalmol Suppl 181：3-84, 1987
6) 池辺　徹，中塚和夫，後藤正雄，他：インターフェロン投与中に視力障害をきたした1例．日眼紀 41：2291-2296, 1990
7) Guyer DR, Tiedeman J, Yannuzzi LA, et al.：Interferon-associated retinopathy. Arch Ophthalmol 111：350-356, 1993
8) Okuse C, Yotsuyanagi H, Nagase Y, et al.：Risk factors for retinopathy associated with interferon alpha-2b and ribavirin combination therapy in patients with chronic hepatitis C. World J Gastroenterol 12：3756-3759, 2006
9) Schulman JA, Liang C, Kooragayala LM, et al.：Posterior segment complications in patients with hepatitis C treated with interferon and ribavirin. Ophthalmology 110：437-442, 2003
10) Mizener JB, Podhajsky P, Hayreh SS：Ocular ischemic syndrome. Ophthalmology 104：859-864, 1997
11) Mendrinos E, Machinis TG, Pournaras CJ：Ocular ischemic syndrome. Surv Ophthalmol 55：2-34, 2010
12) Yannuzzi LA, Bardal AM, Freund KB, et al.：Idiopathic macular telangiectasia. Arch Ophthalmol 124：450-460, 2006
13) Maruko I, Iida T, Sugano Y, et al.：Demographic features of idiopathic macular telangiectasia in Japanese patients. Jpn J Ophthalmol 56：152-158, 2012
14) Takayama K, Ooto S, Tamura H, et al.：Retinal structural alterations and macular sensitivity in idiopathic macular telangiectasia type 1. Retina 32：1973-1980, 2012
15) Yannuzzi LA, Negrão S, Iida T, et al.：Retinal angiomatous proliferation in age-related macular degeneration. Retina 21：416-434, 2001
16) Yannuzzi LA, Freund KB, Takahashi BS, et al.：Review of retinal angiomatous proliferation or type 3 neovascularization. Retina 28：375-384, 2008
17) Panton RW, Goldberg MF, Farber MD：Retinal arterial macroaneurysms：risk factors and natural history. Br J Ophthalmol 74：595-600, 1990
18) Tsujikawa A, Sakamoto A, Ota M, et al.：Retinal structural changes associated with retinal arterial macroaneurysm examined with optical coherence tomography. Retina 29：782-792, 2009
19) Shields JA, Shields CL, Honavar SG, et al.：Classification and management of Coats disease：the 2000 Proctor Lecture. Am J Ophthalmol 131：572-583, 2001
20) Ghorbanian S, Jaulim A, Chatziralli IP：Diagnosis and treatment of coats' disease：a review of the literature. Ophthalmologica 227：175-182, 2012
21) Ota M, Tsujikawa A, Kita M, et al.：Integrity of foveal photoreceptor layer in central retinal vein occlusion. Retina 28：1502-1508, 2008
22) Muraoka Y, Tsujikawa A, Murakami T, et al.：Morphologic and functional changes in retinal vessels associated with branch retinal vein occlusion. Ophthalmology 120：91-99, 2012
23) Tsujikawa A, Sakamoto A, Ota M, et al.：Serous retinal detachment associated with retinal vein occlusion. Am J Ophthalmol 149：291-301, 2010
24) Chopdar A：Hemispheric retinal vein occlusion or hemicentral retinal vein occlusion. Arch Ophthalmol 104：1128-1130, 1986

〔宇治彰人〕

VI 糖尿病に伴う眼合併症

A 視神経症, 眼運動神経麻痺

　糖尿病は，合併症として細小血管障害を生じることが特徴的である．眼ではその代表が糖尿病網膜症(DR)であるが，細小血管障害に基づく眼合併症は網膜症だけではない．

　本項では，DR以外の糖尿病による眼合併症として視神経症と眼運動神経麻痺を取り上げ，その臨床像について述べる．

I. 視神経症

　糖尿病に伴う視神経症は，一般に微小循環障害に基づく虚血が原因であり，虚血性視神経症(ischemic optic neuropathy：ION)と糖尿病乳頭症(diabetic papillopathy：DP)があげられる．また，若年性糖尿病に進行性の視神経萎縮を伴うWolfram症候群と呼ばれる常染色体劣性遺伝性疾患も知られている．

1. 虚血性視神経症(ION) (図1)

　IONは，視神経を栄養する血管の循環障害により生じた視神経疾患である．視神経は篩状板を境に，その前部(末梢側)である視神経乳頭部は短後毛様動脈によって，後部視神経(中枢側)は網膜中心動脈からの分枝と軟膜血管叢によって栄養されている．それらの栄養血管の循環障害によって生じたものを，それぞれ前部虚血性視神経症(anterior ION：AION)，後部虚血性視神経症(posterior ION：PION)と呼ぶ．また，病因からも分類がなされており，側頭動脈炎(巨細胞性動脈炎)などの血管炎が原因である動脈炎性虚血性視神経症(arteritic ION)と高血圧や動脈硬化，糖尿病，頸動脈狭窄症などに基づく循環障害が原因である非動脈炎性虚血性視神経症(nonarteritic ION)とに分けられる．糖尿病でみられるIONは，ほとんどが非動脈炎性IONである．糖尿病は非動脈炎性ION発症の重要な危険因子であり，非動脈炎性ION患者の5〜25％が糖尿病を有する．また糖尿病によって，

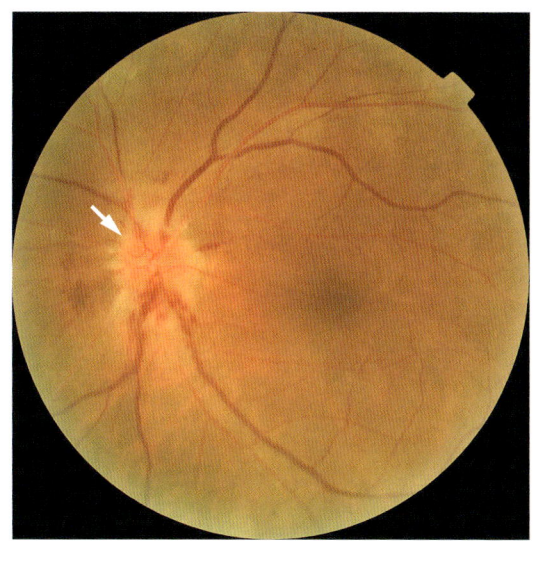

図1 前部虚血性視神経症(左眼)
視神経乳頭腫脹,乳頭周囲網膜浅層の火炎状出血,神経線維の白色混濁がみられる(矢印).

　非動脈炎性IONの有病率,反対眼の発症率は約2倍程度に高まるとされる.さらに,IONを発症した糖尿病患者の高血圧や虚血性心疾患,一過性脳虚血発作の有病率は,非糖尿病患者よりも高いと報告されている.

　IONは,突発する視力障害および視野障害で発症し,症状は数時間～数日で完成する.視力障害は,動脈炎性で重篤になりやすく(60%以上が0.1未満),非動脈炎性はそれに比べると軽い(50%以上が0.3以上).視野障害は,水平性視野欠損(とくに鼻下側)が多いが,中心暗点や弓状暗点などさまざまな異常を呈する.平均発症年齢は,動脈炎性が70歳,非動脈炎性が60歳で,動脈炎性では60歳以下に発症することは稀である.動脈炎性では,頭痛(側頭部痛),頭皮の違和感,咀嚼に伴う疼痛などを訴えることがある.糖尿病患者に発症したIONの初診時視力は非糖尿病患者と比べて有意差はないが,視野障害は糖尿病患者で軽いとの報告がある.症状の回復傾向については,視力・視野ともに,糖尿病患者と非糖尿病患者との間に有意差はないとされる.

　他覚的所見として,AIONでは視神経乳頭に蒼白腫脹(発赤腫脹もみられる),線状出血などがみられる.糖尿病患者では,乳頭上に毛細血管拡張がみられることが特徴的である.乳頭腫脹は数週間～数か月で消退し,グリア増殖を伴う境界不鮮明な炎性視神経萎縮となる.乳頭腫脹が消退するまでの時間は,非糖尿病患者に比べ,糖尿病患者で長いとされる.PIONは,発症初期には視神経乳頭に異常を認めず,経過とともに乳頭上の血管は狭細化し,境界鮮明な単性視神経萎縮となる.非動脈炎性AIONは小乳頭に好発する.これは,小乳頭では通過する視神経線維が込み合っている(crowding)ことが理由である.このような視神経乳頭を disc at risk という.また,交互点滅対光反射試験(swinging flashlight test)で,患眼に相対的求心性瞳孔異常(relative afferent pupillary defect:RAPD)を認める.動脈炎性IONでは,血液検査で血沈亢進,CRP値上昇がみられ,側頭動脈部に発赤腫脹,疼痛,索状肥厚がみられることがある.

　AIONの診断は,自覚症状と他覚的所見からそれほど難しくないが,前部視神経炎(乳頭炎)との鑑別を要する.視神経炎は,約90%が眼球運動時痛を訴え,MRIのT2強調画

像や STIR（short TI inversion recovery）法で視神経の腫脹と病変部の高信号，造影剤による増強効果がみられ，FAG 検査で造影早期から視神経乳頭の過蛍光がみられる．一方 AION は，眼球運動時痛を訴えることはほとんどなく，MRI では所見に乏しく，FAG 検査で造影初期に視神経乳頭の蛍光充盈遅延がみられる．他覚的所見に乏しい PION の診断は難しく，RAPD 陽性が唯一の診断根拠となることが多い．PION は，循環障害をもたらす危険因子があり，他の球後視神経疾患が否定された場合の除外診断名である．糖尿病における ION は，動脈硬化などによる頸動脈狭窄症が原因のことがあり，頸部エコーなどで頸動脈病変の検索をしておく．

2. 糖尿病乳頭症（DP） （図2）

　DP は，比較的若年（50 歳未満の報告が多い）の糖尿病患者にみられる視神経乳頭腫脹である．発症の正確な機序は明らかにされていないが，視神経乳頭表層部の可逆性の循環障害であり，非動脈炎性 ION の軽症例とも考えられている．

　ION に比べ，視機能障害は軽微である．具体的には，75％以上の症例で発症時の視力が 0.5 以上，視野検査では軽度の全体的感度低下か Mariotte 盲点の拡大がみられる程度で，自覚症状がないことも多い．両眼性であることが多く，約 40％が両眼性である．

　他覚的所見は，軽微な視機能障害のわりには派手で，視神経乳頭に著明な腫脹と出血，血管拡張がみられる．ION と異なり蒼白腫脹はみられない．乳頭腫脹は数か月で消退するが，視神経萎縮にはならないか，または約 20％にごくわずかな萎縮所見を残すのみである．非動脈炎性前部虚血性視神経症と同様に小乳頭に好発する．片眼性であっても，RAPD はみられないか，みられてもごくわずかである．DP 発症時には，80％以上の症例で DR がすでに存在している．また，しばしば両眼性のため，うっ血乳頭との鑑別は重要で，頭部画像検査や腰椎穿刺などで頭蓋内圧亢進をきたす疾患を除外しておく．視機能

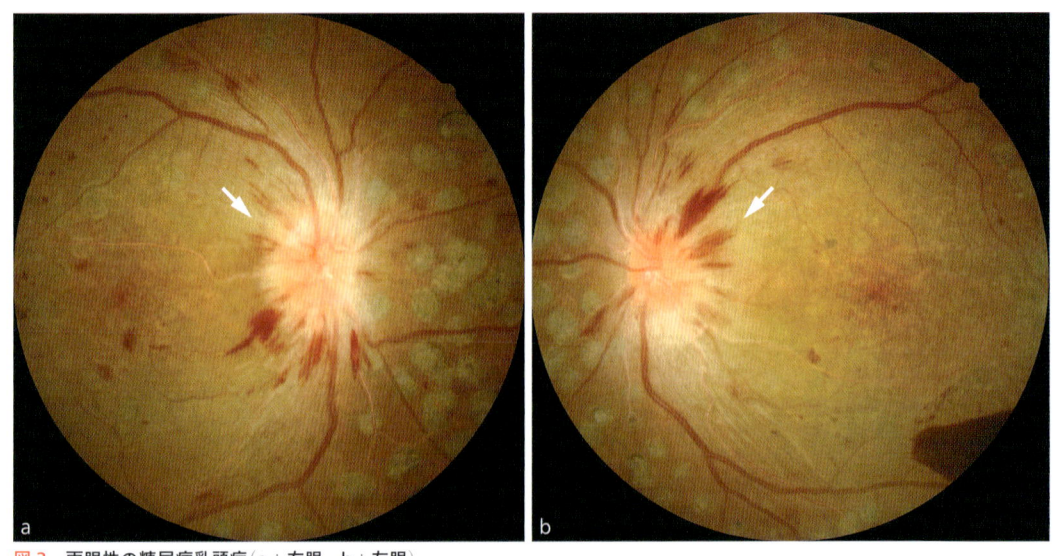

図2　両眼性の糖尿病乳頭症（a：右眼，b：左眼）
視神経乳頭に著明な腫脹と出血，血管拡張がみられる（矢印）．派手な所見であるが，この症例では，矯正視力は 0.9，視野検査では Mariotte 盲点の拡大を認めるのみである．

障害が軽微であるうえ，2〜10か月でほとんど後遺症を残さず自然治癒するため，DP自体に対する治療は基本的には不要である．

3. Wolfram 症候群

Wolfram症候群は，10歳未満に始まる若年性糖尿病が初発症状となり，進行性の視神経萎縮により視力障害をきたす常染色体劣性遺伝性疾患である．加齢とともに，尿崩症，難聴，神経因性膀胱，小脳失調，ミオクローヌスなどの多彩な症状を呈する．尿崩症(diabetes insipidus：DI)，糖尿病(diabetes mellitus：DM)，視神経萎縮(optic atrophy：OA)，難聴(deafness：D)の頭文字を取って，DIDMOADとも呼ばれる．視力は通常0.1未満となり，眼所見として，眼瞼下垂，眼振，網膜電図異常がみられる．原因遺伝子は*WFS1*(Wolfram syndrome 1)とされ，最近*WFS2*として*CISD2*(CDGSH iron sulfur domain 2)遺伝子が同定された．

II. 眼運動神経麻痺

糖尿病による眼運動神経麻痺が原因で生じる眼球運動障害は，糖尿病性眼筋麻痺(diabetic ophthalmoplegia)と呼ばれ，網膜症に比べ発現頻度は低いものの，日常臨床の場では決して稀ではない．糖尿病患者における出現頻度は0.3〜5％とされ，50歳以上の高齢者に多い．眼運動神経は，動眼神経(第III脳神経)，滑車神経(第IV脳神経)，外転神経(第VI脳神経)の3つを指し，糖尿病性眼運動神経麻痺はどの神経にも生じうる．その発症原因は，細小血管の内膜肥厚による内腔の狭小化や糖尿病に伴う血液粘稠度の亢進などによってもたらされる血流障害によって生じた神経栄養血管の虚血であると考えられている．突発的に発症し，通常発症後2〜3か月以内に回復の兆候がみられ，6か月後までに約9割が完全に回復するという臨床経過をとる．糖尿病性眼運動神経麻痺の発症は，糖尿病の罹病期間やコントロール状態，DRの有無や程度との間には明らかな相関はみられないとされている．

図3に最近5年間の自験例による糖尿病性眼運動神経麻痺患者の性別と発症時年齢を示す．40歳未満に発症はみられず，50歳以上の高齢者に多く，男性37例(77％)，女性11

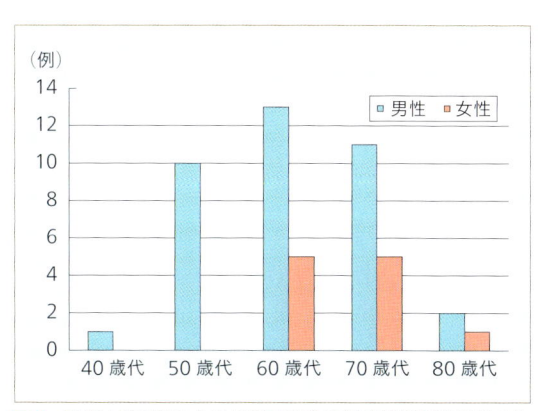

図3 京都大学眼科における糖尿病性眼運動神経麻痺患者の性別と発症時年齢

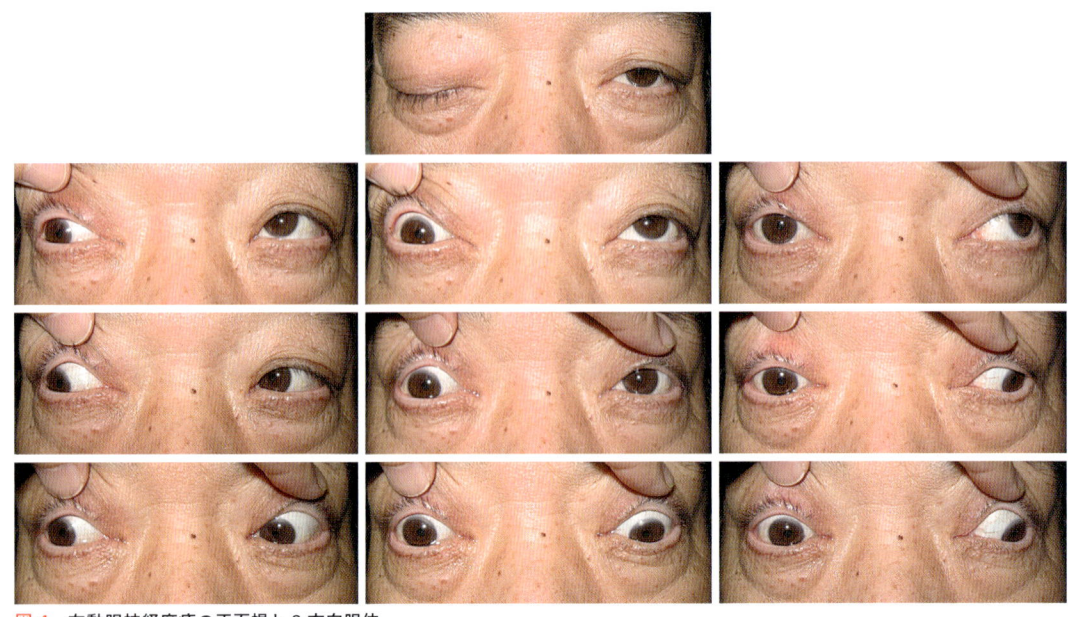

図4 右動眼神経麻痺の正面視と9方向眼位
右眼に眼瞼下垂と外下斜視，眼球の上転・内転・下転障害がみられる．本症例は糖尿病性であり，瞳孔散大はみられない．

例(23%)と圧倒的に男性に多くみられた．さらに最近5年間の自験例では，眼運動神経麻痺は動眼神経，滑車神経，外転神経のすべてを併せて合計260例みられたが，そのうち糖尿病性のものは全部で48例(18.5%)であった．以下，糖尿病による各眼運動神経麻痺の臨床像について，自験例のデータとともに述べる．

1. 動眼神経麻痺（図4）

臨床症状として，一般に患眼の外下斜視，眼球の上転・内転・下転障害，眼瞼下垂，瞳孔散大，対光反射および輻湊反射の減弱または消失，調節麻痺がみられる．最近5年間の自験例では，糖尿病性眼運動神経麻痺48例のうち13例(27.1%)が動眼神経麻痺であった．性別と発症時年齢を図5に示す．糖尿病性動眼神経麻痺の特徴として，瞳孔保存(pupil-sparing)があげられる．これは，糖尿病性動眼神経麻痺では瞳孔散大はみられず，瞳孔反射も保たれるというもので，そのメカニズムは，瞳孔運動線維が動眼神経内の外層部を走行しており，神経栄養血管の虚血から免れやすいことであるとされている．しかし，糖尿病性動眼神経麻痺に全く瞳孔障害がみられないわけではなく，自験例では約20%の症例で患眼に瞳孔散大がみられた．ただし，瞳孔散大がみられた症例は全例，瞳孔不同が1mm以下であった．動眼神経麻痺で2mm以上の瞳孔不同がみられた場合は，原因が，緊急的対応が要求される脳動脈瘤などであることを疑って，当日のうちに脳神経外科医へ対診する必要がある．糖尿病性動眼神経麻痺の回復過程を図6に示す．一定の割合で徐々に回復し，発症後3か月の時点で症例の50%強が完全に回復，6か月後には90%以上が完全回復する．

図5 糖尿病性動眼神経麻痺患者の性別と発症時年齢

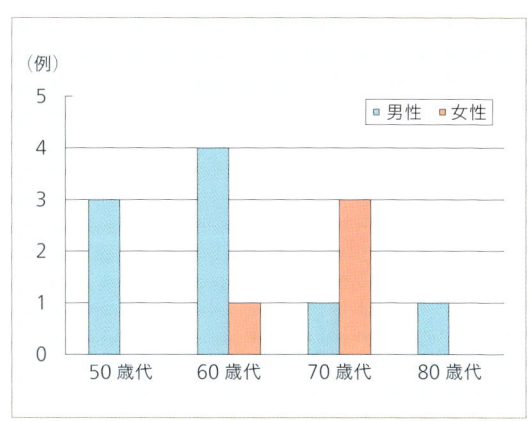

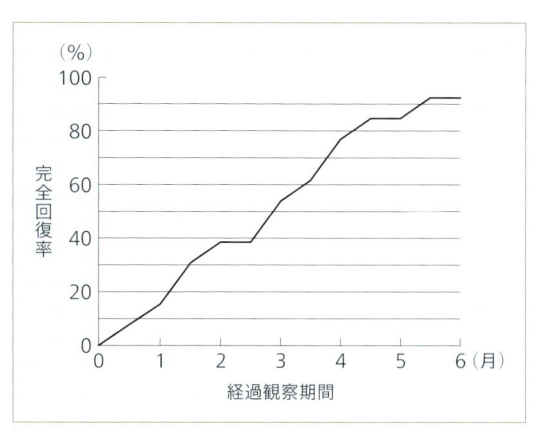

図6 糖尿病性動眼神経麻痺の回復過程

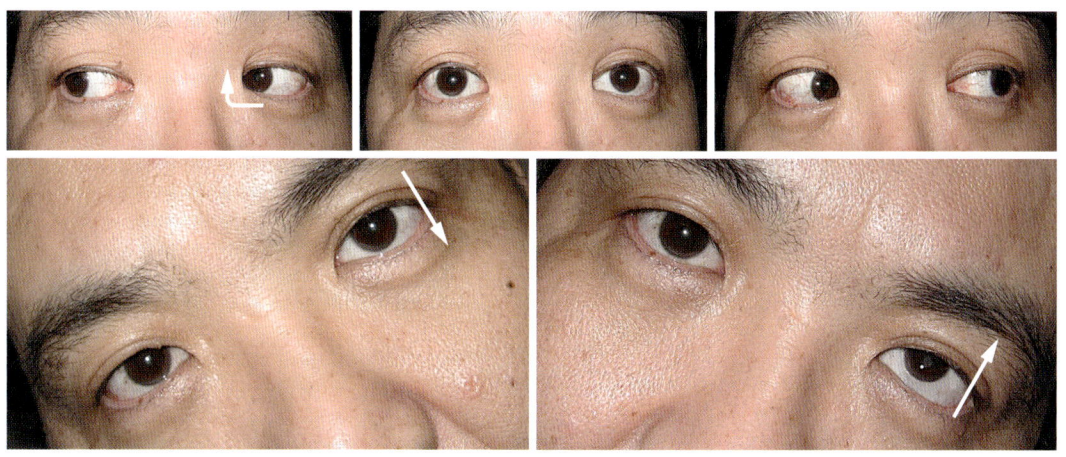

図7 左滑車神経麻痺
左眼に上斜視がみられ，右方視させると，左眼は下斜筋過動のため上方へ偏位する．患側への頭部傾斜で上斜視の悪化，健側への頭部傾斜で上斜視の軽減がみられる．

2. 滑車神経麻痺（図7）

　臨床症状として，患眼の上斜視・軽度内斜視・外方回旋，眼球の内下転障害，健側に頭部を傾斜させる代償性異常頭位（斜頸）がみられる．患者は上下方向の垂直性複視に加え，像が傾いて見えるといった回旋性複視も訴える．軽度の滑車神経麻痺は他の眼運動神経麻痺に比べ眼球偏位量が小さく，専門の眼科医でなければ見逃されることが多いため注意を要する．診断は，Parks-Bielschowsky 3段階試験で行う．診断に迷う場合は，首を垂直にして眼底写真を撮り，上斜視眼の回旋偏位をチェックするとよい．滑車神経麻痺では，上斜視眼に外方回旋がみられる．最近5年間の自験例では，糖尿病性眼運動神経麻痺48例のうち17例（35.4％）が滑車神経麻痺であった．図8に性別と発症時年齢を，図9に糖尿病性滑車神経麻痺の回復過程を示す．動眼神経麻痺と同様に，数か月のオーダーで徐々に回復し，発症後3か月の時点で症例の50％弱が完全に回復，6か月後には約90％が完全回復する．

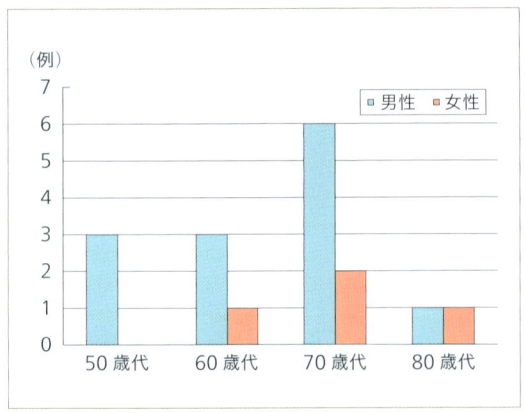

図8　糖尿病性滑車神経麻痺患者の性別と発症時年齢

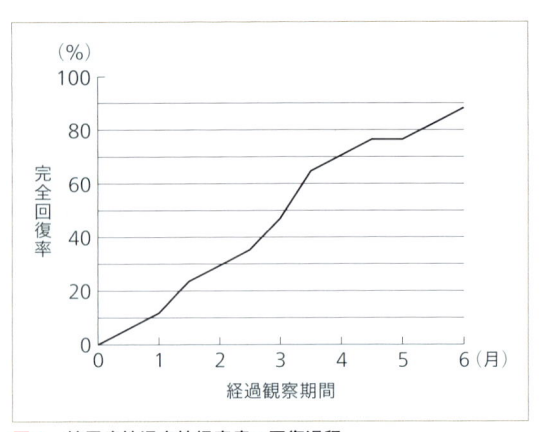

図9　糖尿病性滑車神経麻痺の回復過程

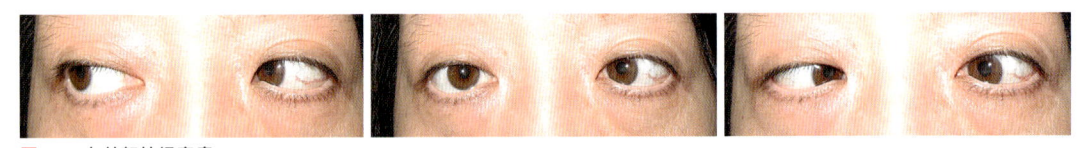

図10　左外転神経麻痺
正面視で左眼に内斜視がみられ，左方視で，左眼の外転障害がみられる．

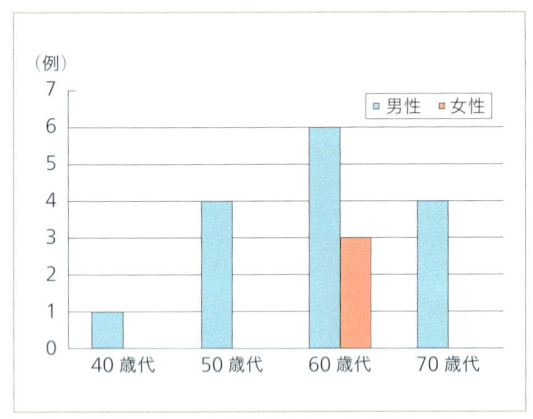

図11　糖尿病性外転神経麻痺患者の性別と発症時年齢

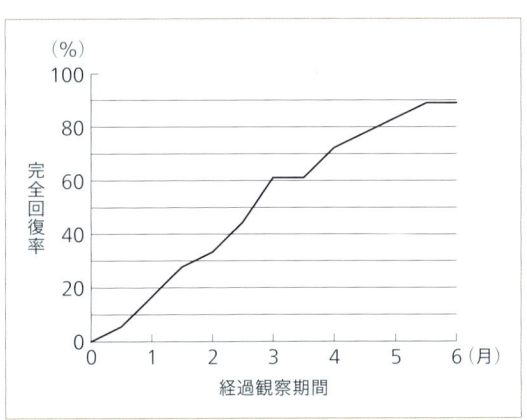

図12　糖尿病性外転神経麻痺の回復過程

3. 外転神経麻痺 (図10)

　臨床症状として，患眼の内斜視，眼球の外転障害，患側への代償性頭位回旋がみられる．患者は，道路のセンターラインが交叉して見えるなどといった水平性複視を訴える．最近5年間の自験例では，糖尿病性眼運動神経麻痺48例のうち18例(37.5％)が外転神経麻痺であった．図11に性別と発症時年齢を示し，図12に糖尿病性外転神経麻痺の回復過程を示す．他の眼運動神経麻痺同様，数か月のオーダーで徐々に回復し，発症後3か月で症例の約60％が完全に回復，6か月後にはほぼ90％が完全回復する．

　糖尿病による視神経症と眼運動神経麻痺は，頻度は少ないながらも，糖尿病発見のきっかけとなる場合があるので，原因精査の際に必ず，血液検査などで糖尿病の有無をチェッ

クしておくことが重要である．さらに重要なことは，糖尿病を有しているからといって，その原因が糖尿病であると早合点することなく，視神経症なら動脈炎性虚血性視神経症，眼運動神経麻痺ならその原因が動脈瘤や脳幹部梗塞といった救急疾患であることを想定して，十分な鑑別を行うことである．

参考文献

1) Arnold AC : Ischemic optic neuropathy. Miller NR, Newman NJ（eds）: Walsh and Hoyt's Clinical Neuro-Ophthalmology, 6 th ed. pp349-384, Lippincott Williams & Wilkins, Philadelphia, 2005
2) Burde RM, Savino PJ, Trobe JD : Ischemic optic neuropathy. Clinical Decisions in Neuro-Ophthalmology, 3rd ed. pp36-43, Mosby, St. Louis, 2002
3) Hayreh SS, Zimmerman MB : Nonarteritic anterior ischemic optic neuropathy : clinical characteristics in diabetic patients versus nondiabetic patients. Ophthalmology 115 : 1818-1825, 2008
4) Burde RM, Savino PJ, Trobe JD : Diabetic papillopathy. Clinical Decisions in Neuro-Ophthalmology, 3rd ed. pp146, Mosby, St. Louis, 2002
5) Sargent JC : Nuclear and infranuclear ocular motility disorders. Miller NR, Newman NJ（ed）: Walsh and Hoyt's Clinical Neuro-Ophthalmology, 6 th ed. pp969-1040, Lippincott Williams & Wilkins, Philadelphia, 2005

〔宮本和明〕

B 白内障

　白内障(cataract)はその手術技術の飛躍的な進歩によりわが国を含む先進国においては根治可能な疾患となってから久しいが，2010年のWHOの報告によれば世界中の失明の原因の51％を占め，未だ世界の主要な失明原因である．白内障発症のリスクファクターとして加齢，栄養障害，薬物，紫外線などがあげられるが，高血糖もその重要なリスクファクターの1つとして古くから知られており，糖尿病がある場合には，ない場合と比較して20年早く白内障を発症するといわれる．早期の白内障は視力低下の原因という点で問題であるが，それ以外にも透見性の低下から眼底管理が困難になるという点が問題である．実際の診療においては，患者の視力低下の訴えがさほどないにもかかわらず眼底管理が困難という状況も少なくなく，白内障越しの観察になるために正確に眼底を評価できない，あるいは中途半端な光凝固が将来の糖尿病網膜症(DR)の増悪につながると考えられれば，患者に十分な説明を行ったうえで躊躇なく白内障手術に踏み切る勇気が必要である．

I. 糖尿病と白内障の進行

　水晶体は基底膜である水晶体囊とその直下に並ぶ水晶体上皮細胞，それが分化した水晶体線維細胞から形成される．周辺部の水晶体線維細胞が皮質であり，脱核して中心部に押し込まれたものが水晶体核である．白内障はこの水晶体内部の混濁であるが，その成因は水晶体の病的代謝であり種々の分子機構が考えられている．老人性核白内障の原因として一般的によく知られているのは水晶体蛋白質であるクリスタリンの酸化変性である．クリスタリンは水晶体線維細胞で合成され，水晶体の透明性を維持するのに重要な役割を果たしているが，活性酸素などによる酸化変性から防御する還元型グルタチオンGSHの中心核への移行が減少することでクリスタリンの不透明化を引き起こすとされている．糖尿病ではグルタチオン系のみならず，スーパーオキシドジスムターゼ，カタラーゼ，パラオキソナーゼなどの水晶体に存在する抗酸化酵素が正常と比較してより減少するといわれ，酸化ストレスは糖尿病白内障の成因の1つといえる．また糖尿病が白内障を起こしやすい原因として水晶体の糖代謝系の関与もあげられる．通常，水晶体の糖代謝は嫌気性代謝によって行われているが，グルコースレベルが高いとソルビトール経路の代謝が行われ，糖はアルドース還元酵素によりソルビトールに変換される．このソルビトールは細胞膜を通

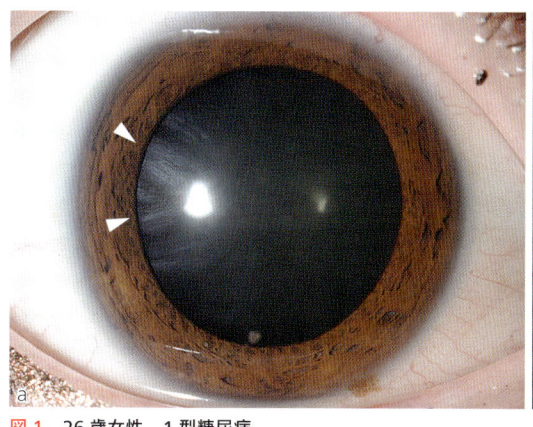

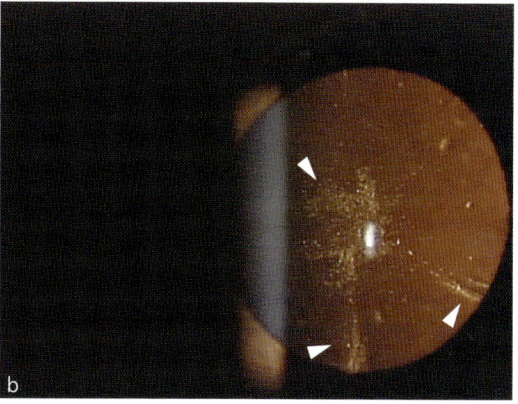

図1　26歳女性，1型糖尿病
a：水晶体前面に車軸上の皮質混濁を認める．
b：同一眼の徹照像．皮質混濁の他，後嚢下混濁を認める．

過できず，いったん形成されると細胞質に閉じ込められ，高浸透圧を中和させるべく水が細胞内に流入，水晶体上皮細胞・線維細胞が膨化，水晶体の混濁が引き起こされるわけである．他にも糖尿病における白内障の成因の1つとして水晶体上皮の損傷の関与も指摘されている．水晶体上皮は水晶体線維細胞を傷害から防護し，透明性の維持に役立つと考えられているが，糖尿病患者では上皮細胞のアポトーシスが増えており，アポトーシスの程度と糖尿病の罹患期間やHbA1cとの関係が指摘されている．

II. 診断

20代，30代の糖尿病罹患者に水晶体混濁が認められた場合は，その他のリスクファクターが否定できれば糖尿病性白内障を診断するのは比較的容易である（真性糖尿病白内障）．しかしながら，中高年以上の患者では加齢の影響もあるため，真に糖尿病のみの影響で水晶体混濁をきたしているとは断定できない（仮性糖尿病白内障）．糖尿病白内障の細隙灯顕微鏡所見上の特徴として，水晶体周辺部から中心部に伸びる車軸上の皮質混濁や水晶体後極の嚢のすぐ内側に貼り付いた後嚢下混濁などがあげられるが，これらは普通の加齢白内障でもみられる所見である（図1）．その他にも黄斑浮腫に対するトリアムシノロンの硝子体注射施行後や水晶体温存の硝子体手術後にも白内障が進行し，糖尿病網膜症患者における白内障の成因としてあげられる．

III. 治療

1. 適応

糖尿病患者において白内障の治療が必要になる理由は，視力低下以外にも存在し，下記のものがあげられる．

①白内障による視力低下．

②白内障進行に伴う透見性の悪化のため眼底観察，検査が困難．
　③白内障進行に伴い，網膜光凝固が施行困難．
　④眼底病変に対する硝子体手術，緑内障手術における白内障手術併用．
　②，③については必ずしも患者が視力低下を訴えるとは限らず，ともすると診察，治療する側の都合で行うと考えられがちであるが，治療することでDRの管理，治療が可能になり，結局は白内障治療が患者の利益につながるわけであり，患者に対する十分な説明が必要とされる．

2. 手術手技

　具体的なテクニックについては別項を参照されたい（第4章Ⅷ「白内障手術」参照⇒318頁）．上述のごとく，術後の眼底管理は手術目的の1つである．また現在とくに眼底に問題がなくても，白内障術後に将来治療を要するDRに進行する可能性もある．患者が術後も生涯にわたって眼底観察を受けなければならないことを考えた場合，手術でとくに心がけたいのは大きな連続円形切嚢（continuous curvilinear capsulorrhexis：CCC）を作成するということである．術直後は問題にならないが，数か月後にはCCC縁よりも外側の前嚢は白濁し，眼底観察や光凝固治療の際に大きな障害となる．またCCCの収縮が起こればなおさらである．眼内レンズの光学部の直径が6.0 mmの場合を目安にした場合，CCCの大きさは光学部と同じかそれよりも少し大きくなるようにできれば問題ないと考えている（図2）．

　術後に注意すべき合併症として黄斑浮腫があげられる．DR患者においては白内障術後に黄斑浮腫が出現しやすいことが広く知られており，術前に患者に対して十分に説明を行う必要がある．両眼の手術を予定している場合は，術後に両眼に黄斑浮腫をきたし，両眼の視力低下を起こしてしまう事態に備え，片眼終了後に黄斑浮腫の評価を一度行い，少し間隔を開けてから問題がないことを確認したうえで他眼を行うようにしたほうがよい．また白内障手術の際にトリアムシノロンの硝子体注射やTenon嚢下注射，ベバシズマブの硝子体注射を併用することで黄斑浮腫の発症を少なくすることができるとの報告もあり考慮すべきであろう（図3）．

3. 眼内レンズ挿入眼

　すでに白内障手術が施行されて眼内レンズ挿入眼となっている場合，CCC縁が小さく収縮している症例では眼底観察や光凝固が十分に行えない場合が少なくない．このような症例で硝子体手術が必要になった際にはCCCを拡大することを推奨する．現在多くの施設で広角観察システムを用いているため，術中の眼底疾患の治療そのものはCCCの拡大を行わなくても問題なく対応できると考えられるが，術後の眼底観察，将来の光凝固の追加を考慮すればCCCの拡大を行っておきたいし，また硝子体手術は絶好の機会である．手技としては，角膜サイドポートを作成した後，ポートから入るカプセル剪刃を用いてCCC縁に切れ込みを入れ，カプセル攝子に持ち替えてCCCを引き裂くように拡大する．拡大における切開線のコントロールは比較的容易である．白内障術後数か月以上経過していれば，眼内レンズの光学部よりも周辺では水晶体の前嚢と後嚢は固く癒着している．そのため，CCCの拡大は切開線が周辺部に流れてしまうという心配はなく必ず光学部の大

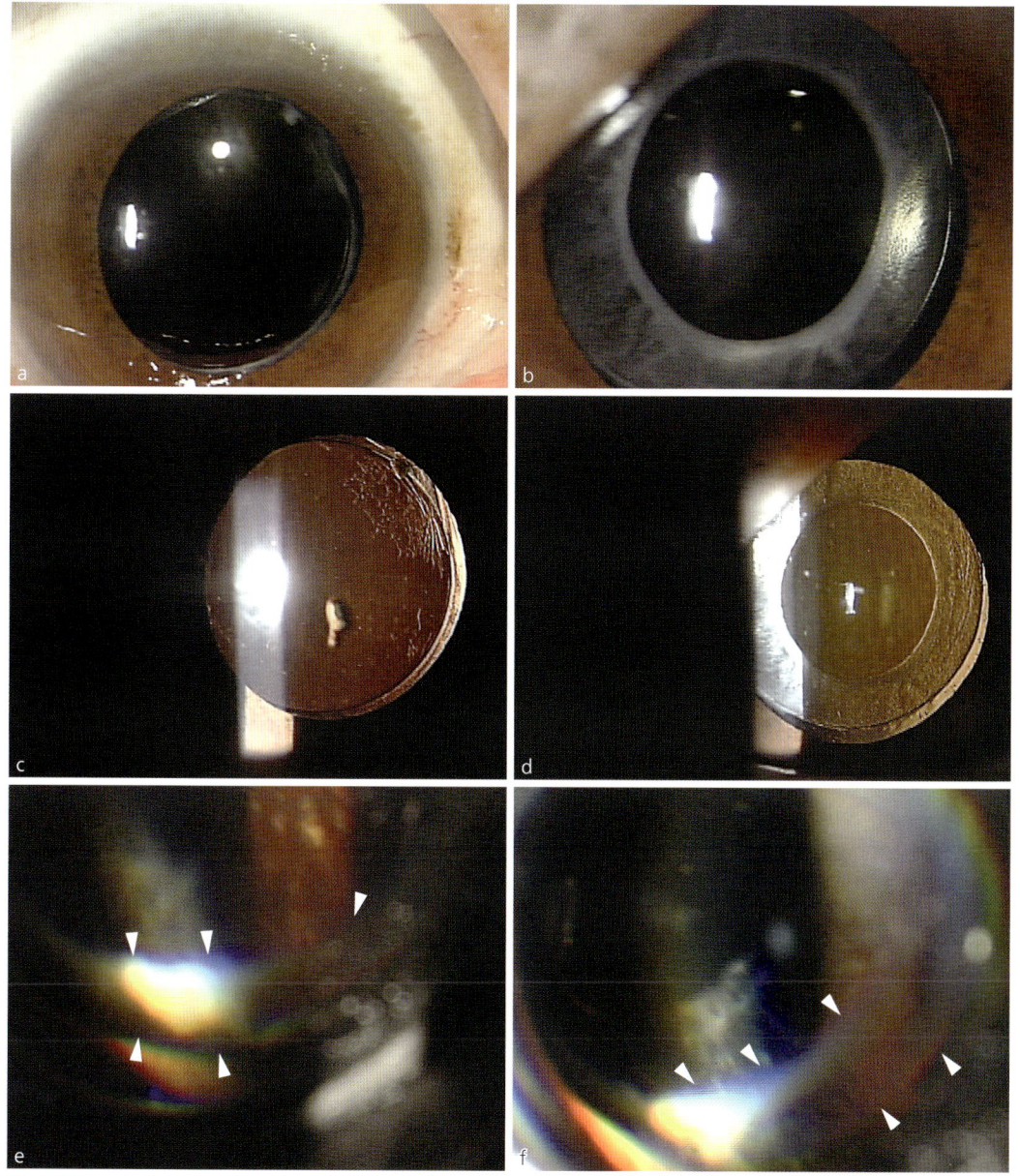

図2 連続円形切嚢のサイズと眼底の視認性
a：比較的大きな CCC の眼内レンズ挿入眼．CCC 縁が光学部にかかっていない．
b：CCC は光学部径より小さく，白濁している．散瞳状態であっても観察できる眼底の範囲は制限される．
c, d：a, b の徹照像．
e, f：前置レンズを用いた b の眼底観察．収縮した CCC があるため眼底観察できない領域が存在する（矢頭）．

きさで止まる（図4）．むしろ心配するべきは Zinn 小帯断裂であり，CCC の拡大に強い力を要するようであればその部分はあきらめて拡大できそうな部分のみ行ったほうがよい．スムーズな拡大を行うコツとしては最初の CCC 縁への切れ込みは光学部を越えるように大きく入れたほうが Zinn 小帯へのストレスも少なく引き裂きやすい．

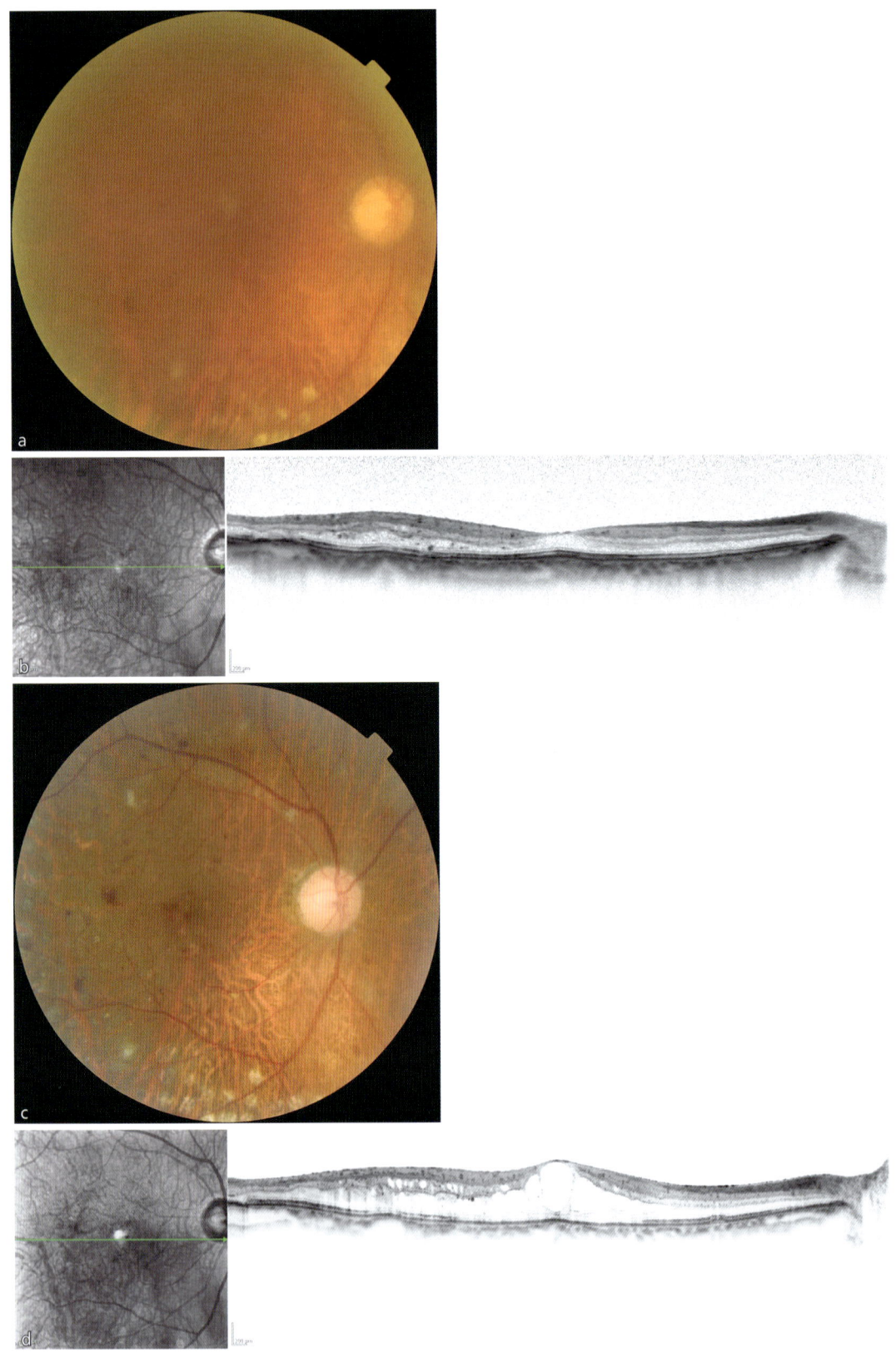

図3 76歳男性．右眼白内障術後に黄斑浮腫の増悪を認めた症例
a, b：白内障術前の眼底写真とOCT．黄斑の耳側に軽度の網膜浮腫を認める．
c, d：白内障術1か月後の眼底写真とOCT．囊胞様黄斑浮腫を認める．

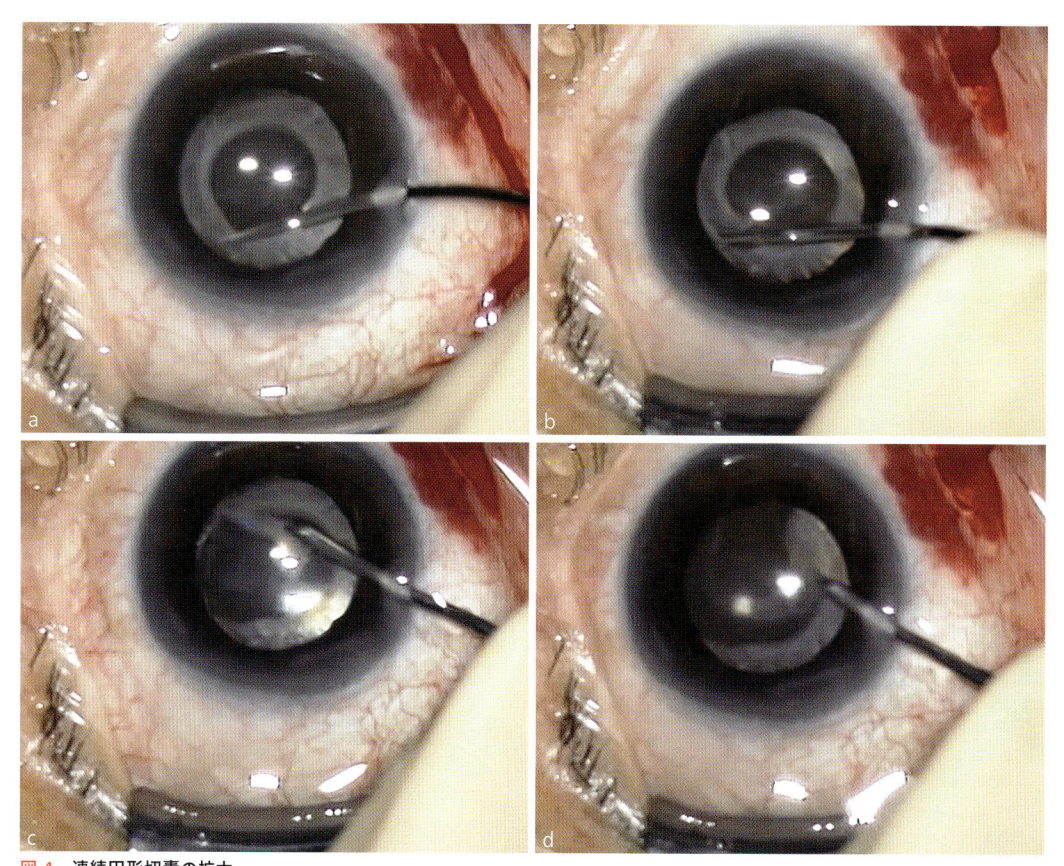

図4 連続円形切囊の拡大
a, b：カプセル剪刃を用いて CCC に切れ込みを作る．切れ込みはなるべく深く作成する．
c, d：カプセル剪刃に持ち替えて前囊を引き裂く．切開は光学部の大きさで止まるためコントロールは容易である．Zinn 小帯断裂に気を付ける．

参考文献

1) Hashim Z, Zarina S：Osmotic stress induced oxidative damage：possible mechanism of cataract formation in diabetes. J Diabetes Complications 26：275-279, 2012
2) Kim B, Kim SY, Chung SK：Change in apoptosis factors in lens epithelial cells of cataract patients with diabetes mellitus. J Cataract Refract Surg 38：1376-1381, 2012
3) Takamura Y, Kubo E, Akagi Y：Analysis of the effect of intravitreal bevacizumab injection on diabetic macular edema after cataract surgery. Ophthalmology 116：1151-1157, 2009

〈宇治彰人〉

C 角膜症

　糖尿病角膜症は糖尿病患者に起こる点状表層角膜炎(図1)，遷延性上皮剝離，角膜知覚低下，再発性角膜びらん(図2)，角膜浮腫などの臨床所見の総称である．上皮のバリア機能の障害，上皮細胞の形態異常，上皮基底膜の肥厚，Descemet膜の肥厚，内皮細胞の形態異常，角膜神経の減少などが根本的な原因と考えられるが，眼科医が処方する点眼や手術などにより重症化することがあるため注意が必要である．

　緑内障点眼や白内障術後点眼中に急に点状表層角膜炎が出現し，悪化する症例にしばしば出会う．現在白内障術後点眼としてはフルオロキノロン系の抗菌薬，NSAIDs，ステロイド点眼の組み合わせがよく用いられている．このうちNSAIDsはリウマチ，Sjögren症候群などを合併している患者では注意が必要であるという報告があり，糖尿病患者においても，使用中に点状表層角膜炎を認めたら直ちに使用を中止すべきであると考える．緑内障点眼使用中に起こる同様の症例も，角膜障害が軽症のうちに，点眼の種類を変更するか，可能であればいったん休薬，人工涙液などでwash outし，十分な回復を待って再開することが望ましい．手術に起因するものとして，手術時間が長時間に及んだ場合など，手術器具の接触による上皮剝離や意図的な上皮剝離が形成されることがある．このような場合も，術後の点眼の種類，回数には十分な注意が必要であろう．

　初期治療が遅れるもしくは不適切であると遷延性上皮剝離や，接着不良による再発性角

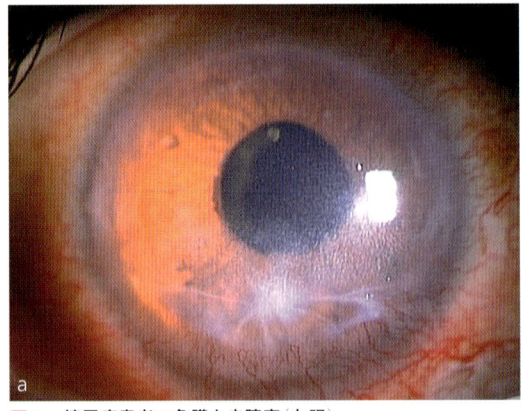

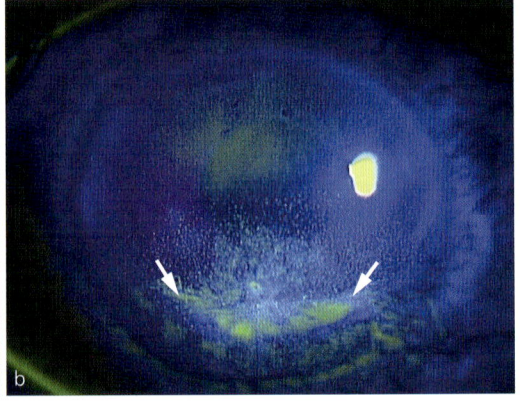

図1　糖尿病患者の角膜上皮障害(左眼)
著明な点状表層角膜炎とクラックライン(矢印)を認める．

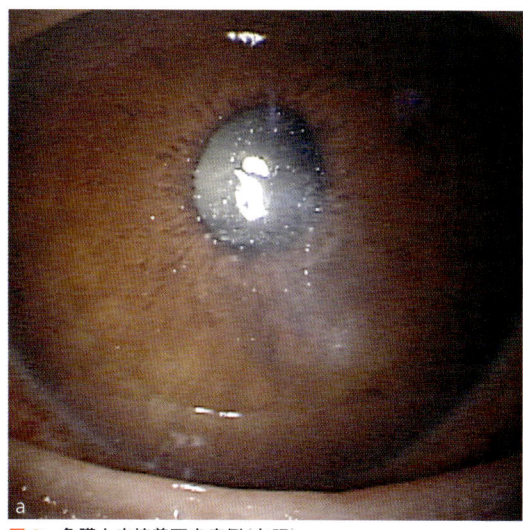

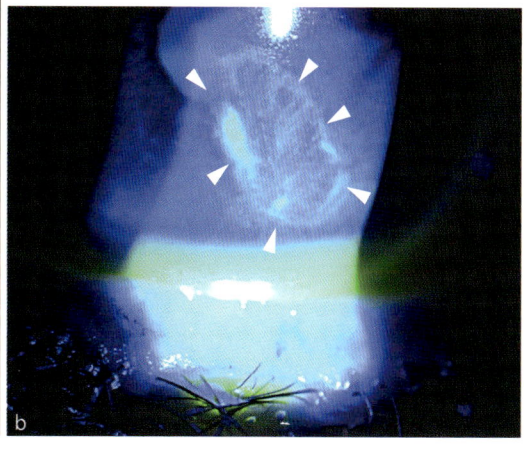

図2 角膜上皮接着不良症例（左眼）
手術の既往はなし．1か月前に上皮欠損をきたし，ヒアルロン酸ナトリウム点眼で加療するも上皮接着不良（矢頭）が遷延している．

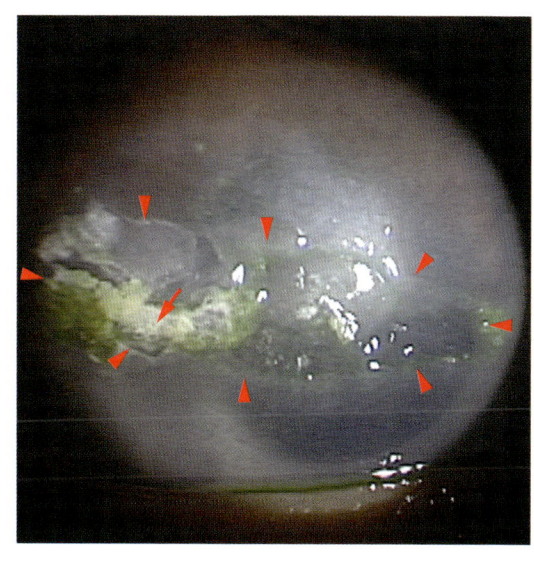

図3 遷延性上皮剥離から石灰化，混濁をきたした症例（右眼）
硝子体手術，VEGF阻害薬注射2回，毛様体光凝固2回，毛様体冷凍凝固1回の既往あり．最初の硝子体手術後から上皮剥離を繰り返し，3年経過で上皮化（矢頭）は進まず，石灰化を認める（矢印）．

膜びらんに陥る．遷延性上皮剥離（図3）や再発性角膜びらんを認めた場合は，まずは油性眼軟膏，治療用ソフトコンタクトレンズ，強制閉瞼などでbandage効果を図るが，それでも難治性の場合が多い．これらに対しては自己血清点眼が選択肢となりうる．

　上皮障害と比較すると，内皮の障害は顕在化しにくい．しかし，糖尿病患者では角膜内皮およびDescemet膜には形態異常が報告されており，白内障手術，緑内障手術などの術後には角膜浮腫などの遷延や水疱性角膜症といった形で現れる可能性がある．汎網膜光凝固（PRP）や硝子体手術では角膜内皮の減少はあまり認められない．

〔荻野　顕〕

Topics

AO-SLO

❶補償光学とは

　補償光学(adaptive optics:AO)は,天文学分野において,大気圏のゆらぎの影響によって天体からの光の波面が歪み解像度が落ちる現象に対して,波面収差を補正し天体望遠鏡の解像度を上げる光学技術として1950年代に提案されたものである.その基本構成は歪んだ波面を波面センサーで測定し,波面を補正するようにリアルタイムに可変鏡を制御するというものである(図1).ハワイ島マウナケア山頂にある「すばる望遠鏡」はAOを搭載する天体望遠鏡として有名である.

❷補償光学を適応した走査型レーザー検眼鏡

　近年,AOの眼底イメージングへの応用が注目されている.従来,眼底イメージング機器を用いた生体眼の観察では角膜や水晶体の歪みによる収差によって面分解能が低下し,細胞レベルでの観察は困難であったが,眼底観察装置に眼球全体の収差を補正するAOを導入することにより高分解能の形態イメージングを実現できるようになった.眼底観察におけるAO-imagingは現在開発途上の技術で,世界中の施設で独自に開発,研究を進めている状況であり,Imagine eyes 社のAO眼底カメラが唯一の商用機である.補償光学を適応した走査型レーザー検眼鏡(AO-SLO)は現在の

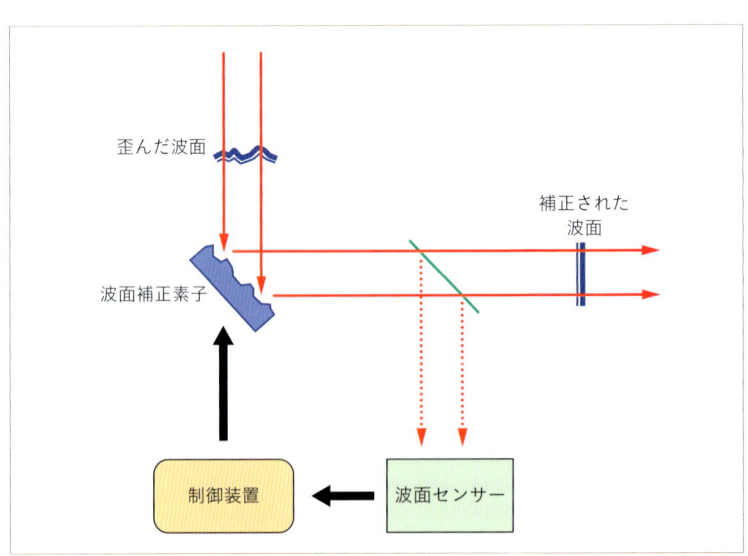

図1　補償光学システムの概念図
歪んだ波面を波面センサーにより実時間で測定し,収差を補正する信号を波面補正素子に送り,制御することによって解像度の高い映像を得るというものである.

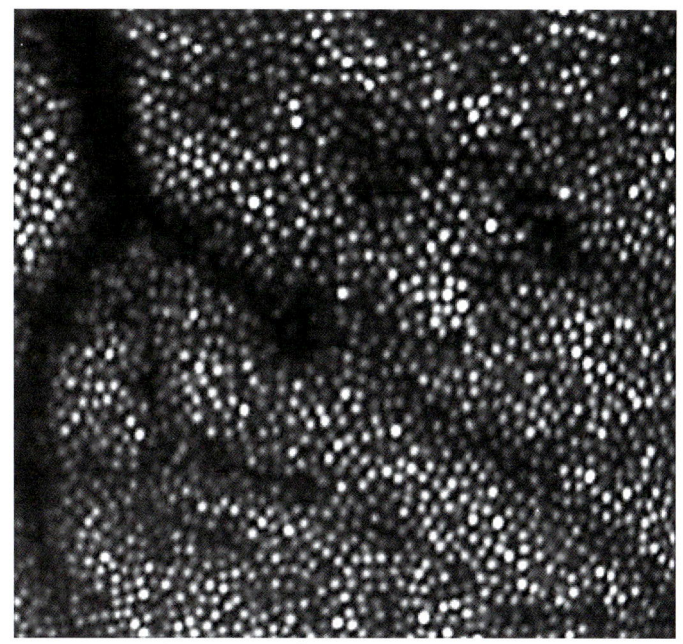

図2 AO-SLO で撮影した正常眼底の視細胞
高輝度の粒は錐体細胞であり，黒い筋は視細胞に映る血管の影である．

ところ販売はされていないが，散乱光の混入が少ない共焦点方式による撮像方法であり，コントラストの高い鮮明な像が得られるのが特長である．また映像を動画で保存することができ網膜血流を解析することができる点も大きな特長である．

❸視細胞の観察

AO-SLO を用いて視細胞層にピントを合わせるとモザイク状に配列する高輝度の粒子が観察され，錐体細胞と考えられている（図2）．現在までのところ，黄斑上膜や黄斑円孔，中心性漿液性網脈絡膜症などの疾患において視細胞密度や視細胞配列の異常が報告されているが，糖尿病網膜症（DR）については一部，視細胞がスポット状に描出されないという学会報告はあるもののまとまった報告はなされていない．黄斑浮腫が存在するとレーザー光の減衰が原因とされる解像度の低下が問題となり，視細胞層が明瞭に描出できないことが解析を困難にしており研究が進まないのが原因と考えられる．黄斑浮腫症例での描出が可能になるようなさらなる技術進歩が待たれる．

❹網膜血管の観察

AO-SLO で視細胞層にピントを合わせて傍中心窩網膜毛細血管の影を観察すると，その影の中を流れる高輝度粒子を観察することができる（図3）．この物体の正体は，視細胞層に映った暗い血管の影の中で順番に明るくなる視細胞群であり，このような現象の原因となるのは，その光学的特性を考えると毛細血管中を流れる白血球あるいは血漿（plasma gap）であると考えられる．これら血液成分は移動速度を計算することも可能であり，またその移動した軌跡を重ね合わせることで，造影剤を使わなくても非侵襲的に明瞭な毛細血管像を得ることができる（図4）．これまでに，DR を発症していない糖尿病患者における傍中心窩毛細血管網の形態異常がこの方法を用いて報告されている．

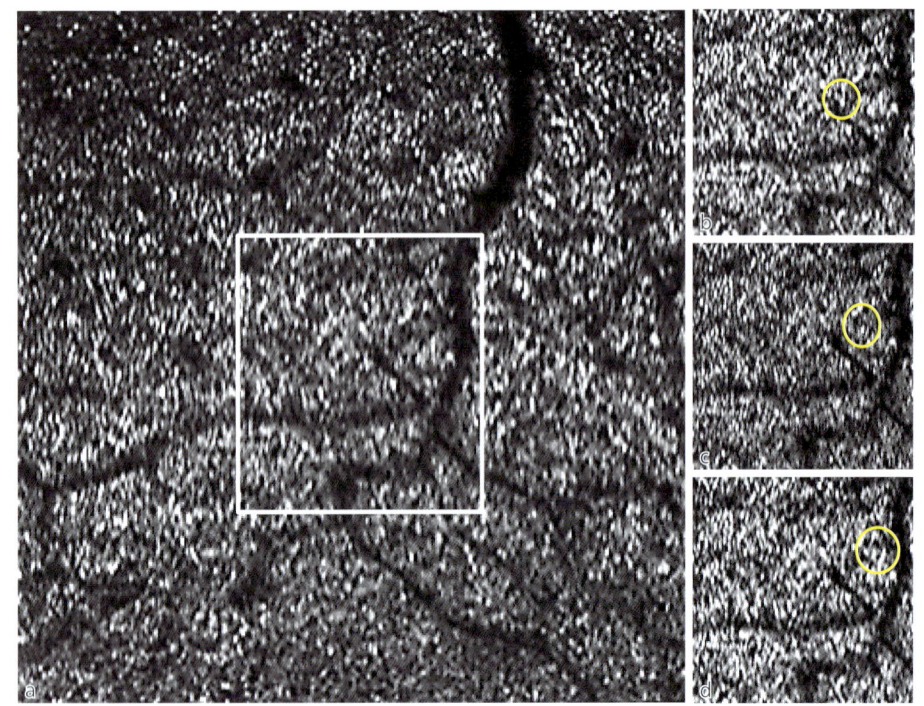

図3 傍中心窩網膜毛細血管内を流れる高輝度粒子
a：視細胞層の上に黒い血管の影が映っている．
b，c，d：a の白枠部分のビデオから抽出した連続する 3 フレーム．高輝度粒子（黄色の円）が移動する様子がわかる．

参考文献

1) Uji A, Hangai M, Ooto S, et al.：The source of moving particles in parafoveal capillaries detected by adaptive optics scanning laser ophthalmoscopy. Invest Ophthalmol Vis Sci 53：171-178, 2012
2) Tam J, Dhamdhere KP, Tiruveedhula P, et al.：Disruption of the retinal parafoveal capillary network in type 2 diabetes before the onset of diabetic retinopathy. Invest Ophthalmol Vis Sci 52：9257-9266, 2011
3) Arichika S, Uji A, Hangai M, et al.：Noninvasive and direct monitoring of erythrocyte Aggregates in human retinal microvasculature using adaptive optics scanning laser ophthalmoscopy. Invest Ophthalmol Vis Sci 54：4394-4402, 2013

（宇治彰人）

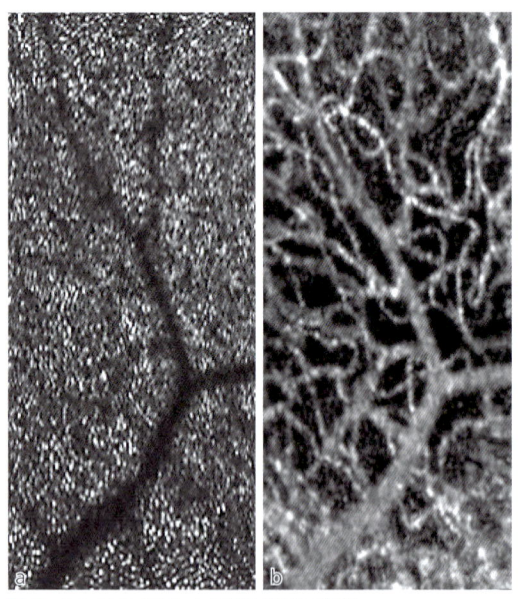

図4 AO-SLO を用いた網膜血管像の構築
a：AO-SLO で撮影したビデオの 1 フレーム目．
b：a のビデオから血液成分の移動した軌跡から構築した血管像．

Topics

レーザースペックルフローグラフィー（LSFG）による血流評価

　糖尿病網膜症（DR）の主な病態は血管障害に起因している．DRの病態把握，治療のために眼循環を考慮する必要があることは言うまでもない．これまでは，網脈絡膜循環の評価方法としてFAG検査やIA検査が用いられてきたが，それだけでは血流速度や血流量といった測定はできない．また，造影剤投与によってときに薬剤性ショックなど重篤な合併症をきたす危険性を伴っている．従来眼底血流の測定には，レーザードップラー法，色素希釈法などが行われてきたが，測定範囲が狭く，また解析に時間がかかるなどの理由から広く普及していない．レーザースペックルフローグラフィー（laser speckle flowgraphy：LSFG）は，1993年に初めて報告され，以後画角の拡大や解像度の改善など改良を加えられ，2008年にLSFG-NAVI（ソフトケア）として発売されたレーザー散乱を利用した血流画像化装置である（図1）．眼底血流を黄斑部から視神経乳頭にかけて広い範囲をリアルタイムに観察でき，非侵襲的で簡便に測定できるため，網脈絡膜の血流動態の定量的観察が可能となった．ここではLSFGの測定原理とDRにおける測定結果を示す．

❶ LSFGの測定原理

　レーザーを生体組織のような散乱粒子の集団に照射すると，散乱光がランダムに干渉しあって，スペックルパターンと呼ばれるランダムな斑点模様を形成する．このスペックル信号は赤血球などの散乱粒子が移動することで，干渉条件が刻々と変化し，時間とともに光強度分布が変化する動的スペックルとなる．速く動いている粒子からのスペックルパターンほど"ブレ"が強くなる

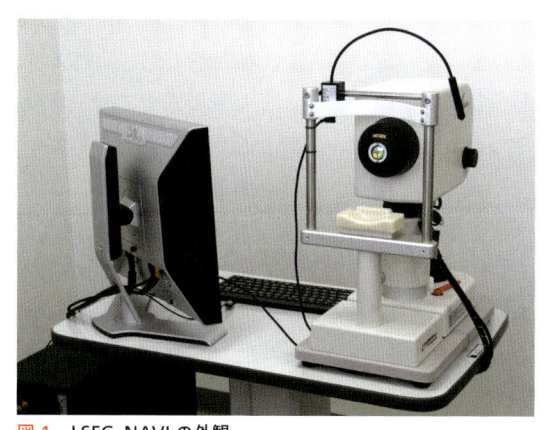

図1　LSFG-NAVIの外観
眼底カメラ，3Dステージ，測定ソフト，解析ソフトが動作するパーソナルコンピュータで構成されている．

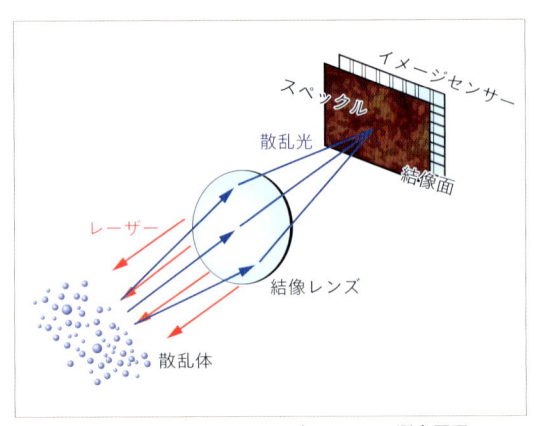

図2 レーザースペックルフローグラフィーの測定原理
レーザーで生体組織を照射し，散乱光をイメージセンサー上に結像させ，スペックル（斑点模様）信号を検出する．

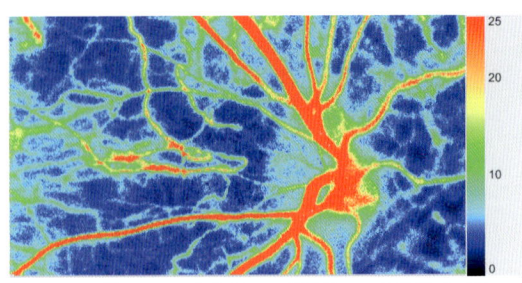

図3 レーザースペックルフローグラフィーの血流マップ
疑似カラーの定義．血流値の高い順に「赤 → 黄色 → 黄緑 → 水色 → 青 → 黒」で表示している．

（ちょうど速い動きの物体を写真に撮るとブレるのに似ている）．この反射光により形成されたスペックルパターンを，結像面においたイメージセンサーで検出し，この信号をコンピューター処理することにより，変化率マップを求め，2次元マップとしてカラー表示する装置がLSFGである（図2）．LSFGではこのスペックル強度の時間平均と時間変動の相関を計算してmean blur rate（MBR）値として血流値を算出している．MBRは血流速度を反映していると考えられている．ただしMBR値はmm/秒などとして表される絶対値ではなく，同一部位における血流速度の相対的変化を観察した相対値であり，単位はない．レーザー光は近赤外光（830 nm）を用いており，4秒（または6秒）で測定できる．図3に実際測定した血流マップを示す．この血流マップはサイズ750×350画素，最大画角21度，毎秒30フレームで連続的にリアルタイムで観測できる．

❷ LSFGの解析方法

測定されたデータは同じコンピューター内の解析ソフトに取り込まれ計算される．測定したい領域をラバーバンドという四角（特定血管など測定可能）もしくは楕円の線で囲むと，その中のMBRが計算される．図4は視神経乳頭内の血流解析である．任意の血流値以上のみを描出する血管描出解析があり，MV：mean MBR in vessel area（ラバーバンド内大血管領域の平均MBR），MT：mean MBR in tissue area（ラバーバンド内組織領域の平均MBR），MA：mean MBR in all area（ラバーバンド内全領域の平均MBR）をそれぞれ表示する．筆者らは，MV-MT（視神経乳頭大血管血流−組織血流）を網膜血流と考えて，DRにおける血流評価を行っている．

❸ LSFGにて測定したDRの血流評価

増殖糖尿病網膜症（PDR）に対する汎網膜光凝固術（PRP）の前後でLSFGを用いて眼血流速度を評価した．パターンスキャニングレーザー光凝固（PASCAL）を繰り返すたびに眼血流は有意に低下したが，光凝固終了後の眼血流はそれ以上悪化せず持続した．これまで，アルゴンレーザーを用いた光凝固術では，術後に眼血流低下が持続することが報告されていたが，PASCALでは術後の眼血流低下が認められなかったことから，従来のレーザーと比較して遅発性効果が小さい可能性がある．PASCALでは凝固斑があまり大きくならず，小さくなることも指摘されており，それが眼血流に反映された可能性もある．そのため，PASCALでは従来のレーザーよりも照射回数を増やす必要があると考えられるが，その際血流を見ながら眼血流が約70％に低下するまでレーザーを繰り返

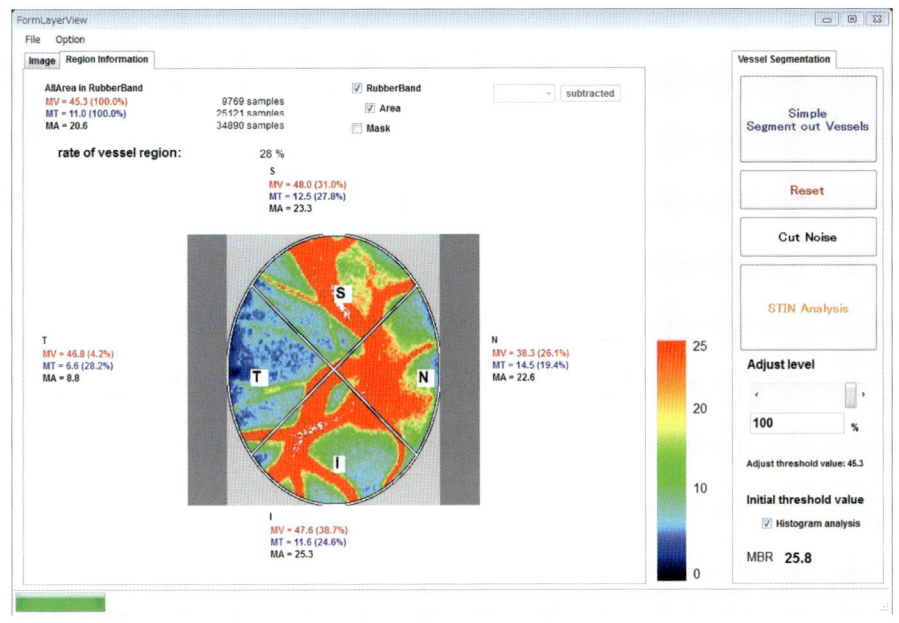

図4 レーザースペックルフローグラフィーの視神経乳頭内血流解析

す，というように眼血流測定は照射回数の目安を提示できるかもしれない．

また，糖尿病黄斑症の硝子体術前と術後3か月での血流変化をLSFGを用いて評価した．術前と比較し，術後3か月で20％前後の有意な血流増加を認めた．

今回，PDRのPRP後に血流の低下を認め，糖尿病黄斑症に対する硝子体手術後に血流の増加を認めた．PDRと糖尿病黄斑症の病態の違いからこのような結果となったと考えられる．PDRでは血管新生などに伴い，血流の増加があり，レーザー治療を行うことで正常値に近づいたと考えられる．また，糖尿病黄斑症では浮腫に伴い，血流が低下しており，黄斑浮腫の改善に伴い，血流の増加を認めたものと考える．

以上のように，LSFGは治療効果を評価する1つの指標になると考えられ，またDRなど血流障害が病態の中心になる疾患に対し，非侵襲的，かつ定量的に評価できる検査法であると考えられる．

参考文献

1) 岡本兼児，高橋則善，藤居 仁：Laser Speckle Flowgraphyを用いた新しい血流波形解析手法．あたらしい眼科26：269-275, 2009
2) 山田義久，鈴間 潔：レーザースペックルフローグラフィーの再伸の知見について教えてください．あたらしい眼科27：106-108, 2010

（松本牧子）

Topics

早期診断

　糖尿病網膜症（DR）の分類を行う際に，最も特異的であり早期から認められる所見として毛細血管瘤（MA）があげられる．したがってMAをいかに上手く検出するかが，DRの早期診断にはポイントとなるが，広い眼底にこのMAが1つだけ存在した場合，検眼鏡で見つけることができる眼科医はどれくらいいるだろう．

　一般にMAを検出するにはカラー写真よりもFAGのほうが感度は高いと考えられるが，FAGの侵襲性を考慮すると，早期診断に使用することはナンセンスである．やはり標準的な30度7方向写真が，解像度，撮影範囲の面からは最も適しているのであろうが，撮影には相当手間がかかる．最近登場したOptos® 200Tx™は最周辺部の所見まで記録できるが，解像度の面でやや部が悪い印象があること，またどの施設でも手に入るものではないことが問題である．自検例では，45度カメラで後極と鼻側網膜の2方向をとるEURODIAB IDDM Complication Studyで提唱されたスタイル（図1）が，手間もかからず，どの施設でも可能であり，MAに対しても感度がよい印象をもっている．

　ところで，このMAやvenous beading，網膜内毛細血管異常（IRMA），新生血管などの所見はすべて，血管の変化に注目したものであるが，近年網膜実質と網膜血管を1つの単位（neurovascular unit）とした考え方がある．脳梗塞や，Alzheimer病などでは血管，神経細胞およびグリア細胞は同時に変化しているということが言われており，DRにおいても血管の変化と神経変性を同時に考えたほうがよいということである．

　網膜外層が脈絡膜血管からの酸素供給および栄養補給を受けているのに対し，神経節細胞層および内顆粒層に毛細血管網を有している網膜内層は網膜血管由来の栄養を受けている．この網膜内層のneurovascular unitにはアストロサイト，Müller細胞，アマクリン細胞，神経節細胞が含まれており，糖尿病による毛細血管網の変化とともに，これらの細胞の機能的変化や変性が起きている可能性は十分考えられる．基礎研究においては，これらの網膜実質の細胞変化は一部明らかとなっており，ストレプトゾトシン投与による糖尿病モデルラットでは内網状層，内顆粒層の菲薄化が起こり，そこにはアポトーシスを起こしている細胞が認められる．そして通常は網膜内層に存在するマイクログリアの数が増加し，MAなどの血管系の付近や網膜外層への遊走することなどが知られている．

　もし，DRを，MAを認める前に検出（超早期診断）しようとするのであれば，前トピックスで述べられているAO-SLOやLSFGを用いた血流の変化に着目する以外に，こういった神経網膜の変化をとらえることも1つの作戦かもしれない．

　神経網膜の構造変化を生体でとらえるとすれば，OCTが有用と考えられるが，現在までにDR発症前の所見を報告した例はない．一方網膜機能の変化についてはERGを用いて，DR発症前の非インスリン依存性糖尿病患者ではOP波の潜時が正常者と比較して延長するという報告が1990年代にされている．さらに，2000年代には多局所

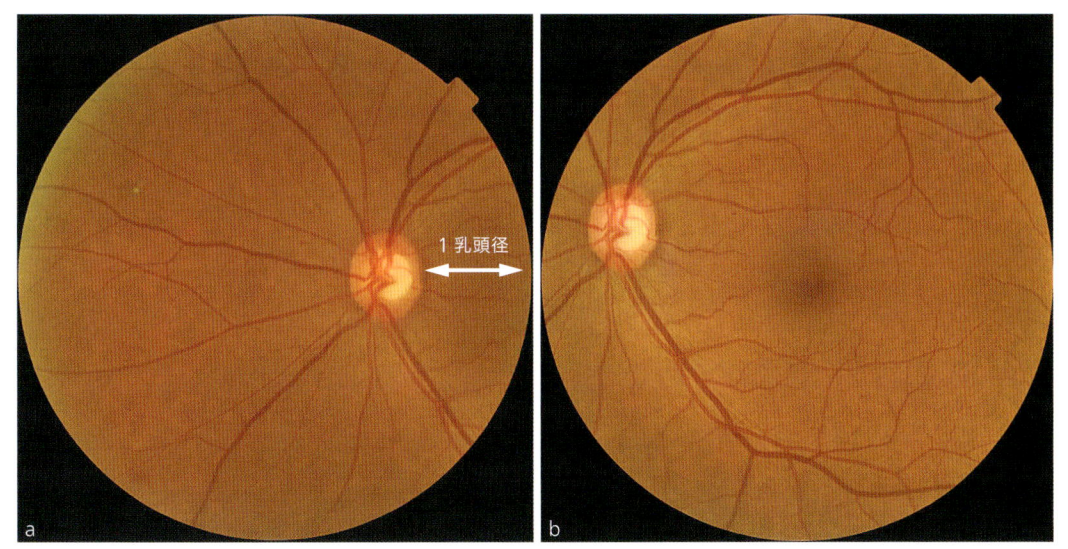

図1 EURODIAB IDDM Complication Study で提唱された 45 度 2 方向写真（左眼）
視神経乳頭を端から 1 乳頭の位置にした鼻側網膜（a）と視神経乳頭を端においた後極網膜（b）．

網膜電図を用いて，同じように DR の初期変化をとらえようとする研究者がみられ，網膜の局所機能低下を証明している．これらのことから，糖尿病患者において MA に先行する神経網膜の機能変化が存在するということは確かのようである．ERG に限らず，こういった神経網膜の変化を日常診療レベルで検出できるよい検査が出てくることを期待したい．

参考文献

1) Aldington S J, Kohner EM, Meuer S, et al.：Methodology for retinal photography and assessment of diabetic retinopathy：the EURODIAB IDDM Complications Study. Diabetologia 38：437-444, 1995
2) Antonetti DA, Klein R, Gardner TW：Diabetic Retinopathy. N Engl J Med 366：1227-1239, 2012

（荻野　顕）

Topics

SNPと網膜症診療

糖尿病の発症に家族性があることは経験的に誰の目にも明らかで，古くからその発症には生活習慣と遺伝的因子の両方が関係すると考えられていた．2007年にはゲノムワイドレベルの研究結果が発表され，2型糖尿病の発症にかかわる遺伝子が発見されて注目を集めたが，眼科領域では2000年頃にはアルドース還元酵素遺伝子が糖尿病網膜症(DR)の発症に関係することが明らかとなっていた．その後もさまざまな研究結果が発表され，現時点で複数の施設からその関連が確認できている遺伝子としては，アルドース還元酵素遺伝子とVEGF遺伝子があげられる．以下にDRの発症に関連をもつ遺伝子について述べたい．

❶多因子疾患と疾患感受性遺伝子

網膜色素変性症のように，遺伝子に変異をもつだけでその病気を発症するような遺伝病とは違い，環境因子と遺伝的因子の両方が関与して発症するような病気を多因子疾患と呼ぶ．糖尿病やDRは多因子疾患であると考えられ，その発症に関与する遺伝子，つまり疾患感受性遺伝子がこれまでにいくつか解明されてきた．

遺伝情報はA，T，G，Cの4種類の塩基の配列によって決められており，その配列は人種差を越えてほとんどの部分が同じであるが，一部に変異が比較的多数の人に認められる部位がある．変異が1％以上の人に認められる場合には，その変異を多型と呼び，多型と疾患発症との関連が精力的に研究されている．とくに塩基配列の中で1つの塩基にだけ変異が生じている多型を一塩基多型(single nucleotide polymorphism：SNP，スニップと読む)と呼び，これまでにも多くのSNPについてDRの発症に関連をもつかどうかが調べられてきた．

❷アルドース還元酵素遺伝子(ALR2，AKR1B1)

DRの発症機序としてポリオール代謝経路の活性化があげられる．本来，ブドウ糖は解糖系からクエン酸回路を経て代謝されるべきであるが，ポリオール代謝経路では余剰ブドウ糖がアルドース還元酵素によってソルビトールに変換されてしまい，ソルビトールが細胞を障害するだけではなく，その際に生じる酸化ストレスによっても細胞障害が生じることになる．

末梢神経障害に対してアルドース還元酵素阻害薬が臨床的に使用されていることからも，アルドース還元酵素が糖尿病の合併症に大きくかかわっていることは明らかであるが，DRとアルドース還元酵素遺伝子との関連が報告されたのは1995年のことである．遺伝子上流の塩基配列にACACACという繰り返し配列があり，この繰り返しの回数には個人差があることが知られているが，その回数によってDRの発症が早くなる患者がいるという研究結果が発表され，その後もさまざまな人種で糖尿病の型にかかわらず，DRの発症に関連があるということが確認されている．

1999年にはアルドース還元酵素遺伝子のプロモータ領域にあるSNPの1つ(rs759853)もDRの発症に関連をもつということが報告された．このSNPについてもその後の研究によって，さま

ざまな人種で糖尿病の型にかかわらず，DRの発症に関連があるということが確認されている．

❸血管内皮増殖因子遺伝子(VEGF)

VEGFがDRの黄斑浮腫や血管新生に関与していることは広く知られており，2002年に日本の研究施設からVEGFのSNPがDRの発症に関係しているという研究結果が発表された．この研究からはrs2010963が単純網膜症の発症に関係があり，増殖網膜症には関係がないかもしれないという結果が導き出されたが，その後の多数の検証研究の結果を総合的に判断すると，VEGFのいくつかのSNPが単純網膜症，増殖網膜症の両方の発症に関与していると考えてよさそうである．

❹終末糖化産物受容体遺伝子(RAGE)

終末糖化産物(AGE)は蛋白が酵素反応によらない糖化を受けて不可逆的な最終産物となったもので，AGEの蓄積によってさまざまな糖尿病合併症が生じると考えられている．AGEの受容体にはいくつかの種類があるが，その中でもReceptor for AGEs(RAGE)遺伝子の多型とDRとの関連については多くの研究がなされている．

RAGEのSNPとDRとの関係は1999年から現在に至るまで20以上の研究報告がなされている．主にエクソン3領域とプロモータ領域にあるSNPが研究対象となっており，どちらも一部の研究結果からはDRの発症に関係があると考えられるが，同様の研究を行ってその関連を否定している研究も多く，現時点ではRAGE遺伝子とDRとの関連についてはまだ決定的な結論には至っていないと考えておいたほうがよさそうである．

❺エリスロポイエチン遺伝子(EPO)

エリスロポイエチンはVEGFによる血管新生とは独立して，増殖糖尿病網膜症(PDR)における血管新生に関与しているということが2005年に示されて以来，注目を集めている因子である．2008年には末期腎不全とPDRの両方を持つ患者のサンプルを用いて，血管新生に関わる因子の中から11の遺伝子の多型についての研究が行われ，エリスロポイエチン遺伝子のSNP(rs1617640)が末期腎不全とPDRの両方を発症するような状態と関連があることが証明された．2010年にもこのSNPがDRの発症に関係していることを示す研究結果が発表されたが，この研究ではrs1617640の塩基がGである場合に網膜症を発症しやすいという結果が出ており，2008年の先行研究での塩基がTのほうが末期腎不全とPDRの両方を発症していたという結果とは反対の結果であった．さらに2012年にも末期腎不全とPDRの両方を発症した患者を用いた研究が行われたが，rs1617640は発症に関連がないという結果であった．エリスロポイエチン遺伝子とDRの関連についても最終的な結論に至るまでにはさらに追試が必要であろう．

❻その他の遺伝子

上記の遺伝子の他にもPEDF, ACE, eNOS, SOD2, TNFa, TGFb, IL6, IL10, CCR2, CCR5といった遺伝子とDRとの関連を調べた研究結果が報告されているが，追試が不十分で，決定的な結論にいたることができていない．

❼ゲノムワイド関連解析

ここまでにあげた遺伝子に関する研究は，既知のDRの発症機序から類推された，候補となり得る遺伝子とDRの発症との関連を確かめる研究であった．しかし，最近では候補を絞らずに全ゲノムを対象に数十万から数百万のSNPを調べて，疾患感受性遺伝子を探し出すという手法を用いたゲノムワイド関連解析が広く行われているが，DRについてはまだ再現性が確認された遺伝子は見つかっていない．今後，DRを対象にしたゲノムワイド関連解析が行われて，再現性を示す新たな感受性遺伝子が発見されれば，DR発症の新たな機序が解明され，新たな治療方法が開発されるかもしれない．

〈山城健児〉

第4章

糖尿病網膜症の治療

I 全身管理と経過観察

　糖尿病網膜症(DR)診療における第一目標は視機能障害を最小限にくいとめ，可能であれば回復を図ることにある．DRではさまざまな原因で視機能障害が起こるが(表1)，本項では，視力障害の主たる原因である増殖糖尿病網膜症(PDR)と糖尿病黄斑浮腫(DME)の予防と治療における内科的治療の役割および眼科での診察頻度の実際について述べ，詳細な内科治療については他項に譲る．DR診療において，発症以前や初期DRでは内科的な血糖，血圧コントロールが主たる介入となる．とくに，血糖コントロール初期にはDR発症・進行のリスクが上がるので，内科医および患者とのコミュニケーションを十分に図ることは眼科医の責務であり，内科・眼科診療からの脱落を防ぐ．ある程度DRが進行すれば，内科治療に加えて，眼科的にPDR，DMEの予防・治療を行う．この時期は，眼科での診療頻度を上げ，タイミングを逃さず眼科的治療を施行する．

I. 内科的治療の重要性

1. 眼科診療において重要な内科的知識

　血糖コントロールの3本柱は食事療法，運動療法，薬物療法であるが，詳細は他項に譲り，眼科診療に重要な知識に焦点を絞る．まず，血糖値是正は，Diabetes Control and Complication Trial(DCCT)による1型糖尿病患者への介入試験の報告をはじめ，

表1　視機能障害の原因となる合併症

治療可能なもの
PDR(硝子体出血，牽引性網膜剝離，血管新生緑内障)
DME，黄斑上膜

治療困難なもの
黄斑変性，中心窩下線維組織，中心窩下硬性白斑
視神経萎縮，虚血性視神経症
遷延性網膜剝離
神経麻痺(動眼，滑車，外転)

Kumamoto Study や United Kingdom Prospective Diabetes Study(UKPDS)などで 2 型糖尿病患者でも，DR 発症，進行ともに抑制効果があることが報告されており，それが血糖コントロールの有効性の根拠となっていた．近年も Action to Control Cardiovascular Risk in Diabetes(ACCORD)，Action in Diabetes and Vascular Disease：Preterax and Diamicron Modified Release Controlled Evaluation(ADVANCE)などの報告があり，今後も情報のアップデートが必要であろう．

　高血圧に関してはとくに収縮期血圧が危険因子であり，その介入が DR に対して有効であることが知られており，内科的な治療対象となるが，薬剤によって効果に差がある可能性が示唆されているので，今後の動向も注意したい．高脂血症に関しては，危険因子としての再現性が低いが，fenofibrates による介入試験は有効との結果である．腎症に関しては，一定の見解が得られていない．

　これらを踏まえると，眼科臨床においては，血糖・血圧コントロールが，DR 発症，進行のリスクを軽減する旨を説明し，内科的治療を継続するように励ます．また，DCCT で知られるように，厳格な血糖是正の開始後しばらくは，DR が発症・進行しやすくなり，治療開始後 3 年からそれが逆転する(three years rule)．"early worsening"に関しては，患者に説明しておかなければ，内科，眼科双方の医師の信頼がゆらぐため，注意を要する．また，"hyperglycemic memory(metabolic memory)"という表現が使われるように，長期にわたり高血糖に曝されると，その後血糖値の是正を行っても，急速に細小血管合併症が改善するわけではなく，将来的なリスクを軽減することが目標であることも明瞭に伝えておくことが大事である．

2. 眼科的な予防戦略としての内科治療

　DR 診療における眼科医の使命は，DR 患者の視機能の改善と維持にある．そのためにどのような戦略を取るべきか，熟慮する必要がある．一般的な眼科診療は，視機能障害の原因を診断し，治療することであり，予防医学はあまり浸透していない．一方，DR 診療の特殊性として，上記のように，内科的な糖尿病治療が DR の眼科診療の立場からみれば，発症・進行の予防となる．つまり，内科・眼科の治療が両輪となり，DR の予防・治療を推進していくことが必要である．

　とくに，vision-threatening(VT) DR といわれる PDR と DME の制御は眼科医の責務であるが，DR の進行とともにその頻度が高くなるので，内科加療により DR 進行を予防することは，非常に重要な治療になる．例えば，重度非増殖糖尿病網膜症(severe NPDR)に汎網膜光凝固(PRP)を施行する目的は PDR への進行を予防することであり，軽度非増殖糖尿病網膜症(mild NPDR)の段階で血糖是正により severe NPDR，PDR への進行防止を行うことは，同様の意義がある．また，Early Treatment Diabetic Retinopathy Study(ETDRS)の示している clinically significant macular edema(CSME)に対する黄斑部への光凝固は比較的軽症例も治療適応とし視力障害を予防するプロトコルであるが，CSME 発症以前の血糖是正による進行予防も同様の目的である．内科的な血糖，血圧のコントロールは，より高い視機能を期待できる予防的治療であることは明瞭であろう．これらを踏まえると，眼科診療の場で，効果的な一言，つまり，血糖，血圧のコントロールの重要性を患者に説明

するだけで，視機能障害の予防につながることは，常に肝に銘じておくべきである．

II. 糖尿病網膜症進行に合わせた全身管理と眼科での経過観察

　DR発症以前もしくは発症初期は主な介入は内科的に行われ，その予防戦略のうえに，重症度の増したDRでは眼科的な治療を追加するのが，DRの理想的なマネジメントと言える(表2)．

1. DR発症以前〜mild NPDR

　2003年にAmerican Academy of Ophthalmology(AAO)から，エビデンスに基づいた国際重症度分類が提案され，1年後のPDRの発症率から，網膜症が5段階に分類された．この分類ではまず，PDRとNPDRに分類し，NPDRはmild(軽度)，moderate(中等度)，severe(重度)に分かれる．moderate, severeは1年以内のPDRの発症率はそれぞれ5.4〜26.3%，50.2%であり，severe NPDR, PDRへは光凝固が推奨されている．これに基づくと，DR発症から1年以内にPDRへ進行することはない．つまり，DR発症前には眼科的には1年ごとの経過観察でよい．一方，内科的には，DCCTやKumamoto Studyでは血糖コントロールは発症予防のほうが，進行を遅らせる効果よりも強いので，DR発症以前の血糖是正は非常に重要である．また，高血圧もその介入によりDR悪化のリスクを軽減するので，併せて治療する必要がある．

　mild NPDRにおいても，1年以内のPDR発症はほとんど考えられないので，内科的な治療が主になる．しかし，DR発症以前とは異なり，DRの進行とともに，DMEや中心窩付近の硬性白斑などにより視機能障害の可能性が出てくるので，DR発症以前よりも詳細に眼科的・内科的なリスクアセスメントも行う必要性がある．全身的，眼科的に危険因子(表3)の少ない症例や，危険因子がよく制御されている場合は，内科加療の継続の重要性を説明し，1年ごとの診察でよいが，コントロール不良な症例や治療不可能な危険因子を多くもつ場合は，少し頻度を上げる．とくに，脱落しそうな患者も通院頻度を上げて，眼科診療の継続を十分に説明する．

2. moderate NPDR

　それ以上に進行したDRでは基本的にPDR発症のリスクが出てくる．つまり，虚血性変化を一定の割合で起こしていることを意味する．虚血に対する反応性の血管新生は眼局所で自律的に進行していくので，その病態に対しては光凝固が必要である．moderate NPDRに関しては，内科的予防から眼科的治療への過渡期になるが，PDRへの進行のリスクはさほど高くはないので，FAGを施行し無灌流領域(NPA)がなければ，3〜6か月ごとの定期検診でよく，引き続き内科的治療が中心となる．このステージでは眼底所見はおとなしそうなDRでもFAGではNPAが広範に拡がっていることもあり，その場合はPRPを考慮する．その際には，全身的，眼科的双方の危険因子が多い症例では光凝固の適応をやや早めておく．脳卒中や虚血性心疾患などの心血管合併症が発症すると，外来受診が途絶え，久しぶりに受診した時には手遅れになっていることもあるので，患者に理解

表2 DRの重症度に応じた内科的治療の重要性

重症度分類	1年での初期PDRへの進行	治療
網膜症なし	——	内科的治療，1年ごとの定期検診
軽度非増殖糖尿病網膜症 (mild NPDR)	——	内科的治療が主 危険因子少なく，血糖コントロール良好：1年ごとの定期検診 危険因子が多く，コントロール不良：頻度を上げる
中等度非増殖糖尿病網膜症 (moderate NPDR)	5.4〜26.3%	内科的治療が主だが， FAGでNPAが広範であればPRPを施行 そうでなければ3〜6か月ごとの定期検診 DMEを認める場合は眼科的に治療
重度非増殖糖尿病網膜症 (sever NPDR)	50.2%	眼科的治療が主 PRPが推奨される DMEを認める場合は眼科的に治療
増殖糖尿病網膜症 (PDR)	——	眼科的治療が主 PRPが必須 DMEを認める場合は眼科的に治療

表3 実際の眼科診療において考慮するべき因子

全身的

糖尿病（罹患期間，HbA1c，血糖値，1型）	コントロールの有用性を明瞭に伝える
高血圧（とくに収縮期血圧）	コントロールの有用性を明瞭に伝える
若年，妊娠	進行が速いことがあり，診察頻度を上げる

リスクがやや不明

高脂血症，肥満，腎症，性別，嗜好品	今後の動向に注意
心血管合併症（脳梗塞，虚血性心疾患の既往）	内科的な長期入院がいつ必要になるかわからず，眼科的な治療適応を拡大し，早めに治療を終了しておく
診療から脱落しそうな性格の患者	診察頻度を上げ，内科・眼科両科の治療の重要性を繰り返し説明

眼科的

無水晶体眼，偽水晶体眼，無硝子体眼	血管新生緑内障のリスクが高い？
白内障手術直後	DME，DR進行のリスクが高い？
眼軸，屈折	近視眼は網膜症進行のリスクが低いが，高度近視眼ではDMEへの光凝固が施行しにくいので，発症予防が重要
後部硝子体剥離	すでに起こっている場合は，新生血管や増殖が起こりにくい？
唯一眼	手術適応の範囲が狭くなるので，光凝固を早めに開始する

が得られるならば，早めに光凝固を施行しておくのがよい．

このステージでは，DMEを合併する割合が増えてくるので，それに対する眼科的な処置も必要である．内科的な治療によるDMEの発症・進行に関する明らかなエビデンスはないが，DR進行に伴いDMEが増えることから，内科的な予防戦略は引き続き，重要であることが示唆される．

3. severe NPDR〜PDR

severe NPDRやPDRではPRPを施行するが，その進行の程度や眼局所と全身的なリスクも考慮し，治療の程度を決定する．当然，新生血管による合併症やDMEの加療も必要に応じて考慮する．また，全身的な危険因子を多く抱える患者は，心血管イベントのため通院が途絶える可能性を考慮して，早めに十分な治療を施す．このステージでも血糖・血圧の是正の重要性は変わらないが，同時に，眼科的な手術加療が必要になる可能性があ

る症例では，その旨を患者本人と内科担当医に伝え，スムーズに周術期に移行できることが望ましい．

III. 今後の課題

　内科的な危険因子は定量的評価がなされ，エビデンスが蓄積されつつあるが，眼科的な因子の検討はまだ不十分であり，主には経験知と病態に対する考察を基に，リスクアセスメントをしているのが現状である．将来的には眼科の危険因子に関して大規模な疫学，介入研究によるエビデンスが，内科同様に示されることが望ましい．とくに，進行が速く重篤化しやすい症例や眼科的治療が困難になりうる症例を予見し，早期に厳格な内科的コントロールを行い，VTDR発症を予防できるのであれば非常に有用であり，今後の課題であろう．

　これからの疫学研究においては，従来の臨床的検査所見や生化学的な検査データのみならず，genome-wide association study(GWAS)による遺伝的因子の解析も組み合わせて，そのデータに基づいた個別化医療が進むと考えられる．DRに関しては，まだ，遺伝的因子が十分には理解されておらず，今後DR発症，進行のリスクとなる一塩基多型(single nucleotide polymorphism：SNP)が見つかれば，内科，眼科臨床へフィードバックされるであろう．

〈村上智昭〉

II 光凝固

　糖尿病網膜症(DR)に対する治療において，網膜光凝固は最もエビデンスのある治療法であり，治療の基礎である．最近では補助療法として，糖尿病黄斑症に対してはステロイドの併用，増殖糖尿病網膜症(PDR)や血管新生緑内障に対してはVEGF阻害薬の併用が行われている．また，硝子体手術の進歩により良好な結果が報告されている．網膜光凝固以外の治療法は，網膜光凝固が基本的に行われなければ，治療効果の減弱や再発につながってしまう．

　本項では，DRに対する網膜光凝固治療について，汎網膜光凝固(PRP)と局所光凝固(focal photocoagulation)に分けて述べる．

I. 汎網膜光凝固(PRP)

1. 有効性と作用機序

　Diabetic Retinopathy Study(DRS)は，DRに対するPRPの有効性についてはじめて報告した．3年経過で視力が0.025以下に悪化した率は，アルゴンレーザー治療群で13.3％，キセノンレーザー治療群で18.5％，経過観察群で23.6％であり，レーザー治療群で有意に視力悪化が減少したという結果だった．また，5年経過で網膜光凝固により視力が悪化するリスクを50％に減少させることができた．そして，ハイリスクなPDRにおいて，視力0.025以下になる率がPRPによって有意に減少したという結果であった．

　次にDRに対するPRPの有効性について，病態に沿って述べる．網膜外層の視細胞や網膜色素上皮(RPE)細胞は酸素消費量が多いことがわかっており，網膜全体の約2/3以上の酸素を消費するといわれている．そして網膜の酸素供給は，網膜血管系と脈絡膜血管系により行われており，網膜内層は主に網膜血管系より，網膜外層は主に脈絡膜血管系より行われている．この解剖学的特徴とDRにおける網膜血管障害およびVEGF上昇などの特徴(詳細は第3章III「疾患概念」参照⇒114頁)により，次の3つの効果が考えられている．①網膜光凝固により網膜視細胞やRPEが壊死を起こし，その結果網膜における酸素消費量が減少し，網膜虚血が相対的に是正される．②網膜外層からRPEの破壊により，脈絡

膜血管系からの網膜内層への酸素供給が二次的に増加し，網膜虚血が是正される．③虚血により低酸素状態となっていた，グリア細胞や血管内皮細胞の機能の改善，RPEの壊死により血管内皮増殖因子をはじめとする血管新生促進因子や炎症性サイトカインの分泌が抑制される．これらが複合的に効果を発揮していると考えられる．

2. Early Treatment of Diabetic Retinopathy Study（ETDRS）

ETDRSによって，PRPの施行時期が検討された．軽症から重症の非増殖糖尿病網膜症（NPDR）または初期のPDRを有する患者を，I. 黄斑浮腫を認めない群，II. 黄斑浮腫を認めるmild（軽症）またはmoderate（中等度）のNPDR群，III. 黄斑浮腫を認めるsevere（重症）のNPDRまたは初期PDRの3群に分けた．そして，早期にPRPを行う群とPRP未施行群に分け，早期にPRPを行う場合は凝固総数が1,200発を超える群と1,200発未満群に分けて検討された．さらに局所光凝固をする群としない群に分けた．その結果，5年間の経過観察で，視力0.025以下に悪化した率は，黄斑浮腫を認めないI群では有意差は認めなかったが，黄斑浮腫を認めるII群，III群ではPRP施行群で視力悪化が有意に抑制されていた．しかし軽症や中等度のNPDRでは，PRPによる視野狭窄などの合併症の頻度が視力悪化抑制よりも上回っており，推奨されないという考察だった．結論として，PDRになった時点でPRPを行うという結果で，黄斑浮腫を合併している場合は，黄斑浮腫に対する局所光凝固を行いPRPするということであった．

3. 治療適応

DRに対するPRPは，新生血管があるPDRや虹彩ルベオーシスなどは当然治療適応である．それ以外の症例では，FAG検査を行い無灌流領域（NPA）が10乳頭径以上の場合，新生血管がなくてもPRPを行っている．原則としてNPA内を凝固しているので，NPAが10乳頭径以内の場合は，部分的光凝固を行うこともある．

前述のETDRSの結果をそのまま用いれば，PRPの適応はPDRになった時点でPRPを行い，黄斑浮腫を合併していれば局所光凝固を行い，その後PRPを行うというものである．しかしわが国では，FAGを行いNPAがあればそこに網膜光凝固を行うという部分的網膜光凝固という考え方がある．最近わが国の糖尿病眼学会により，前増殖糖尿病網膜症（pre PDR）の無灌流領域に対する部分的網膜光凝固について報告された．結果は，部分的網膜光凝固はpre PDRからPDRへの進行を効果的に防ぐが，視力では有意差はなかった．網膜光凝固の目的はDRの進行を予防することであり，重要な結果であると考えられる．

DRでは外来患者のドロップアウトの問題があり，単純糖尿病網膜症であったのが数年眼科受診せずに，PDRに進行し視力低下をきたしてから再診する患者がいる．欧米では部分的網膜光凝固の概念はなく，糖尿病眼学会の報告でもPRPと部分的網膜光凝固の視力予後は不変であったという結果だが，症例により治療方法は柔軟な対応が必要と考えられる．

4. 治療の実際

1) PRP

200～500 μm　0.2～0.3 秒　150～250 mW
1 回 200～300 発　4～6 回　総数 1,200～1,800 発程度
使用レンズ　Mainster PRP165 レーザーレンズ　など

　凝固斑は，凝固後に徐々に淡い白濁になるように低出力から出力を上げていきコントロールする．視神経とその周囲 1～2 乳頭径，黄斑，網膜血管，新生血管は凝固しない．通常は黄斑に対する影響の少ない鼻側から凝固を開始するのが一般的であるが，すでに硝子体出血を合併している場合，または新生血管があり硝子体出血が懸念される場合は，のちに下方に硝子体出血がたまり打てなくなる可能性が高いので，下方から凝固を開始する．黄斑浮腫を合併している場合，または PRP により黄斑浮腫が高確率で出現する可能性がある場合は，トリアムシノロン Tenon 嚢下注射を併用する．

2) PASCAL

200 μm　0.02～0.03 秒　250～800 mW　spacing 0.5～0.75
1 回 800～1,200 発　2～4 回　総数 3,000～4,000 発程度

　網膜光凝固はパターンスキャニングレーザー光凝固（PASCAL）で行うことが増えているが，PASCAL による PRP の効果に関して，凝固出力や凝固総数について結論は出ていない．PASCAL の場合，従来のように凝固したあと徐々に淡い白濁になるような凝固では，数か月すると凝固瘢痕が縮小し，どこを打ったのかわからなくなることがある．それで PRP の効果が十分にでているかは不明である．よって筆者らは，凝固直後にはっきり凝固斑がでるように出力を上げて打つようにしている．図 1，2 が PASCAL の術前，術後の眼底写真であり，凝固斑がしっかりでている．PASCAL には凝固間距離を決める spacing という項目があり，凝固と凝固の間隔を設定できる．凝固斑が縮小しなければ 0.75 凝固間で行ってよいと考えている．PDR の硝子体手術術後は，VEGF が前房により影響をあたえ血管新生緑内障の危険性が高くなるので，通常の PRP より凝固総数を約 3 割増しで打つようにしている．高出力で網膜静脈に当たった場合，網膜前出血や硝子体出血を起こすので注意が必要である．

II.　局所光凝固

　黄斑浮腫に対し局所光凝固を行わない場合，約 30％ に中等度の視力低下が起こるが，局所光凝固によりこのリスクを 15％ まで低下させると報告されている．また，前述した ETDRS の報告でも黄斑浮腫を認める II 群，III 群で，局所光凝固を行ってから PRP を行ったほうが視力悪化率を抑制したという結果だった．

　文献や教科書により定義があいまいだが，局所光凝固を 2 つに分け，毛細血管瘤（MA）や透過性が亢進した異常血管を直接凝固するのを direct photocoagulation，浮腫のある部

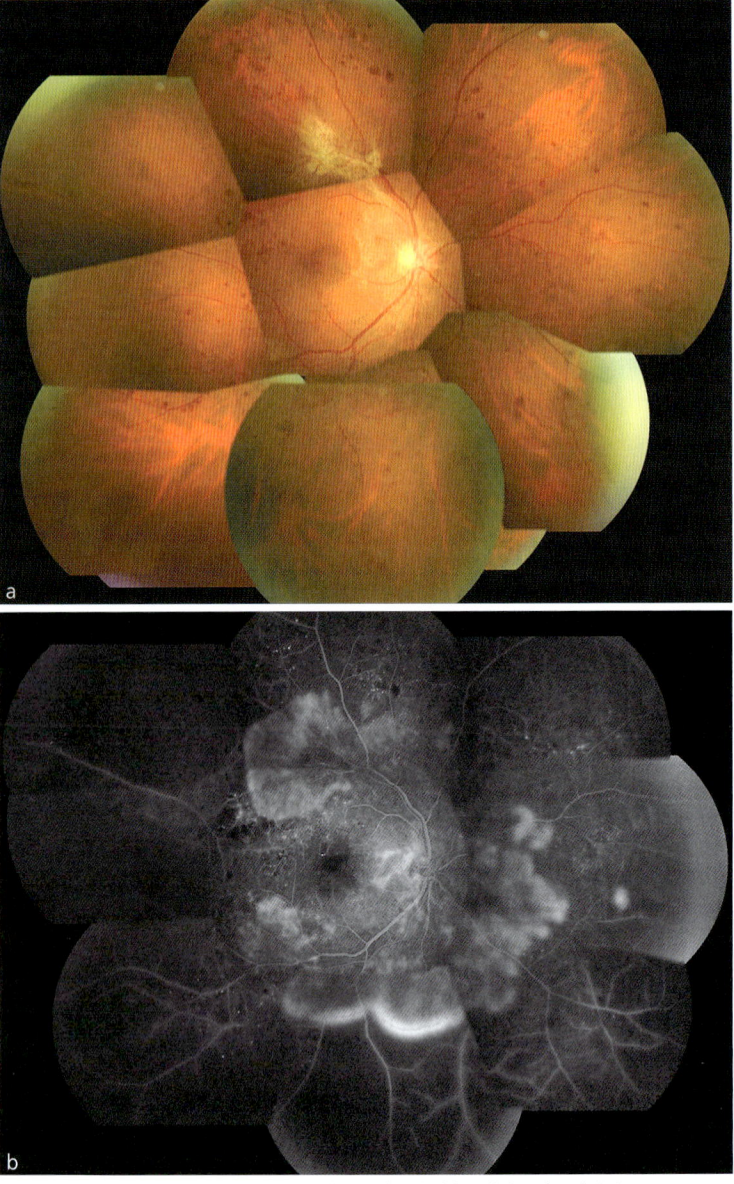

図1 汎網膜光凝固前の増殖糖尿病網膜症の眼底写真(a)と蛍光眼底写真(b)
赤道部から周辺はすべて無灌流領域であり,後極中心に新生血管と増殖組織を認める.右眼矯正視力 0.6.

位に凝固するのを grid photocoagulation とした.

1. Clinically significant macular edema(CSME)

　糖尿病黄斑症の治療をするうえで,ETDRS は CSME がある場合に,局所光凝固術を行うことを推奨している.CSME は以下のように定義されている.① 網膜の肥厚が中心窩 500 μm 以内に存在する.② 硬性白斑が中心窩 500 μm 以内に存在し,隣接する原因となる網膜の肥厚が存在する.③ 1 乳頭径以上の範囲の網膜の肥厚の端が,中心窩 1 乳頭径以内にかかっている(詳細は第 3 章 III-C「糖尿病黄斑浮腫」⇒ 133 頁).

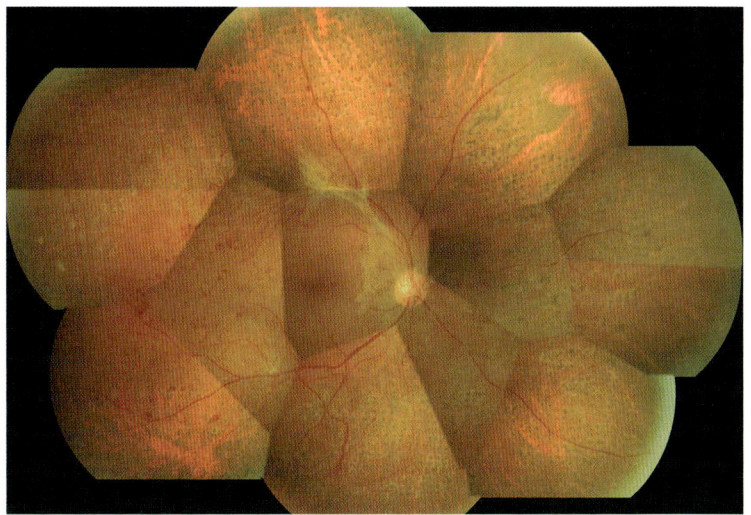

図2 図1の汎網膜光凝固＋トリアムシノロン Tenon 囊下注射後の眼底写真
黄斑浮腫を合併していたためトリアムシノロン Tenon 囊下注射を併用した．PASCAL で PRP を行ったが，新生血管は完全には消失しなかった．黄斑浮腫の増悪はなく，視力は術前と不変であった．右眼矯正視力 0.6．

　この CSME に対する治療方針は，視力低下の有無にかかわらず行うことが極めて重要である．しかし，筆者らは矯正視力が 0.5 以上で原因となる MA が中心窩から 300 μm 以内にある場合は無理に direct photocoagulation を行わない方針としている．

2. Direct photocoagulation

　MA や透過性が亢進した異常血管を直接光凝固する．

1）治療の実際

50〜60 μm　0.02〜0.1 秒　100〜150 mW
使用レンズ　Reichel-Mainster 眼底レーザーレンズ 1×　など

　まず蛍光眼底検査を行い MA の分布を確認することと，そこから蛍光漏出があるか確認することが重要である．そして可能であれば OCT のマップ表示で浮腫がある範囲を確認し，そこの MA を凝固する．浮腫のない部位の MA は凝固する必要はない．稀に，浮腫は軽度だが明らかな輪状硬性白斑の中心に MA を認めることがあり，それは凝固する必要がある．レンズは黄斑凝固用のレンズが使いやすい．

　Direct photocoagulation のコツは，網膜の厚さを意識して行うことである．網膜血管は網膜内層に分布しているので，浮腫がある場合 MA は網膜表面に浮いて見える（網膜の中間層にもある）．通常網膜光凝固術を行う場合のピントは RPE レベルに合わせているが，それを MA に合わせる必要がある．慣れるまでは，ピントを引き気味にすれば打ちやすい．そうすることによって，もし凝固が外れても，不要に RPE を凝固することがなくなり安全である．図3 は direct photocoagulation 直後の眼底写真であるが，きれいに MA に当たれば白色になる．ETDRS では，MA が白色にならなくても，その周囲の RPE が灰白色になればよいと報告されているが，それではピントがあっていないことによる MA

は低凝固になっている可能性があると思われる．図4はMAだけが凝固されたOCT像であり，RPEは凝固されていない．図5はRPEが凝固されたOCT像だが，図4と比較するとMAだけ凝固できれば低侵襲である可能性がある．またトリアムシノロンTenon嚢下注射との併用を行うことが多いが，先にトリアムシノロンを使用すると浮腫が改善されて実際に凝固するときにどこを打てばいいのかわからなくなることがあることと，不要にRPEを凝固する可能性が高くなるので，まずMA光凝固をしてトリアムシノロンを使

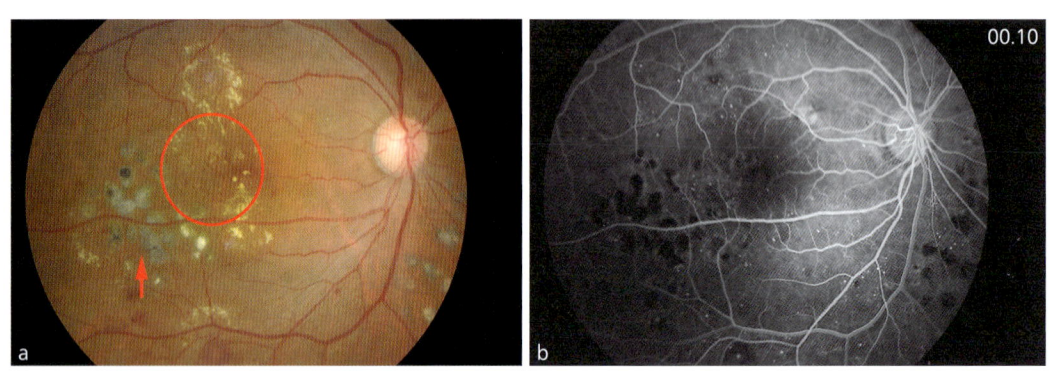

図3 毛細血管瘤の direct photocoagulation 直後の眼底写真（右眼）
a：MA が白色化し凝固されている（矢印：他院で行われた grid photocoagulation の凝固斑．円：凝固した MA の範囲）．
b：術前の蛍光眼底写真．

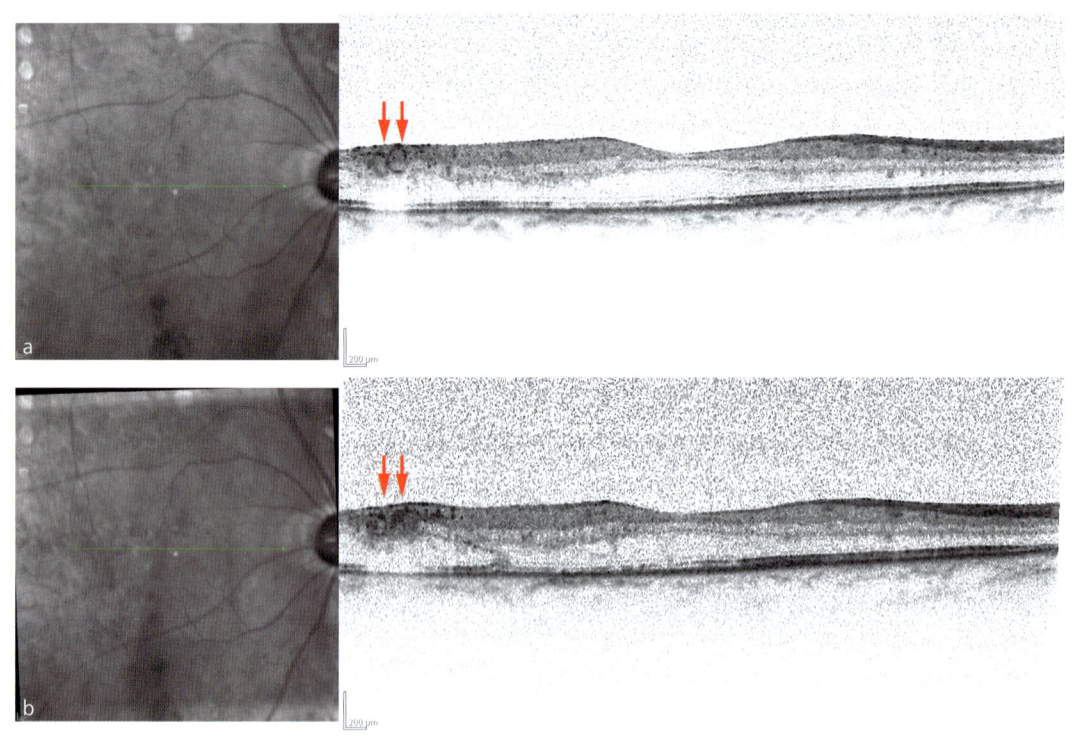

図4 毛細血管瘤の direct photocoagulation 前後の OCT 像（矢印：毛細血管瘤）（右眼）
a：MA が楕円形の構造物として描出されている．
b：direct photocoagulation 直後の MA は，構造が破壊され周辺との境界が不鮮明になっている．その後方は不鮮明だが，RPE には変化がないようにみえる．

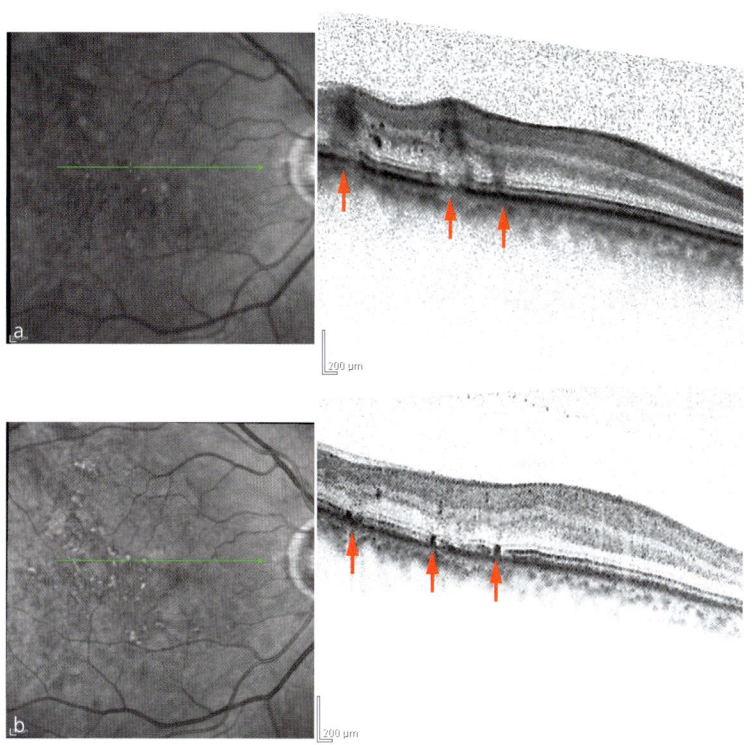

図5 網膜色素上皮が凝固された OCT 像（凝固条件 60 μm　0.02 秒　100～150 mW）
（矢印：網膜色素上皮の光凝固部位）（右眼）
a：凝固直後は光凝固の熱により，RPE から網膜内層に至るまで網膜層構造が不鮮明になっている．
b：光凝固 2 か月後には，RPE と IS/OS ラインが途絶し瘢痕化している．網膜内層の構造はおおよそ正常に改善している．

用することを推奨する．

3. Grid photocoagulation

　浮腫のある部位に凝固する．合併症の項で後述するが，不要な grid photocoagulation は視野欠損や視力低下の原因となるので絶対行ってはならない．

1）治療の実際

　100 μm　0.02～0.1 秒　100～150 mW

　Grid photocoagulation は ETDRS で記載されているように，浮腫のある部位に凝固することである．わが国では，中心窩を除いてアーケード内を広く凝固することが grid photocoagulation と誤解されがちであるが，それは誤りである．治療の適応は，MA が原因ではないびまん性浮腫がよい適応である．従来の凝固条件は，200～300 μm 0.1 秒で淡い白濁になる程度の低出力から凝固するのが一般的であった．しかし，その条件では，数年後に凝固瘢痕の拡大による黄斑萎縮の合併症が問題になる．よって筆者らは，上記の条件で凝固するようにしている．その場合，凝固瘢痕が見えにくくなることがあるが，浮腫改善効果はあるので十分と考えている．図 6 のように大きな凝固瘢痕がでるように grid pho-

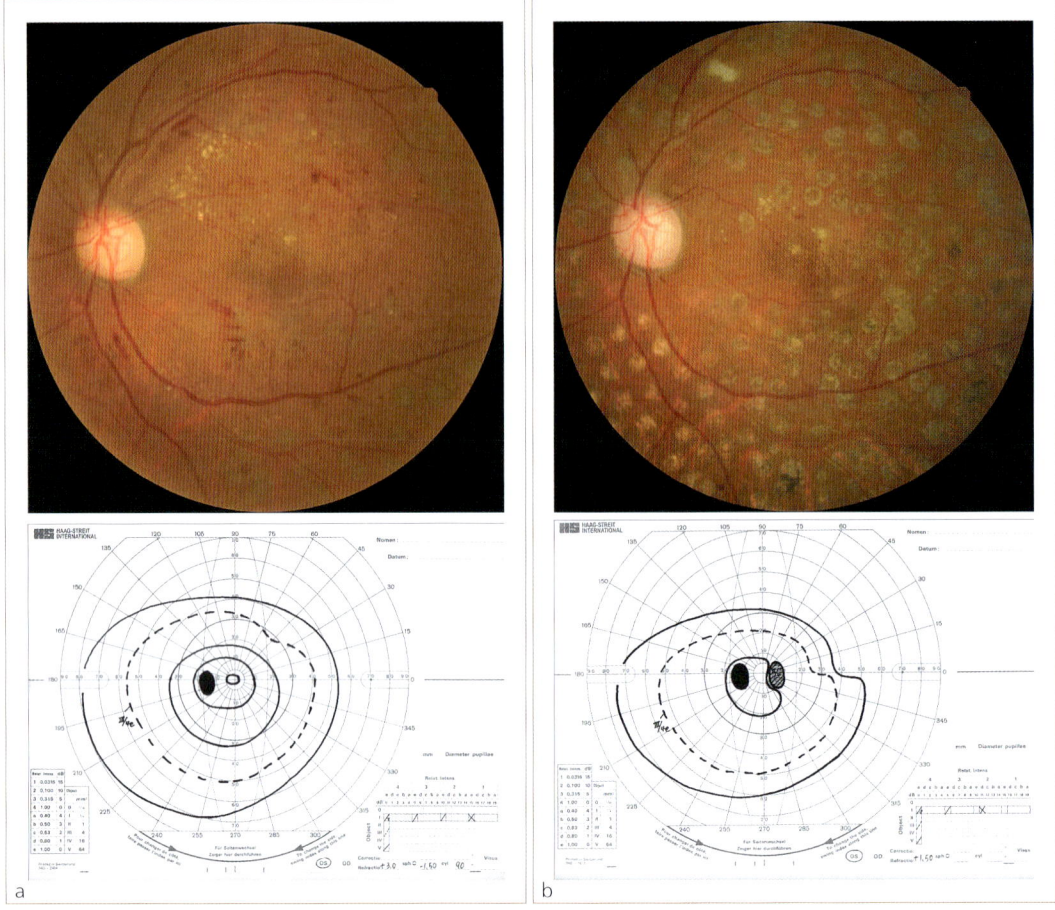

図 6 他院にて grid photocoagulation が行われ，傍中心暗点をきたした症例（左眼）
a：grid photocoagulation 前の眼底写真と Goldmann 視野検査．
b：grid photocoagulation 後の眼底写真と Goldmann 視野検査．眼底写真では比較的大きな凝固斑を認め，Goldmann 視野検査では I/4e が狭窄しており，鼻側に傍中心暗点が出現している．

tocoagulation を行うと，視野欠損につながる可能性がある．

III. 合併症

1. 中心窩誤照射

　PRP，局所光凝固両方に起こりうるが，視神経と黄斑の位置関係を必ず確認することで予防できる．そのために使用するレンズは位置関係が把握しやすい局所光凝固の場合は，固視良好かどうか黄斑から離れた部位を凝固して確かめる必要がある．

2. 炎症

　PRP を 1 回で行うと，炎症により硝子体腔にフィブリンがでてくる．眼圧上昇や浅前房，滲出性網膜剝離なども起こることがある．血管新生緑内障を合併した無治療の PDR の場合，短期間で PRP を完成させたい衝動にかられるが，眼底が見えなくなる可能性も

あるため注意が必要である．トリアムシノロンの併用や，血管新生緑内障には VEGF 阻害薬の併用が有効である．

3. 黄斑浮腫

PRP を行うことで黄斑浮腫が起こることがあるが，視力低下に直結するため重要な合併症である．網膜光凝固による炎症や，後極部への血流増加による血管からの漏出増加などが機序として考えられている．トリアムシノロンの併用が有効である．

4. 硝子体出血

PDR に対する PRP を開始すると，炎症による硝子体収縮により，新生血管が牽引され，硝子体出血をきたすことがある．予防は困難であるが，PRP が完成していない場合には硝子体手術を検討する．

5. 視野欠損

密な PRP や grid photocoagulation による瘢痕により，視野欠損を生じる．grid photocoagulation の場合，凝固から数年経過すると凝固瘢痕が拡大してくることがあり，黄斑萎縮による視力低下をきたすことがある．

IV. 網膜光凝固による治療方針のまとめ

① PDR で黄斑浮腫を合併している場合，まず黄斑浮腫に対する治療（局所光凝固＋トリアムシノロン Tenon 嚢下注射など）を行い，その後 PRP を開始する．PRP 開始時期はトリアムシノロン Tenon 嚢下注射を併用する場合，黄斑浮腫治療と同時に開始しても可．

② 硝子体出血などで硝子体手術を行う必要がある場合は，術前に可能なかぎり網膜光凝固を行う．

③ 黄斑浮腫に対するレーザー治療は，まず direct photocoagulation ＋トリアムシノロン Tenon 嚢下注射を行う．MA のないびまん性浮腫の場合，grid photocoagulation ＋トリアムシノロン Tenon 嚢下注射を行う．

参考文献

1) Early Treatment Diabetic Retinopathy Study Research Group：Preliminary report on effects of photocoagulation therapy. Am J Ophthalmol 81：383-396, 1976
2) Early Treatment Diabetic Retinopathy Study Research Group：Early photocoagulation for diabetic retinopathy. Early Treatment Diabetic Retinopathy Study Report Number 9. Ophthalmology 98：766-785, 1991
3) The Japanese society of ophthalmic diabetology, subcommittee on the study of diabetic retinopathy treatment：Multicenter randomized clinical trial of retinal photocoagulation for preproliferative diabetic retinopathy. Jpn J Ophthalmol 56：52-59, 2012
4) Early treatment diabetic retinopathy study report number 1：Photocoagulation for diabetic macular edema. Arch Ophthalmol 103：1796-1806, 1985

〔山田義久〕

Topics

PASCAL

❶ PASCALとは

　パターン凝固が可能なパターンスキャニングレーザー光凝固(pattern scanning laser photocoagulation：PASCAL)(Topcon社：図1, 2)により，DRにおける汎網膜光凝固(PRP)が短時間，かつ，疼痛緩和を図ることができるようになった．初代機では532 nmの波長のNd：YAGレーザーに高速ガルバノミラーを組み合せ，スクエア(2×2から5×5発)やアークなどのパターンを短時間に照射する．近年は，PASCAL Streamline 577™により，中間透光体の混濁がある症例でも適応できるようになった．また，NIDEK社のMC-500 Vixiもパターン照射が可能である．

❷ PASCALの特徴

　PASCALでは波長は短めの532 nmで，デフォルトの照射時間は0.02秒と従来の0.1～0.5秒よりかなり短縮されたことで，周囲組織へのエネルギーの拡散によるレーザー瘢痕の拡大や疼痛(毛様痛)が緩和された．また，パターン照射により1秒以内に数十発のレーザー痕を得ることができるので，数分でPRPを全周に施行できる．また，光凝固に伴う黄斑浮腫の発生は少ない傾向があり，患者にとっては非常にメリットの大きい装置と言える．

　また，レーザースポットに合わせてファイバーが取り付けられており，また，高速ガルバノミラーを用いることで，空間的，時間的なエネルギーむらが少なくなり，レーザー痕が非常に明瞭であり，初心者も安心して使用できる(図3)．し

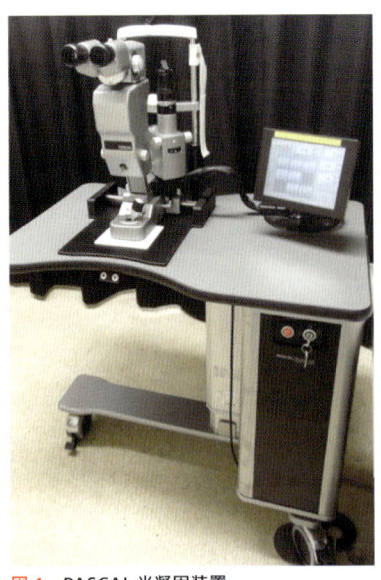

図1　PASCAL光凝固装置

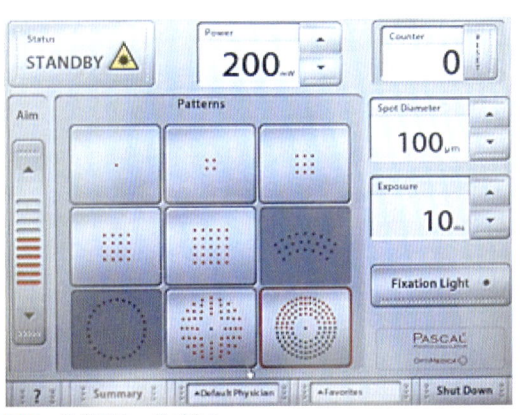

図2　操作用タッチパネル
細隙灯の右隣にタッチパネルがあり，凝固パターン，条件を容易に操作できる．

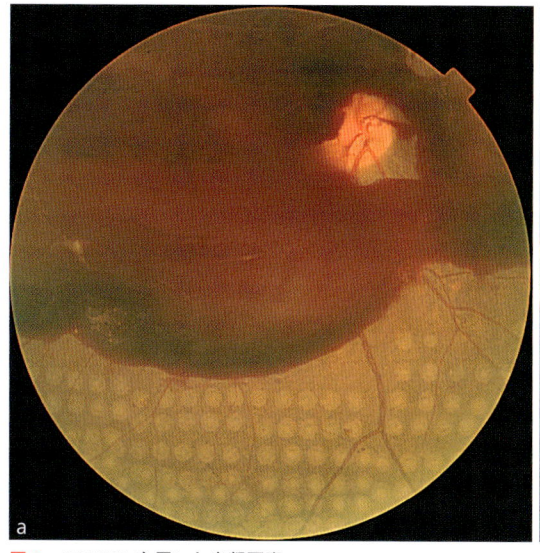

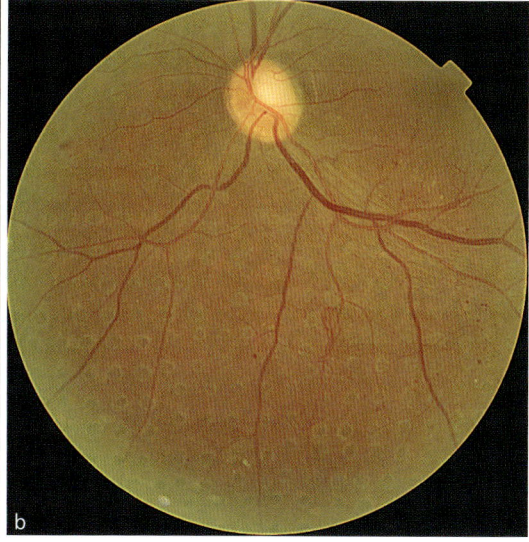

図3 PASCALを用いた光凝固斑
a：施行直後の凝固斑．境界が鮮明で均一に凝固できる．
b：施行1年後の凝固斑の瘢痕．直後よりも縮小している．

かし，時間とともにレーザー瘢痕が縮小することが組織学的にも臨床的にも知られており，光凝固の効果との関係が検討されるべきである（図3）．また，短時間照射のため，エネルギーコントロールを比較的こまめにしておかないと，網膜外層の凝固壊死のみならず網膜内層の組織まで蒸散し，硝子体出血や網膜に円孔を形成するので，注意しておく．もし，出血した場合は接触レンズでしばらく圧迫すれば止血することがほとんどである．

❸実際の使用法

最もよい適応は，PRPが必要で，従来機種のレーザー装置では疼痛が非常に強い症例や，血管新生緑内障を発症していたり，早期に手術に持ち込む必要があり，時間的に猶予がない症例である．もちろん，一般的なPRPの適応症例でも疼痛緩和や時間短縮により患者負担を減らすことができる．また，532 nmの波長の機種では，中間透光体の混濁が強い症例は難しい．

照射数であるが，瘢痕が縮小するので，旧来のレーザー装置の2～3倍が必要ではないかと推測されているが，今後，前向きの比較試験が必要であろう．その方法であるが，中間周辺部から赤道部にかけては，パターン凝固の特性を最大限に生かし，3×3～5×5のスクエアを用いると，短時間で凝固を終えることができる．スクエアを大きくすると，接触レンズの光学路が異なる部分を通過することがあり，網膜に到達するエネルギーの差が大きく，出血することが多くなるので，注意が必要である．最周辺部や血管アーケード付近の狭い範囲は，2×2のスクエアパターンを用いたり，単発の凝固を用いて，間を埋めていく．

文献上は，PASCALを用いて，単回で全周凝固する場合と4分割する旧来の方法では，視力予後に差がない，となっており，実際にも同様の印象である．

❹黄斑部への光凝固

DME（びまん性浮腫）に対する格子状光凝固であるが，スクエアのみならず，黄斑を取り囲むように，アークやオクタントのパターンを用いることができる．現時点で，PASCALを用いた格子状光凝固の効果は，十分にはわかっていないが，凝固斑は縮小する傾向であり，長期的な瘢痕拡大の可能性は低そうである．また，比較的短波長のレーザーであり，黄斑色素への吸収も考える必要があり，今後十分な検討が必要であろう．

（村上智昭）

Topics

トリアムシノロン併用汎網膜光凝固

❶汎網膜光凝固後の黄斑浮腫

　重症例の糖尿病網膜症(DR)に対する汎網膜光凝固(PRP)の重要性は疑義をはさむ余地はないが，1～2割の患者に発症すると言われている黄斑浮腫の発症，悪化はしばしば視力低下をきたし，患者の不信感を招く非常に神経質な問題である(図1)．炎症反応，外血液網膜柵の破綻，組織破壊に伴う増殖因子やサイトカインの放出など，いくつかのメカニズムが推測されているが，未だに十分理解は得られておらず，また，治療や予防の方法論も確立していない．

❷汎網膜光凝固のアジュバントとしての薬物療法

　Early Treatment Diabetic Retinopathy Study (ETDRS)による局所，または，格子状光凝固は，PRPの前処置としても行うべく，治療適応が決められている．しかし，その治療効果が確認できるには数週間～数か月かかることが多く，また，PRPを施行するまでに，時間的猶予がないこともしばしばある．近年普及が著しい薬物療法は，即効性が期待でき，また，PRPにより病態が悪化しやすい数か月の間で作用が切れることから，光凝固のアジュバントとして薬物療法を組み合わせることは，理にかなった戦略である．とくに，トリ

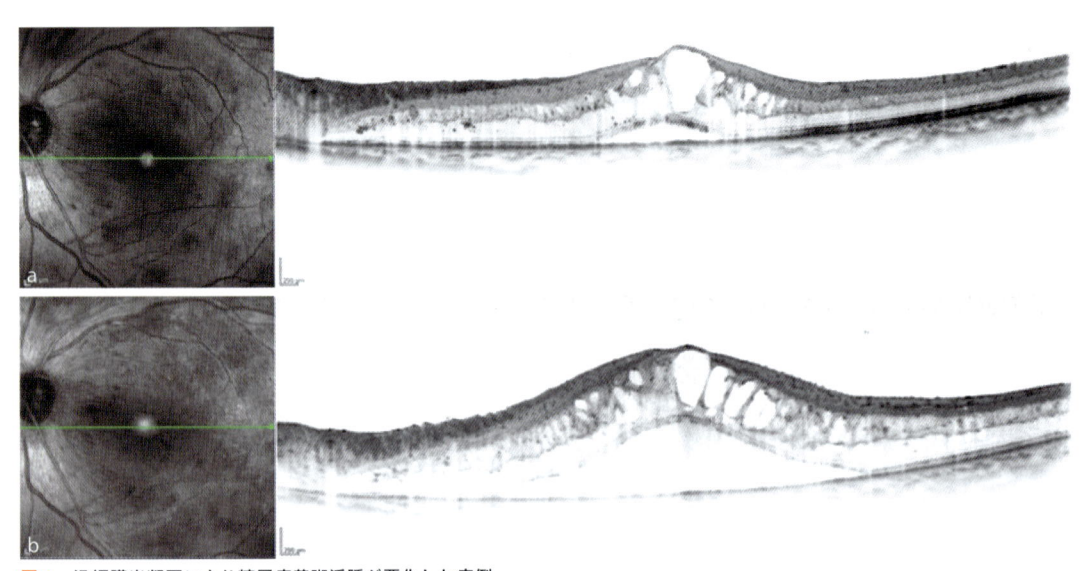

図1　汎網膜光凝固により糖尿病黄斑浮腫が悪化した症例
光凝固前(a)は，右眼矯正視力0.9pであったが，光凝固後(b)には浮腫の増悪とともに右眼矯正視力0.4まで視力が低下した．このような症例を経験すると，トリアムシノロンを併用した光凝固に心惹かれるが…

アムシノロン Tenon 嚢下注射を施行した後に PRP を行う方法がよく用いられる．PRP 施行後に発症する黄斑浮腫が，VEGF だけで説明できないことを考えると，血管透過性に直接的に作用するステロイドを選択するほうが，治療効果を考えるとよりよい選択であろう．

実際に小規模の比較研究では，トリアムシノロン Tenon 嚢下注射を併用した PRP は，光凝固単独群よりも視力，浮腫ともに良好な経過をたどり，長期にわたる効果であることが示された（図2）．実際にそのデータを使って，今後どのように PRP の黄斑浮腫をマネジメントするべきなのであろうか？ 主に，以下の3点に着目して論じてみたい．

1）黄斑浮腫の発症のしやすさ

PRP 後の黄斑浮腫の発症は 1～2 割と言われており，残りの症例にも予防的投与をするのは過剰侵襲の可能性がある．また，副作用も一定の割合で起こってくる．そのことを考えると，必要な症例に絞ってこの治療戦略を適応することができれば，患者にとって福音となるであろう．

Shimura らは PRP 前の OCT 所見として，傍中心窩の網膜厚が大きいものは光凝固後に黄斑浮腫を起こしやすいことを示している．今後も，画像診断の精度が上がれば，光凝固後の黄斑浮腫を予測する所見が見つかってくるであろう．それに伴い，ステロイドの前処置を行うべき症例を限定することができるかもしれない．

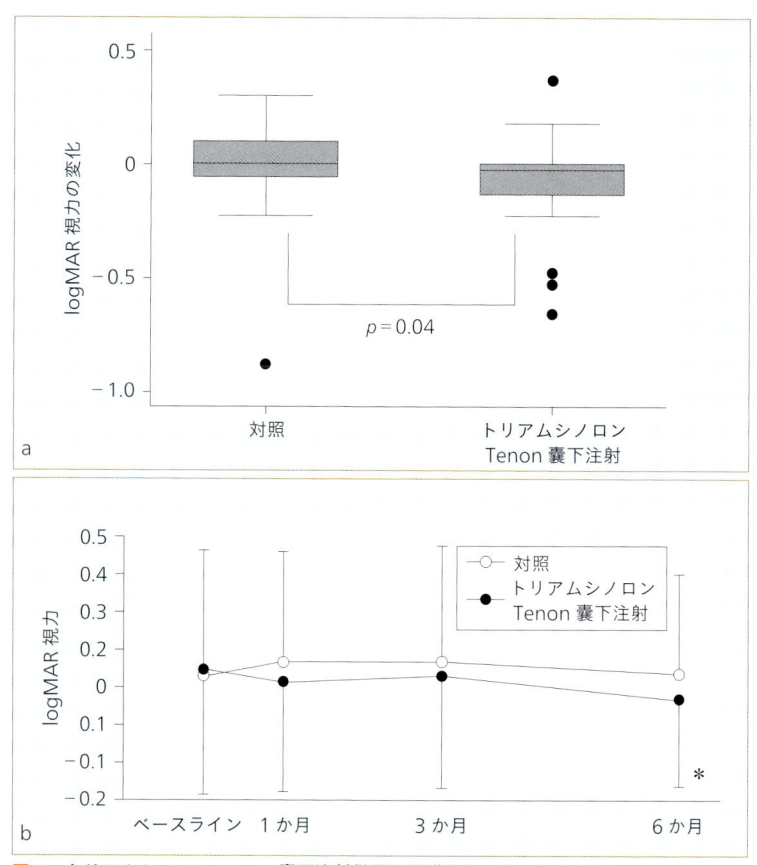

図2 トリアムシノロン Tenon 嚢下注射併用汎網膜光凝固後の視力経過
a：6 か月での視力変化．
b：視力経過．いずれも，併用療法のほうが良好な成績である．
(Unoki N, Nishijima K, Kita M, et al. : Randomised controlled trial of posterior sub-Tenon triamcinolone as adjunct to panretinal photocoagulation for treatment of diabetic retinopathy. Br J Ophthalmol 93：765-770, 2009 の Figure 1 より)

2）汎網膜光凝固後の黄斑浮腫の経過

PRP後の黄斑浮腫は比較的どの治療方法も奏効しやすい傾向が強い．光凝固後に黄斑浮腫が発生した場合に治療を開始しても間に合う症例も多い．一方で，漿液性網膜剥離の形態をとる一部の症例では難治性で視力予後が不良のことも多く，発症予防が有用であろう．

3）ステロイドの眼科的合併症である緑内障，白内障

PRP前のトリアムシノロン投与は単回で十分なことが多く，さほど白内障の心配はする必要はないが，緑内障に関しては未だに頭を悩ませる．ステロイドで眼圧上昇の既往がある患者は当然，この戦略で治療することはできないし，進行した緑内障を伴っている症例でも決断はつきにくい．また，増殖糖尿病網膜症症例において，血管新生緑内障の合併や光凝固後の炎症反応に伴う眼圧上昇と，ステロイドによる緑内障の鑑別ができなければ，治療方針の決定が困難になる．前出の研究では片眼にステロイドを施術しているが，臨床の場で両眼投与され，両眼に治療抵抗性の眼圧上昇を発症した場合は，治療に苦慮してしまう．

❸今後の方向性

緑内障の心配のない抗VEGF療法の治療適応が広がれば，そちらへ切り替えるのは1つの手であるが，ステロイドのほうが作用機序を考えると妥当性が高く，今後も残っていく治療と思われる．如何にリスクを減らすか，につきるが，著効例の選抜とハイリスク患者の除外，また，左右で異なる戦略で患者のもつ隠れた特性に関する情報を多く収集したうえで，次の治療手段を選択することも重要であろう．

参考文献

1) Shimura M, Yasuda K, Shiono T：Posterior sub-Tenon's Capsule injection of triamcinolone acetonide prevents panretinal photocoagulation-induced visual dysfunction in patients with severe diabetic retinopathy and good vision. Ophthalmology 113：381-387, 2006
2) Unoki N, Nishijima K, Kita M, et al.：Randomised controlled trial of posterior sub-Tenon triamcinolone as adjunct to panretinal photocoagulation for treatment of diabetic retinopathy. Br J Ophthalmol 93：765-770, 2009

〈村上智昭〉

Topics

薬物療法併用黄斑部光凝固

❶黄斑部光凝固にアジュバントは必要？

　糖尿病黄斑浮腫（DME）は多くの病態が複雑に絡まり合っており，現時点では単一の治療法のみで，完全に浮腫を消退させ，視力を回復・維持できる症例は少ない．元来，網膜血管病変として理解されていた糖尿病網膜症の治療法として，Early Treatment Diabetic Retinopathy Study（ETDRS）の推奨する黄斑部への局所・格子状光凝固は有効であり，長年，標準治療であった．しかし，それだけでDMEを制御できないこともまた事実である．

❷黄斑部光凝固＋トリアムシノロン

　光凝固に対して抵抗性のDMEに対して，ステロイド懸濁液であるトリアムシノロンが有効であることが報告され，以後急速に普及した．もともとの治療適応について考察すると，ステロイドが光凝固の無効な病変に対しても効果があり，光凝固とトリアムシノロンは相補的に使用できるのではないか（図1），という発想はごく自然であり，事実，初期治療として，黄斑部光凝固単独とトリアムシノロンを併用した黄斑部光凝固の比較研究が行われた．半年以内の比較的短期の報告では，視力，黄斑部網膜厚ともに併用療法が有意に良好な成績を示す．トリアムシノロン投与後は2～3か月間は視力，浮腫ともに改善することとよく一致し，比較的，臨床感覚と一致するデータである．しかし，1年以上の長期成績になると，報告によって，悪化，改善の両方がみられ，一定しない．とくに，Diabetic Retinopathy Clinical Research Network（DRCR.net）の2年後の報告では，併用療法は光凝固よりも視力も悪く，浮腫の程度も強くなる（図2）．今後も検証を積み重ねる必要があるが，長期における併用療法の過信は禁物であることを示唆している．また，白内障の発症，進行は明らかであり，有水晶体眼での治療においては，

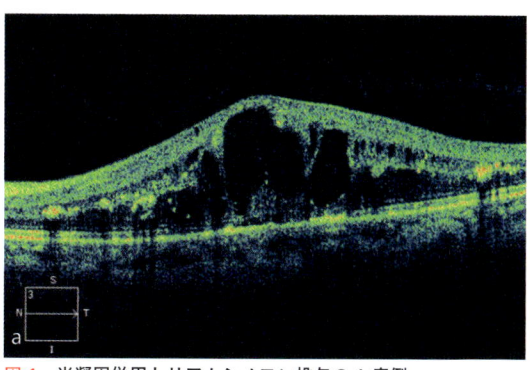

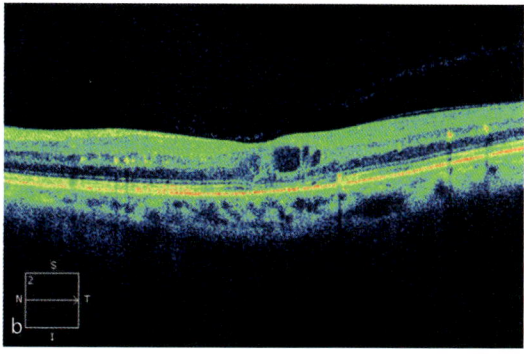

図1　光凝固併用トリアムシノロン投与の1症例
治療前（a）は左眼矯正視力0.08であったが，局所光凝固とトリアムシノロンTenon囊下投与を単回施行し，11か月後に左眼矯正視力0.15まで改善した（b）．

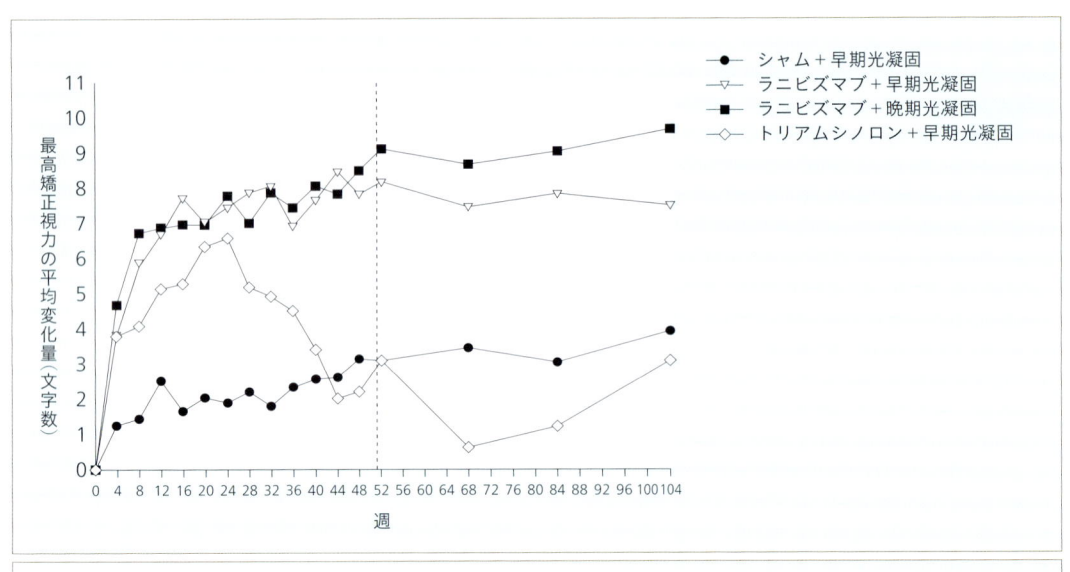

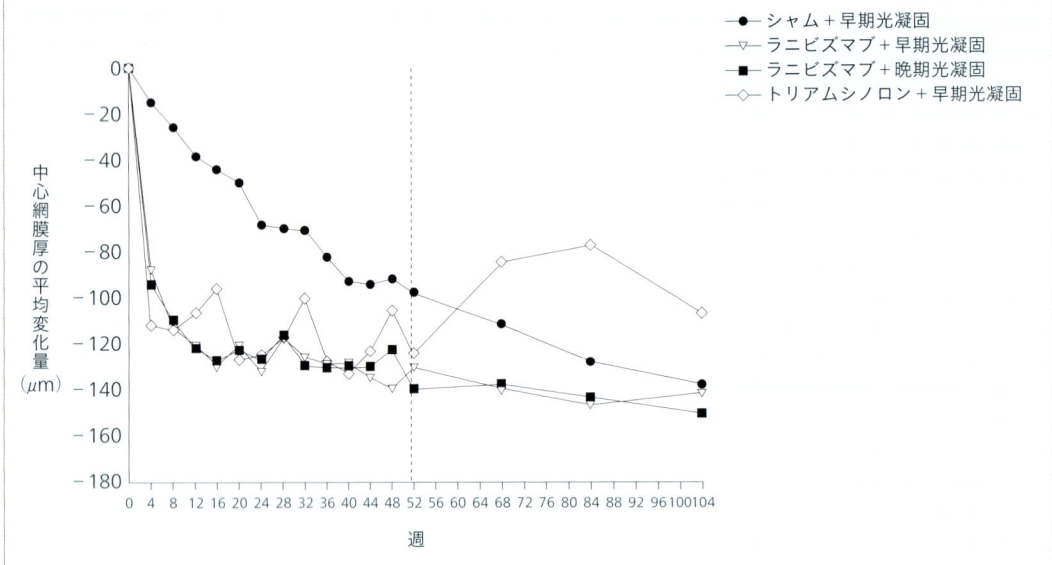

図2 光凝固単独と光凝固併用VEGF阻害薬もしくは，光凝固併用トリアムシノロン投与の成績
早期は併用療法が，視力，浮腫ともに改善が大きいが，1年以上たつと，光凝固併用トリアムシノロンは，光凝固単独よりも経過不良である．
(Diabetic Retinopathy Clinical Research Network：Expanded 2-year Follow-up of Ranibizumab Plus Prompt or Deferred Laser or Triamcinolone Plus Prompt Laser for Diabetic Macular Edema. Ophthalmology 118：609-614, 2011 のFigure 2 より)

十分なインフォームドコンセントが必要である．また，ステロイド緑内障も無視できない．これらを踏まえると，偽水晶体眼，緑内障がなく，比較的早期に視力改善を必要とする場合がよい適応となりそうである．

❸黄斑部光凝固＋抗VEGF療法

ステロイドにやや遅れてVEGF阻害薬が臨床導入された．海外ではシャムや光凝固とペガプタニブ，ベバシズマブ，ラニビズマブ，アフリベルセプトとの比較研究がなされ，良好な治療成績が報告されている．また，ステロイドとは異なり，白内障，緑内障の心配もない．ステロイドが1剤しかないのと比較しても，いくつかの同系統の薬剤が開発されていることを考えると，医療サイドの大きな期待がうかがえる．ステロイドと同様

に，黄斑部光凝固とラニビズマブ併用の黄斑部光凝固との比較研究がDRCR.netから報告され，光凝固単独よりも有意に効果的であることが示されている(図2)．また，他の臨床研究でも，同様の結果が示され，その短期的，長期的有用性は間違いないと思われる．その一方で，ラニビズマブ単独と併用療法を比較すると，明瞭な差はみられず，視力，浮腫の経過のみを考えるならば，抗VEGF療法単独で十分である．

長期的に，抗VEGF療法がDRへ与える影響は十分にはわかっておらず，無灌流領域(NPA)が拡大する可能性，全身の虚血性疾患の増悪の可能性，硝子体投与に伴う感染性眼内炎などを考えると，比較的早期に抗VEGF療法を離脱できることが必要なのかもしれず，長期的には安定を得やすい光凝固を加えることで，taperingが可能か〔PRN(pro re nata)期，つまり，浮腫の再発にあわせた再投与を如何に減らすか〕，今後の検討課題である．

❹医療経済の観点から

DRCR.netからの医療経済に関する報告によると，視力改善に関する費用効率は，偽水晶体眼ではトリアムシノロンが優位である，との結果であった．今後，複数の報告，また長期的なデータを検証する必要があるとはいえ，治療成績以外の観点から，適応を決定する必要性を示唆する報告であり，看過することはできない．短期的にみた場合，治療成績に大きな差がみられないため，患者心理からすれば，高価なVEGF阻害薬よりも比較的安価なトリアムシノロンの優位性を感じやすいであろうが，実際の長期的な視力成績は抗VEGF療法の有用性が明らかである．患者への正確な情報伝達に，ある程度の時間と労力を必要とするであろう．また，併用療法になれば，治療費はよりかさみ，医療スタッフなどの限られた医療資源を有効活用できているのか，検証する必要も出てくる．

光凝固に薬物療法を組み合わせる併用療法は，原理を考えると非常にリーズナブルであるが，実際の治療成績をみると，必ずしも，良好な結果が得られる訳ではなく，合併症の頻度も当然高くなっていく．最善の治療成績を求めるならば，抗VEGF単独療法がよさそうだが，これらの薬剤が高価であることを考えると患者のニーズは，必ずしも，最高の視機能ではなく，治療頻度が少ないことや恒久的な浮腫の消失など，多様化していくものと思われる．その場合に，併用療法を適宜使用することになるであろう．また，今後も，新旧各治療の位置づけを注意深く情報収集する必要がある．

（村上智昭）

III 硝子体手術

　糖尿病網膜症(DR)に対する硝子体手術は，最近ではほとんど 25 G や 23 G といった極小切開硝子体手術(MIVS)と広角観察システムの併用によって行われるようになった．周辺の硝子体処理がしやすくポートへの硝子体嵌頓による鋸状縁裂孔の頻度も減り，安全に低侵襲な手術が可能となった．その一方で使用する器具が細く脆弱になったため，増殖膜処理の効率を高めるための工夫が必要となっている．

I. 増殖糖尿病網膜症の手術

　増殖糖尿病網膜症(PDR)に対する硝子体手術の目的は，出血や増殖膜の除去による光路の再建，網膜復位，周辺までの光凝固などである．したがって，視力低下を伴う硝子体出血，広範または進行性の牽引性網膜剥離(TRD)，黄斑偏位をきたす線維血管増殖，血管新生緑内障などが硝子体手術の適応となる．水晶体温存が治療予後に与える影響については諸説あり一定の見解は得られていない．

1. 全体像の把握

　PDR の手術では後部硝子体剥離(PVD)の範囲が手術の難易度を大きく左右する．PVD がほぼ全体で起こっていれば単純硝子体切除に近い操作で手術を完遂できることもあるが，PVD がほとんど起こっておらず，新生血管も多発している場合は難易度が非常に高くなる．多量の硝子体出血を認めるような場合は PVD が部分的にでも起こっていることが多く，部位としては耳側に起こっていることが多い．まず硝子体手術開始時にポートの確認の意味も込めて 3 つのポート付近の硝子体を切除する．ポート作成時に眼外から混入した細菌の除去やポートへの濃厚な硝子体出血の嵌頓による周辺網膜裂孔発生の予防にもなる(図1)．次に広角観察システムで全体の PVD の状態を把握する(図2)．提示した症例(左眼)の場合，黄斑部から耳下側にかけて硝子体出血があり，この部分に PVD が部分的に起こっている可能性がある．鼻側と上方は網膜が透見できており，PVD は起こってなさそうな所見である．さらに上のアーケード血管から上方(手前)に増殖膜を認める．

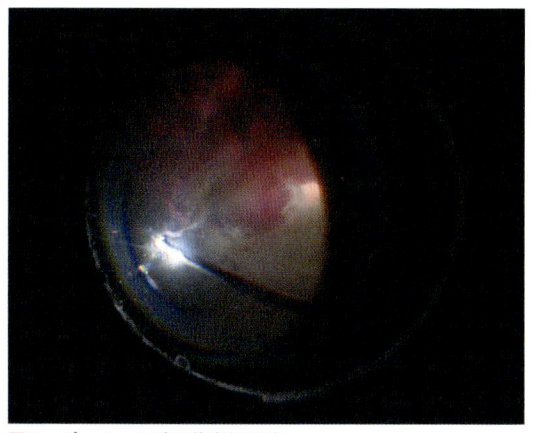

図1　ポートへの硝子体嵌頓予防
硝子体出血のある症例で手術開始時に左側のポート付近の硝子体を切除している.

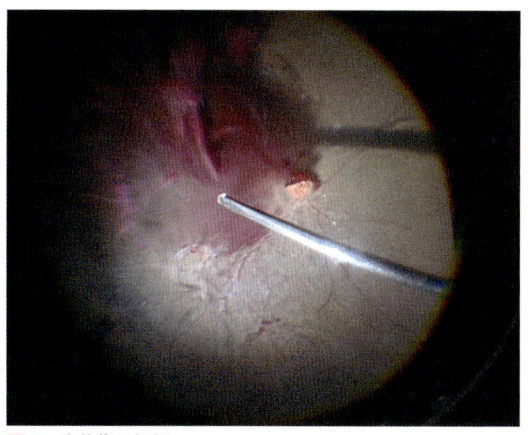

図2　全体像の把握
広角観察システムで全体のPVDの状態を把握する.

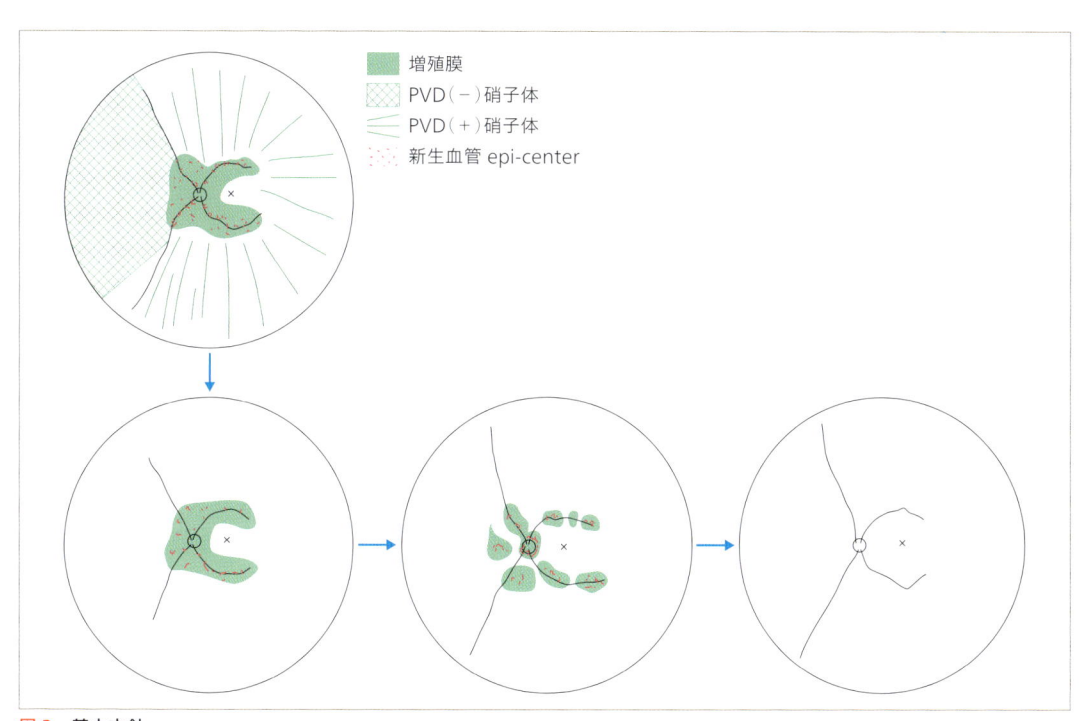

図3　基本方針
まず硝子体の前後方向の牽引を取り除き，その後に増殖膜の処理をする方法.

2. 後部硝子体剝離作成

　このような典型例での手術の手順を図3に示す．従来は硝子体の前後方向の牽引をそのまま増殖膜を持ち上げる力として利用して膜分層を行うen blockという手術法が存在したが，広角観察システムにより周辺硝子体の処理が容易になったことと小切開手術のた

III　硝子体手術　　277

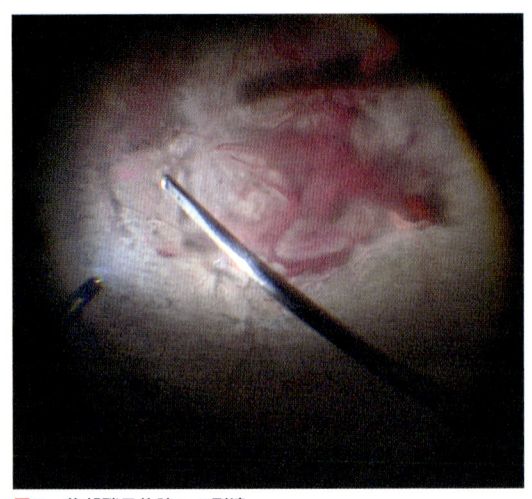

図4　後部硝子体腔への到達
後極の網膜前出血が吸引されてくる様子が観察され，硝子体カッターの先端が後部硝子体腔に到達したことがわかる．

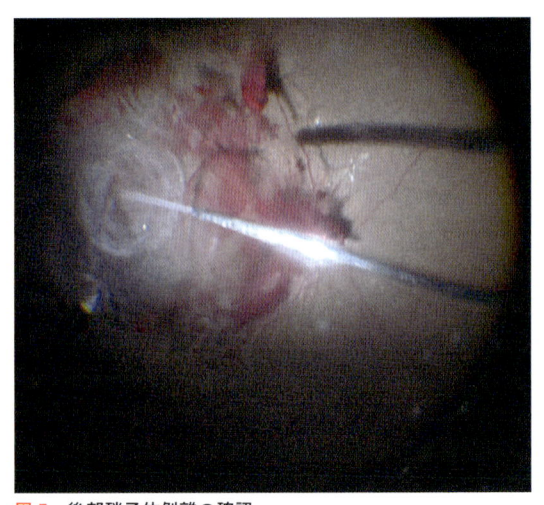

図5　後部硝子体剝離の確認
トリアムシノロン粒子が網膜に直接付着しながら後部硝子体腔に拡散していくことにより部分的PVDが確認できる．

め剪刀の刃が小さくなり処理効率が低下したことから，en block法はほとんど行われなくなった．現在の主流はまず硝子体の前後方向の牽引を取り除きその後に増殖膜の処理をする方法である．図3のようにまず中間周辺部〜最周辺部のPVDを360度完成させて切除する．その後，残った増殖膜を分割(segmentation)して島状にした後，各島を切除する．

　本症例では中央の硝子体を切除した後，耳下のPVDのありそうな部分の硝子体を切除していく．硝子体出血があってもPVDが起こっているとは限らないが，本症例の場合はしばらく切除を進めると後極の網膜前出血が吸引されてくる様子が観察され，硝子体カッターの先端が後部硝子体腔に到達したことがわかる(図4)．自信がない場合は念のため硝子体カッターが後部硝子体膜に開けた孔に向かってトリアムシノロンを吹き付けるとよい．顆粒が網膜に直接付着しながら後部硝子体腔に拡散していくことにより，部分的PVDが確認できる(図5)．次にPVDを中間〜最周辺部360度完成させる．周辺に新生血管があまりない場合は硝子体カッターの吸引圧を高め500〜600 mmHgに設定して吸引しながら硝子体切除をすればPVDを順次拡大することができる(図6)．中間周辺部に新生血管が多発しているような症例ではPVDが拡大しないことがある．その場合は図7のように新生血管の隙間を見つけて硝子体を切除することによりPVDを拡大するようにする．どうしても隙間がない場合は，後極の増殖膜処理の後に後極側からPVDを作成するが後極一方向からのアプローチでは処理が行き詰まった時に網膜裂孔を形成するリスクが高い．中間〜最周辺部360度PVDを作成した後，再度トリアムシノロンを吹き付けると硝子体が後極のみに残存しているのが確認できる(図8)．

　より難しい症例ではPVDがほとんど起こっておらず中間周辺部から後部硝子体腔に入っていけない場合がある．そのような場合は，図9のように①黄斑耳側の後部硝子体に吸引をかけてPVDを作成するか，②視神経乳頭からフックでPVDを少し起こすよう

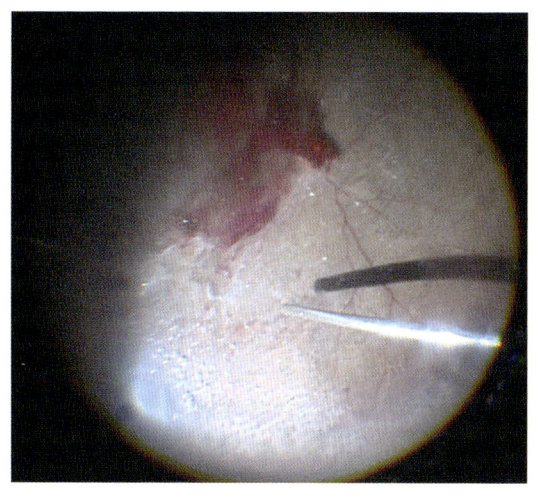

図 6 吸引による後部硝子体剥離の拡大
新生血管があまりない場合は硝子体カッターの吸引圧を高め，500〜600 mmHg に設定して吸引しながら硝子体切除をすれば PVD を順次拡大することができる．

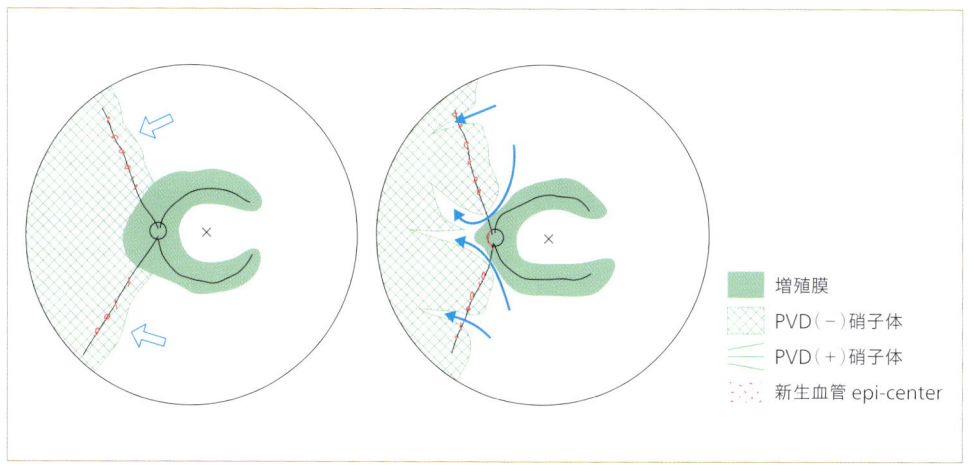

　　増殖膜
　　PVD（−）硝子体
　　PVD（＋）硝子体
　　新生血管 epi-center

図 7 後部硝子体剥離の拡大法
中間周辺部に新生血管が多発しているような症例では，新生血管の隙間を見つけて硝子体を切除することにより PVD を拡大する．

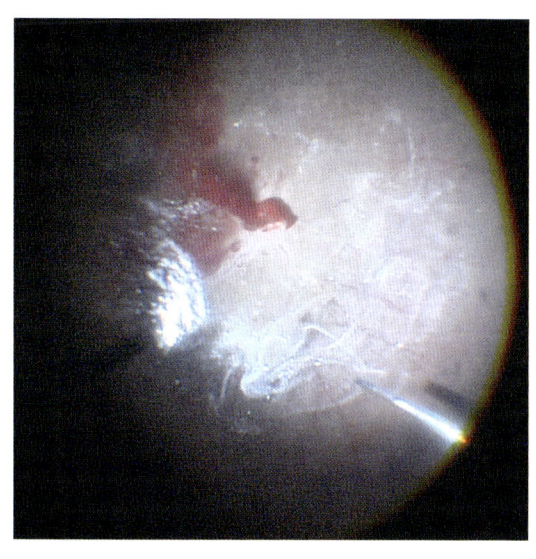

図 8 全周後部硝子体剥離確認
中間〜最周辺部 360 度 PVD を作成した後，再度トリアムシノロンを吹き付けると硝子体が後極のみに残存しているのが確認できる．

III 硝子体手術

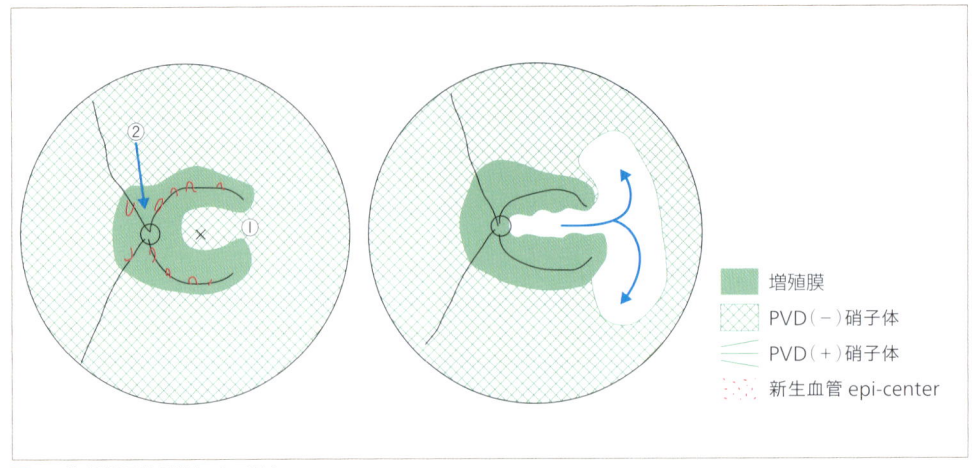

図9 後部硝子体剥離(−)の場合
PVD がほとんど起こっておらず，中間周辺部から後部硝子体腔に入っていけない場合は，① 黄斑耳側の後部硝子体に吸引をかけて PVD を作成するか，② 視神経乳頭からフックで PVD を少し起こすようにする．

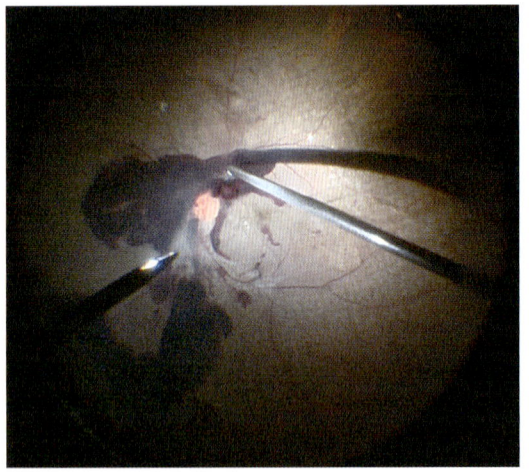

図10 後部硝子体剥離のほとんどない症例
網膜前出血がある部位以外は PVD が起こっておらず，硝子体カッター単独では PVD 作成困難であった．

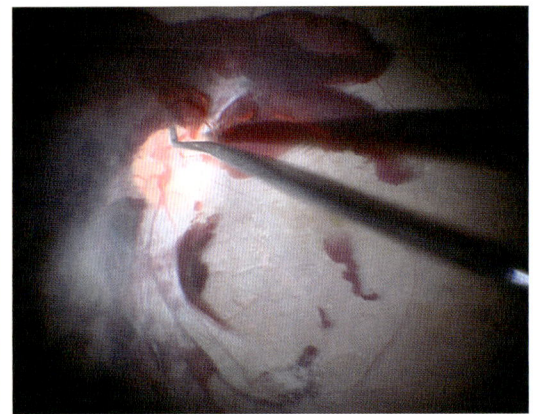

図11 フックでの後部硝子体剥離作成
フックを視神経乳頭上の硝子体にひっかけて PVD を作成している．

にする．図10 は網膜前出血がある部位以外は PVD が起こっておらず硝子体カッター単独では PVD 作成困難であったため，図11 のようにフックを視神経乳頭の硝子体にひっかけて PVD を作成し，そこから硝子体カッターで PVD を拡大した．

3. 増殖膜の処理

　増殖膜の処理はまず大きい島を小さい島に分割していくことが原則である．増殖膜には図12 のように新生血管による epi-center が密な方向と疎な方向があり，密な方向からは膜分割が難しいのでまず疎な方向から処理を開始する．図13 はアーケード血管に垂直な方向に膜分割をしているところであるが，硝子体カッターの先を網膜と増殖膜の間に滑り

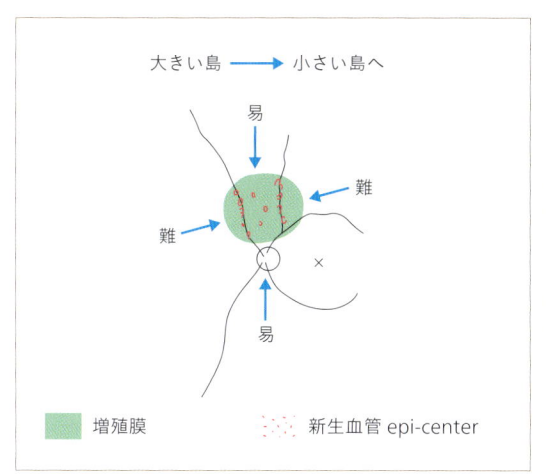

図12 大きい島から小さい島へ
増殖膜には新生血管による epi-center が密な方向と疎な方向があり，密な方向からは膜分割が難しいのでまず疎な方向から処理を開始する．

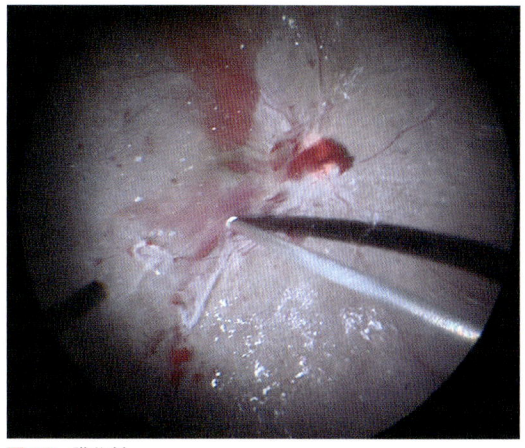

図13 膜分割
アーケード血管に垂直な方向に膜分割をしているところ．硝子体カッターの先を網膜と増殖膜の間に滑り込ませるようにして，増殖膜を少し持ち上げるようにしながら切除を進めると安全に分割することができる．

込ませるようにして，増殖膜を少し持ち上げるようにしながら切除を進めると安全に分割することができる．以前は増殖膜と網膜の間に粘弾性物質を注入して増殖膜処理をしやすくする viscodelamination という手技も用いられていたが，粘弾性物質注入針が入る隙間があれば最近の小切開用硝子体カッターの先が入ることが多いので，筆者はほとんど行っていない．viscodelamination を行う場合は増殖膜下に網膜裂孔が隠れていると網膜下に粘弾性物質が入ることがあるので注意する．

　大きい島の分割を繰り返し，小さい島が1か所の epi-center で網膜とつながっている状態になればどの方向からでも硝子体カッターで切除可能である（図14a）．新生血管が比較的少なく epi-center もまばらな症例ではこの状態を目標に膜分割を進める．より重症の症例で図14b のように epi-center が連続して存在している場合はできるだけ epi-center が1列になるところまで膜分割を進めて小さくし（図15），1列の epi-center の部分だけ増殖膜が残るようにしてから，硝子体カッターを高速（〜5,000 rpm）にし吸引圧を少し下げた（〜300 mmHg）状態で網膜を吸引しないように細心の注意を払いながらかじり取るようにする．この場合もつながった膜をある程度 segmentation できれば，無理に全部の膜を切除する必要はない．

　増殖膜の segmentation をしていると，ある方向からカッターが増殖膜と網膜の間に入らなくなくことがある．この場合は図14c のようにその場所の増殖膜が2層になっており，網膜側に薄い膜が残っていることが多い．2層のまま無理に切除しようとすると網膜ごと切除してしまうので注意が必要である．とくにアーケード血管の外側で起こっていることが多い．このような場合は鑷子などで間隙のあるほうから回り込むように網膜側の薄い増殖膜を剝離して，真の間隙を島全周に作成することにより全方向からの処理が可能となる（図14d）．図16 はアーケード血管に沿った増殖膜であるが膜の上方（手前）は一見間隙があるように見えるが，膜が2層になっており硝子体カッターが網膜と増殖膜の間に

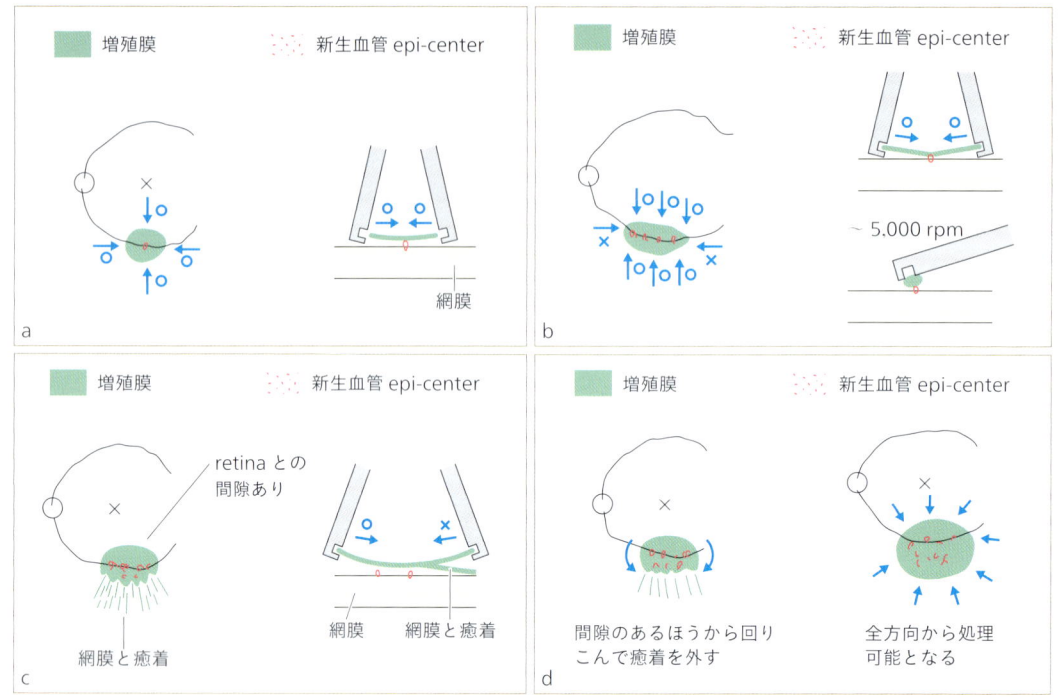

図14 小さい島の処理
小さい島が1か所の epi-center で網膜とつながっている状態になればどの方向からでも硝子体カッターで切除可能である(a).
b のように epi-center が連続して存在している場合はできるだけ epi-center が一列になるところまで膜分割を進めて小さくし，硝子体カッターを～5,000 rpm 高速にし吸引圧を少し下げた～300 mmHg 状態で網膜を吸引しないように細心の注意を払いながらかじり取るようにする.
カッターが増殖膜と網膜の間に入らない場合は c のように増殖膜が2層になっており網膜側に薄い膜が残っていることが多い．このような場合は鑷子などで間隙のある方から回り込むように網膜側の薄い増殖膜を剝離して，真の間隙を島全周に作成することにより全方向からの処理が可能となる(d).

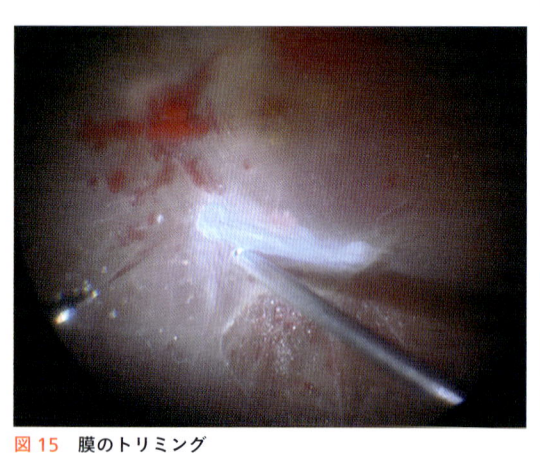

図15 膜のトリミング
epi-center が血管に沿って連続して存在している場合はできるだけ epi-center が1列になるところまで膜分割を進めて小さくする.

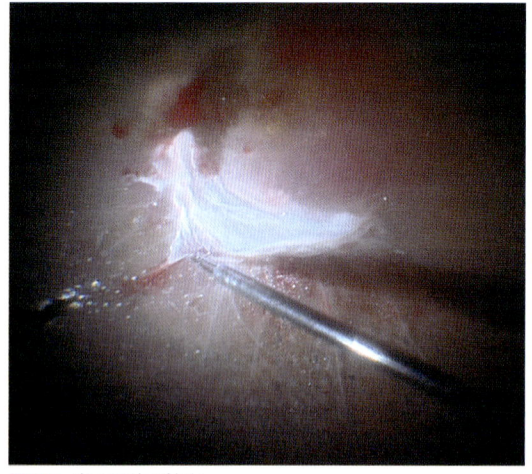

図16 真の間隙の拡大
アーケード血管に沿った増殖膜の上方(手前)は一見間隙があるように見えるが，膜が2層になっており硝子体カッターが網膜と増殖膜の間に入っていかない．視神経乳頭の方から鑷子で薄い膜を剝離して，真の間隙を作成しているところ.

入っていかない．視神経乳頭のほうから鑷子で薄い膜を剝離して真の間隙を作成しているところである．

4. 周辺の増殖膜の処理

　DR の新生血管はどちらかというと赤道部から後極に発生することが多い．後極は網膜も厚く，もともとの網膜と硝子体の癒着もそれほど強くないので注意すれば手術操作で網膜裂孔を形成することもそれほど多くない．逆に周辺部は網膜が薄く，網膜硝子体の癒着も強いことがあり時に非常に処理が難しい．周辺の増殖膜でも基本はまず島を孤立させることにある（図 17）．硝子体基底部と硝子体で連続している膜の場合は，基底部と膜の間の PVD を作成し間の硝子体を切除することにより基底部との連続を断ち切る．これにより術後硝子体が収縮して周辺に網膜剝離を生じるリスクを減らすことができる．剝離困難な膜でも基底部との連続がなくなり，それほど大きい膜でなければレーザー光凝固で焼き固めてしまってもよい．どうしても硝子体基底部との連続を切除できない場合は，できるかぎり硝子体を shaving し，鋸状縁までレーザー光凝固で焼き固めてしまうようにする．基底部と連続した増殖膜を無理に切除しようとして裂孔を生じると，硝子体の牽引により裂孔から周辺に広範囲な網膜剝離を生じ，その後の処理が非常に難しくなるので注意を要する．

5. ERM・ILM 剝離

　網膜上膜（ERM）がある場合は ERM＋内境界膜（ILM）剝離を，黄斑浮腫がある場合は ILM 剝離をするようにしている．DR の場合は ERM 剝離単独では ERM 再発が多い印象がある．また黄斑浮腫や網膜剝離，網膜萎縮などを伴っている場合は図 18 のように膜剝離の操作そのものが難しくなるので注意を要する．また網膜上に薄い後部硝子体膜が残存していることも多く，ILM 染色も不十分となりやすい．BBG なら染色を繰り返しても確実に膜剝離を行うほうがよいであろう．ICG は網膜や色素上皮に対する毒性が報告されているので裂孔併発網膜剝離があるときは使用しないようにしている．また黄斑網膜が萎縮して菲薄化している場合は手術操作で黄斑円孔を生じるリスクが高いので ILM 剝離は行わないようにしている．

6. 光凝固

　後発白内障や散瞳不良などにより，術後に網膜周辺部の観察が難しくなることもあるので術中は赤道部より周辺に汎網膜光凝固（PRP）を完成させておく．赤道部より後極は術後の透見性がよければパターンスキャニングレーザーで施行するほうが低侵襲であろう．しかし術後硝子体出血が遷延することもあるので硝子体再出血の可能性が高そうな症例や血管新生緑内障が起こりそうな虚血の強い症例は術中にできるだけ PRP を完成させておく．1,000 shot 以内を 1 つの目安としているがレーザープローブのゲージ数や種類によって spot size が異なるため一概には言えない．過剰凝固は術後滲出性脈絡膜・網膜剝離を生じることがある．レーザー数が多くなった場合はトリアムシノロンの Tenon 囊下注射または硝子体注射を術終了時に追加しておくのも消炎のための 1 つの方法であろう．ま

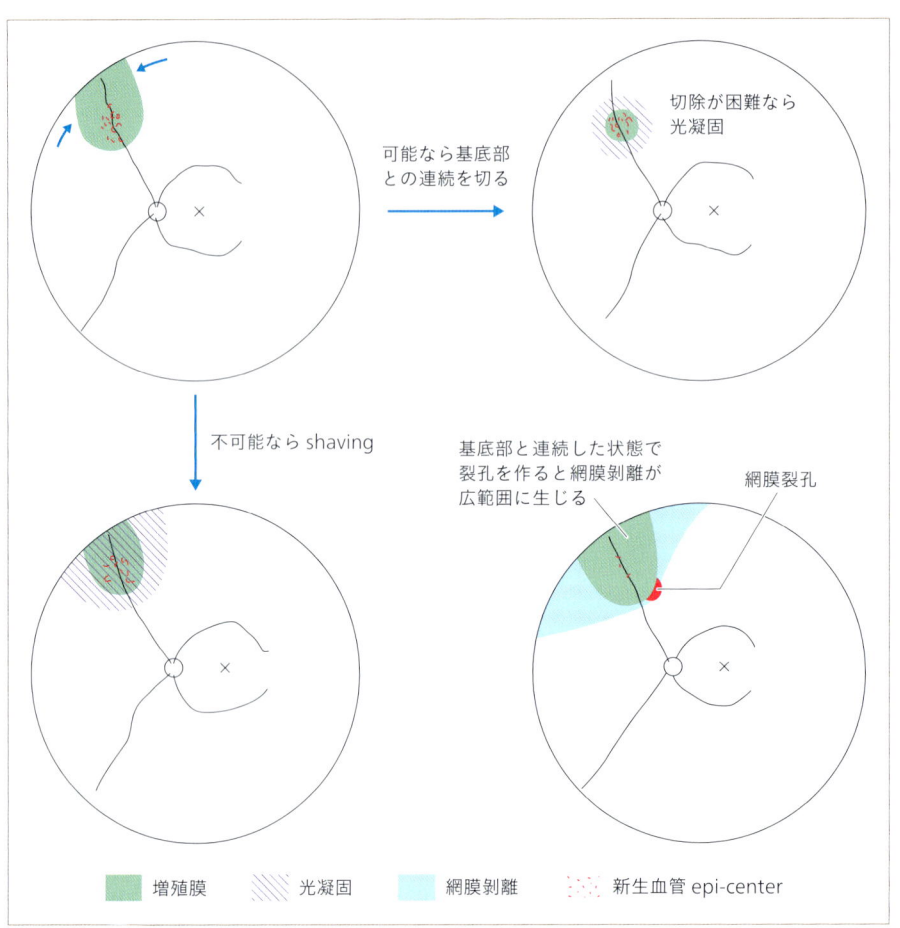

図17　周辺の膜処理
基底部と膜の間のPVDを作成し，間の硝子体を切除することにより基底部との連続を断ち切る．それほど大きい膜でなければその後レーザー光凝固で焼き固めてしまってもよい．どうしても硝子体基底部との連続を切除できない場合は，できるかぎり硝子体をshavingし，鋸状縁までレーザー光凝固で焼き固めてしまうようにする．基底部と連続した増殖膜を無理に切除しようとして裂孔を生じると，硝子体の牽引により裂孔から周辺に広範囲な網膜剥離を生じ，その後の処理が非常に難しくなる．

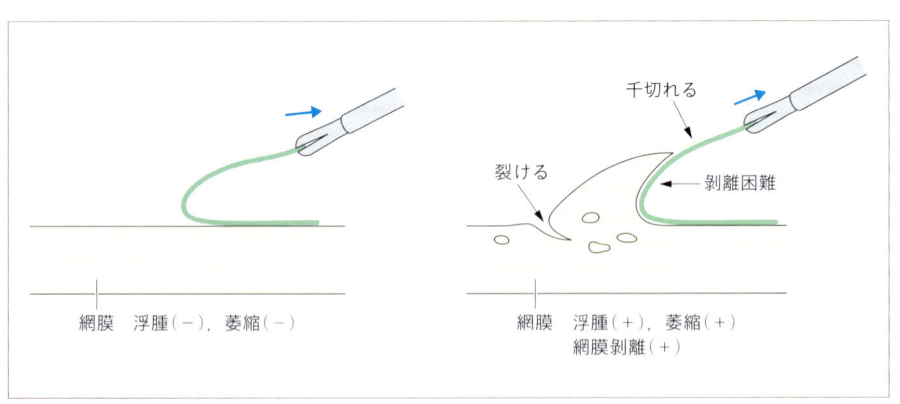

図18　網膜上膜／内境界膜剥離
黄斑浮腫や網膜剥離，網膜萎縮などを伴っている場合は膜剥離の操作そのものが難しくなる．

た網膜裂孔を生じた場合は網膜下液を可能な限り吸引し，液空気置換を行い，裂孔閉鎖とできる範囲は PRP を行っておく．網膜裂孔を生じることなく牽引が解除された TRD では術後に徐々に網膜が復位してくるので復位した部位から順次 PRP を追加するようにする．

7. 難症例とその対策

　PVD が起こっておらず網膜硝子体癒着が強い症例，増殖膜が広く大きく，epi-center や新生血管が多くある症例ほど難易度が高くなるが，膜分割を基本に処理を行っていく．しかしながら非常に広範囲に TRD がある場合や網膜裂孔を併発している場合は裂孔原性網膜剝離の性質も併せもつため一気に難易度が上昇する．剝離網膜上の増殖膜処理時は網膜裂孔を生じやすく，網膜下に多量の出血がまわった場合は最悪処理不能に陥ることもある．剝離網膜を安定化して処理をしやすくするために，適量の液体パーフルオロカーボンを注入するとよいが，網膜下に迷入しないように注意する．それでも網膜硝子体癒着が強く膜処理が困難な場合は，シャンデリア照明やスリット照明，OFFISS 40D レンズなど双手法が可能なシステムを使用し，鑷子と剪刀または硝子体カッターを用いて膜処理を行うようにする．

8. 術中合併症とその対策

1）新生血管からの出血

　最も頻度が高いのは新生血管からの出血である．術前に光凝固を行っておく，または VEGF 阻害薬の硝子体注射を施行しておくと細い新生血管からの出血を減らすことができる．従来は広範囲に TRD を伴い PRP が不可能で，かつ活動性の高い症例などでは増殖膜の切除面から滝のように出血が起こり手術続行困難なこともあったが，VEGF 阻害薬の登場により出血の量，頻度ともにかなり減少した．少量の出血であれば自然止血後に凝血塊を硝子体カッターでトリミングして出血点のみに小さく残すようにする．出血が手術操作に影響する場合，出血が網膜下に流れ込む恐れがある場合は速やかにジアテルミー凝固を施行する．

2）医原性網膜裂孔形成

　次に多いのが術中の医原性網膜裂孔形成である．網膜に癒着した増殖膜を無理に切除しようとした時，epi-center を強く引っ張ってしまった時などに頻発する．裂孔形成してしまった場合は裂孔周囲の硝子体を郭清し牽引を解除しておくことが原則である．裂孔形成直後に先に裂孔周囲に光凝固をしておいてもよいが凝固された網膜は脆くなるので裂孔周囲の硝子体処理時に裂孔が拡大してしまわないように注意が必要である．術中に医原性裂孔から網膜剝離が生じた場合は前述の難症例の処理に準ずる．処理が難しく裂孔形成しそうな所を最後に処理するようにすると裂孔から網膜剝離が生じた場合でも剝離の拡大を最小限にすることができる．

　VEGF 阻害薬を硝子体手術の術前に投与することにより術中合併症の頻度を減らすこ

とができるようになった（詳細は第4章Ⅳ「抗VEGF療法」参照⇒294頁）．投与量，投与時期，長期予後については今後の検討課題であるが，術者・患者双方に恩恵のある方法と考えられている．手術終了時に投与することにより術後合併症を減らすことができるという報告もある．

9. 術後合併症とその対策

1）硝子体出血

術後の硝子体出血は眼底透見可能な場合は経過観察をすることにしている．前房中に赤血球が認められれば比較的速やかに吸収される．眼底透見不可能な場合は術後1〜2週間後に手術室で硝子体洗浄を行う．その際に前部硝子体を切除しておくと再々出血しても自然吸収が促進される．光凝固の追加が必要な症例では早めにするほうがよい．

硝子体出血が多い場合，または術後腹臥位の場合は前房出血をきたすことがある．硝子体出血の吸収とともに消退することが多いが，眼圧上昇が高度で前房出血の量も多い場合は数日で角膜染血をきたすので前房洗浄が必要となる．細隙灯顕微鏡の倍率を最大にして角膜への赤血球の浸潤を見落とさないことが重要である．

眼底に新生血管を認めないにもかかわらず術後に硝子体出血を繰り返す症例は，強膜創血管新生の可能性を考える必要がある．より重症になると前部硝子体線維血管増殖（anterior hyaloid fibrovascular proliferation：AHFVP）と呼ばれる状態であるが，再手術時に以前の強膜創を内側から確認して硝子体線維の嵌頓を認める場合はそれを切除し，新生血管はジアテルミーで凝固しておく．

2）再増殖

初回硝子体手術で増殖膜処理を十分に行い適切なPRPを施行していればAHFVP以外の網膜血管再増殖を認めることは稀である．しかし術後炎症が非常に強い場合や術中に医原性裂孔が生じた場合は増殖硝子体網膜症（PVR）に類似した再増殖を認めることがある．黄斑牽引を伴う場合や進行性のTRDを認める場合に再手術の適応となるが，PRPを施行された虚血網膜は非常に脆弱となっており，網膜剥離が広範囲となった場合は時に網膜復位が非常に困難となる．剥離が広範囲に及ぶ前に再手術を行うことが望ましい．

3）眼圧上昇

術後の眼圧上昇は術後炎症によるものが多く，経過観察で正常化する．炎症が強く前房や硝子体腔にフィブリン析出が認められる場合はステロイドの結膜下注射などでフィブリンが器質化する前に溶解させる．ガスやシリコーンオイルの量が多い場合で眼圧上昇が高度の場合は量の再調整が必要になることもある．普段からガスやオイルの量には注意を払うようにすべきである．シリコーンオイル眼では前房がすべてシリコーンオイルで充満し高度の眼圧上昇をきたすことがある．眼圧が高い割に角膜の浮腫が少ない，虹彩の表面にオイルの反射が認められる，温流がないなどが特徴である．水晶体囊がない場合は前房穿刺してオイルの量を調整すれば解除されることが多い．偽水晶体眼の場合はオイル抜去が

必要になる．

　血管新生緑内障による眼圧上昇は術後1か月以降に起こってくることが多い．眼圧が正常でも以前と比較して上昇傾向がないか注意し，時々隅角検査をしておくことが重要である．眼圧上昇と隅角血管新生(angle neovascularization)の活性化を認めた場合はVEGF阻害薬を硝子体注射し，眼圧が正常化すれば外来でPRPを追加する．硝子体出血や角膜混濁，小瞳孔などで光凝固の追加が十分できない場合や，光凝固を追加したにもかかわらず隅角新生血管の再活性化を認める場合は，硝子体手術にて網膜再周辺部までの光凝固を徹底する．光凝固の徹底後に眼圧が再上昇する症例はVEGF阻害薬の硝子体注射を繰り返すが，それも無効の場合は新生血管の活動性が低い場合は濾過手術を，活動性が高い場合や濾過手術既往眼には経毛様体の緑内障インプラント手術を行っている．

　血管新生緑内障の予防のためには十分なPRPが必要不可欠であるが，術後1年前後で視神経萎縮や網膜中心動脈閉塞症に至る症例を認める．PRPにより網膜血流が低下することから，網膜血流を評価することにより各症例で必要十分な光凝固を判定することができないか研究を続けている．

II. 糖尿病黄斑浮腫の手術

　糖尿病黄斑浮腫(DME)に対する治療で最初に確立されたのは光凝固術であったが，光凝固があまり効果的でないびまん性の浮腫に対して，とくにわが国において硝子体手術が広く行われてきた．その奏効機序としては後部硝子体の牽引の解除，硝子体中のサイトカイン濃度の減少，硝子体酸素分圧の上昇などがある．現在はステロイドやVEGF阻害薬などの薬物治療が広まってきているが薬物治療単独では浮腫の再発を繰り返す症例も多く，時期を逃さず硝子体手術に踏み切ることも重要である．今後は徐放剤やプラスミンなどの各種薬物療法の発展により硝子体手術の適応は大きく変化していくと思われるが，現時点では光凝固や薬物療法後の無効・再発例が硝子体手術の適応である．

1. 実際の手術手技

　DMEに対する硝子体手術の目的は上記の奏効機序をもたらすことである．したがってPVDの作成，十分な硝子体切除，ERM・ILM剝離，周辺網膜への光凝固を行う．まず硝子体カッターやバックフラッシュニードルによる吸引でPVD作成するが(図19)，糖尿病のある症例では後部硝子体膜が肥厚し，網膜との癒着も強いことが多く，PVD作成できない場合は視神経乳頭からフックでPVDを作成する．その他の手技もPDRの手術に準じるが，ILM剝離(図20)の是非については意見の分かれるところである．しかし長期的な観点から浮腫の再発抑制効果があるという報告もあり，黄斑浮腫の手術ではILMを剝離するべきであると筆者は考えている．

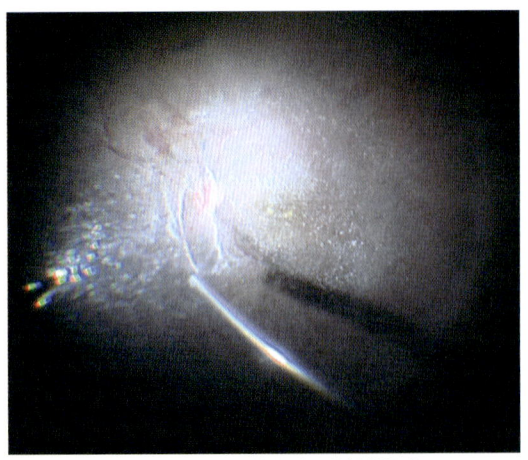

図 19　硝子体カッターによる後部硝子体剥離作成
カッターの吸引で PVD を作成している．

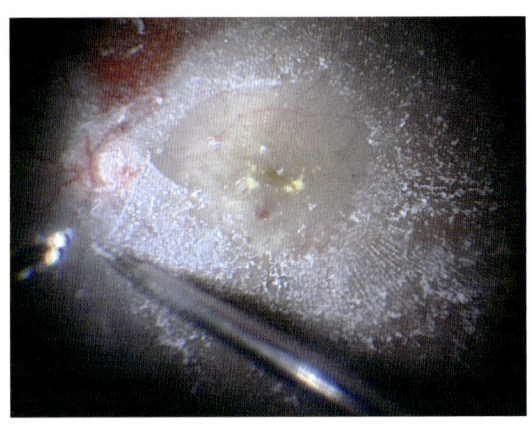

図 20　内境界膜の可視化
トリアムシノロンを ILM 上に付着させることにより ILM を可視化している．

2. 黄斑浮腫遷延

　術中にトリアムシノロンを使うようになる以前の硝子体手術では浮腫の吸収はゆっくりであり，術後半年ぐらいが手術の効果が十分現れた状態と考えられていた．しかし術中に可視化剤としてトリアムシノロンを使うようになってからは術後早期(1 か月以内)に浮腫の改善を認める症例が多くみられるようになったが，術後 3 か月前後で浮腫の再発を認めるようにもなった．無硝子体眼におけるトリアムシノロン硝子体注射の効果持続期間がほぼ 3 か月未満であるため，術後早期の浮腫改善は主に術中に使用したトリアムシノロンの効果と考えられる．したがって術後 3 か月以降に硝子体手術の効果が現れているといえるため，術後 3 か月以降に浮腫が徐々に改善せず，増悪傾向を認めた場合は何らかの追加処置が必要である．OCT で浮腫のある場所に一致して毛細血管瘤(MA)を認める場合は MA の直接光凝固が有効である．びまん性の浮腫の場合は薬物治療の追加が望ましいが無硝子体眼では硝子体中の薬物滞留時間が短くなるため，筆者らは硝子体の有無であまり効果持続期間の変わらない Tenon 嚢下注射を行っている．また筆者らは，術後の血糖コントロールなどの全身治療も硝子体手術後黄斑浮腫の予後に影響するというデータも確認している．

3. 黄斑下硬性白斑洗浄

　黄斑下硬性白斑洗浄の手技はやや特殊である．型どおり PVD 作成，周辺までの硝子体切除を行った後に 20 G のポートを 1 つ眼球の上方に追加し 4 ポートとする．Glaser 針を眼内灌流液を入れた VFC シリンジに接続し空気を抜いておく．VFC の圧はフットスイッチで 10〜最大 14 psi に設定する．まず Glaser 針を挿入するための網膜切開をアーケード内上方に作成する(図 21)．筆者は Rice 氏 ILM エレベーターを用いて少し斜めに刺入し，切開面が自己閉鎖しやすいようにしている．次に Glaser 針を 20 G の強膜創から挿入し網膜切開創に挿入する(図 22)．この時少し灌流液を流しながら挿入すると意図的網膜剥離

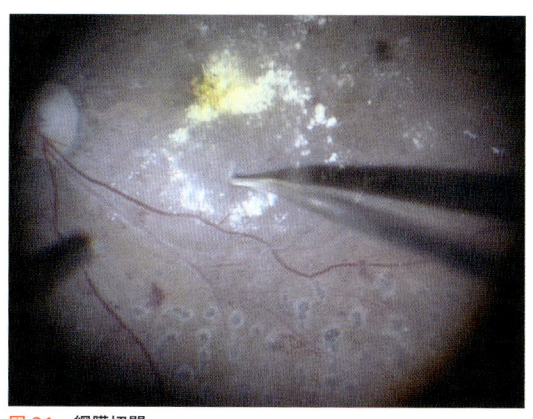

図 21　網膜切開
Rice 氏 ILM エレベーターで Glaser 針を挿入するための網膜切開をアーケード内上方に作成する.

図 22　網膜下洗浄
少し灌流液を流しながら Glaser 針を網膜切開創に挿入し，ゆっくりと灌流液を注入して洗浄したい大きさまで意図的網膜剥離を拡大する.

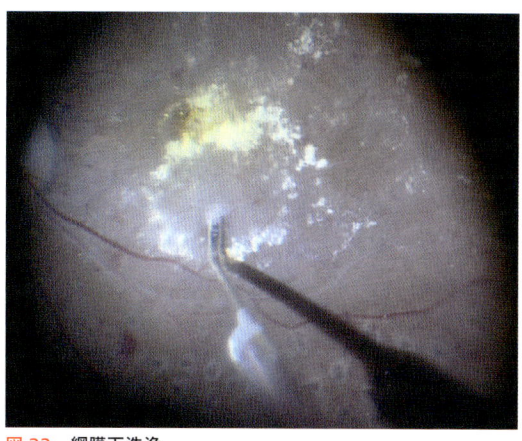

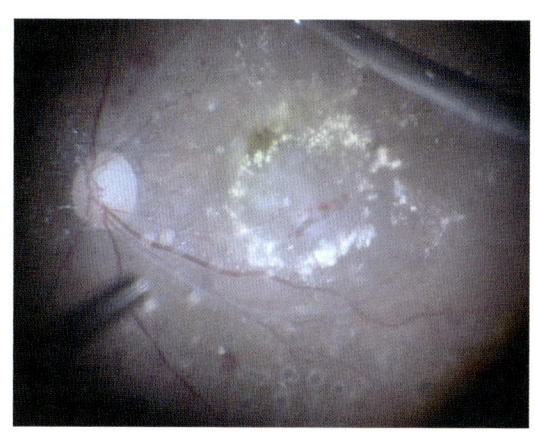

図 23　洗浄後
Glaser 針の向きを微妙に変えながら硬性白斑を水流で吹き飛ばすようにして洗浄していくが，中心窩がきれいになればそれ以上はあまり無理しなくてよい．網膜内硬性白斑は洗浄することは不可能なので，術前の OCT で硬性白斑の場所と深さを把握しておくことも重要である.

ができることにより針先を少し持ち上げることが可能になるため，色素上皮や脈絡膜を傷つけにくくなる．ゆっくりと灌流液を注入して洗浄したい大きさまで意図的網膜剥離を拡大する．この時急に流量を増やすと黄斑円孔を生じるので注意する．意図的網膜剥離が完成したら Glaser 針を少し左右に動かして網膜切開を横に拡大し灌流液の逃げ道を作る．洗浄水が網膜下から排出される間隙がないと意図的網膜剥離が必要以上に大きくなったり，黄斑円孔を生じたりする．Glaser 針の向きを上下左右に微妙に変えながら硬性白斑を水流で吹き飛ばすようにして洗浄していくが，中心窩がきれいになればそれ以上はあまり無理しなくてよい(**図 23**)．また網膜内硬性白斑は洗浄することは不可能なので，術前の OCT で硬性白斑の場所と深さを把握しておくことも重要である．黄斑円孔を生じにくくするため ILM 剥離は洗浄の後に行うようにしている．色素上皮への毒性を考慮して ILM 染色はできるだけ行わないようにしているが，網膜切開の縁から ILM 剥離を開始すると比較的容易に剥離できる．

参考文献

1) 鈴間潔：黄斑浮腫の治療戦略—糖尿病黄斑浮腫への抗 VEGF 療法．眼科 53：867-872, 2011
2) RETINA の会(監)，喜多美穂里(編)：網膜硝子体手術 SOS．医学書院，2012
3) 小椋祐一郎(編)：広角観察システムの基礎と応用．文光堂，2012

〔鈴間　潔〕

Topics

硝子体手術の進歩

　Machemer R が Parel J-M と製作した硝子体カッターを用いて初めて硝子体手術を行ったのは1970年である．その硝子体カッターは17Gで直径1.5 mm だった．その後，眼内照明やコンタクトレンズ，手術顕微鏡の改良が進む．1974年には硝子体カッターの直径は1 mm 弱（20 G）となった．また，直径1 mm の硝子体鉗子，硝子体剪刀，ジアテルミー，カニューラシステムなどが開発され，硝子体手術は今や日常的なものになった．最近の進歩として，MIVS（micro incision vitreous surgery）と chromovitrectomy について述べる．

❶ MIVS

　2002年に Fujii らが 25 G 硝子体手術システム，2005年には Eckardt が 23 G 硝子体手術システムを発表し，急速に小切開硝子体手術（MIVS）が普及している．MIVS では当初，手術器具の剛性が問題となったが，現在は広角観察システム（wide-viewing）（図1）を用いることでこの欠点はほぼ解消されている．すなわち，広角観察システムにおいては，眼球をそれほど回転，回旋させることなく，網膜最周辺部までを見渡すことができるため，手術器具の剛性が問題になりにくいといえる．

❷ 観察照明系

　光源装置（図2）についても，キセノンや水銀蒸気灯などの新しい装置が開発され，口径の細いファイバーでも十分に明るい眼内照明が得られるようになった．先端の形状がさまざまなものが発売されており（図3），術者の好みでファイバーの先を選択できる．照明光は各社のバリアフィルターの違いによって色が異なり，イエローグリーンの照明光は青色に対して強いコントラストを得ることができるため，内境界膜（ILM）染色時に有

表1　MIVS に有用な器械

広角観察システム	広角照明光源装置	広角ファイバー照明
BIOM（binocular indirect ophthalmo-microscope） OFFISS（optical fiber-free intravitreal surgery system） Resight Peyman-Wessels-Landers lens etc.	Photon I（シナジェティクス社） Photon II（シナジェティクス社） Xenon BrightStar（ドルク社） Constellation 内蔵光源装置（アルコン社） Accurus High Brightness Illuminator（アルコン社）	トータルビュー（ドルク社） コロナ（シナジェティクス社） シールド（シナジェティクス社） サファイア（アルコン社） etc.

表2　MIVS＋広角観察システムの利点
- トロッカーがついているので器具のオリエンテーションがつけやすい
- 周辺のレーザーがしやすい
- 全体が見えるので，合併症が起こってもすぐに発見できる

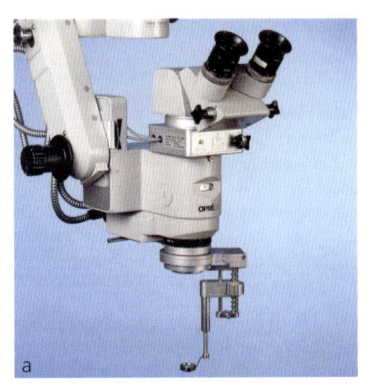

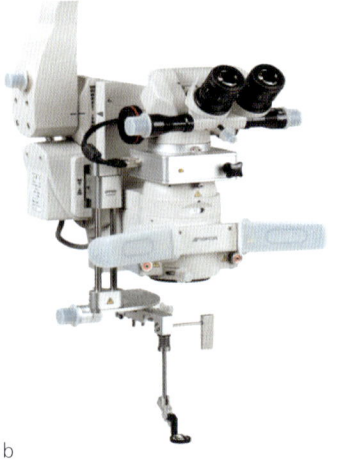

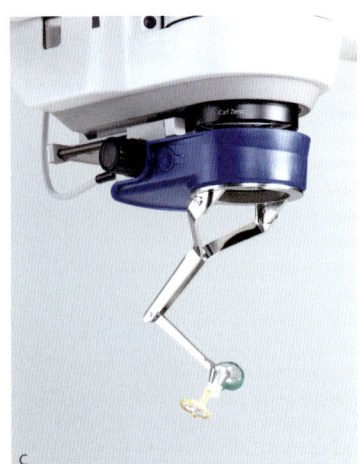

図1　広角観察システム
a：BIOM
b：OFFISS
c：Resight

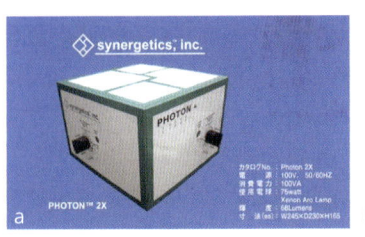

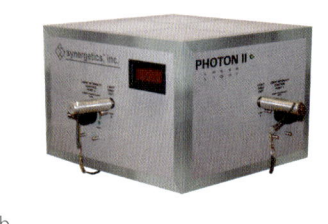

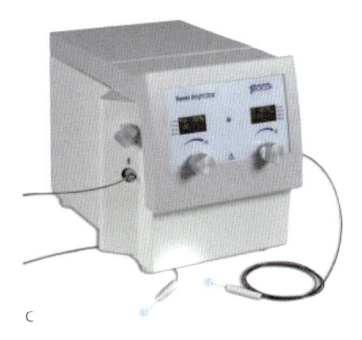

図2　広角照明光源装置
a：Photon I
b：Photon II
c：Xenon BrightStar

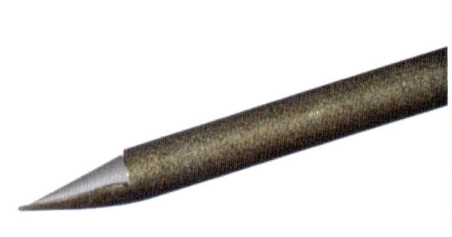

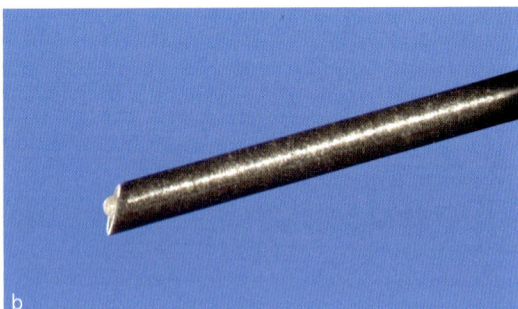

図3　広角ファイバー照明
a：23 Ga Corona Illuminator Wide Field
b：23 Ga Shielded Wide Field Endo Illuminator

用である．

❸ chromovitrectomy

黄斑部の手術は繊細な技術を必要とする．chromovitrectomyとは，染色あるいはトリアムシノロンなどの結晶を使用して，硝子体手術中のILM剝離などの手技を改良する方法である．高濃度の染色液は低濃度の染色液に比べ網膜の染色が良好であるが，網膜毒性を避けるためには，染色濃度を制限することが重要である．

マキュエイド®はトリアムシノロンアセトニド製剤で，硝子体可視化剤としてとしてわが国では初めて保険適用が承認された．トリアムシノロンアセトニドは後部硝子体剝離作成時にも有用であるが，ILM剝離にも使用されている．これはマキュエイド®をILM上に振りかけるようにして乗せ，ILM剝離ができた部分とできない部分の境界を見ようとする方法であり，ILMを染色するものではない．インドシアニングリーン(ICG)による内境界膜染色は一般的に広く行われているが，ICGは低濃度(0.25%)でも網膜色素上皮や神経網膜細胞に有害であるとの報告がある．ブリリアントブルーGは0.25 mg/mL以下の濃度であればラット網膜下に迷入しても明らかな組織障害はみられず，ICGやトリパンブルー(TB)と比較しても眼組織への毒性は低いと考えられている．ブリリアントブルーGはICGに比べ，染色が弱いようであるが，手技を完遂するには十分と思われる．

またこの他に，Enaidaらは，染色の効果を大きくするためにフィルターを用いる方法を研究した．今後の開発で広く使用できるようになれば，低濃度での染色でもILM剝離が可能となり，さらに安全性が高くなることが期待できる．

参考文献

1) Fujii GY, De Juan E Jr, Humayun MS, et al.：A new 25-gauge instrument system for transconjunctival sutureless vitrectomy surgery. Ophthalmol 109：1807-1812, 2002
2) Eckardt C：Transconjunctival sutureless 23-gauge vitrectomy. Retina 25：208-211, 2005
3) Machemer R：The development of pars plana vitrectomy：a personal account. Graefes Arch Clin Exp Ophthalmol 223：453-468, 1995
4) Ueno A, Hisatomi T, Enaida H, et al.：Biocompatibility of brilliant blue G in a rat model of subretinal injection. Retina 27：499-504, 2007
5) Enaida H, Hachisuka Y, Yoshinaga Y, et al.：Development and preclinical evaluation of a new viewing filter system to control reflection and enhance dye staining during vitrectomy. Graefes Arch Clin Exp Ophthalmol 251：441-451, 2013

〔藤川亜月茶〕

IV 抗VEGF療法

　糖尿病網膜症(DR)の発症と進展に，血管内皮細胞増殖因子(VEGF)が大きくかかわっていることはいうまでもない．VEGFは，血管透過性亢進と血管新生の両方の作用をもつ唯一の増殖因子であり，増殖糖尿病網膜症(RDR)や糖尿病黄斑症において硝子体中のVEGF濃度の上昇が報告されている．つまりはVEGFを阻害することにより，DRの進行予防，治療ができる可能性があると考えられる．本項では，DR診療における抗VEGF療法について，VEGF阻害薬の基礎，治療の実際，今後の展開について述べる．

I. 抗VEGF療法とは

　DRの進行により毛細血管が閉塞し，網膜に無灌流領域(NPA)が形成される．NPAのニューロンやグリア細胞は酸素不足に陥り，ストレスにより平常時とは異なるさまざまな遺伝子発現をはじめる．そのなかの1つにVEGFの過剰生成がある．活動性の高い増殖網膜症の硝子体中のVEGF濃度は，光凝固や硝子体手術により沈静化した増殖網膜症などの眼疾患と比較して，有意に高いことが明らかになっている．このことによりPDR・糖尿病黄斑症の活動性はVEGFとの関連が深く，VEGFを阻害することでDRの進行予防・治療ができる可能性があることが示唆された．

　VEGFが受容体の1つであるKDR/Flk1(VEGF receptor 2)に結合するとKDRのチロシンが自己リン酸化され，それによりPLCγがKDRに結合しチロシンリン酸化を受け活性化する(図1)．活性化したPLCγは細胞膜のPIP$_2$をDAGとIP$_3$に分解し，そこへプロテインキナーゼC(PKC)が転位してDAGと結合して活性化される．活性化したPKCはそれ自体の作用と考えられている血管透過性亢進により網膜浮腫をひき起こし，他方では古典的MAPキナーゼであるERKの上流にあるRafをリン酸化することによりMAPキナーゼカスケードを活性化させ，DNA合成に始まる細胞増殖さらには血管新生を誘導すると考えられている．したがって血管新生と血管透過性の両方を抑制するためにはPKCより上流のシグナル伝達をブロックする必要があり，VEGFを抗体で中和することは理にかなった方法である．

　代表的なVEGF阻害薬としては，ペガプタニブ，ベバシズマブ，ラニビズマブ，アフ

リベルセプトがある．ペガプタニブは最初に開発された VEGF 阻害薬であり，$VEGF_{165}$ に対する RNA アプタマーを PEG に結合させた薬物である．抗体ではなく核酸でできており，分解されにくいように高分子ポリエチレングリコール付加などの分子修飾が加えられている．分子量は約 50 kDa である(図2)．

　ベバシズマブは VEGF に対するマウスモノクローナル抗体を遺伝子組み換えによってヒト化したものであり，結合部位はすべての isoform に共通であるためすべての VEGF isoform を阻害する．分子量は 150 kDa である(図3)．

　ラニビズマブは，ベバシズマブの Fab フラグメント(可変領域：抗原と結合する部位)であり，VEGF との結合をより強くするために一部遺伝子改変が行われている(図3)．分子量

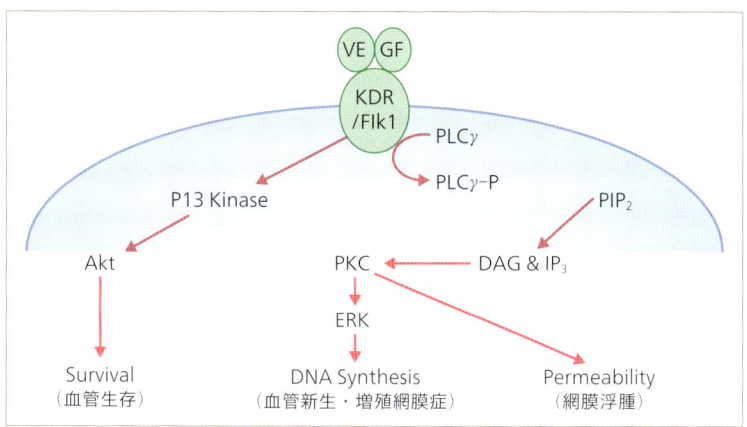

図1　VEGF メカニズム

VEGF が KDR/Flk1(VEGF レセプター2)に結合し，KDR のチロシンが自己リン酸化され，PLCγ が KDR に結合しチロシンリン酸化を受け活性化．活性化した PLCγ は細胞膜の PIP2 を DAG と IP3 に分解し，そこへプロテインキナーゼ C(PKC)が転位して DAG と結合して活性化．活性化した PKC は血管透過性亢進により網膜浮腫をひきおこし，他方で ERK の上流にある Raf をリン酸化することにより MAP キナーゼカスケードを活性化させ，DNA 合成に始まる細胞増殖さらには血管新生を誘導する．
(鈴間　潔：[抗 VEGF 抗体の眼科臨床応用] 抗 VEGF 抗体の原理と現状．合併症．眼科 50：1685-1691, 2008 より)

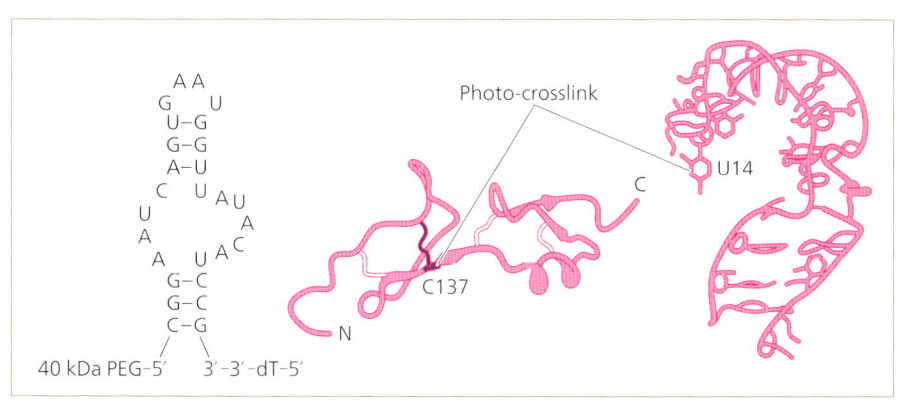

図2　ペガプタニブ構造

ポリエチレングルコール(PEG)が結合したオリゴヌクレオチド．オリゴヌクレオチド部分は，$VEGF_{165}$ に選択的に結合するように設計されたアプタマー(標的蛋白質に特異的に結合する核酸分子)である．
(鈴間　潔：[抗 VEGF 抗体の眼科臨床応用] 抗 VEGF 抗体の原理と現状．合併症．眼科 50：1685-1691, 2008 より)

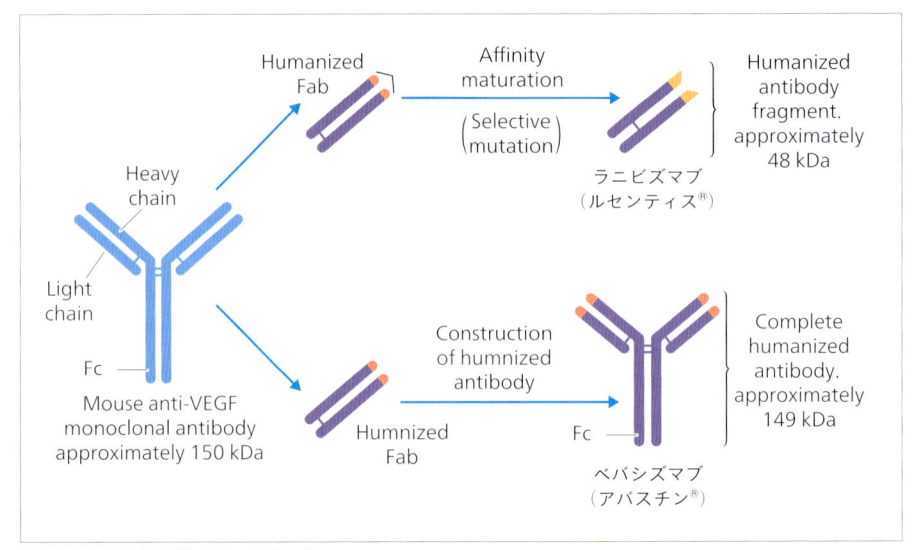

図3 ベバシズマブとラニビズマブ
VEGFに対するマウスモノクローナル抗体を遺伝子組み換えによってヒト化したものがベバシズマブである（図下）．ラニビズマブはベバシズマブのFabフラグメントの親和性を増強させるよう一部遺伝子改変が行われたものである（図上）．
（鈴間　潔：［抗VEGF抗体の眼科臨床応用］抗VEGF抗体の原理と現状．合併症．眼科50：1685-1691, 2008より）

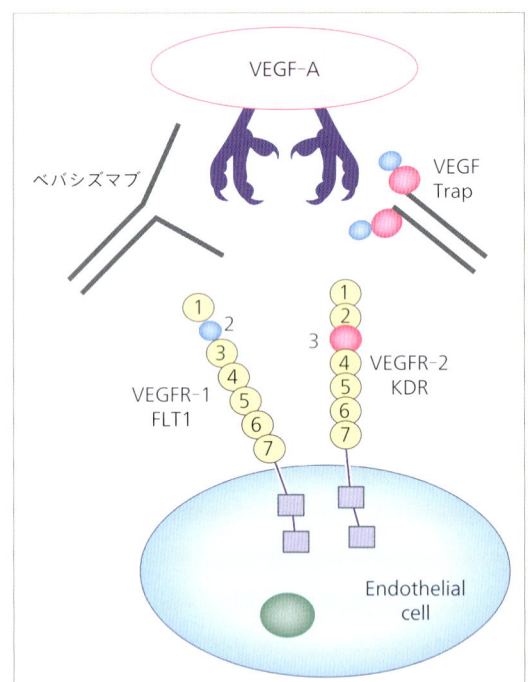

図4 VEGF Trapの原理
アフリベルセプトは，VEGFレセプター1とレセプター2のVEGFに結合する細胞外ドメインをヒト型IgG$_1$の抗体のFc部分と融合させた遺伝子組み換え融合蛋白である．VEGF-AさらにPlGF（胎盤由来増殖因子）やVEGF-Bにも結合し中和するといわれている．
（鈴間　潔：［抗VEGF抗体の眼科臨床応用］抗VEGF抗体の原理と現状．合併症．眼科50：1685-1691, 2008より）

は約50 kDaである．組織移行性はベバシズマブより良好で，眼内半減期が短くなるが，全身移行した場合の半減期も短いため，安全性が高く，Fc部分がないので炎症も起こしにくい可能性がある．

　アフリベルセプトは，VEGFレセプター1とレセプター2のVEGFに結合する細胞外ドメインを抗体のFabフラグメントと入れ替えた組み換え蛋白である（図4）．VEGFレセ

プター1の細胞外ドメインはVEGFへの結合力が強く，VEGFのすべてのisoformに結合し，さらにPlGF（胎盤由来増殖因子）やVEGF-Bにも結合するため，それらも中和するといわれている．

II. 治療の実際

1. 糖尿病黄斑浮腫に対する抗VEGF療法

　欧米を中心としたDRの多施設臨床研究システムであるDiabetic Retinopathy Clinical Research Network（DRCR.net）は，糖尿病黄斑浮腫（DME）に対する抗VEGF療法の大規模スタディを発表した．DMEに対する光凝固にラニビズマブまたはトリアムシノロンの硝子体注射を併用するか否かの研究結果で，854眼をレーザー単独，レーザーとラニビズマブ，時間をかけたレーザーとラニビズマブ，レーザーとトリアムシノロンの4群に無作為に割り付け（図5），1か月ごとの頻繁なフォローアップを行った．結果は，ラニビズマブ併用群で治療開始2～3か月までの視力改善の立ち上がりが非常によく，レーザー単独群との差がその後2年間持続するという驚くべきものであった（図6）．トリアムシノロン併用群では，最初の視力改善の立ち上がりはラニビズマブ併用群に迫るものがあるが，白内障進行により視力が低下するという結果であったが，眼内レンズ挿入眼では後期の視力低下は認められず，ラニビズマブ併用群にはわずかに及ばないもののレーザー単独群より有意によい視力が得られていた．もう1つの大規模試験にRESTORE Studyがあり，これは滲出型AMDで理想的とされる1か月おき3回投与後にPRN投与（必要に応じて投与）することを治療プロトコールとしている（図7）．ラニビズマブ単独投与群を設定しているところが，DRCR.netの報告との大きな違いであり，レーザー単独群よりラニビズマブ単独群，併用群ともに有意に良好な視力が得られ，1年間のフォローアップにおいて，ラニビズマブ単独群でもレーザーにラニビズマブ併用群と同等かそれ以上の結果が得られてい

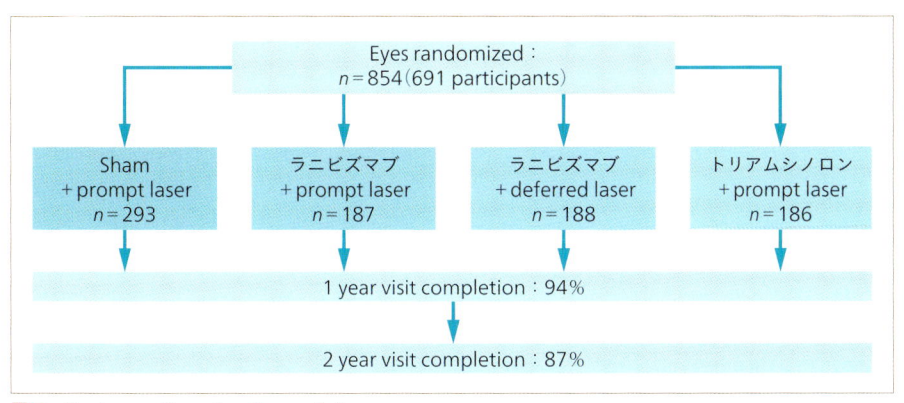

図5　Study enrollment and completion
（Elman MJ, Aiello LP, Beck RW, et al.: Randomized trial evaluating ranibizumab plus prompt or deferred laser or triamcinolone plus prompt laser for diabetic macular edema. Ophthalmology 117: 1064-1077, 2010 より）

図6 視力変化
レーザー単独より抗VEGF療法併用が優れている．ステロイドは白内障を進行させる．
(Elman MJ, Aiello LP, Beck RW, et al.: Randomized trial evaluating ranibizumab plus prompt or deferred laser or triamcinolone plus prompt laser for diabetic macular edema. Ophthalmology 117: 1064-1077, 2010 より)

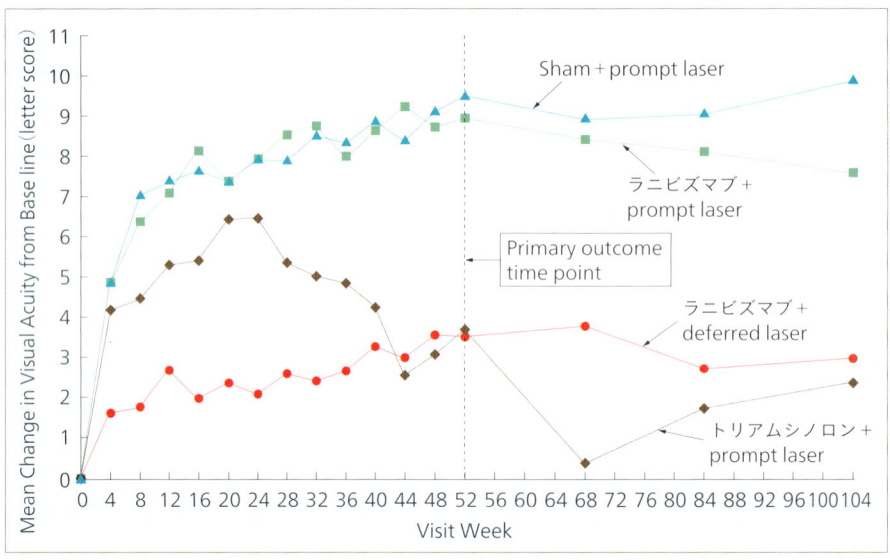

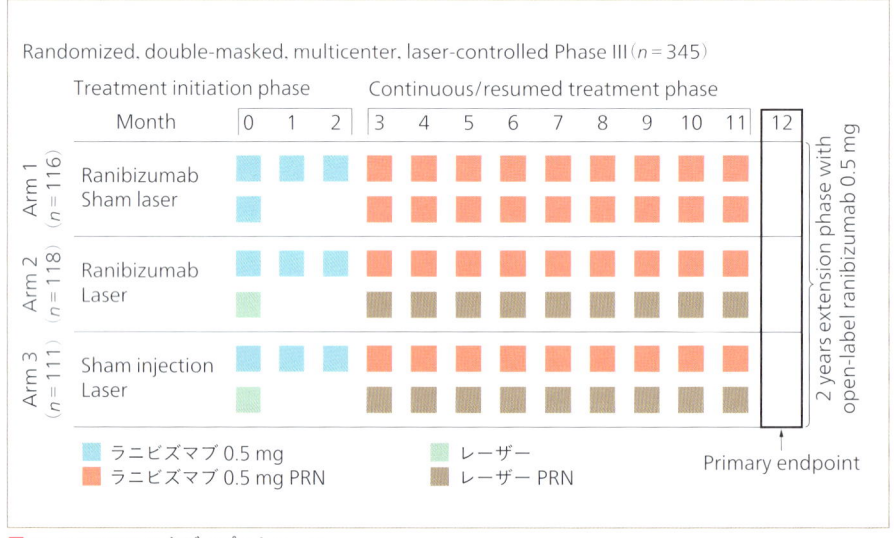

図7 RESTORE スタディプロトコール
(Mitchell P, Bandello F, Schmidt-Erfurth U, et al.: The RESTORE study ranibizumab monotherapy or combined with laser versus laser monotherapy for diabetic macular edema. Ophthalmology 118: 615-625, 2011 より)

る（図8）．この結果は，これまでゴールデンスタンダードであったレーザー治療がVEGF阻害薬にとって代わられる可能性があることを示しているといえる．

2. 硝子体手術に対する術前抗VEGF療法

PDRの活動性をコントロールしている因子の1つがVEGFである．VEGF阻害薬を投与すると血管新生が抑制されるため，VEGF阻害薬を投与することでPDR症例の活動性

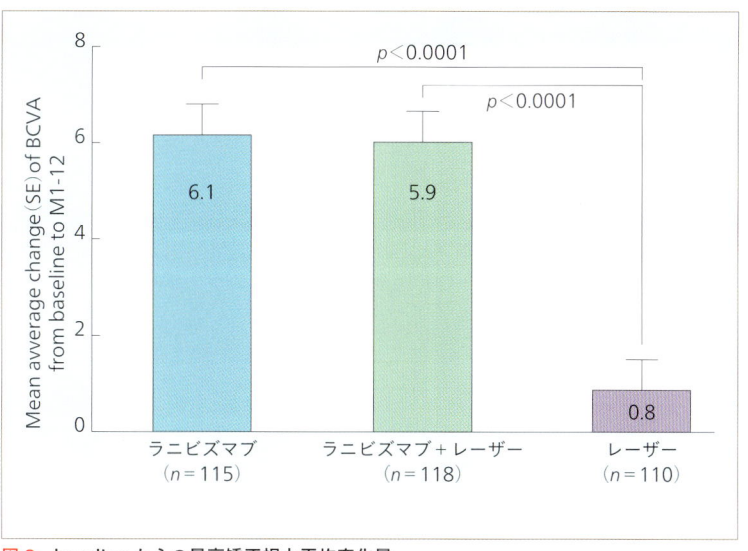

図8 baselineからの最高矯正視力平均変化量
(Mitchell P, Bandello F, Schmidt-Erfurth U, et al.: The RESTORE study ranibizumab monotherapy or combined with laser versus laser monotherapy for diabetic macular edema. Ophthalmology 118: 615-625, 2011 より)

を抑制できる可能性がある．ベバシズマブ硝子体注射により，増殖膜からの出血や硝子体出血の減少など活動性を抑制できたという報告もあるが，注射後に増殖膜が収縮して牽引性網膜剝離（TRD）が発症することもある．そのためPDRに対しては，抗VEGF療法単独での治療は難しく，やはり硝子体手術が必要となってくる．VEGF阻害薬投与により短期的には活動性を抑えることができる．硝子体手術前投与することで，網膜症の活動性が抑制された状態で手術を行うことができる．術中に増殖膜の処理を行うときなどに出血が少なく，手術が容易になるという報告もある．実際，PDRに対する硝子体手術前にベバシズマブを投与した症例の投与前後を走査型レーザー検眼鏡で比較してみると，新生血管膜の収縮が認められた（図9）．しかし，収縮によるTRDの拡大の心配もあるため，術前投与のタイミングは重要である．現在筆者らの施設では硝子体手術の前日に投与している．術前VEGF阻害薬硝子体投与は，従来の増殖硝子体網膜症手術では避けられなかった術中出血に伴う視認性低下や止血操作を減らすことができるため，欠かせない抗VEGF療法となっている．

3. 血管新生緑内障に対する抗 VEGF 療法

　PDRは血管新生緑内障の重要な原因である．血管新生緑内障を発症すると，治療が困難で予後不良であったが，虹彩ルベオーシスを有する眼では前房水中のVEGF濃度が上昇しているという報告により，VEGF阻害薬による血管新生緑内障の治療の可能性が出てきた．VEGF阻害薬の硝子体内投与や前房内投与によりルベオーシスの速やかな退縮，眼圧下降，緑内障手術時の出血抑制などの報告がある．汎網膜光凝固（PRP）よりも即効性

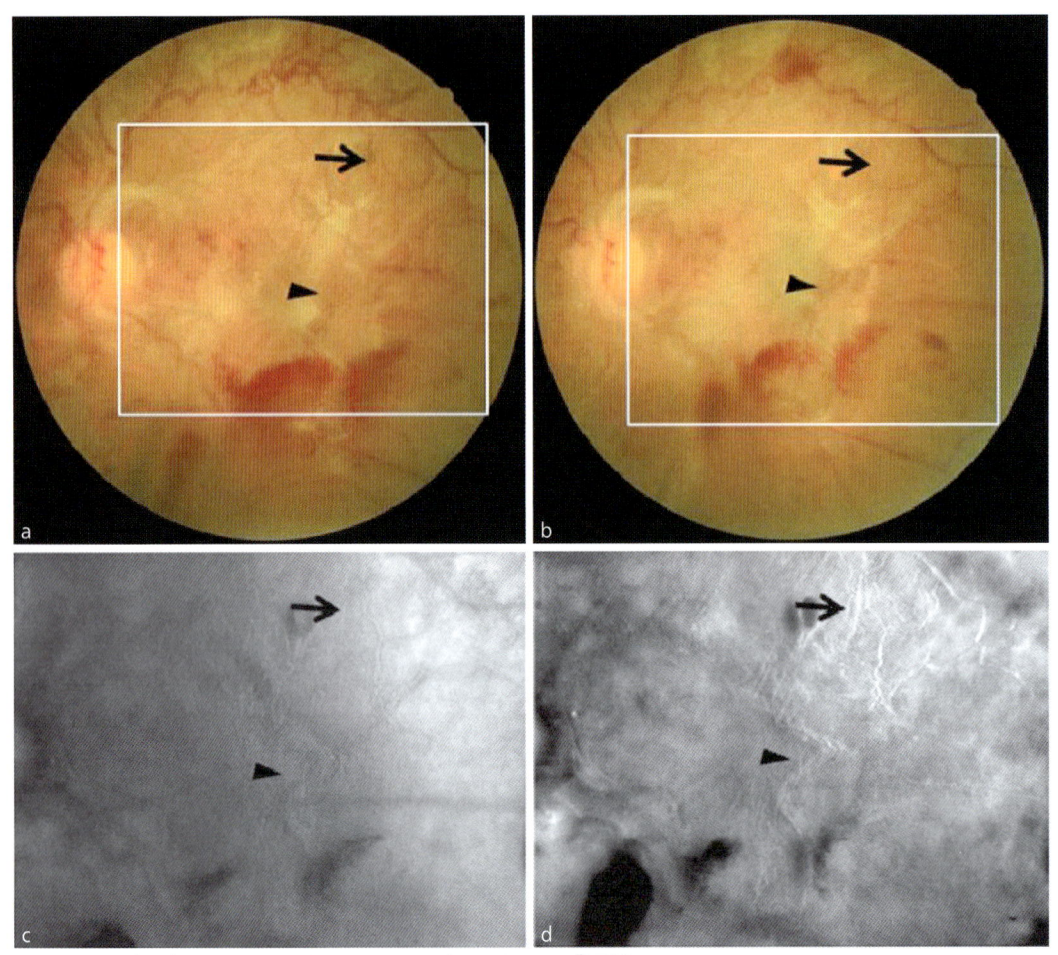

図9 ベバシズマブ投与前後の変化（上段：カラー写真，下段：F-10®画像）
a，c：投与前．
b，d：投与3日後．

があるが，再発の問題があり，単独治療ではなく光凝固も必要である．光凝固の追加の余地もないほど凝固されている症例でも，全身状態などによりルベオーシスが出現してくる症例もある．このような症例に対しては，即効性のある VEGF 阻害薬投与を行い，注意深い経過観察により，再発時に速やかに再投与し，隅角閉塞を防ぐ必要がある．開放隅角の場合は，ルベオーシスの退縮により眼圧下降が期待できるが，すでに閉塞隅角になってしまった場合は観血的手術を行う必要がある．観血的手術を行う場合は，PDR に対する術前投与と同様，術中術後の出血を減少する目的で術前 VEGF 阻害薬投与を行うことが推奨される．

III. 今後の展開

現在，日本では DR に対する治療として認可された VEGF 阻害薬はないため，各病院で倫理委員会の承認のもとに行っている施設がほとんどである．ラニビズマブとベバシズ

マブでは20倍以上の価格差があり，複数回投与することもあり，現在はベバシズマブを投与している施設が多いと思われる．大規模スタディの結果などから考えると，DMEに対する治療としては，今後抗VEGF療法が主流となってくる可能性が高く，アフリベルセプトの臨床治験も行われているため，認可された薬剤がある場合，非認可のものは使用しづらいため，価格は無視できない問題である．また，硝子体注射の手技による合併症や全身合併症は，繰り返し投与することで増え，また生殖細胞，発生過程への影響は未だ不明である．今後，DMEに対する抗VEGF療法が第一選択になった場合，滲出型加齢黄斑変性と同様にいつまで打ち続けるかという問題や，硝子体手術への移行の判断の問題など，解決しなければならない課題は多く，さらなる研究により最適な抗VEGF療法のプロトコールができることを期待する．

参考文献

1) Suzuma K, Takahara N, Suzuma I, et al.：Characterization of protein kinase C beta isoform's action on retinoblastoma protein phosphorylation, vascular endothelial growth factor-induced endothelial cell proliferation, and retinal neovascularization. Proc Natl Acad Sci USA 99：721-726, 2002
2) Elman MJ, Bressler NM, Qin H, et al.：Diabetic Retinopathy Clinical Research Network：Expanded 2-year follow-up of ranibizumab plus prompt or deferred laser or triamcinolone plus prompt laser for diabetic macular edema. Ophthalmology 118：609-614, 2011
3) Elman MJ, Aiello LP, Beck RW, et al.：Randomized trial evaluating ranibizumab plus prompt or deferred laser or triamcinolone plus prompt laser for diabetic macular edema. Ophthalmology 117：1064-1077, 2010
4) Mitchell P, Bandello F, Schmidt-Erfurth U, et al.：The RESTORE study ranibizumab monotherapy or combined with laser versus laser monotherapy for diabetic macular edema. Ophthalmology 118：615-625, 2011
5) Suzuma K, Tsuiki E, Matsumoto M, et al.：Retro-mode imaging of fibrovascular membrane in proliferative diabetic retinopathy after intravitreal bevacizumab injection. Clin Ophthalmol 5：897-900, 2011
6) 鈴間　潔：[抗VEGF抗体の眼科臨床応用] 抗VEGF抗体の原理と現状，合併症．眼科 50：1685-1691, 2008

〈築城英子〉

V ステロイド

　糖尿病黄斑浮腫（DME）では硝子体中のインターロイキン6やtumor necrosis factor-α（TNF-α）などの炎症性サイトカイン，血管内皮増殖因子，細胞接着因子の1つであるintercellular adhesion molecule-1（ICAM-1）などが上昇していることが報告されており，病態に炎症が深く関与していることが明らかになってきている．これらの因子に対する抑制薬が治療薬として試みられているが，そのなかで最も一般的に用いられているのがステロイドである．

　現在DMEに対して行われているステロイド治療法はトリアムシノロン硝子体注射，トリアムシノロンTenon囊下注射が主である．またトリアムシノロンは硝子体手術時に硝子体可視化剤としても使用されており，術中にそのほとんどが除去されるが，術後早期の黄斑浮腫改善に寄与していると考えられている．その他ステロイド点眼や硝子体中インプラントが開発されている．ステロイド自体も徐放剤として少しずつ効果がでるようにデザインされた薬剤も開発されてきている．

　ただどの治療においてもあくまで補助療法であり，ステロイド単独治療では再発する可能性が高い．レーザー治療や手術などと併用することが重要であり，毛細血管瘤（MA）光凝固とトリアムシノロンTenon囊下注射併用では，MA光凝固単独療法より視力予後がよかったと報告されている．また汎網膜光凝固（PRP）との併用でも黄斑浮腫の合併症が少なく視力予後がよかったと報告されている．

　以前筆者らの施設では，トリアムシノロン硝子体注射とTenon囊下注射の両方を行っていた．しかし硝子体注射による無菌性眼内炎を経験し，また他施設からも同様の報告があったので，現在ではTenon囊下注射しか行っていない．

　これらの知見や結果をふまえ，糖尿病網膜症（DR）に対するステロイド治療について下記にまとめる．

I.　トリアムシノロンTenon囊下注射

　トリアムシノロンTenon囊下注射の効果は約3か月と考えられている．前述したように，MA光凝固やPRPと併用して使用する．MA光凝固の治療効果は約1か月かけて徐々

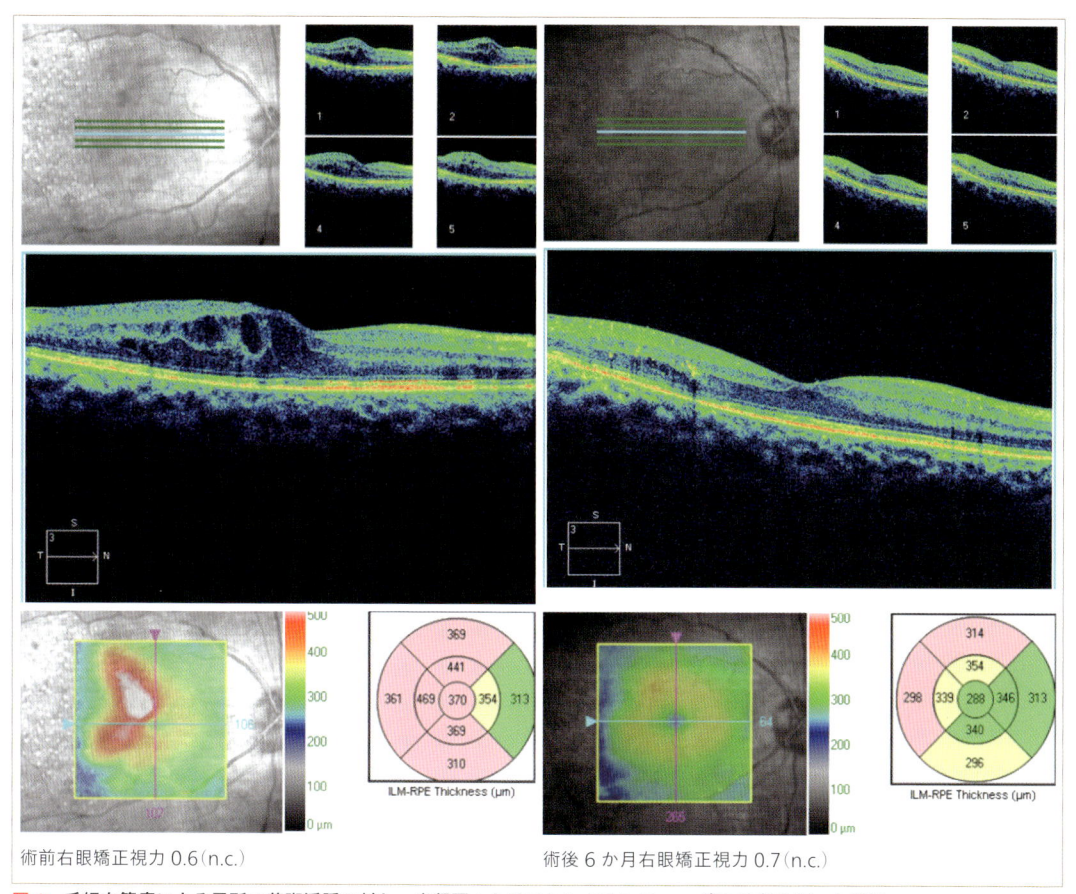

術前右眼矯正視力 0.6（n.c.）　　　　　　　術後 6 か月右眼矯正視力 0.7（n.c.）

図 1　毛細血管瘤による局所の黄斑浮腫に対し，光凝固＋トリアムシノロン Tenon 囊下注射を行った症例
矯正視力は維持されており，トリアムシノロンの効果が切れている術後 6 か月でも黄斑浮腫の再発はない．

に出てくるが，その効果が出てくるまでの間の黄斑浮腫を改善することで網膜を保護するという考え方である．図 1 のように，MA 光凝固が効いていればトリアムシノロンの効果が切れる 3 か月以上たっても浮腫の再発は起こらない（新たな活動性のある病変ができた場合は別である）．投与のタイミングとしては，レーザー治療の項目でも述べているが，MA 光凝固を行いその直後 Tenon 囊下注射をする方法を推奨する．grid photocoagulation との併用の場合は，浮腫が強いと凝固斑が出にくいことや浮腫の違いによって過凝固になる危険性もあるので，トリアムシノロン Tenon 囊下注射を行い黄斑浮腫が改善してからレーザー治療をしたほうがよい．PRP の場合は，全例にトリアムシノロンを投与するわけではない．黄斑浮腫がすでにある場合は黄斑の治療から開始する．黄斑浮腫が誘発されそうな症例の場合にレーザー治療開始と同時またはトリアムシノロン投与をして網膜光凝固を開始している．

　このようにトリアムシノロンは光凝固との併用として使用しているが，例外として硝子体切除術術後で MA のないびまん性黄斑浮腫に対しては，トリアムシノロン Tenon 囊下注射単独で治療することもある．Tenon 囊下注射は，無硝子体眼にも有効であることも利点の 1 つである．

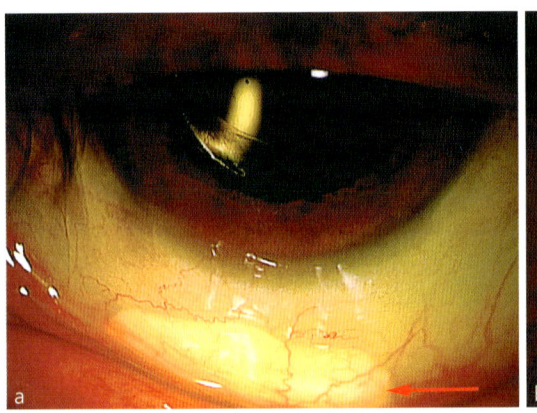

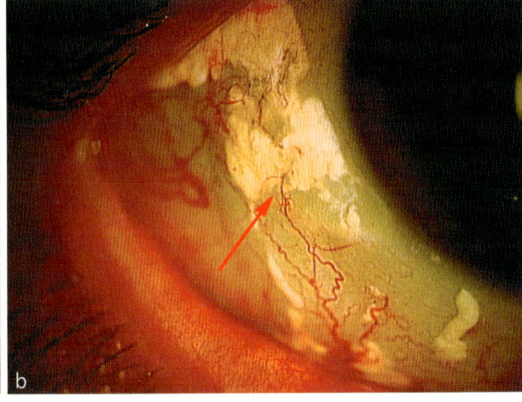

図2 他院で行われたトリアムシノロン Tenon 囊下注射後
結膜下に多量の白色物質の沈着を認め(矢印)，トリアムシノロンと考えられる(a)．50 mmHg 以上の眼圧上昇を認め，トラベクロトミーを行ったが効果なく，最終的にトラベクレクトミーを行った．白色物質は Tenon 囊と一体となっており(矢印)，除去することはできなかった(b)．

1. 治療の実際

① 術前に表面麻酔と抗菌薬の点眼を行う．
② 眼内手術に準じた消毒，ドレーピングを行う．
③ トリアムシノロンを 1 mL 注射器にとる(40 mg/mL)．
④ 黄斑部近傍に投与するので，耳下側または耳上側から 0.5 mL 投与する(DME に対しては 20 mg 投与が一般的である)．
⑤ 重要なのは確実に Tenon 囊下に投与することであり，結膜下とくに角膜近くへの漏出によって眼圧上昇のリスクが高くなる．図2のように結膜下に多量に漏れるとコントロール困難な眼圧上昇をきたす可能性が高い．強膜を露出して Tenon 囊下に注射することを心がける．また以前に同部位に投与した既往がある場合，強膜と Tenon 囊間に癒着を起こしていることがあり，少しでも漏出するようであれば焦らずに投与部位を変更したほうがよい．

II. トリアムシノロン硝子体注射

有硝子体眼に対する治療では，治療効果は約 6 か月と考えられている．Tenon 囊下注射よりも黄斑浮腫に対する治療効果は強いが，前述したように無菌性眼内炎の危険性があるため現在筆者らの施設では行っていない．また，眼圧上昇や白内障の進行の合併症頻度も Tenon 囊下注射より多いことが報告されている．

1. 治療の実際

①～③は Tenon 囊下注射と同様である．無菌性眼内炎の原因としてトリアムシノロンの溶媒が指摘されており，ミリポアフィルタで溶媒を除去して投与したほうがよい．
④ 輪部から約 3.5 mm から 0.05～0.1 mL 注射する(40 mg/mL)(DME に対しては 2～4 mg

投与が一般的である）．

　注射翌日の診察は必須であり，無菌性眼内炎の有無を確認する．眼圧上昇や白内障進行の頻度は，トリアムシノロン Tenon 囊下注射より高頻度であり経過観察が必要である．

III. ステロイド硝子体中インプラント

　ステロイド硝子体中インプラントによる DME に対する治療は，ステロイドを硝子体中に決まった量を放出することができるインプラントを手術で眼球に設置する方法である．最近フルオシノロン・アセトニド硝子体中インプラントの術後 3 年の成績が報告された．この報告では最初の 1 か月でフルオシノロン・アセトニドを 0.6 μg/日放出し，その後 0.3～0.4 μg/日に減量し，約 30 か月投与するという方法であった．結果は，視力が 3 段階以上改善した症例が術後 6 か月で 16.4％（標準治療群 1.4％）で標準治療群と比較し有意に改善し，術後 3 年目では 31.3％（標準治療群 20.0％）で標準治療群と有意差はなかった．中心窩網膜厚も術後 6 か月ではインプラント群が標準治療群よりも有意に改善していたが（$p<0.0001$），術後 3 年では両群間の有意差はなかった（$p=0.861$）．しかし，30 mmHg 以上の眼圧上昇は，標準治療群 5.8％に対しインプラント群 61.4％と高率で，4 年までに 33.8％の症例で高眼圧に対する手術が行われていた．また，白内障進行もインプラント群で高率で，4 年後までに 91％の症例に白内障手術が行われた．

　視力や網膜厚は改善しているが，高眼圧や白内障進行の問題点があり，投与量など今後検討する必要がある．ステロイド治療の冒頭で述べたように，ステロイドは他の治療法との併用でより効果が発揮できるのではないかと考えている．硝子体手術後のびまん性浮腫に対し，黄斑浮腫に対し効果が発揮できて眼圧上昇が起こらない程度の少量を投与するなどの改善が必要だろう．

IV. ステロイド点眼

　最近ステロイド点眼（ジフルプレドナート difluprednate ophthalmic emulsion 0.05％）の有効性も報告された．ジフルプレドナートは，わが国では皮膚科領域で治療薬として用いられており，内眼部への移行性が高められるように改良され，0.1％ベタメタゾンよりも強い抗炎症作用を有するとされている．米国では 2008 年に内眼手術後の抗炎症薬として FDA（食品医薬品局）に認可されている．近年わが国で臨床試験が行われているが，硝子体手術後の糖尿病黄斑症に対し投与し有意に黄斑浮腫が改善したと報告された．しかし眼圧上昇の副作用もあり，18％の症例で選択的レーザー線維柱帯形成術が必要となった．

　今後，DME に対する治療薬として販売されることが期待されている．

V. 眼圧上昇に対する治療法

　ステロイドの副作用として眼圧上昇があるが，その対処法をあげる．まずは点眼治療を行うが，β遮断薬と炭酸脱水素阻害薬から開始している．プロスタグランジン製剤は，炎症を惹起し黄斑浮腫の原因となる可能性もあるからである．β遮断薬と炭酸脱水素阻害薬が無効な症例にはプロスタグランジン製剤を追加している．ブリモジニン酒石酸塩を3剤目に使用することもよいかもしれない．点眼治療でコントロールが効かない場合は，アセタゾラミド内服を追加しつつ，選択的レーザー線維柱帯形成術を行っている．それでも効果がない場合，トラベクロトミー（線維柱帯切開術）を行っている．

　ちなみに図2の症例はトラベクロトミーも無効であり，最終的にトラベクレクトミー（線維柱帯切除術）を行った．眼圧上昇の副作用も重症化することがあるので，やはり投与に際しては慎重に行ったほうがよい．

ステロイド治療の基本方針を以下にまとめる．
① トリアムシノロン硝子体注射は無菌性眼内炎や眼圧上昇などの頻度も高く，トリアムシノロンTenon囊下注射のほうが推奨される．
② ステロイド単独治療では黄斑浮腫が再発する可能性が高く，レーザー治療や手術などと併用することが重要である．
③ トリアムシノロンTenon囊下注射では，確実にTenon囊下に投与することが重要である．

　DMEに対するステロイド治療は，光凝固術や手術などと併用して効果を発揮しているが，現在のところその具体的な用法や併用法は確立されていない．今後DMEに対する抗VEGF療法がどのような位置づけになるかによって，ステロイドの使用法も変わってくる可能性がある．新しいステロイドも開発されており，今後副作用が少ない新薬の開発に期待したい．

参考文献

1) Yilmaz T, Weaver CD, Gallagher MJ, et al.：Intravitreal triamcinolone acetonide injection for treatment of refractory diabetic macular edema. Ophthalmology 116：902-913, 2009
2) Shimura M, Nakazawa T, Yasuda K, et al.：Pretreatment of posterior subtenon injection of triamcinolone acetonide has beneficial effects for grid patter photocoagulation against diffuse diabetic macular edema. Br J Ophthalmol 91：449-454, 2007
3) Nakano S, Yamamoto T, Kirii E, et al.：Steroid eye drop treatment（difluprednate ophthalmic emulsion）is effective in reducing refractory diabetic macular edema. Graefes Arch Clin Exp Ophthalmol 248：805-810, 2010
4) Pearson PA, Comstock TL, Ip M, et al.：Fluocinolone acetonide intravitreal implant for diabetic macular edema：a 3-years multicenter randomized, controlled clinical trial. Ophthalmology 118：1580-1587, 2011

〈山田義久〉

VI その他の治療法

　糖尿病網膜症(DR)に対する治療は，原因となっている高血糖に対する厳格な血糖コントロールを主体とした内科的治療と，網膜光凝固と硝子体手術を主体とした眼科的治療が基本である．黄斑浮腫に対してはトリアムシノロン Tenon 嚢下注射も日常的に行われている．しかし，網膜光凝固には視野狭窄や感度低下が伴う場合があり，手術やトリアムシノロン Tenon 嚢下注射も侵襲的であり，感染症や眼圧上昇などの合併症も無視できない．一方，薬物内服療法は，これらと異なり，非侵襲的治療法であり，網膜症の発症や進行を抑制する薬剤の存在が期待されている．網膜症治療の補助として，理論的に有効である可能性のある薬物について述べる(**表 1**)．

I. 血管強化薬

　糖尿病による網膜血管壁の脆弱性から出血が起きる．止血剤としては，血管強化を目的に血管強化薬を用いることは，理に適っている．血管強化薬には，カルバゾクロム製剤(アドナ® 30 mg　1日3回)，アドレノクロム製剤(アドクノン® 30 mg　1日3回)や，ビタミンC(シナール® 1 g　1日3回)などが用いられる．これらの薬剤は毛細血管壁の透過性亢進を抑制し，漏出性出血を抑えるが，凝固線溶系への影響はなく，副作用も少ないため補助療法剤として好ましい．一方，血液凝固能を亢進させる止血剤，例えばトラネキサム酸(トランサミン®)やビタミンK製剤などは血液凝固能を促進し血栓形成，血管閉塞を促進する可能性があり，総合止血剤なども含めて禁忌である．

II. 血管拡張薬

　血管異常による血流低下や毛細血管閉塞に対し，カリジノゲナーゼ(カルナクリン® 50単位　1日3回，カリクレイン® 10単位　1日3回，サークレチン® 50単位　1日3回)，ニコチン酸トコフェロール(ユベラニコチネート® 100 mg　1日3回)などの血管拡張薬が用いられる．カリジノゲナーゼは，血液中キニノーゲンに作用し，キニンを遊離し一酸化炭素の産生亢進を介して微小血管を拡張させるとともに，キニンを介しアラキドン酸を遊離さ

表1 糖尿病網膜症に対する処方例

薬効	薬剤名	商品名	処方例
血管強化	カルバゾクロム製剤	アドナ	30 mg　1日3回
	アドレノクロム製剤	アドクノン	30 mg　1日3回
	ビタミンC	シナール	1 g　1日3回
血管拡張	カリジノゲナーゼ	カルナクリン	50単位　1日3回
	カリジノゲナーゼ	カリクレイン	10単位　1日3回
	カリジノゲナーゼ	サークレチン	50単位　1日3回
	ニコチン酸トコフェロール	ユベラニコチネート	100 mg　1日3回
血小板抑制阻害	アスピリン	アスピリン	100 mg　1日1回
	──	小児用バファリン	81 mg　1日1回
その他	アルドース還元酵素阻害剤	キネダック	50 mg　1日3回

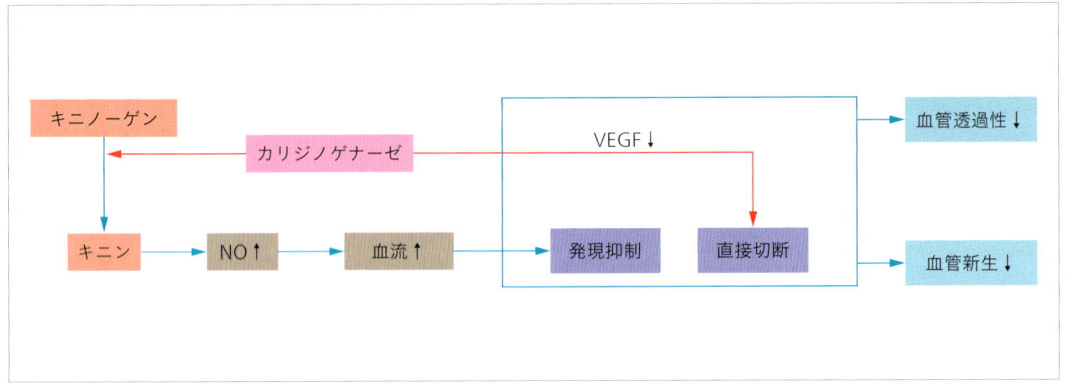

図1　カリジノゲナーゼの作用機序

せ，プロスタグランジンの産生を促すことにより血管拡張作用を有するプロスタサイクリンを上昇させる．また，カリジノゲナーゼは，眼内VEGF量を低下させ，血管透過性の亢進を抑制して糖尿病黄斑症の発症を防ぐ可能性やVEGF切断により，VEGF受容体の活性化抑制作用を介して抗VEGF作用を発揮する可能性が示唆されている（図1）．実際，カリジノゲナーゼ内服による糖尿病黄斑症患者の厚くなった中心窩網膜厚の改善が報告されている．

III. 抗血小板療法

　糖尿病では，血小板の凝集能が亢進しており，血栓形成が起こりやすい状態となる．血小板凝集抑制剤（抗血小板薬）の代表はアスピリンで，アラキドン酸カスケードにおけるシクロオキシゲナーゼを阻害して，血小板凝集抑制作用を有するトロンボキサンA_2産生を低下させるため，DRに対する治療薬として，注目されている（図2）．しかし，Early Treatment Diabetic Retinopathy Study（ETDRS）で，アスピリン（650 mg/日）のDRの進行，視力低下などの抑制効果はないと結論づけられた．ただし，抗血小板作用目的で使用する際，アスピリンの通常使用量は100〜300 mg/日であるため，650 mg/日は比較的大量投与ということになる．Antithrombotic Trialists' Collaborationの報告によると，アスピリン

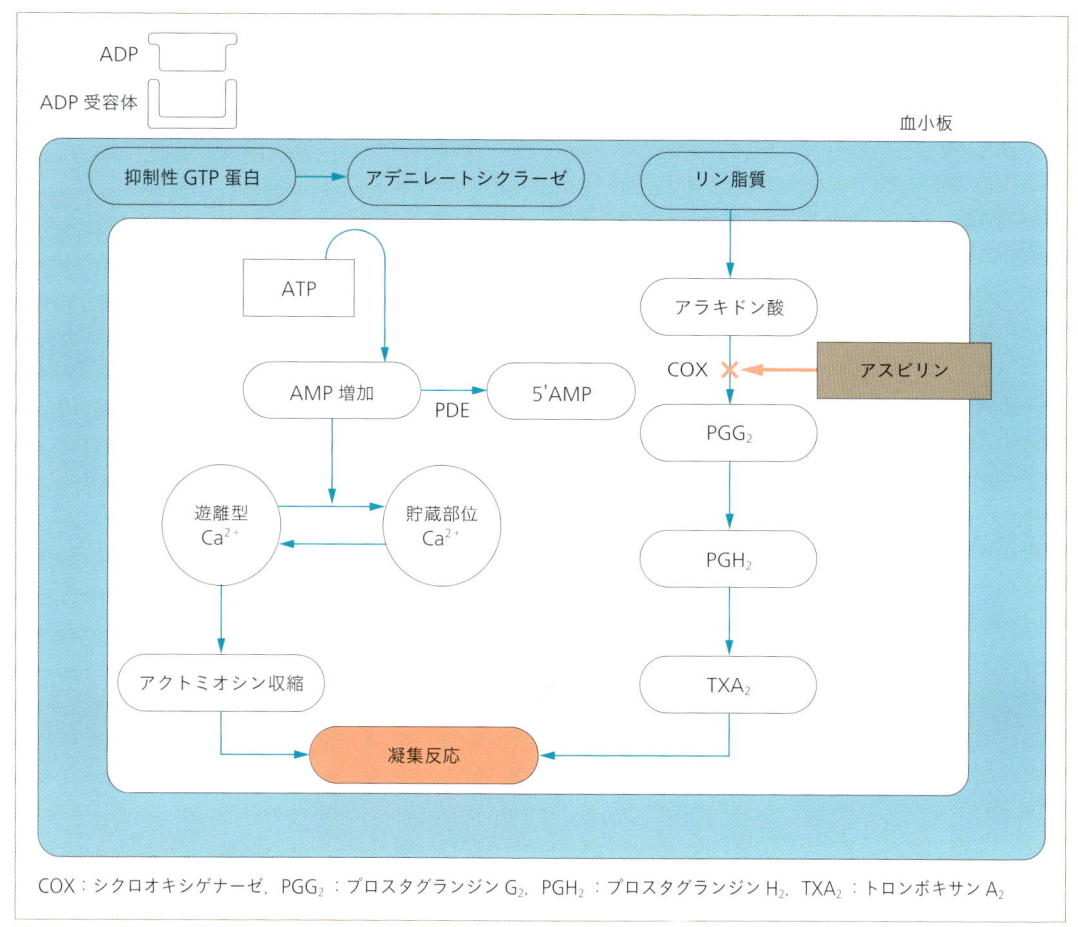

図2 アスピリンの作用機序

COX：シクロオキシゲナーゼ，PGG$_2$：プロスタグランジン G$_2$，PGH$_2$：プロスタグランジン H$_2$，TXA$_2$：トロンボキサン A$_2$

〔Lecomte M, Laneuville O, Ji C, et al.：Acetylation of human prostaglandin endoperoxide synthase-2（cyclooxygenase-2）by aspirin. J Biol Chem 269：13207, 1994：Ashida SI, Abiko Y：Mode of action of ticlopidine in inhibition of platelet aggregation in the rat. Thromb Haemost 41：436, 1979 より〕

は中用量～高用量群（160～1,500 mg/日）でも有意に血管イベントを抑制するが，最も抑制効果を認めたのはアスピリン低用量群（75～150 mg/日）である．アスピリンは大量に投与された場合，血管内細胞内のシクロオキシゲナーゼをも阻害し，血栓形成に関しトロンボキサン A$_2$ と逆の作用をもつプロスタサイクリンを減少させ，凝固傾向を強める結果となる（アスピリンジレンマ）．また，非ステロイド系抗炎症薬（non-steroidal anti-inflammatory drugs：NSAIDs）として使用する場合のアスピリンの投与量は 1～4.5 g/日とされており，NSAIDs としての効果はまだ検証されていない．

IV. アルドース還元酵素阻害薬

現在，DR に対して承認されているわけではないが，糖尿病神経障害に対し，エパルレスタット（キネダック®）などの一部の薬が使用されているアルドース還元酵素阻害薬（aldose reductase inhibitor：ARI）が DR を治療できる薬物として注目されている．高血糖により引き

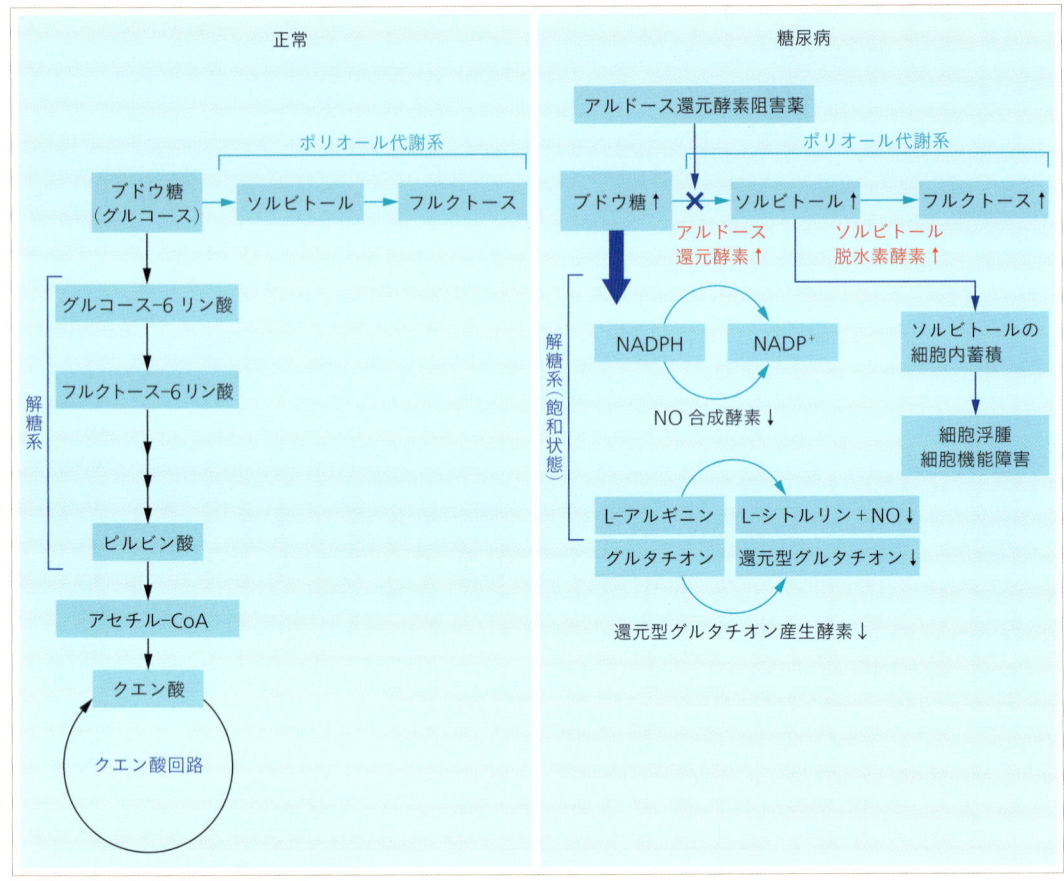

図3 アルドース還元酵素阻害薬の作用機序

起こされるさまざまな代謝異常の1つにポリオール代謝経路の亢進があげられる．異常な高グルコース，もしくは高ガラクトース血症状態が発生すると，糖はアルドース還元酵素（aldose reductase：AR）により還元され，それぞれ糖アルコールに代謝される．糖アルコールは膜透過性が悪いため細胞内に蓄積し，細胞内の浸透圧が増加し，細胞内への水の流入により細胞が変性する．網膜では壁細胞にARが存在し，DR早期の壁細胞脱落のメカニズムは理論的に説明できる．実際，糖尿病神経障害のある患者をキネダック®内服群と非内服群に分け，3年間経過観察を行った結果，内服群のほうが，糖尿病網膜症・腎症などの合併症の進展した症例が少なかったという報告がある．神経障害を軽度に留めた間接的な効果に合わせてポリオール系の関与を考慮するとキネダック®の直接作用の可能性も否定できない．現在，その他数種類のARIが開発段階にある．

DRの病態と上記のような薬剤の作用メカニズムの整合性を過信し，網膜光凝固と硝子体手術などの積極的治療の適応時期を逸することがあってはならない．あくまでも，内服治療は自ずと限界があり，補助療法にとどまることを認識したうえで内服治療と経過観察を行うべきである．

参考文献

1) Nakamura S, Morimoto N, Tsuruma K, et al.：Tissue kallikrein inhibits retinal neovascularization via the cleavage of vascular endothelial growth factor-165. Arterioscler Thromb Vasc Biol 31：1041-1048, 2011
2) Kato N, Hou Y, Lu Z, et al.：Kallidinogenase normalizes retinal vasopermeability in streptozotocin-induced diabetic rats：potential roles of vascular endothelial growth factor and nitric oxide. Eur J Pharmacol 606：187-190, 2009
3) Antithrombotic Trialists Collaboration：Collaborative meta-analysis of randomised trials of antiplatelet therapy for prevention of death, myocardial infarction, and stroke in high risk patients. BMJ 324：71-86, 2002
4) Hotta N, Akanuma Y, Kawamori R, et al.：Long-term clinical effects of epalrestat, an aldose reductase inhibitor, on diabetic peripheral neuropathy：the 3-year, multicenter, comparative Aldose Reductase Inhibitor-Diabetes Complications Trial. Diabetes Care 29：1538-1544, 2006

〔松本牧子〕

VII 血管新生緑内障の治療

　糖尿病網膜症(DR)に伴う血管新生緑内障は一般的に難治な疾患とされるが，その程度は症例によって差が大きいのも特徴であり，予後は虚血の程度と不可逆的な隅角閉塞の程度に大きく左右される．

I. 早期診断・早期治療の重要性

　血管新生緑内障は突然起こるものではなく，虹彩や隅角に新生血管ができたらすぐに血管新生緑内障になるわけではない．早く見つければ緑内障まで至らずに治療することも可能であることに留意する必要がある．

　DRの経過観察中に眼圧の上昇を認めた場合，隅角検査は必須である．散瞳後の診察では散瞳薬による血管収縮のためルベオーシスの診断が困難になるため，隅角検査は無散瞳で行うことが基本である．また，瞳孔領に明らかな新生血管を認めなくても隅角には著明な新生血管がすでに生じていることもあるため，眼圧上昇を認めた場合に隅角を丁寧に診察することは必須である(図1)．ただし仮に隅角に明らかな新生血管を認めなかった場合でも，血管新生緑内障の可能性については常に留意しておく必要がある．初期のごく細い新生血管は圧迫していると赤く充血してきて検出しやすくなる．それでも極初期の段階では隅角検査で新生血管が検出できず，後に明らかとなってくることは稀ならず経験する．また，検眼鏡的にDRが軽度に見えても実は虚血の著しい症例があるため，疑わしい場合にはFAGにて網膜の虚血程度を把握しておく必要がある．

　硝子体手術後においては新生血管の足場となる硝子体がないため，虚血に伴う新生血管が眼底には生じずに血管新生緑内障の形で現れてくることも多い．増殖糖尿病網膜症(PDR)に対する硝子体手術後で眼圧が上昇してきた場合は，まず血管新生緑内障を疑って新生血管が隅角検査で明らかでなくても網膜光凝固が不足している範囲に速やかに凝固を追加することが重要である．汎網膜光凝固(PRP)が一応完成していると思われる症例であっても，さらに隙間にレーザー凝固を追加することによって新生血管の退縮と眼圧下降が得られることはよく経験される．

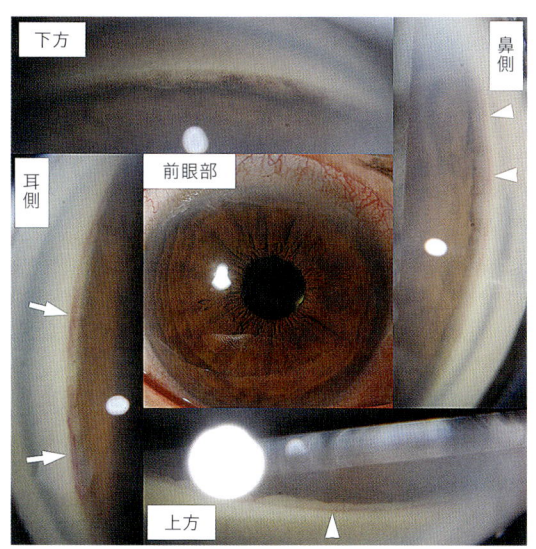

図1 前眼部および隅角の写真（瞳孔領に明らかな新生血管を認めない血管新生緑内障）

瞳孔領には明らかな新生血管は認めない．しかし，隅角には全周性に赤い新生血管（矢頭）と線維柱帯への出血の付着（矢印），部分的に周辺虹彩前癒着（PAS）の形成がみられる．

II. 網膜光凝固

　血管新生緑内障はまず虚血状態に対する治療が大前提であり，レーザー網膜光凝固治療による網膜虚血の相対的改善が不可欠である．PRPは最周辺部までしっかり施行する必要があり，VOLK社のSuperQuad® 160やOcular社のMainster PRP 165などの広い観察が可能な接触型レンズが最周辺部までの凝固には有用である．散瞳不良や眼内レンズ挿入眼の前囊混濁のために最周辺部への光凝固は容易ではないことも多いが，その場合でもまずは経瞳孔的に網膜光凝固を徹底的に行うことが基本であり，症例によっては圧迫子付きのレンズも有用である．新生血管が可逆的である早期（開放隅角期）であればレーザー治療のみで寛解に持ち込める可能性が高い．すでにPRPが一応完成している症例であっても，新生血管が沈静化していない場合には凝固斑の隙間にさらに網膜光凝固を追加していく必要がある．しかし，レーザーによる新生血管退縮による眼圧下降は通常数週間を要するため，すでにかなりの高眼圧である場合はレーザー治療の効果が出るのを待つ猶予がないことも多く，その場合レーザー治療のみでは治療困難である．

　散瞳不良例や白内障術後の前囊混濁のために経瞳孔的に最周辺部へのレーザー網膜光凝固が困難な場合，最周辺部網膜への網膜冷凍凝固術も選択肢にあげられる．しかし障害，炎症が強いため，やむを得ない場合に限られる方法である．近年の小切開硝子体手術は以前よりかなり低侵襲であるため，どうしてもレーザーが経瞳孔的に十分施行できない場合は硝子体手術中に周辺部までレーザーを施行することも検討する．しかし，まずは可能な限り経瞳孔的にレーザーを行うことが原則であり，周辺網膜へのレーザー施行するだけの目的で安易に硝子体手術を選択することは避けなければならない．

表1　血管新生緑内障に対するVEGF阻害薬硝子体注射を併用した治療方針

病期	眼圧上昇	隅角所見	治療方針
開放隅角非緑内障期	なし	新生血管	徹底したPRP
開放隅角緑内障期	あり	新生血管	VEGF阻害薬硝子体注射＋PRPで眼圧下降が期待できる．ただし，虚血に対する治療が不十分であれば再発するので注意が必要．
閉塞隅角緑内障期	あり	新生血管 PAS	まずVEGF阻害薬硝子体注射＋PRP. 眼圧下降は不可逆的隅角閉塞の程度次第．眼圧下降の程度から不可逆的隅角閉塞の程度が推測でき，眼圧下降が不十分なら手術が必要．

III. 薬物療法

　近年，VEGF阻害薬であるベバシズマブ(アバスチン®)の登場により，レーザー治療の前にVEGF阻害薬の硝子体注射を先行することで，以前であれば高眼圧のためにレーザーの効果を待つ猶予なく早期の手術を要した症例でも，硝子体注射＋レーザーで治療可能な範囲が広がってきた(表1)．有硝子体眼では少なくとも1～2か月程度は硝子体注射の効果が期待できるため，眼圧下降が得られた症例ではその間にPRPを完成させればよい．しかし，隅角が不可逆的な閉塞を生じた症例ではVEGF阻害薬の眼圧下降効果は限定的であり，最終的に手術治療が必要となる．また，硝子体手術がすでに施行されている無硝子体眼では硝子体注射の効果持続期間が短いため注意が必要である．現在のところ，アバスチン®の使用は眼科では適用外使用であり，眼科での加齢黄斑変性の治療に使用されているラニビズマブ(ルセンティス®)でもベバシズマブと同様の効果が期待できるが，血管新生緑内障は保険適用疾患にはなっていない．

　なお，血管新生緑内障に対する眼圧降下薬による治療は，網膜虚血に対するレーザー治療中やレーザー治療で網膜虚血が改善してもなお残存する高眼圧，あるいは手術前後で補助的に行われるものであり，網膜虚血に対する治療が不十分であれば隅角新生血管と周辺虹彩前癒着(PAS)の悪化は免れず薬物でコントロール不能な高眼圧に至る．

IV. 手術療法

1. トラベクレクトミー

　血管新生緑内障に対する手術としては従来からトラベクレクトミー(線維柱帯切除術)が選択されてきた(図2)．しかし，残念ながら血管新生緑内障に対するトラベクレクトミーの予後は比較的不良であり，術中・術後出血がその一因とされる．血管新生緑内障101症例を対象とした報告で，術後眼圧22 mmHgをエンドポイントにした場合でも手術成功率は術後1，2，5年でそれぞれ62.5％，58.2％，51.7％であり，マイトマイシンCを術中併用してもなお術後眼圧コントロールが不良である．血管新生緑内障に対するトラベクレクトミーの予後不良因子として若年者や硝子体手術の既往が報告されており，とくに糖尿病網膜症に伴う場合は両眼性や広範なPASが予後不良因子として知られている．

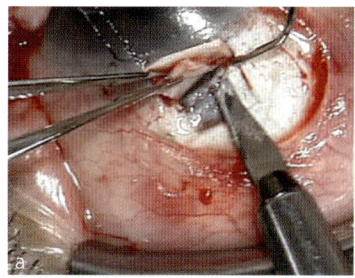

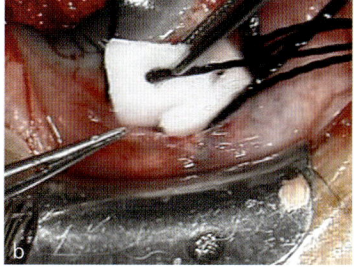

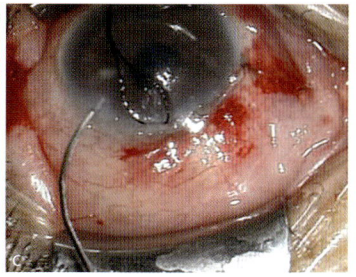

図2　マイトマイシンC併用トラベクレクトミー手術
a：二重強膜弁で強膜トンネルを作成.
b：0.04%マイトマイシンC塗布.写真のような紐付きベンシーツ®は取り忘れや断片化を気にせず奥まで留置できるので有用である.
c：後方までびまん性に拡がる濾過胞が理想的である.

　今日ではVEGF阻害薬の術前硝子体注入により隅角や虹彩の新生血管を退縮させることが可能となり，手術に伴う前房出血の頻度は有意に減少し，術後早期の眼圧は術前硝子体注入を併用しないトラベクレクトミーよりも有意に低いとされる．しかし長期成績に関してはより良好とする報告と，1年後には同等，との報告があり，現在のところ統一した見解には至っていないが，少なくとも術中操作と術後濾過胞管理の一助となることは間違いない．

　トラベクレクトミーの結膜切開は円蓋部基底と輪部基底があるが，円蓋部方向によりびまん性に拡がる濾過胞をつくりやすい点では円蓋部基底のほうが有利である．また，濾過胞再建術が必要になった場合，円蓋部基底のほうが前回手術切開部の結膜瘢痕が問題になりにくいのも利点である．濾過手術は必ずしも一度で成功しないため再手術を念頭に置き，耳上側，鼻上側，真上の3か所で可能なように結膜を温存しておくことも重要である．血管新生緑内障では濾過胞形成不良となりやすいため，術後早期ではやや過剰濾過にしてしっかりした濾過胞を目指したほうが最終的によい濾過胞を形成しやすい．しかし，低眼圧により惹起された新生血管からの前房出血は濾過胞形成不良の原因となりうるため，濾過胞と前房出血の両方をコントロールする必要がある．VEGF阻害薬の術前硝子体注入は前房出血の抑制に有用である．

2. 緑内障インプラント手術

　平成24年4月からglaucoma drainage devices（GDD）を用いた緑内障インプラント手術が保険適用となり，平成25年10月現在ではBaerveldt® Glaucoma Implant（バルベルト緑内障インプラント）（エイエムオー・ジャパン社）とEX PRESS® Glaucoma Filtration Device（Alcon社）が使用可能であり，Ahmed™ Glaucoma Valve（アーメド緑内障バルブ）（New World Medical社）が今後使用可能になる見込みである．

　EX-PRESS®を用いるとトラベクレクトミーの際に周辺虹彩切除術を行う必要がないため，血管新生緑内障で懸念される大量の前房出血を回避できるメリットがある．しかし，基本的にトラベクレクトミーと同様の手術であり結膜の瘢痕化が著しい症例ではやはり濾過胞形成不全や濾過胞漏出が問題になり予後は悪い．前房と強膜弁下の交通が確保できる

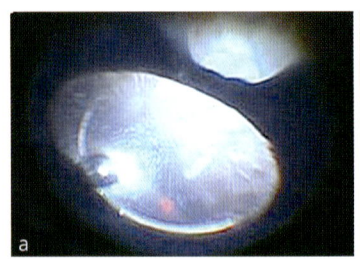

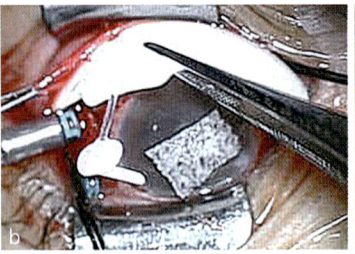

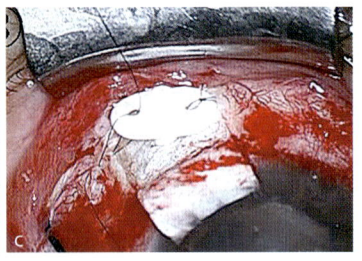

図3 Baerveldt® Glaucoma Implant 手術
本症例は ECCE，硝子体手術，トラベクレクトミー（耳上側）の既往があり，上方結膜の瘢痕化が強かったため耳下側にインプラント挿入を行っている．25 G 硝子体手術で周辺硝子体の郭清とレーザー光凝固追加を併施した．
a：網膜光凝固を最周辺部まで徹底的に施行する．毛様体扁平部挿入タイプの場合，最周辺部まで硝子体郭清する必要がある．
b：Baerveldt®（BG102-350）のプレートを直筋付着部後方に挿入．プレートは大きいので，挿入部の Tenon 嚢組織はしっかり剥離しておく．
c：Hoffmann elbow を硝子体腔内に挿入し縫着．半層強膜弁でそれを被覆する．自己強膜が難しければ保存強膜を使用する．

ことで，線維血管増殖が問題となる血管新生緑内障に対して長期の濾過胞維持にも有用かもしれないが，まだ不明である．あくまでトラベクレクトミーの際に利用できるオプションという位置付けになる．

Baerveldt® Glaucoma Implant は眼内に挿入したチューブから房水を眼外のプレート周囲へと誘導する装置である（図3）．トラベクレクトミーと異なり無血管濾過胞による濾過胞感染のリスクがないことは利点である．前房挿入タイプと毛様体扁平部挿入タイプがあり，どちらも調整弁は付いていないため術直後の過度の低眼圧を予防するためにチューブ結紮を行い，チューブ結紮による術直後の高眼圧を予防するためにチューブに孔を開けておき（Sherwood slit），これにより一時的な房水の逃げ道を確保する．チューブ結紮を吸収糸（8-0 バイクリル）で行った場合，自然解放されるまでの術後 1 か月程度は高眼圧は免れず，その間は薬物療法での眼圧コントロールの継続が必要なことが多い．

Ahmed™ Glaucoma Valve は，内圧 8〜12 mmHg で開く調整弁をもつことが特徴である．そのため術直後の低眼圧が起こりにくいという特徴があり，チューブ結紮の必要はない．弁なしタイプ（Baerveldt®）のほうが弁付タイプ（Ahmed™）よりも 1 年後の眼圧は低めが期待できる報告はあるが，長期の差や血管新生緑内障に対する効果の違いはまだ不明である．また，前房挿入タイプはチューブが虹彩，角膜内皮と接する可能性があり角膜内皮障害も危惧されている．硝子体手術後の血管新生緑内障に対しては毛様体扁平部挿入タイプがよい適応と考えられるが，やはり血管新生緑内障に対する長期成績については不明な部分が多く，その安全性・治療効果・適応については慎重に判断する必要がある．

3. 毛様体破壊術

房水産生部位である毛様体を冷凍凝固あるいはレーザーを用いて破壊することで，眼圧下降を図る方法である（図4）．過凝固になれば眼球癆に至ることが最大の併発症であり，いずれの方法でも複数回行う覚悟で過凝固を避けることが一番のポイントである．また，術中術後の疼痛が強いことが多く，疼痛管理が重要である．視機能良好な症例にはできる限り選択するべきではなく，トラベクレクトミーや緑内障インプラント手術で眼圧下降が得られなかった難治症例への最終手段，あるいは失明眼の疼痛管理目的という位置付けに

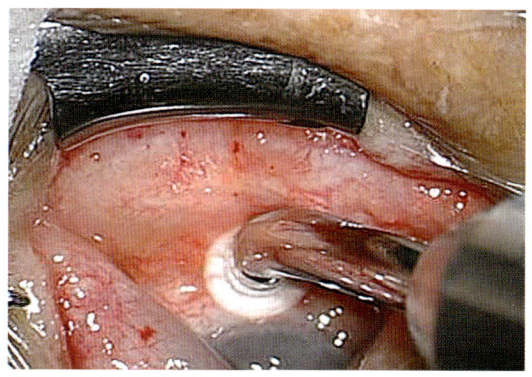

図4 毛様体冷凍凝固術
角膜輪部から 2～3 mm の位置に一発につき 1 分間冷凍凝固を行う．周りの結膜をプローブにできるだけ触れさせないことが疼痛管理上重要である．

なる．

　VEGF 阻害薬や緑内障インプラント手術の出現により，血管新生緑内障に対する治療のオプションは以前よりも確実に増えてきた．しかしながら，血管新生緑内障で高度に PAS が進行した症例は依然難治疾患であり，適切な DR の管理により早期発見・早期治療に努め，濾過手術を要する前の段階で治療することが最も重要である．

参考文献

1) Tanihara Y, Inatani M, Fukushima M, et al.：Trabeculectomy with mitomycin C for neovascular glaucoma：prognostic factors for surgical failure. Am J Ophthalmol 147：912-918, 2009
2) Kiuchi Y, Sugimoto R, Nakae K, et al. Trabeculectomy with mitomycin C for treatment of neovascular glaucoma in diabetic patients. Ophthalmologica 220：383-388, 2006
3) Saito Y, Higashide T, Takeda H, et al.：Beneficial effects of preoperative intravitreal bevacizumab on trabeculectomy outcomes in neovascular glaucoma. Acta Ophthalmol 88：96-102, 2010
4) Tanihara Y, Inatani M, Kawaji T, et al.：Combined intravitreal bevacizumab and trabeculectomy with mitomycin C versus trabeculectomy with mitomycin C alone for neovascular glaucoma. J Glaucoma 20：196-201, 2011
5) Chihara E, Umemoto M, Tanito M：Preservation of corneal endothelium after pars plana tube insertion of the Ahmed glaucoma valve. Jpn J Ophthalmol 56：119-127, 2012

〔赤木忠道〕

VIII 白内障手術

　糖尿病症例の白内障手術は，以下のような理由から，手術そのものや眼内レンズ(IOL)挿入の適応が慎重に論じられてきた．
　① 血液房水柵の破綻があるため術後合併症が起こりやすい
　② 術後に網膜症が進行する
　③ IOL挿入眼では網膜光凝固術，硝子体手術が行いにくい
　日本眼科学会が1987年に定めた糖尿病眼に対するIOL挿入の適応は，進行性の糖尿病網膜症(DR)，虹彩血管新生，網膜剝離が禁忌，DRは慎重適応となっていた．その後2007年に眼内レンズの禁忌事項の見直しが行われ，現在では禁忌がなくなり，進行性のDR，網膜剝離，活動生の高い虹彩新生血管が，慎重適応となった(**表1**)．見直しが行われた背景として，前回の適応を定めた20年前と比較し，現在ではfoldable眼内レンズを用いる極小切開白内障手術が一般的となり，手術の侵襲が格段に少なくなっていること，硝子体手術機器の開発や手術手技の向上により，重篤な網膜硝子体疾患に対しても白内障手術と硝子体手術の同時手術を行うことが一般的となり，治療に著効を示していることなどがあげられる．
　ただし，白内障手術後の合併症として，糖尿病症例では22％に黄斑浮腫を生じるとの報告もあり，術前術後の経過観察が重要なのは言うまでもない．

I. 白内障手術をいつ行うか

　表2に，術後の黄斑浮腫の危険因子を示す．血液網膜関門の破綻が，すでに大きい症例に黄斑浮腫は起こりやすく，そこに小切開とはいえ白内障手術の侵襲が加わることで，さらに浮腫が起こりやすくなると考えられる．**表2**から検討すると，理想的にはHbA1cが低く黄斑浮腫が存在しない状態で，もしもレーザーが必要な場合は，6か月以上前に終了されている症例が白内障手術に適していると考えられる．ただし，個々の症例によって優先させるべき項目は違ってくるであろうし，総合的に，長期的な観点で，治療方針は決定されなければならない．

表1 日本眼科学会による眼内レンズ添付文書

1987年	2007年
[禁忌・禁止] 次の患者には適用しないこと (1) 小児 (2) コントロール不良の緑内障 (3) 進行性の糖尿病網膜症 (4) 活動性のぶどう膜炎 (5) 虹彩血管新生 (6) 網膜剥離 (7) 重篤な術中合併症 (8) その他,全身的,眼科疾患を伴うことなどを理由として医師が不適当と判断した症例	[禁忌・禁止] 次の患者には適用しないこと (1) 2歳未満の小児 (2) その他,全身的,眼科疾患を伴うことなどを理由として医師が不適当と判断した症例
[使用上の注意] 使用注意(次の患者には慎重に適用すること) (1) 若年者 (2) 角膜内皮障害 (3) 緑内障 (4) ぶどう膜炎の既往のあるもの (5) 糖尿病網膜症 (6) 網膜剥離の既往のあるもの (7) 強度近視 (8) 先天性眼異常	[使用上の注意] 使用注意(次の患者には慎重に適用すること) (1) 2歳以上の小児 (2) コントロール不良の緑内障 (3) 進行性の糖尿病網膜症 (4) 網膜剥離 (5) 先天性眼異常 (6) 角膜内皮障害 (7) 活動性のぶどう膜炎 (8) 小児のぶどう膜炎 (9) 活動性の高い虹彩血管新生 (10) 重篤な術中の有害事象発生症例 (11) その他,全身的,眼科的理由により医師が慎重対応と判断した症例

表2 白内障手術後の糖尿病網膜症増悪,黄斑浮腫の危険因子

術後黄斑浮腫の危険因子 (Kimら 2007)	術後網膜症増悪の危険因子 (Henricssonら 1996)	術後黄斑浮腫の危険因子 (Sutoら 2008,2011)
インスリン依存性 罹患期間10年以上 術前から黄斑浮腫がある	HbA1c高値 罹患期間がより長い インスリン治療をしている 術前より存在する進行した網膜症がある	白内障術前にPRPを行った症例(2008) 白内障術前6か月以内にレーザーを終了した症例(2011)

II. 白内障手術のテクニック

　糖尿病症例において,特別なテクニックは必要ではないが,血液房水柵の破綻を防ぐよう,術後の光学系が確保されるよう工夫して手術を行う.虹彩には負担をかけないほうが術後の炎症が少ないので,散瞳不良の症例でもなるべく虹彩切開や虹彩リトラクターを用いたりせず,適切な大きさの前囊切開を心がける.術後の前囊収縮を防ぐため,前囊切開周辺の上皮細胞はなるべく残さないようきれいに磨く.糖尿病症例では術後炎症が強くなる傾向があるため消炎に努め,それでも虹彩後癒着を起こした場合は,早めに癒着解離を行うほうがよい.

III. 眼内レンズの種類

　シリコーン眼内レンズは後に硝子体手術が必要になり，シリコーンオイルを注入する場合を考え，避けたほうがよい．また現時点では，後発白内障が起こりにくいようシャープエッジ IOL が望ましいと考えられる．トーリックレンズは硝子体手術がしにくくなるということはないが，多焦点眼内レンズ挿入例では内境界膜剝離の際に支障があるようなので，十分に適応を検討する必要があると思われる．多焦点眼内レンズ挿入眼の眼底の見え方については Inoue らの報告がある (Inoue 2011 AmJ)．屈折型，回折型ともに，硝子体手術用コンタクトレンズでの眼底視認性は低下するが，広角観察システムだと，眼底の視認性は影響を受けにくいとしている (**表 3**)．

IV. 白内障手術の併用療法

1. 白内障手術 + IVB

　2006 年に Patel らは，糖尿病患者の前房水中 VEGF 濃度は，白内障手術後 1 日目に術前濃度の約 10 倍 (68 pg/mL → 723 pg/mL) に達していると報告した．また 2009 年に Takamura らは，OCT 上で浮腫を有する糖尿病患者の白内障手術終了時にベバシズマブ硝子体内注射 (IVB) を行えば，術前に比べ，有意に網膜厚が減少し，IVB を行わない群では術後有意に網膜厚は厚くなると報告した (Takamura 2009)．また，視力は網膜厚の厚さと相関して悪くなり，少なくとも術後 3 か月では，IVB が網膜厚が厚くなるのを防いでいると思われた．IVB はトリアムシノロンと比較すると眼圧上昇という副作用がない点で有用と言える．

2. 白内障手術 + STTA

　2008 年に Kim らは，糖尿病患者の白内障手術終了時にトリアムシノロン Tenon 囊下注射 (STTA) を併用する群としない群を比較し，術後 1 か月では，STTA を併用しない群で有意に網膜厚が厚くなっており，STTA 併用群のほうが視力良好だったと報告している (Kim 2008)．この研究ではステロイドレスポンダーや緑内障患者を対象から除外しているため，眼圧上昇がみられた例はなかった．また，術後 6 か月では 2 群間に有意差はなくなったとしている．

　上記から考えると，白内障手術後に黄斑浮腫の出現が予想される場合は手術終了時に IVB か STTA を行うことで，浮腫の発症を予防できると思われる．

3. NSAIDs 点眼

　非ステロイドの点眼薬は黄斑浮腫の軽減に効果があるが，とくに糖尿病患者の場合は角膜障害を起こすことがあるので，角膜の状態を常に確認しながら使用することが重要と思われる．

表3 多焦点眼内レンズ挿入眼の眼底の見え方について

	屈折型多焦点 ReZoom®	回折型多焦点 TECNIS®	回折型多焦点 ReSTOR®
硝子体手術用コンタクトレンズ	コントラスト低下	コントラスト低下	回折ゾーンの中心ではコントラスト低下 全体的には単焦点眼内レンズと差はない
広角観察システム	均一に観察できる	若干コントラスト低下	均一に観察できる

V. 合併症対策

1. 術後黄斑浮腫

　白内障手術後の黄斑浮腫は，術後に視力不良となる最も大きい原因である．この黄斑浮腫をコントロールすることが，視力低下を防ぐために大変重要であり，2007年にKimらがOCTを用いて白内障術後の黄斑浮腫を調査し，糖尿病症例の白内障手術における黄斑浮腫の割合は22％と報告した．FAG検査を用いたMentesらの報告では非糖尿病患者における合併症のない白内障手術において，術後の黄斑浮腫は9.1％と報告されているので，糖尿病症例では2倍以上の確率で術後黄斑浮腫が起こることになる．Kimらはまた，術後黄斑浮腫の危険因子をいくつかあげている（表2）．Sutoらの2008年の報告では，白内障術前に汎網膜光凝固術（PRP）を行う群と白内障術後にPRPを行う群を比較し，有意に前者のほうに黄斑浮腫が起こりやすいとされ，2011年の報告ではPRP終了時点が①白内障術前1年以上前，②6か月以内，③術後6か月以内を比較し，術前6か月以内のレーザー終了症例に有意に黄斑浮腫が起こりやすいとした．

　上記の報告により，血液房水柵，血液網膜関門の破綻が大きい症例に黄斑浮腫は起こりやすく，そこに小切開とはいえ白内障手術の侵襲が加わることで，さらに浮腫が起こりやすくなると考えられる．図1は右眼白内障手術後に右眼にのみ網膜症が進行している症例である．

2. 前嚢収縮に対する処置

　糖尿病症例では白内障手術後しばらくして，前嚢が収縮してくる例を経験する（図2a）．この場合，眼底の透見がしづらくなるので，筆者はYAGレーザーで前嚢のエッジを切開している（図2b）．この処置により，時間がたっても眼内の透見が良くなる．

3. 後嚢混濁 （図3）

　YAGレーザーで液化した皮質を硝子体中に拡散させて吸収を待つ方法があるが，なかなか皮質が動かなかったり，吸収しない場合は，硝子体カッターを用いないと取れない場合もある．

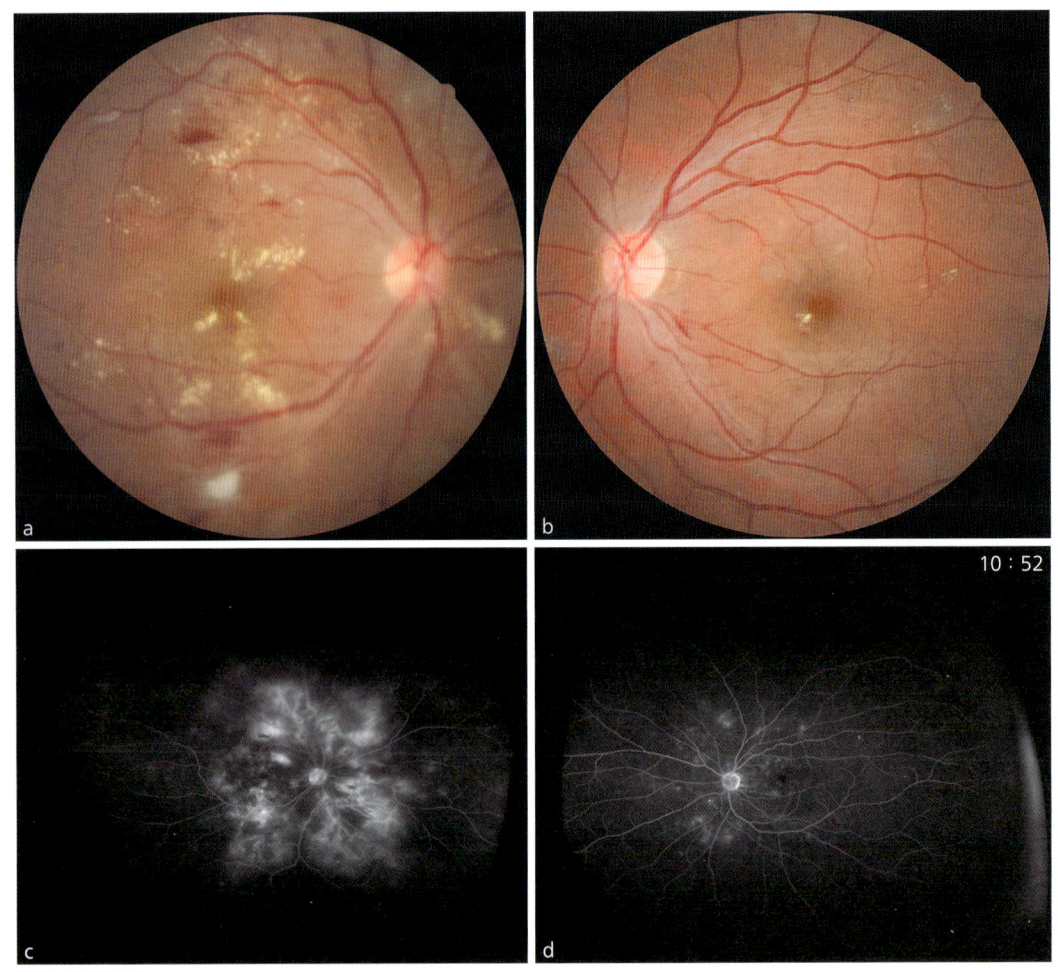

図1 眼底写真
a：右眼カラー眼底写真
b：左眼カラー眼底写真
c：右眼 FAG
d：左眼 FAG

9年前から糖尿病を指摘されたが放置．6年前に左眼，1年前に右眼の白内障手術を受けた．術後より定期的に内科受診をするようになったが，HbA1c（NGSP値）は8.5％程度から徐々に上昇し，当院紹介となった時点で11.5％となっていた．右眼にDRの進行がみられる．

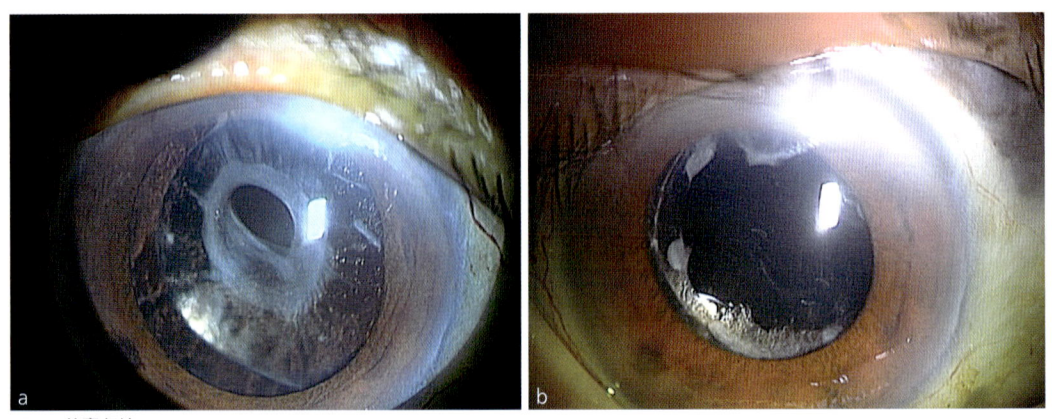

図2 前嚢収縮
a：強い前嚢収縮で眼底が透見しづらくなっている．
b：YAGレーザーで前嚢のエッジを切るように切開した．写真はレーザー後1年5か月経ったもの．

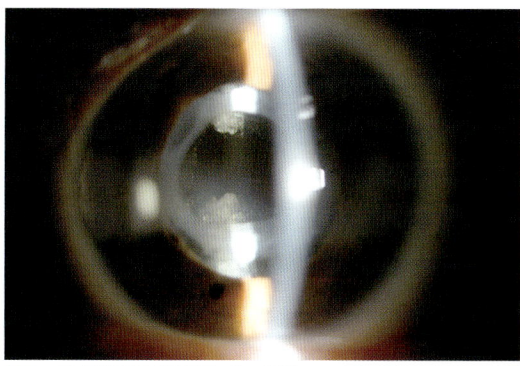

図3 白内障皮質が増殖している例
眼内レンズの後方にゼリーのように見える皮質混濁がある．YAG レーザーで少しずつ切開し拡散しようと試みたが，奏効しなかった．

参考文献

1) Kim SJ, Equi R, Bressler NM：Analysis of macular edema after cataract surgery in patients with diabetes using optical coherence tomography. Ophthalmology 114：881-889, 2007
2) Henricsson M, Heijl A, Janzon L：Diabetic retinopathy before and after cataract surgery. Br J Ophthalmol 80：789-793, 1996
3) Suto C, Kitano S, Hori S：Optimal timing of cataract surgery and panretinal photocoagulation for diabetic retinopathy. Diabetes Care 34：123, 2011
4) Suto C, Hori S, Kato S：Management of type 2 diabetics requiring panretinal photocoagulation and cataract surgery. J Cataract Refract Surg 34：1001-1006, 2008
5) Patel JI, Hykin PG, Cree IA：Diabetic cataract removal：postoperative progression of maculopathy-growth factor and clinical analysis. Br J Ophthalmol 90：697-701, 2006

〔藤川亜月茶〕

Topics

難治症例へのアプローチ

重症の糖尿病黄斑浮腫（DME）による中心窩下への硬性白斑の沈着は不可逆的で重篤な視力障害をもたらす．昔は網膜の下は聖域であったが硝子体手術の進歩により網膜下への外科的アプローチも可能となり，1990年代からDMEに対して網膜下硬性白斑洗浄が行われるようになった．

症例1

70歳女性．糖尿病黄斑症による右眼の視力低下にて紹介受診．初診時の矯正視力は0.15，中心窩に硬性白斑の沈着を認めた（図1a）．OCTではDMEと網膜外層への硬性白斑の沈着を認め（図1b），トリアムシノロンのTenon囊下注射と黄斑部の毛細血管瘤（MA）に対する直接光凝固術を施行された．その3か月後，黄斑部硬性白斑は減少傾向を認めた（図2a）が，中心窩下への網膜下硬性白斑の沈着を認め（図2b），矯正視力も0.09と低下したため白内障手術＋硝子体手術＋硬性白斑洗浄術を行った．洗浄後6か月後の眼底（図3a）では硬性白斑はほぼ消失しており矯正視力も（0.3），OCTにて網膜形態の改善が認められている（図3b）．

症例2

69歳女性．黄斑部への大量の硬性白斑沈着（図4a）により紹介受診．初診時の矯正視力は0.05であった．Goldmann視野検査にて大きさ約40度の中心暗点を認めた（図4b）．白内障手術＋硝子体手術＋硬性白斑洗浄術を行い2年後の眼底では後極血管アーケード付近の硬性白斑の残存を認めるが中心窩周囲の硬性白斑はほぼ消失しており（図5a）矯正視力も（0.1）へとわずかながら改善した．Goldmann視野検査では術前と比較して，中心暗点の縮小と黄斑部網膜の感度上昇を認めた（図5b）．

DMEによる中心窩下への硬性白斑の沈着は急激な視力低下をきたし最終的に矯正視力は0.1前後まで低下してしまうことも多い．1990年代は比較的積極的に行われており，学会などでも報告されていたが，2000年以降はトリアムシノロンなどの薬物治療の選択肢も増えてきたためか，以前ほどは行われていないようである．過去の報告では術後半年〜1年では視力改善が得られる症例が多いと言われているが，2, 3年以上の長期間を経ると術前とほとんど差がなくなるという報告もある．このような長期成績が報告されたことも最近あまりこの手術が行われなくなった理由であろう．しかしながらランダム化比較試験は行われておらず，糖尿病黄斑症がある母集団の場合，自然経過で平均視力は下がっていくものなので網膜下

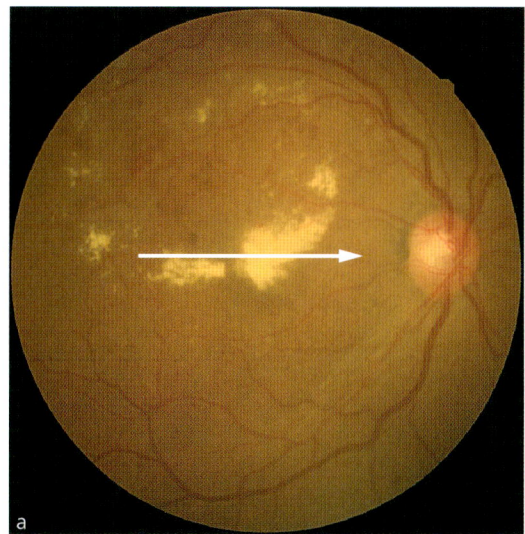

図1 症例1
70歳女性．DME にて右眼矯正視力 0.15（a），OCT では黄斑浮腫と網膜外層への硬性白斑の沈着（矢印）を認める（b）．

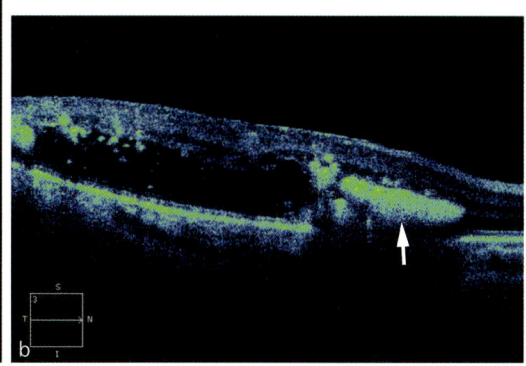

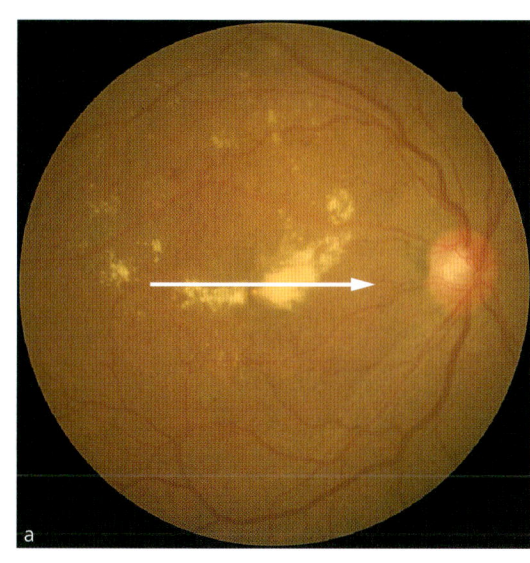

図2 図1の3か月後
a：トリアムシノロンの Tenon 嚢下注射と黄斑部の毛細血管に対する直接光凝固術を施行されている．黄斑部硬性白斑は減少傾向を認めたが右眼矯正視力は 0.09 と低下した．
b：OCT で中心窩下への網膜下硬性白斑の沈着（矢頭）を認めた．

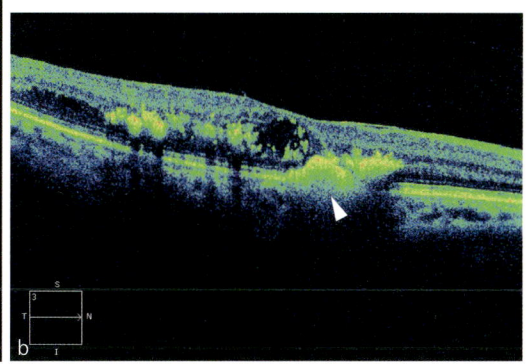

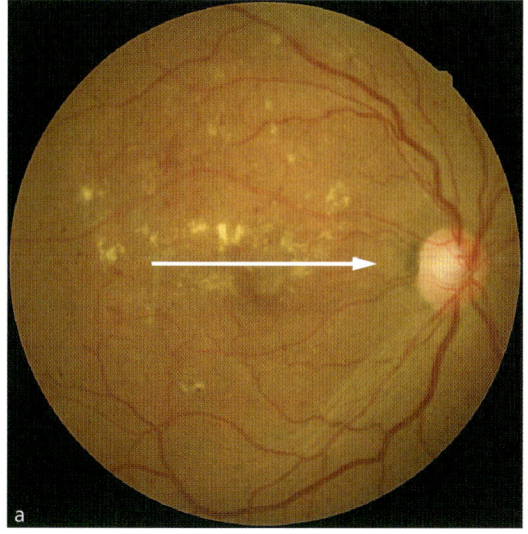

図3 術後6か月後
a：白内障手術＋硝子体手術＋硬性白斑洗浄術後6か月後の硬性白斑はほぼ消失しており右眼矯正視力も 0.3 に改善した．
b：OCT にて網膜形態の改善が認められている．

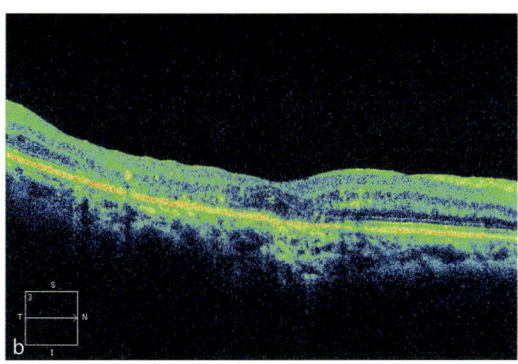

図4 症例2
a：69歳女性．大量の硬性白斑沈着により矯正視力0.05．
b：Goldmann視野検査にて大きさ約40度の中心暗点を認めた．

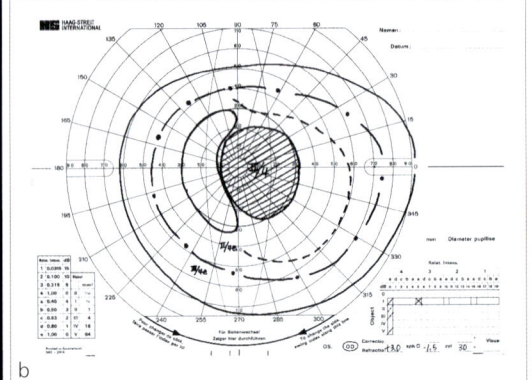

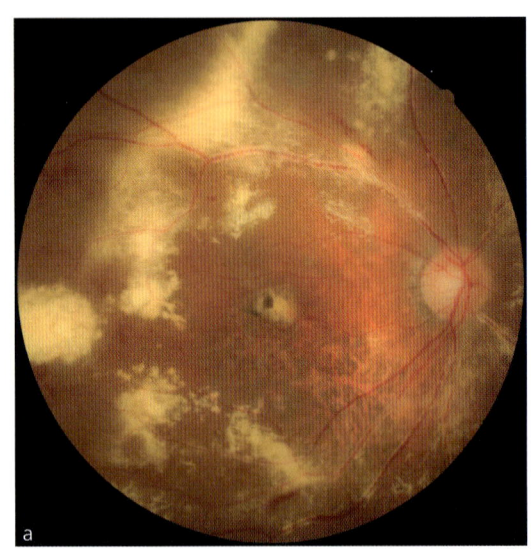

図5 術後2年
a：白内障手術＋硝子体手術＋硬性白斑洗浄術後2年で中心窩周囲の硬性白斑はほぼ消失しており矯正視力は0.1．
b：Goldmann視野検査で術前と中心暗点の縮小と黄斑部網膜の感度上昇を認めた．

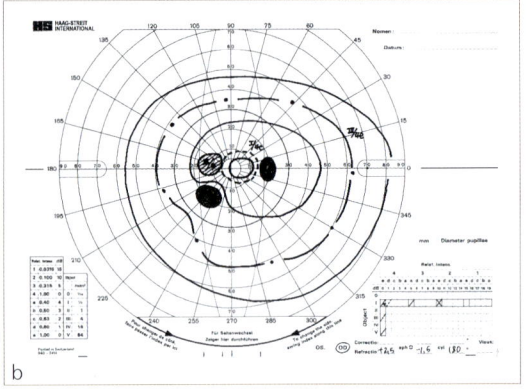

硬性白斑洗浄術に視力の改善・維持効果がないとも言い切れない．

　症例1は術後短期間の観察ではあるが視力改善が得られており，その理由としては視力低下から洗浄までの期間が短かったこと，中心窩にかかった硬性白斑の大きさが小さかったことなどが考えられる．症例2は比較的長い経過観察の後に視力の改善はわずかであるが，視野は明らかに改善しており患者のQOVにも貢献できたと思われる．この術式の視野に対する効果はあまり報告がないが，症例2のような重症例においては視力よりも視野の改善効果が期待できるのではないだろうか．

　今後，網膜下硬性白斑洗浄術を行っていくために検討すべきことは手術のタイミングと症例の選択，術前後の薬物治療の併用方法であろう．手術のタイミングは以前より非常に大きな問題で，硬性白斑が沈着して長期間経ったものにほとんど視力改善が得られないことは経験的に明らかである．しかし，術式の詳細は他項に譲るが，黄斑の網膜下を洗浄するということは中心窩の視細胞に少なからず侵襲を加えることになるため，あまり視力のよい症例に施行すべきでないことも容易に理解できる．最もよいタイミングを追究していく

ことは最重要課題であろう．症例の選択については，例えばスペクトラルドメインOCT(SD-OCT)が普及してからの硬性白斑洗浄術の成績報告はほとんどされていない．当然のことであるが網膜内の硬性白斑は洗い流すことができないため，術前に硬性白斑の局在を明らかにし，最小限の侵襲で手術を完遂できるようにすべきである．薬物治療はVEGF阻害薬が主流となり，まもなく大きな変革期を迎えるであろう．しかしVEGF阻害薬には積極的に網膜下硬性白斑を排出するような作用は期待できないため症例2のような場合はやはり外科的治療も必要であろう．また新しい薬物治療は術後の浮腫の吸収や硬性白斑の再発予防には非常に大きな力を発揮すると考えられる．

参考文献

1) Naito T, Matsushita S, Sato H, et al.：Results of submacular surgery to remove diabetic submacular hard exudates. J Med Invest 55：211-215, 2008
2) Takaya K, Suzuki Y, Mizutani H, et al.：Long-term results of vitrectomy for removal of submacular hard exudates in patients with diabetic maculopathy. Retina 24：23-29, 2004

（鈴間　潔）

Topics

分子機構の解明とその臨床応用

最近の抗VEGF治療の普及はめざましく長年VEGFを研究してきた者としては感無量である．しかしVEGFによって糖尿病網膜症（DR）のすべてを説明できるわけではなく，とくに初期のDRの機序には不明な点も多い．抗VEGF治療などの分子標的治療や硝子体手術の進歩によって，進行したDRの治療成績もかなり改善したと思われるが，今後はより早期の段階からの介入によって，網膜をより正常な状態に近づけるような治療法の開発が望まれる．そのためにはより早期のDRの分子機構の解明が重要な課題である．

❶血管透過性の亢進と血管新生

糖尿病黄斑浮腫は網膜血管透過性の亢進により惹起され，非増殖網膜症の段階から視力障害をきたす．正常網膜では毛細血管は内皮細胞の外側の周皮細胞（pericyte）により裏打ちされており周皮細胞から分泌される血管安定化因子により内皮細胞は維持されている（**図1a**）．また内皮細胞が分泌するPDGF（platelet-derived growth factor）により周皮細胞もまた維持されている．糖尿病網膜では糖毒性やPDGFシグナルの減弱により周皮細胞の細胞死が増加する（**図1b**）．内皮細胞は不安定となりVEGFなどの作用も加わると血管透過性

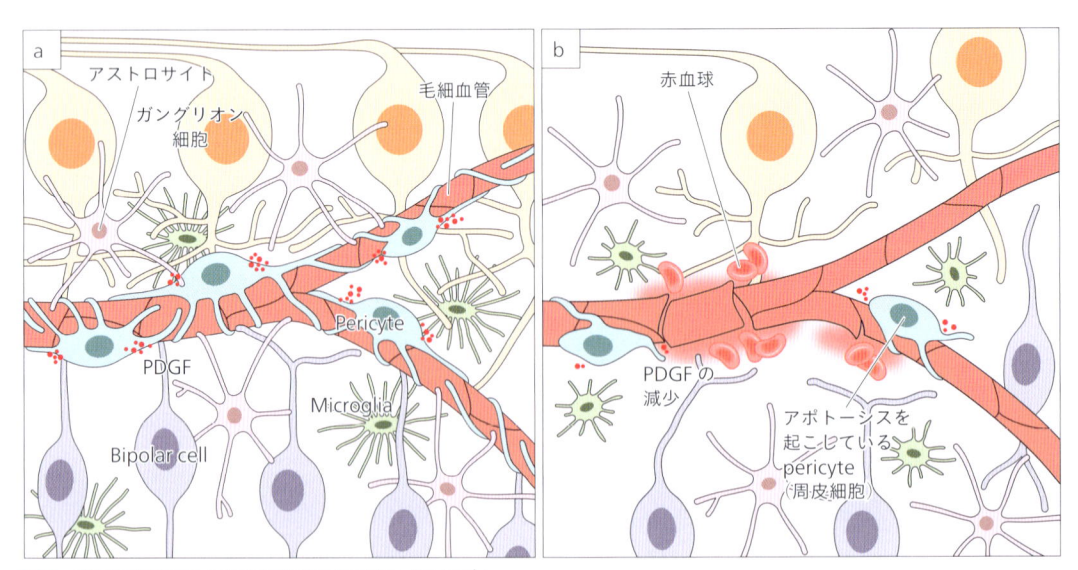

図1 糖尿病網膜症における血管透過性亢進のメカニズム
正常網膜では毛細血管は内皮細胞の外側の周皮細胞（pericyte）により裏打ちされており周皮細胞から分泌される血管安定化因子により内皮細胞は維持されている．また内皮細胞が分泌するPDGF（platelet-derived growth factor）により周皮細胞もまた維持されている（a）．糖尿病網膜では糖毒性やPDGFシグナルの減弱により周皮細胞の細胞死が増加する（b）．内皮細胞は不安定となりVEGFなどの作用も加わると血管透過性が亢進し網膜浮腫・出血などが生じる．

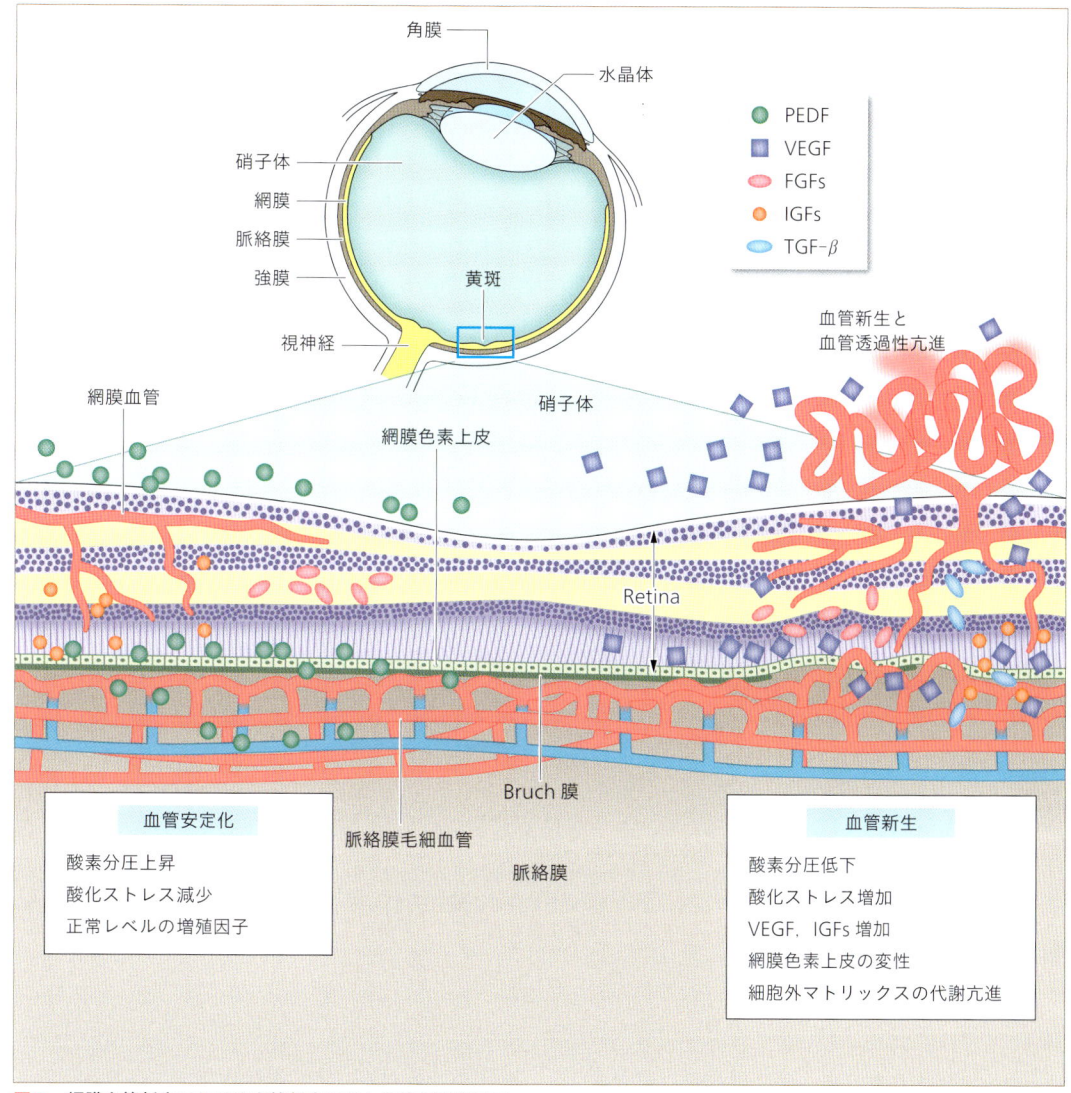

図2 網膜血管新生における血管新生因子と血管安定化因子
血管新生因子としてはFGF（fibroblast growth factor），TGF（transforming growth factor），IGF（insulin-like growth factor），VEGF（vascular endothelial growth factor）などが，血管安定化因子としてはPEDF（pigment epithelium derived factor）などがあげられる．これらのバランスが崩れた時に病的な血管新生が起こってくると考えられる．

が亢進し網膜浮腫・出血などが生じる．黄斑浮腫の治療としては現時点でトリアムシノロンなどのステロイドやVEGF阻害薬の眼局所注射が主流であるが，より根本的な治療を目指すならPDGFを補充して周皮細胞のリクルートを促進したり，アンギオポエチンなどの血管透過性を積極的に抑制する因子を利用するなどの方法が考えられる．

網膜色素上皮や角膜にはPEDF（pigment epithelium derived factor）と呼ばれる分子が存在し組織に病的な血管新生が起こらないように制御してい

ると言われている．この血管新生抑制因子とVEGFなどの血管新生因子のバランスが炎症や虚血で崩れると組織に病的血管新生が起こると考えられている（図2）．PEDFは神経生存因子としても知られており網膜の治療に適していると予想され，現在PEDFを利用した治療法も開発途中である．

❷新しいメカニズムの解明

治療法の開発には新しい分子メカニズムを発

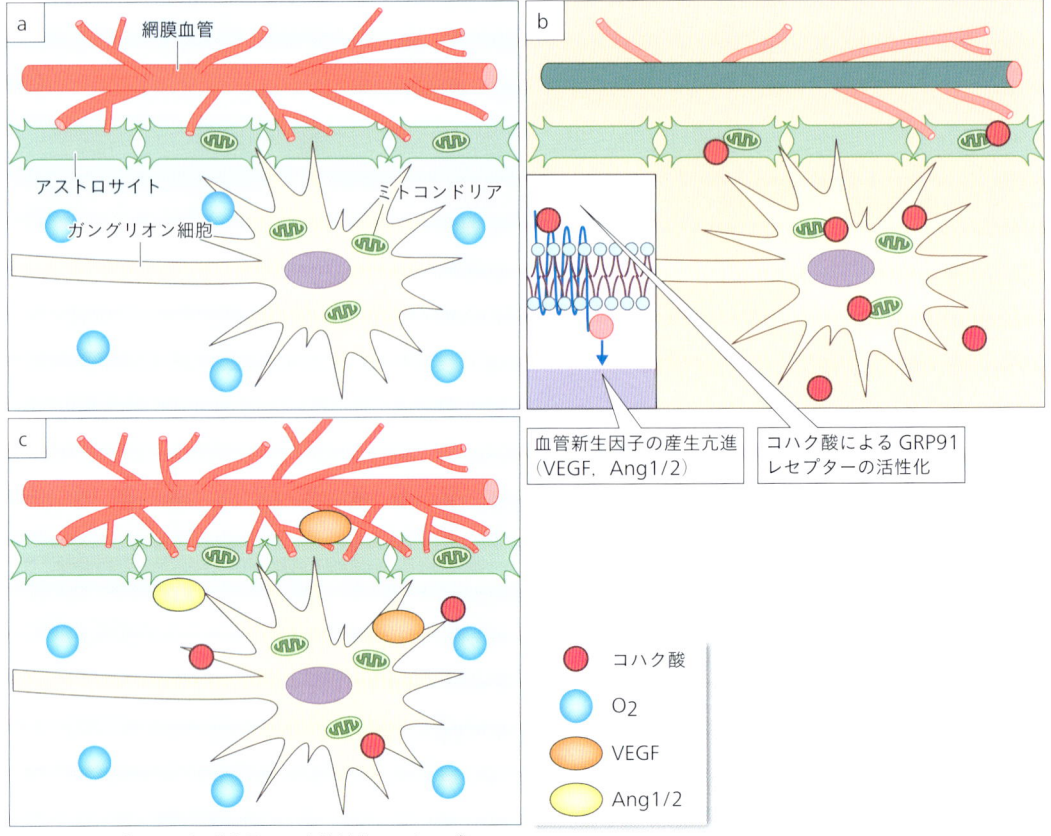

図3 コハク酸による網膜内層での血管新生のメカニズム
正常網膜内層では網膜血管からの酸素供給により組織の酸素分圧が維持されている(a). DRにおける網膜毛細血管閉塞により虚血状態になると網膜神経・グリア細胞からコハク酸が分泌されコハク酸受容体を介して血管新生促進因子の発現を誘導する(b). VEGFやアンギオポエチン1/2(Ang1/2)などの血管新生促進因子により網膜内外に新生血管が誘導され組織の酸素分圧が改善される(c).

見することも欠かせない．例えば従来は網膜虚血からVEGF発現上昇に至る経路はHIF(hypoxia-inducible factor)を介する経路が主であると考えられていたが最近VEGFの上流でコハク酸の分泌が増加しているということが明らかとなった(図3)．とくに網膜内層における神経節細胞の関与が指摘されており，DRの主要な病変部位である網膜毛細血管の周辺でより深く病態にかかわっている可能性がある．また逆に抗VEGF治療を行った後に眼内のコハク酸濃度を測定したところコハク酸濃度の減少を認めた．すなわちVEGFによるコハク酸へのポジティブフィードバック機構の存在が考えられる(図4)．VEGFは脈絡膜血管の維持や網膜神経細胞の生存にかかわっているという報告もあるため，より網膜内層でVEGFを阻害する治療法を開発するためにコハク酸の経路を応用できる可能性がある．

VEGFというたった1つの分子を阻害することでこれまで手も足も出なかった症例が一時的にでも劇的に改善する…多くの眼科医が目の当りにした光景は医学の進歩と分子標的治療の威力を見せ付けたと言えるのではないだろうか．第二のVEGF治療を開発することが今後のわれわれの目標である．すなわち病態における細胞内外のメカニズムを解き明かし薬物の作用機序を解明することが疾患のより深い理解のみならず，新しい治療法の開発にも不可欠であると考えている．

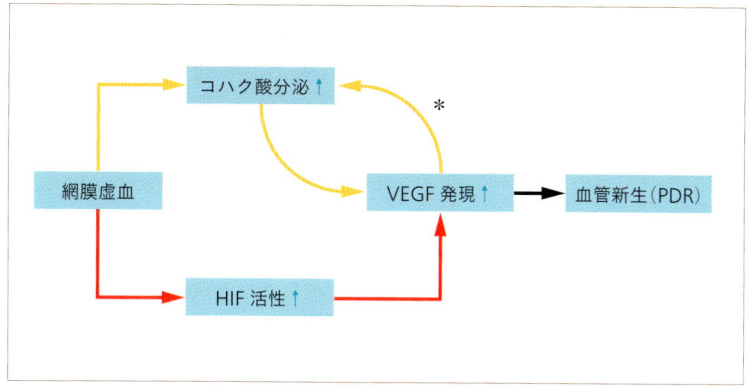

図4 VEGFとコハク酸のポジティブフィードバック関係
網膜虚血からVEGF発現上昇に至る経路はHIF(hypoxia-inducible factor)を介する経路(赤)とコハク酸分泌を介する経路(黄)があることが最近明らかとなった．ところが逆に抗VEGF治療により，眼内コハク酸濃度の減少を認めた．すなわちVEGFによるコハク酸へのポジティブフィードバック機構の存在が考えられる(＊)．

参考文献

1) Antonetti DA, Klein R, Gardner TW：Diabetic retinopathy. N Engl J Med 366：1227-1239, 2012
2) King GL, Suzuma K：Pigment-epithelium-derived factor-a key coordinator of retinal neuronal and vascular functions. N Engl J Med 342：349-351, 2000
3) Matsumoto M, Suzuma K, Maki T, et al.：Succinate Increases in the vitreous fluid of patients with active proliferative diabetic retinopathy. Am J Ophthalmol 153：896-902, 2012

（鈴間　潔）

第5章

内科との連携,病診連携

I 内科から見た連携

　糖尿病治療の目標は「健常人と変わらない健康寿命」を得ることで，そのために合併症の発症，進展を抑制することが不可欠であり，それを得るためには糖代謝，血圧，脂質代謝をできるだけ正常化してそれを維持することが求められている(図1)．臨床の場では合併症の早期把握，進展抑制には各専門診療科と糖尿病診療を行っている内科医との連携が非常に重要である．

　糖尿病網膜症の発症，進展を抑えることは，糖尿病治療の目的となる．QOLの維持において特に重要な位置を占める．そのために内科診療の視点からは，血糖値，体重，血圧，脂質代謝どれも良好なコントロールが得られることを目指すが，本項ではその背景となるエビデンスを紹介する．また，糖尿病の内科診療と，通常診療時の眼科と内科との連携のあり方を示すとともに，眼科治療時の局所的な血糖値コントロールについて述べる．あわせて，糖尿病管理における緊急時の対応，内科診療科との連携についても触れる．

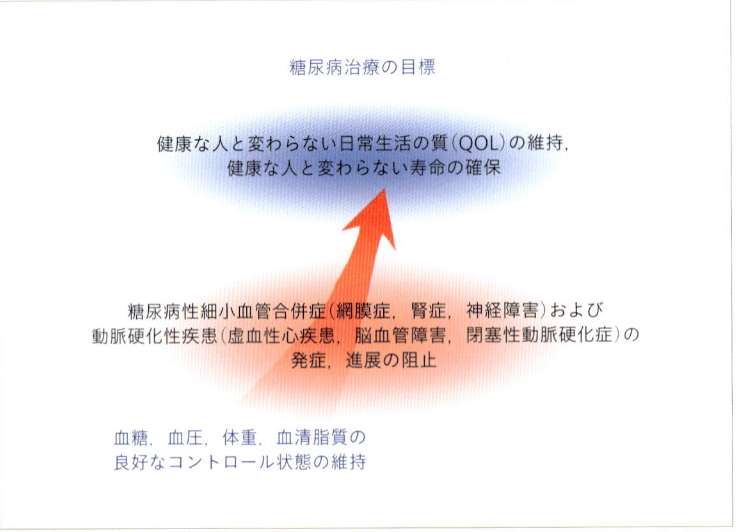

図1　糖尿病治療の目標
〔日本糖尿病学会(編)：糖尿病治療ガイド 2012-2013 血糖コントロール目標改訂版．pp24，文光堂 2012 より〕

I. エビデンス

1. 血糖値

より厳格な血糖値コントロールが網膜症の細小血管障害の進展を抑制するというエビデンスが90年代に相次いで示された。1型糖尿病患者でのDiabetes Control and Complication Trial（DCCT），2型糖尿病患者における United Kingdom Prospective Diabetes Study（UKPDS）では，強化療法群が従来療法群に比べて，有意に糖尿病網膜症（DR）を含む糖尿病合併症の発症・進展が抑制された．日本における有名なランダム化前向き試験が2型糖尿病患者を対象としたKumamoto Studyで，一次予防群，二次予防群ともに強化療法群で有意な合併症の抑制がみられた（図2）．これらの試験では，いずれも細小血管障害では有意差がみられたが研究期間中，大血管障害で有意差を得ることができなかった．前2者のfollow up研究である，DCCT/EDIC，UKPDS follow up（図3）では，当初の研究期間中における従来療法群と強化療法群との間の血糖値コントロールの差がみられなくなったfollow up期間中の大血管障害，総死亡数に有意差が示された．当初の強化療法が後になって大血管障害を抑制したことが示され，各々metabolic memory，legacy effectと呼ば

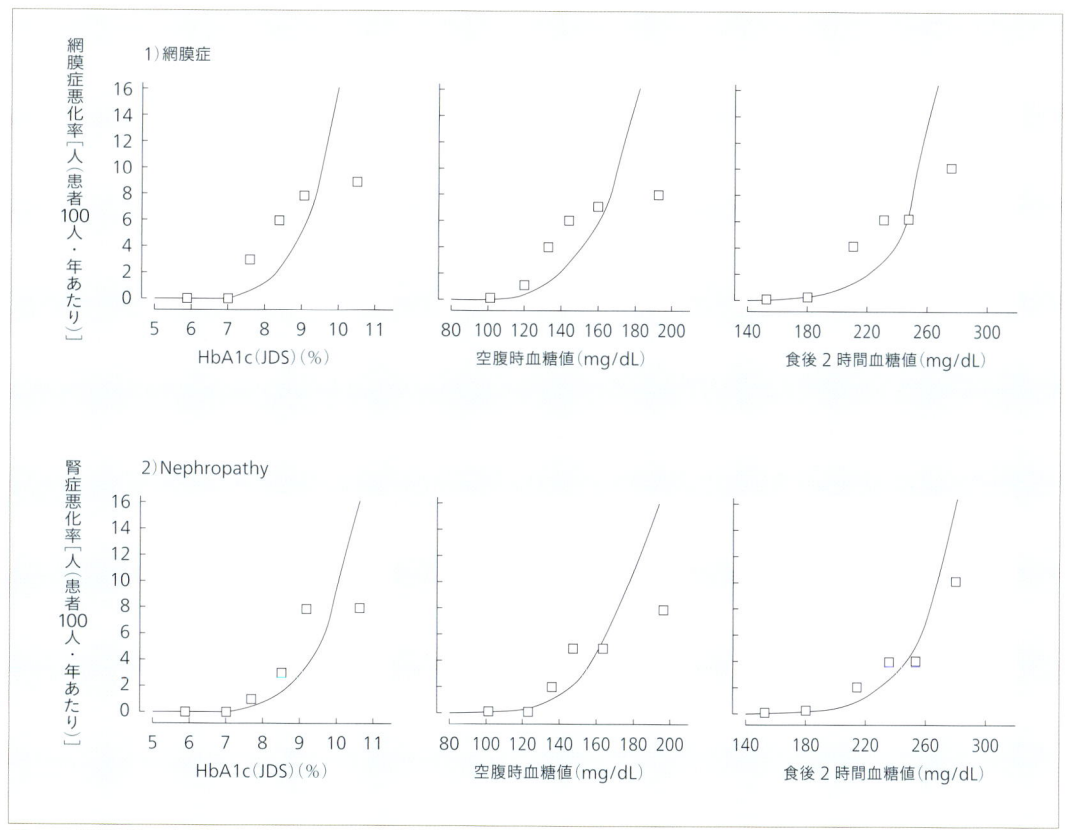

図2 2型糖尿病の血糖値コントロールと細小血管障害
(Okubo Y, Kishikawa H, Araki E, et al.: Intensive insulin therapy prevents the progression of diabetic microvascular complications in Japanese patients with non-insulin-dependent diabetes mellitus: a randomized prospective 6-years study. Diabetes Res Clin Pract 28: 103-117, 1995 より)

れている．このことは，長い糖尿病罹病期間でとらえると，血糖値のよりよいコントロールが大血管障害の発症抑制にもつながることがエビデンスとして示されたという意味で大変大きなインパクトを与えた．ここでは，こうした強化療法による血糖値コントロールが大血管障害のみならず，DR をはじめとした細小血管障害についても follow up での効果が継続していたことをとくに強調したい．

2. 血圧

より血圧をコントロールしたほうが網膜症の発症および進展を抑制することが示されている．また，降圧薬のなかでもアンギオテンシン受容体抑制薬で DR の抑制がみられたとの報告もある（後述）．

3. 脂質

脂質異常症の合併は硬性白斑や黄斑浮腫のリスクを高める可能性が報告されている．脂質異常症の適切な治療が望ましい．

4. 統合的なコントロール

STENO-2 Study に代表されるように，血糖値だけでなく，血圧，脂質のコントロールにも介入する研究によって，これらの統合的なコントロールが合併症の発症，進展抑制により効果的であることが示された（図4）．日本糖尿病学会が定める糖尿病コントロールの目標には，これら血糖，血圧，脂質にあわせて体重の良好なコントロールを行うことが，合併症の発症，進展を防ぐ糖尿病治療目標につながることが明記されている（表1）．

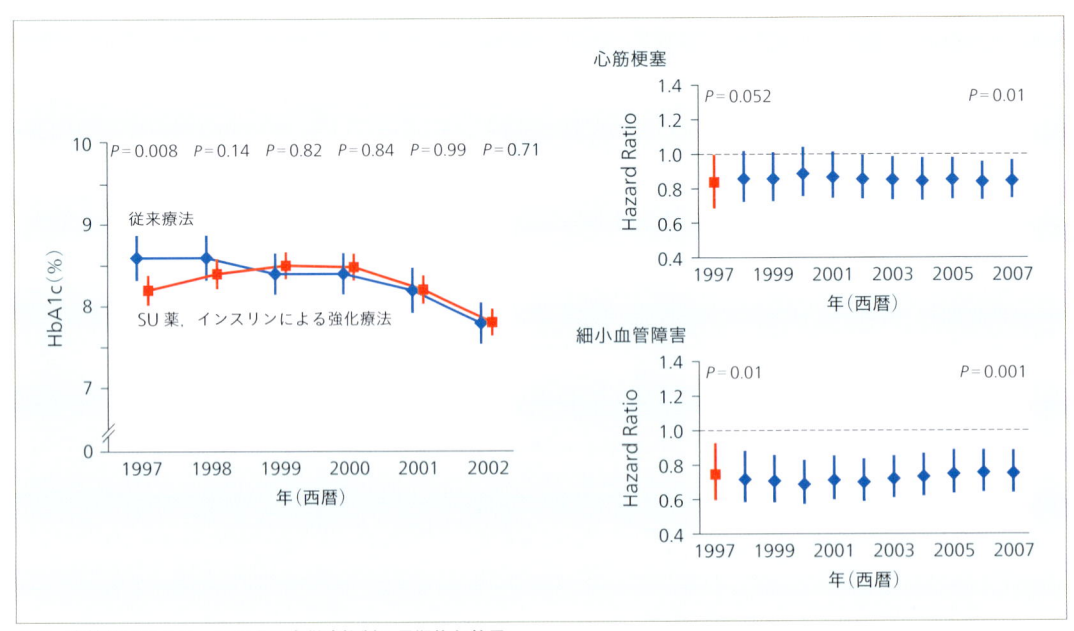

図3 血糖値コントロールによる合併症抑制の長期的な効果
(Holman RR, Paul SK, Bethel MA, et al.：10-year follow-up of intensive glucose control in type 2 diabetes. N Engl J Med 359：1577-1589, 2008 より)

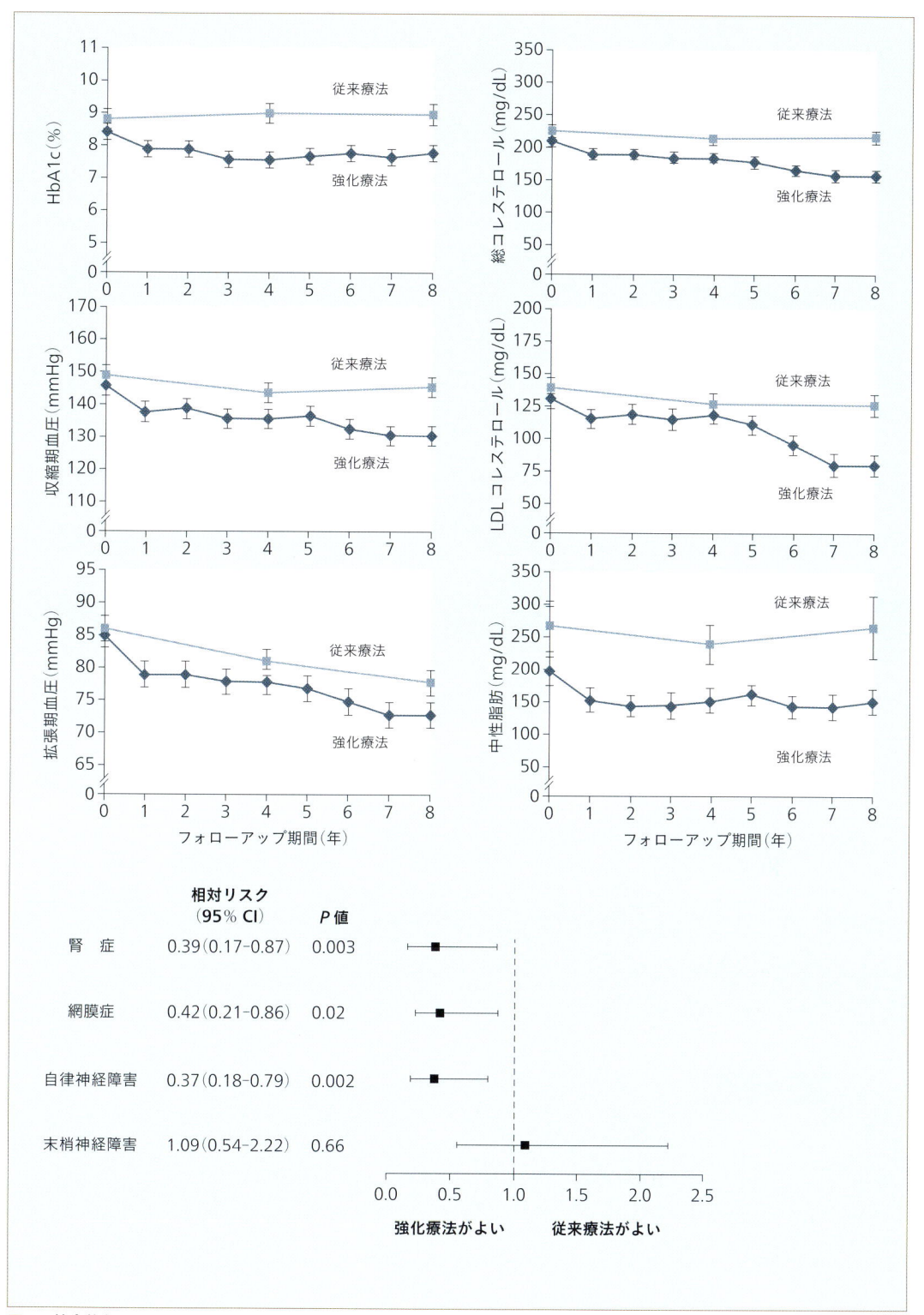

図4 統合的なコントロールと合併症の抑制
(Gaede PH, Jepsen PV, Larsen JN, et al.: Multifactorial intervention and cardiovascular disease in patients with type 2 diabetes. N Engl J Med 348: 383-393, 2003 より)

表1 糖尿病治療における各項目の目標

血糖コントロール指標と評価

血糖コントロール目標
※この図の HbA1c は NGSP 値

目標	コントロール目標値[注4]		
	血糖正常化を目指す際の目標[注1]	合併症予防のための目標[注2]	治療強化が困難な際の目標[注3]
HbA1c(%)	6.0 未満	7.0 未満	8.0 未満

治療目標は年齢，罹病期間，臓器障害，低血糖の危険性，サポート体制などを考慮して個別に設定する．

注1) 適切な食事療法や運動療法だけで達成可能な場合，または薬物療法中でも低血糖などの副作用なく達成可能な場合の目標とする．
注2) 合併症予防の観点から HbA1c の目標値を 7% 未満とする．対応する血糖値としては，空腹時血糖値 130 mg/dL 未満，食後 2 時間血糖値 180 mg/dL 未満をおおよその目安とする．
注3) 低血糖などの副作用，その他の理由で治療の強化が難しい場合の目標とする．
注4) いずれも成人に対しての目標値であり，また妊娠例は除くものとする．

血圧のコントロール指標

収縮期血圧 130 mmHg 未満（尿蛋白 1 g/日以上の場合 125 mmHg 未満）
拡張期血圧　80 mmHg 未満（尿蛋白 1 g/日以上の場合 75 mmHg 未満）

　血圧測定は通常坐位で 5 分程度安静の後に行う．糖尿病自律神経障害をもつ例では，測定の体位（臥位，坐位，立位）により血圧が異なる．立ちくらみなどの訴えのある場合は，体位による血圧の変動の有無を必ず測定する．
　家庭血圧の測定は，高血圧の診断や降圧薬の効果の判断に有用である．この場合，収縮期血圧 125 mmHg 未満，拡張期血圧 75 mmHg 未満を目標とし，朝は起床後 1 時間以内，排尿後，坐位 1～2 分の安静後，降圧薬服用前，朝食前に，また夜は就床前，坐位 1～2 分の安静後に測定する．

血清脂質のコントロール指標

LDL コレステロール　　　　120 mg/dL 未満（冠動脈疾患がある場合 100 mg/dL 未満）
HDL コレステロール　　　　 40 mg/dL 以上
中性脂肪　　　　　　　　　150 mg/dL 未満（早朝空腹時）
Non-HDL コレステロール　　150 mg/dL 未満（冠動脈疾患がある場合 130 mg/dL 未満）

体重の指標

標準体重(kg) = 身長(m) × 身長(m) × 22
BMI(body mass index) = 体重(kg) / 身長(m) / 身長(m)

　上記標準体重を目標とするが，BMI が 22 を下回っても必ずしも積極的に体重増加をはからなくてよい．
　BMI 25 以上を肥満とする．肥満の人は当面は，現体重の 5% 減を目指す．達成後は 20 歳時の体重や，個人の体重変化の経過，身体活動量などを参考に目標体重を決める．

〔日本糖尿病学会（編）：糖尿病治療ガイド 2012-2013 血糖コントロール目標改訂版．pp25-26，文光堂，2013 より〕

II. 糖尿病の内科診療

1. 食事療法

　食事療法の基本的考え方を示した（表2）．エネルギー摂取と栄養素比率が指示された食品構成によって，食事療法が進められる．糖尿病合併症の進行のなかでもとくに糖尿病性腎症の程度に応じて栄養素比率に違いが出てくる．一定程度以上（3期以降）の糖尿病性腎症においては蛋白質制限食が推奨されている．その場合，適正なエネルギー摂取を得るために，炭水化物や脂質の比率が高くなる．このことは，長期にわたる糖尿病治療経過のなかで，糖尿病性腎症の悪化によって食事療法で指示される栄養素比率が変わり得ることを意味する．これは糖尿病患者にとっては，例えば，ある入院に際して指示された食事が，かつての入院時の食事内容と大きく異なって映る場合がある．こうした背景にも留意しておくと，DR 患者の診療のなかでも食事療法をより理解しやすい．

表2　食事療法の進め方

適正なエネルギー摂取量の指示

- 性，年齢，肥満度，身体活動量，血糖値，合併症の有無などを考慮し，エネルギー摂取量を決定する．
  患者の標準体重を考慮する必要があるが，男性では1日1,400〜1,800 kcal，女性では1日1,200〜1,600 kcalの範囲にある．
- エネルギー消費量（身体活動）とエネルギー摂取量（食事）とのバランスを考慮するとともに，他疾患の有無，病態にも配慮する．
- エネルギー摂取量の算出方法は，エネルギー摂取量＝標準体重×身体活動量で求める．

　　身体活動量の目安：
　　　軽労作（デスクワークが多い職業など）　　　25〜30 kcal/kg 標準体重
　　　普通の労作（立ち仕事が多い職業など）　　　30〜35 kcal/kg 標準体重
　　　重い労作（力仕事が多い職業など）　　　　　35〜　 kcal/kg 標準体重

　　ただし肥満者の場合には，20〜25 kcal/kg 標準体重として，体重の減少を目指す．

　　標準体重（kg）＝身長（m）×身長（m）×22

バランスのとれた食品構成

- 指示されたエネルギー量内で，炭水化物，蛋白質，脂質のバランスをとり，適量のビタミン，ミネラルも摂取できるようにし，いずれの栄養素も過不足ない状態にする．
- 一般的には指示エネルギー量の50〜60％を炭水化物から摂取し，さらに食物繊維が豊富な食物を選択することが望ましい．蛋白質は標準体重1 kg当たり成人の場合1.0〜1.2 g（1日約50〜80 g）として，残りを脂質でとる．

表3　運動療法

運動の効果

- 運動の急性効果として，ブドウ糖，脂肪酸の利用が促進され血糖値が低下する．
- 運動の慢性効果として，インスリン抵抗性が改善する．
- エネルギー摂取量と消費量のバランスが改善され，減量効果がある．
- 加齢や運度不足による筋萎縮や，骨粗鬆症の予防に有効である．
- 高血圧や脂質異常症の改善に有効である．
- 心肺機能をよくする．
- 運動能力が向上する．
- 爽快感，活動期分など日常生活のQOLを高める効果も期待できる．

運動の種類と強度

- 有酸素運動とレジスタンス運動に分類される．
- 有酸素運動は酸素の供給に見合った強度の運動で，継続して行うことによりインスリン感受性が増大する．
  歩行，ジョギング，水泳などの全身運動が該当する．
- レジスタンス運動は，おもりや抵抗負荷に対して動作を行う運動で，強い負荷強度で行えば無酸素運動に分類され，筋肉量を増加し，筋力を増強する効果が期待できる．
- 自分に合った運動強度を選択するが，最大酸素摂取量（VO_2max）の50％前後の運動が推奨されている．
  運動時の心拍数を，50歳未満では1分間100〜120拍，50歳以降は1分間100以内にとどめる．

運動療法を禁止あるいは制限したほうがよい場合

- 糖尿病の代謝コントロールが極端に悪い場合（空腹時血糖値250 mg/dL以上，または尿ケトン体中等度以上陽性）．
- 増殖網膜症による新鮮な眼底出血がある場合（眼科医と相談する）．
- 腎不全の状態にある場合（血清クレアチニン：男性2.5 mg/dL以上，女性2.0 mg/dL以上）
- 虚血性心疾患や心肺機能に障害のある場合（各専門医の意見を求める）．
- 骨・関節疾患がある場合（専門医の意見を求める）．
- 急性感染症
- 糖尿病壊疽
- 高度の糖尿病自律神経障害

2. 運動療法

運動療法についてまとめた（**表3**）．ここにあるように，糖尿病患者に対する運動療法は，血糖値の低下を企図してのみでなく，運動によるさまざまな効果を期待して積極的に指導

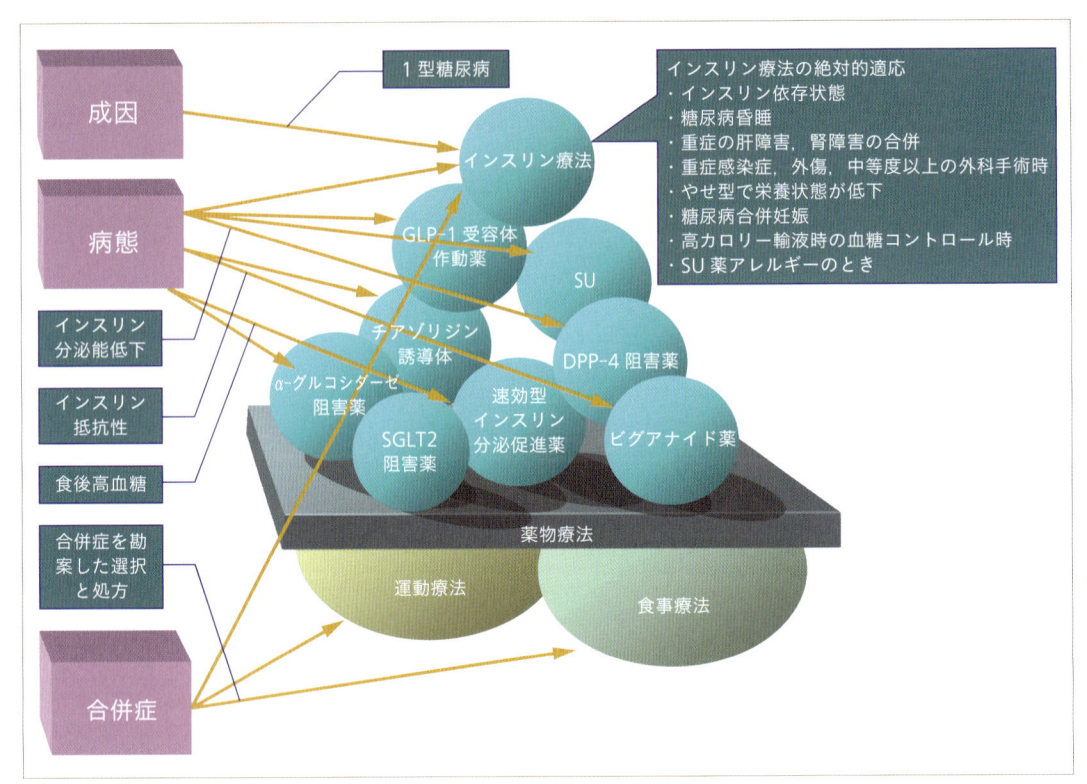

図5 糖尿病の成因・病態・合併症と治療選択
(濱崎暁洋,清野 裕:Diabetes Care 糖尿病 糖尿病の病態と薬物療法. Current concepts in Hospital Pharmacy 19:14-15, 2003 より改変)

される.積極的な運動療法を進めるにあたっては,合併症の進行の度合いを評価するなどのメディカルチェックが不可欠である.表にもあるように,強く進行した糖尿病合併症を有する患者には運動療法が進められない場合や,あるいは,むしろ運動制限を加えなければならない場合もある.DR を有する患者においては,専門眼科医に対して,内科診療科から運動療法の可否について意見が求められることも多い.

3. 薬物療法

　薬物療法は,上記食事・運動療法が基礎にあっての薬物療法である.また薬物療法は糖尿病の成因・病態に応じて選択されるとともに,併存する合併症によってしばしば制約を受ける(図5).たとえば,代表的な経口血糖降下薬の1つであるスルホニル尿素(SU)薬は,腎機能が大きく低下した患者では,薬剤の血中濃度が高まること,またSU薬によって膵臓から分泌されるインスリンのクリアランスが低下していることから,重篤な低血糖をきたすリスクが高まり,投与禁忌である.SU薬で治療を受けていた患者が,糖尿病腎症の進行に従って同薬剤を中止し,他薬剤やインスリン治療に切り替えられるケースが多く存在する.薬物療法のなかでもインスリン治療は,(インスリンアレルギーなどの特殊なケースを除けば)どのような合併症を有する場合にも選択肢となり得ること,正しい病態の把握と適切な食事療法のもとでは,注射用量の調節によって比較的容易に血糖値コントロールが得られることから,とくに周術期に用いる薬剤として内科診療科から積極的に選択されている.

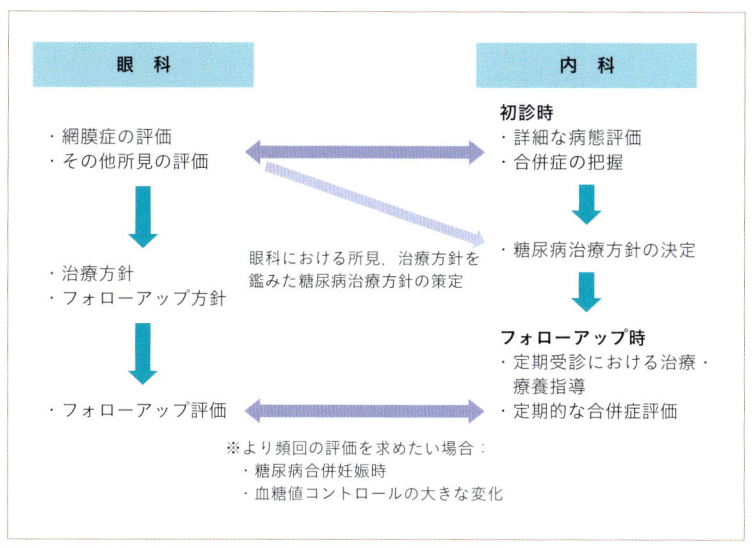

図6 内科から見た通常の診療下における眼科と内科の連携

III. 内科から見た糖尿病網膜症診療における連携

1. 通常の診療（図6）

　通常内科では月に1回程度のペースでの診療が行われ，眼科の診療は眼科的所見に応じてペースが定められることが多い．内科の治療方針の策定において，DRの所見やその変化を参考としており，それらが内科医にもわかりやすい形で情報共有できる工夫が望まれる．

1）運動の指導

　DRの進展やその治療が安定しているか否かで，運動療法を制限する場合がある．網膜症の所見からランニングなどの比較的強度の高い運動は避けるべき場合などはその旨内科医と情報共有を図る必要がある．

2）薬物療法，低血糖

　明確なエビデンスはないが，従来から，糖尿病の未治療の状態が長かった場合，急激な血糖値コントロールによって血糖値が短期間で大きく下がると，DRが急に進展する場合があるといわれている．また，不安定なDRを有する場合，低血糖を契機に眼底出血をきたす場合があるともされる．血糖値コントロール治療に応じた眼底所見の評価が求められることもある．

3）糖尿病合併妊娠

　産科とも密な連携をとっての診療が必要であるが，糖尿病合併症の観点からは，妊娠週数が進むに従って，DR，あるいは糖尿病腎症の悪化が認められる場合があり，それには

表4 眼科周術期における内科治療の留意点

治療スケジュールについて	・手術可能な内科的コントロールに求められる治療法，コントロールに必要な期間． ・術前の糖尿病精査，コントロールに内科病棟への入院が必要か． 　その場合，内科病棟入院期間の目安． ・手術後，内科病棟での退院時再調整が必要か． 　①周術期のみインスリン療法を用いている場合，②網膜症から糖尿病が明らかとなり，療養指導が十分に行えていない状態で，手術を優先して行った場合など．
入院中の食事について	・基本的には内科における食事指導内容（食事箋）を継続． ・検査，手術に際して絶食を要する場合についての対応を内科と共有する．
検査について	・術前に必要な検査項目の内科との共有． ・眼科病棟での血糖値測定について．
薬物療法について	・検査や手術で絶食したり，食事時刻を遅らせる必要がある場合の薬物療法の調整について． ・インスリンなど注射治療中の場合，自己注射手技がどの程度確立しているか． 　内科，眼科病棟間の薬物療法の自己管理能力の共有．
緊急時について	・眼科入院時の低血糖時，高血糖時の対応，内科への連絡の確認． ・急な容態変化があった際の関連各科への連絡態勢． 　（糖尿病では心臓血管，脳血管障害の合併リスクが高まっていることを常に念頭に）

個人差もある．妊娠経過中にはとくに注意を払った定期の眼底評価が望まれている．

2. 周術期

　眼科における周術期の糖尿病治療は，眼科手術が入院下に行われる場合，眼科病棟で継続されることとなる．その際の注意点について述べる（表4）．

1）入院時の食事

　食事は内科治療で行われている食事療法における指示を継続する．食事療法における留意点については前述した（⇒338頁参照）．

2）薬物療法の指示

　手術当日あるいは諸検査のために絶食を要する場合，経口血糖降下薬やインスリンなどの注射を具体的にどうするか（中止するか，減量するか，タイミングを遅らせるか，など），指示を眼科病棟で十分に共有することがきわめて重要である．

　血糖値コントロールが必ずしも十分でない患者の手術に際しては，周術期インスリン治療が選択されることが多い．もともとインスリン治療を行っていない患者の場合，インスリンの導入とある程度の血糖値コントロールを内科の病棟で行うことが望ましいと判断されることがしばしばある．手術日程を決めるにあたって，血糖値コントロールの状況からの内科の治療調整の見込みを両診療科で十分話し合うことが必要である．

3. 緊急時

1）指示と内科への連絡

　眼科診療時，あるいは周術期眼科病棟入院時に，低血糖など早急な対応を要する病態がみられる場合がある．例えば低血糖であればその際の指示，高血糖の場合は対応について

内科への連絡手順を明確にしておくことが必要である．糖尿病患者においては大血管障害として虚血性心疾患を有することも多く，不調の訴えのあった際にはそれらも念頭に置いて，関係診療科に応援を求めるなど対応にあたる必要がある．

IV. よりスムースな連携に向けて

1. 連携内科との共通のルール

連携をスムースにするために，今一度眼科と担当内科とで共通のルールを作って診療を行っていくのが望ましい．

1) 用語・記載の統一

眼科所見をカルテに記載する際に，専門家でない内科医がみても，DRの程度，黄斑症の有無，現在の視力，今後行う処置の予定，次回受診予定がわかることが重要である．また，内科医の記載も糖尿病に対する薬剤の記載，インスリンなどの注射薬剤の種類と注射のタイミングなど，眼科医，また，眼科病棟のスタッフがみてわかるように入院時においてなど，用語記載の仕方を統一しておくことが望まれる．

2) 一例としての連携手帳

糖尿病患者，眼科を含めた各医療機関が共通して，病態や経過を把握する一助として，日本糖尿病協会が作成した「糖尿病連携手帳」(⇒348頁参照)が広く用いられている．患者自身が携帯し，各医療機関受診時に担当医などスタッフに手渡して記入してもらう形で利用する．

(糖尿病連携手帳，糖尿病眼手帳については，346頁，348頁も参照)

V. 連携のこれから

これまで述べたことは，眼科におけるDR診療，また内科における診療治療双方をスムースなものとするのみでなく，共通の認識のもと，スムースな診療の継続を基礎に，新たな知見を得ていく土台ともなることが期待される．以下にこれまで，DRで示されてきた知見の例と，これからの検証が期待される事項について示す．

1. 薬物療法と網膜症の進展の関係

1) カンデサルタン

アンギオテンシン受容体拮抗薬であるカンデサルタンによる降圧治療を糖尿病患者でみたサブ解析で，カンデサルタン群で網膜症の発症・進展が有意に抑制されたとの報告がある．

2) フェノフィブラート

フィブラート系脂質代謝改善薬であるフェノフィブラートの効果を検討した大規模臨床試験で，フェノフィブラート群におけるDRの発症・進展抑制が示されている．

3) グリクラジド

糖尿病モデルラットによる知見であるが，スルホニル尿素系薬剤(SU薬)の経口血糖降下薬であるグリクラジドの使用によって，網膜症所見が抑制されたとの報告が示されている．ヒトでの効果は明らかとされていない．

2. インクレチン関連薬

わが国では2009年末より臨床応用されている，消化管ホルモンであるインクレチン(GIP, GLP-1)の作用を応用した薬剤であるインクレチン製剤は，血糖値依存性のインスリン分泌増強効果をその作用の特徴とする．臨床応用から3年の間に2型糖尿病治療の中で，大変幅広く用いられるようになった．インクレチン関連薬はこのインスリン分泌増強効果のほか，心血管系，神経系など種々の臓器保護効果が動物レベルで示されてきており，ヒト臨床でもその検証が進められてきている．DRについても，前項のような発症・進展の抑制効果を有するのか，大いに興味が持たれるところである．

糖尿病患者はまだまだ増加の一途をたどっており，糖尿病患者の診療で，眼科と内科との連携はますます重要となる．本項ではとくにこの連携には眼科・内科の最近の知見の相互理解と，実際の診療にあたっての共通言語・ルールが重要であることを強調した．こうした共通言語・ルールを充実させていくことは，診療における連携のみでなく，両診療科によって新たなエビデンスの構築にも寄与すると期待される．DRの診断，治療の近年の進歩は内科医にも実感されるところであるとともに，糖尿病治療薬もとくに近年の発展が著しい．それらの知見をお互いにわかりやすい形で共有することが重要で，眼科と内科双方の診療の場でも有益であると考える．これら情報共有の場が今後ますます充実してくることが期待される．

〔濱崎暁洋，稲垣暢也〕

II 眼科から見た連携

　眼科医が糖尿病網膜症(DR)を管理するにあたって日々の診療で重要視し最も時間を割いているのは眼底検査である．その理由は眼底が直接透見できる，つまり病気の進行を直接目で確認できる状況であり，進行の程度がその眼底所見により分類，確立されているからである．当然ながら視力検査や眼圧などの情報は重要であり治療の適応を決めるうえでも必要なパラメーターであるが，直接網膜症の進行を表すものではない．糖尿病患者の眼合併症の把握は糖尿病管理をする内科医にとって重要な情報の1つであり，それを正確に内科医に伝えるのは眼科医の責務である．

I. 網膜症進行と視力低下の関連

　網膜症が進行すれば，黄斑浮腫や牽引性網膜剥離(TRD)，硝子体出血，新生血管緑内障などの所見を伴いやすくそのために視力低下が起こりやすいと考えられるが，一方でこのような所見を合併しなければ視力は比較的良好に保たれる．つまり増殖糖尿病網膜症(PDR)の状態で新生血管や増殖膜が旺盛に成長していたとしてもそれだけでは視力低下は起こらないし，もっと言えばTRDや硝子体出血を生じていても黄斑部が保存されていれば多くの場合視力低下は起こらない．逆にDRが進行していない場合でも視力低下を起こすことは多く，非増殖糖尿病網膜症における黄斑浮腫や虚血性黄斑症，白内障の存在がそれにあたる．このようなDR進行と視力低下の間に見られるギャップはしばしば患者には理解され難くPDRの放置や発見の遅れ，患者対医師間の信頼関係の悪化の原因となりかねない．実際に，厚生労働省による平成14年度糖尿病実態調査報告によれば，「これまでに医師から糖尿病と言われたことがある」と答えた人において，「眼底検査を受けたことがある」と答えた人は男性で69.0%，女性で70.8%であり，約30%の糖尿病患者が眼科を受診していないことがわかっている．またたとえ眼科受診を行っていたとしても，内科医にとってもこのような状況下では患者から聞き出せるのがDRの有無と唯一のパラメーターである視力だけということになり，正確な情報が得られないばかりか進行度を誤解してしまう可能性がある．このような状況を作らないためには眼科と内科の病診連携の強化を図り，また患者に対する啓蒙を図る必要がある．

II. 情報の共有

　DRに対するレーザー光凝固術や硝子体手術，硝子体注射などの直接的治療のみが眼科医の仕事ではない．Diabetes Control and Complications Trial（DCCT）ではインスリン強化療法群は従来治療群と比較して網膜症発症のリスクは76%減少し，網膜症増悪のリスクは54%減少したことが示されており，網膜症を早期発見し早期に適切な血糖コントロールを行うように内科と連携することも眼科医の大事な役目である．早期発見ができても眼科で積極的な治療法がない以上，内科と密接に連携して情報共有しなければ治療が必要な患者を放置しているのと同じである．しかしながら，平成9年に全国315人の眼科医を対象に行われた糖尿病患者管理に関するアンケート調査の結果では，内科との連携の頻度について「密接に行っている」との回答は44.6%に過ぎなかった．さらに「密接に連携していない」と回答した医師についてその理由を尋ねたところ，「適切な連携システムがない」が62.4%と多く，その他「診療が多忙」22.8%，「連携の必要性はない」3.7%などの回答が得られ，適切な連携システムの構築が必要と考えられている．以下に連携を円滑に行うための手段を示す．

1. 糖尿病眼手帳の活用

　糖尿病眼手帳は上述の連携システムの構築が待たれるなか，連携を促進するとともに糖尿病患者の診療放置・中断を防ぐためのツールとして日本糖尿病眼学会のもと作成された（⇒348頁参照）．平成14年6月に患者への配布が開始され，現在までに約110万部が医療機関に配布され活用されている．受診の記録として視力や眼圧の他に病期分類や黄斑症についても記載することができ，この手帳を眼科と内科両方の受診の際に携帯することで網膜症の状態を内科に伝えることが可能である．またDRや黄斑症の解説，治療や用語の解説も記されており，患者にDRの状態を正しく認識してもらうことも配布の目的の1つである．配布から1年目にあたる平成15年のアンケート調査では手帳の認知度は眼科医では88.6%であったのに対し内科医では24.2%と低かったが，「眼手帳により病診連携は改善されてきたか」という質問に対して64.4%の内科医が「はい」と答えている．配布から10年経過した現在では手帳を携帯する患者数は多くなっていると考えられるが未だに携帯しないあるいは配布されていない患者が多く，より積極的に活用するべきである．

　（糖尿病眼手帳，糖尿病連携手帳については，343頁，348頁も参照）

2. カルテ記載や紹介状に対する返書における記載の工夫

　病院では他科の医師が眼科カルテを見る機会も多いが，眼科のカルテは他科の医師には理解困難である．その理由はスケッチの多用と略語のバリエーションの多さである．電子カルテ化が進むなか，文字の記載が増えたとはいえ専門的な単語や略語が並び，そのうえiris rubeosis, NVIのように同じ意味を表す単語が多くまた医師ごとによって表記が異なる状況では，それらを内科医に見てもらって診療の参考にしてもらうということは難しい．とはいえ限られた診療時間内で眼科医が所見の取り方やカルテ表記を変えるのは大変

である．ではどのような工夫が効果的であろうか？　それは以下の記載をカルテに残すことである．① 視力，② 病期分類，③ DR が悪化しているのかどうか．これらはそもそもカルテに記すべきものであり記載があれば内科医にも判読できるものである．返書についても，DR の有無だけではなくこれらの情報は最低限記す必要がある．返書にはさらに合併症の有無(白内障の進行，黄斑浮腫，緑内障など)，治療予定(光凝固，手術)についても記すことでより密接な連携が行える．

3. 内科医と眼科医間の情報交換，勉強会

　なかなか実践しにくいと感じる医師も多いと考えられるが，積極的な交流は患者の利益につながると考えたい．糖尿病眼手帳の活用など連携方法を確認するとともにそれぞれの専門分野における病態の理解や教育，治療方法について update することが狙いである．例えば，内科医にとって DR の病期分類は理解できても，黄斑浮腫の合併については知識が不十分ということもある．硝子体出血や TRD など増殖性変化に伴う視力低下が硝子体手術により治療できるようになってきた現在において，DR に占める黄斑浮腫による社会的失明の占める割合は比較的多く，黄斑浮腫について理解することは重要である．眼科医にとっても同様に update するべきことがある．例えば糖尿病の治療においても，近年，既存の治療薬とは異なる新しい作用機序を持った DPP-4 阻害薬が登場し，治療方法にバリエーションが増えたことで，糖尿病治療が大きく変化している．眼科受診をする患者がこれまでとは全く違った治療を受けている可能性もあり，今後新しい治療薬の DR への影響も注意するべきであろう．

参考文献

1) The Diabetes Control and Complications Trial Research Group：The effect of intensive treatment of diabetes or the development and progression of long term complications in insulin dependent diabetes mellitus. N Engl J Med 329：977-986, 1993
2) 船津英陽，堀　貞夫：糖尿病患者に対する眼科管理の現状．日眼会誌 102：123-129, 1998
3) 船津英陽，福田敏雅，宮川高一，他：眼科医・内科医・コメディカルの連携を目指して　糖尿病眼手帳．眼紀 56：242-246, 2005

〈宇治彰人〉

III 病診連携

　糖尿病網膜症患者に限ったことではないが,「かかりつけ医」と「専門医(病院)」の連携は,円滑な診療を行うためには欠かせない重要課題である.原疾患である糖尿病のため,内科との連携も重要になってくる.この項では,糖尿病眼科診療における病診連携のあるべき姿について述べたい.

I. 眼科・内科間の連携

　糖尿病網膜症(DR)が進行する危険因子としては,糖尿病発見の遅れ,眼科初診の遅れ,眼科受診中断などがある.眼の自覚症状がなければ,眼科受診の必要性を認識できず,眼科受診を中断してしまう患者が多い.DRを進行させないためには,糖尿病を発見すると同時に眼科受診を促し,中断させないよう眼科医からだけでなく内科医からも眼科受診の必要性を十分に説明し,眼科と内科で十分な医療連携をとることが重要である.この連携を補助するための「糖尿病眼手帳」について詳述する.

1. 糖尿病眼手帳

　日本糖尿病眼学会は,DRの早期発見には,眼科医・内科医との連携が必要であり,適切な治療には患者の診療放置・中断をいかに防ぐかが大切であるので,この2つの目的を達成するために「糖尿病眼手帳」を平成14年に作成・発行した.この手帳は,現在までに約110万部が医療機関に配布され活用されている.発行当初から社団法人日本糖尿病協会が発行している「糖尿病健康手帳(現・連携手帳)」(図1)と併せてもつことを趣旨としているが,平成22年に発行された「糖尿病連携手帳」が「糖尿病眼手帳」とサイズが異なることから,一緒にもち運ぶことが困難となっていた.またDR患者は視力不良例が多く,細かい文字が見にくいとの指摘もあり,平成24年4月より拡大版(図2)に変更されている.糖尿病眼学会ホームページより「糖尿病眼手帳申込書」をダウンロードし,日本糖尿病眼学会事務局宛にFAXまたはE-mailにて申し込むことができる.

　手帳をもつことにより,眼科・内科間で正しい情報を共有し,共通の認識で診療することができ,転院しても経過が縦覧できる.さらに患者自身が正しく病状を把握し,病識を

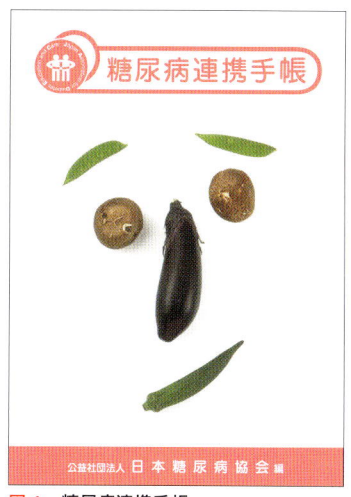

図 1　糖尿病連携手帳

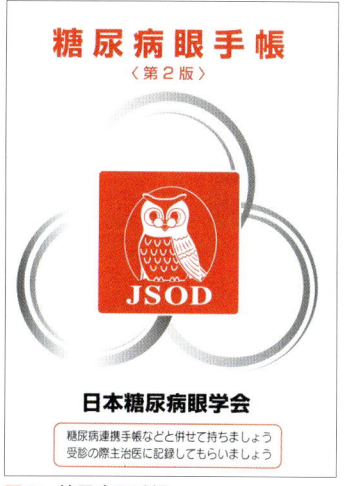

図 2　糖尿病眼手帳

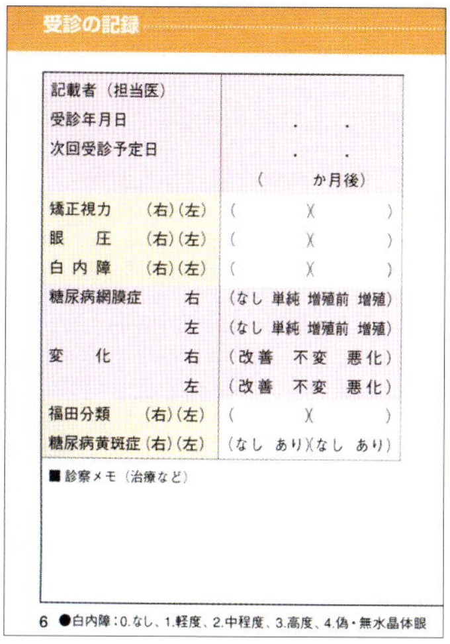
受診の記録

記載者（担当医）		
受診年月日		．　．
次回受診予定日		．　．
		（　　か月後）
矯正視力	（右）（左）	（　　）（　　）
眼　圧	（右）（左）	（　　）（　　）
白 内 障	（右）（左）	（　　）（　　）
糖尿病網膜症	右	（なし 単純 増殖前 増殖）
	左	（なし 単純 増殖前 増殖）
変　化	右	（改善　不変　悪化）
	左	（改善　不変　悪化）
福田分類	（右）（左）	（　　）（　　）
糖尿病黄斑症	（右）（左）	（なし あり）（なし あり）

■診察メモ（治療など）

6 ●白内障：0.なし、1.軽度、2.中程度、3.高度、4.偽・無水晶体眼

図 3　糖尿病眼手帳における受診記録

もつことができるのも大きなメリットである．

内容は，「眼科受診のすすめ，本人の記録，連携医療機関の記録，受診の記録，糖尿病眼手帳の目的，糖尿病網膜症病期分類，糖尿病網膜症の解説，糖尿病黄斑症の解説，糖尿病網膜症の治療と用語解説」の項目からなる．受診の記録（図 3）は詳細であり，患者，内科主治医，眼科かかりつけ医すべてが受診履歴・病状を把握することができる．

（糖尿病眼手帳，糖尿病連携手帳については，343 頁，346 頁も参照）

II.　眼科内の連携

病院の眼科はどこも飽和状態であり，そのための待ち時間が眼科定期受診の妨げになっていることも患者の通院中断の一因となっている．少なくとも単純網膜症が出現するまで

は，かかりつけの眼科診療所でみてもらうことが望まれる．ただ，眼科医の中でも専門性があるため，DR をどこまで診る・治療することができるかには差がある．病院眼科は，各診療所がどこまで診察・治療ができるかを把握し，連携を行う必要がある．

1. 糖尿病網膜症発症まで

DR 発症までで重要なことは，自覚症状がない状態，病識がない状態で，いかに中断させずに定期的に通院させることができるかということである．そのためには，通院しやすい環境が重要であり，まずは自宅や職場の近所の眼科診療所にて定期的に眼底観察を行い，DR が失明の危険を伴う重大な疾患であること，見えなくなってからでは手遅れであることなどを根気よく説明し，患者自身に病識を植え付けなければならない．前述の糖尿病眼手帳を用いることも，自分は糖尿病であり DR 発症の危険があるということを自覚させるのによい手段である．

2. 糖尿病網膜症発症後

1）経過観察

DR が出現しても，点状出血を認めるだけで視力低下もないような状態のときは治療の必要はないが，定期的な経過観察により網膜症の進行具合を観察する必要がある．それぞれの診療所で，経過観察できるところまで診て，治療が必要な状況になった場合，診療所で治療しないのであれば，速やかに病院へ紹介する．また治療の必要があるかどうかの判断のために高次施設へ紹介する場合もある．

2）光凝固治療

各診療所で光凝固治療まで行うことも多いが，十分に凝固できているか，黄斑浮腫を発症していないかなど確認するために蛍光眼底検査や OCT による検査を行ったほうがよい．設備がない場合は，設備がある病院などに紹介する．紹介された病院では，造影検査や OCT，さらに血流検査など，その施設で行える可能な限りの検査を行い，患者の状態を紹介先に連絡し，光凝固の追加や経過観察の指示を行う．紹介された病院は，自施設で加療したほうがよいと判断した場合でも，かかりつけ医の経過観察は続けるよう患者に説明し，病院と診療所のダブルフォローを行うことが望ましい．

3）黄斑症治療

黄斑浮腫が出現した場合，現在は毛細血管瘤(MA)直接凝固やトリアムシノロン Tenon 囊下注射，VEGF 阻害薬硝子体内注射，硝子体手術などを行う必要がある．黄斑浮腫は視力低下の原因であり，遷延すると治療が困難になるため，治療ができる施設に早い段階で紹介する．紹介先の病院では，必要な検査を行い，治療方針を決定し，紹介先に患者状況を連絡し，加療する．治療後は，紹介先病院でも経過観察を行うが，治療による炎症の状態や眼圧など，治療翌日や次回検査日までの経過観察は紹介元に逆紹介し，何か異常が認められた場合は即座に加療した病院に連絡をとるという形でダブルフォローを行う．

4）手術

　硝子体出血や牽引性網膜剝離(TRD)などを生じている場合は，硝子体手術ができる病院に早目に紹介する．治療後は，病院にて術後経過を定期的(1か月後，3か月後，6か月後，12か月後，24か月後)に観察するが，通常の経過観察は紹介元の診療所において行う．手術を受けると治療終了と勘違いしている患者も多く，術後に通院を中断してしまい，血管新生緑内障を発症してしまってから再度眼科を訪れる症例も少なくない．治療後に高次施設でのみ経過観察を行っていると，瘙痒感・充血などの軽い症状が出現した場合でも，専門外来の予約をとり，長い待ち時間を経て診察を受けなければならず，通院中断の原因になりかねないため，術後は速やかにに紹介元に逆紹介し，病診連携をとりながら経過観察していく必要がある．逆紹介の場合は，入院中の経過(手術，術後検査結果)の詳細を診療情報提供し，情報を共有することが重要である．

III.　連携システムについて

　あじさいネットとは，長崎地域医療連携ネットワークシステムで，診療所や他の医療機関から，患者の同意のもと，インターネット経由で中核病院のカルテ情報を診療利用するITを使った地域医療連携システムである(図4)．現在利用できる医療機関は長崎県内で150機関である．

　このシステムにより実際に行われた医療行為とそのアウトカムを迅速，正確，詳細に把握することができ，紹介元施設におけるより適切な高度医療の理解と詳細な患者説明が可能となる．また，このシステムによってかかりつけ医と基幹施設の役割分担と信頼関係はさらに充実し，それが目に見えることによって，患者に対し，今まで以上の信頼と安心を与えることができる．一方で利用施設の医師が最新の診断・治療法を容易に知ることができ，効果的な学習効果も得られる．基幹病院では診療内容の公開による監視効果も期待される．このシステムに多くの病院，診療所，医師が参加することにより地域医療の質向上が可能となっている．

　VPN(バーチャルプライベートネットワーク)技術によって暗号化した診療情報をインターネット経由で診療所や中核病院から参照可能とする．各診療所，医療機関，医師会に呼びかけ診療情報提供側および閲覧側の施設を広げている．このシステムの利用によって，各診療所が所有していない高度医療機器に対しても中核病院で診療に用いる全画像情報がオンラインで利用できるため，物理的に距離のある診療所においても院内同様の診療が可能となり，診療所と中核病院との連携は強調され，かかりつけ医と患者の信頼関係は増すと考えられる．同時に地域における医療機器整備の重複や検査の無駄を省くこともできる．診療の全過程が正確に把握できるので最新医療を容易に理解することができ，その学習効果は従来の研究会や学会参加型に比べはるかに高いと考えられる．多くの地域医療を担う医師が利用することにより地域医療の質を向上させる最良のツールである．

　いまや世間の流れはIT化にあり，その最大のメリットは，情報をデータ化することで場所を問わずにコミュニケーションを図れるということである．この地域医療ネットワー

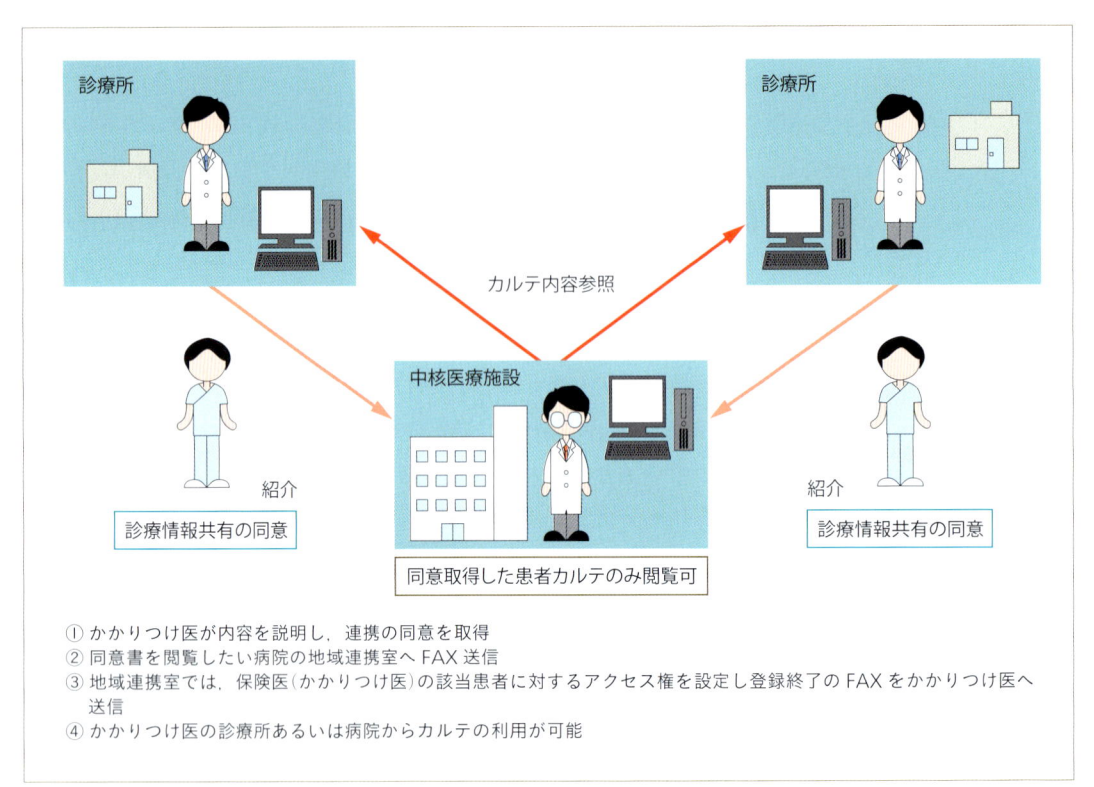

① かかりつけ医が内容を説明し，連携の同意を取得
② 同意書を閲覧したい病院の地域連携室へFAX送信
③ 地域連携室では，保険医（かかりつけ医）の該当患者に対するアクセス権を設定し登録終了のFAXをかかりつけ医へ送信
④ かかりつけ医の診療所あるいは病院からカルテの利用が可能

図4 地域医療連携の情報化イメージ

表1　ITを使った地域医療連携システムのメリット

患者のメリット
・診療所と中核病院の医師の連携がよいので安心感がある
・症状・診断に応じた適切な医療施設の選択と最適な医療が受けられる
・地域全体の医療の質向上が期待される

地域病院・診療所のメリット
・紹介した患者情報が確実に詳細にフィードバックされるため，病態把握や治療内容に対する理解が飛躍的に深まる
・紹介した患者に紹介先での検査，診断結果や治療内容を正確に説明することができるため，患者との信頼関係がよりいっそう深まる
・自分の専門外の領域でも対応できる
・自院に高額な先端医療機器があるような感覚でMRIなどの画像診断を利用できる
・新患の場合でも，中核病院での過去の診療内容を確認できる

クシステムでは，地域医療連携ネットワークを介し，医療機関同士で診療情報の相互参照が可能となっている．患者は自宅近くのかかりつけ医から中核病院での検査結果などを確認できるなど，各医療機関および，患者までもがこのシステムを通じて最大限のメリットと利益を得られるようになっている（**表1**）．

（築城英子）

第6章
糖尿病網膜症患者の生活指導とロービジョンケア

I 糖尿病網膜症患者のQOL

　生活の質(quality of life：QOL)とは，個人が生活をしている文化や価値基準の文脈の中で，またその個人の目標，期待，基準，懸念との関連において自分の生活はどれくらいの位置づけにあると感じているかを表すものとWHOは定義している．QOLは，障害の性質や程度だけでなく，個人の生活環境の中で，障害がどれだけ個人の活動能力へ影響を及ぼしているかにもかかわっている．また，障害に対する個人の態度や，自分が所属する社会での活動を自らがどう捉えているかということもQOLの評価に影響する．糖尿病網膜症(DR)患者は，若年層から老年層までさまざまである．糖尿病罹患後，DRを発症し，治療を始めることで影響を受ける社会的，情緒的，精神的健康の側面について包括してQOLを考えるべきである．

I. 糖尿病網膜症患者のQOV

　DR患者は，視覚の質(quality of vision：QOV)が低下し，QOVの低下がQOLの低下につながってくる．DR患者におけるQOV低下には，視力の低下，視野の狭窄，羞明感がある．DR患者において突然の視力低下を引き起こす原因として硝子体出血があり，視力は急に著しく低下する．放置することで網膜剝離や血管新生緑内障のために視力ゼロの盲状態になることもある．硝子体出血，網膜剝離，血管新生緑内障の場合は手術による対応が必要であり，手術である程度の視力改善ができても日常生活を送るには不十分な視力しか獲得できない場合も多い．また，汎網膜光凝固(PRP)治療により網膜症は沈静化し，視力も良好に保たれている患者でも視野狭窄をきたしている症例は多い．このような視力・視野の低下に対しては，眼鏡や拡大鏡といったさまざまな器具を用いてQOVを向上させることができる(詳細は第6章II「中途視覚障害者のケア」参照⇒360頁)．

　羞明感は，見えなくなるわけではないが不快感や痛みを伴うことがあり，その結果，集中力がなくなったり，疲れやすくなったりもする．不快感が自覚されずに視力・視野などの視機能を低下させてしまうこともあり，QOVを評価するうえでは重要な要素である．羞明感は光量コントロール機能不全，コントラスト低下，網膜感度低下により生じる．DR患者では，虹彩癒着・神経麻痺などにより虹彩の光量コントロール機能不全状態にな

ることがあるため羞明感を自覚することも多い．角膜障害や白内障のためにベールがかかった状態になりコントラストが低下するため眩しさを感じたり，錐体細胞の機能低下による明所視の機能低下のため眩しさを感じることもある．羞明感の検査としてはグレアテストがあり，眩しさの原因となる光源(グレア光)があるときとないときで視機能を比較するという原理で作成されている．グレア光によって視機能が著しく低下するかどうかで眩しさの有無を判断する．また，通常の条件とグレア光のある条件での視機能の比較によって眩しさの程度を判断する．羞明感の改善には遮光レンズなどの使用をすすめる(器具については第6章II「中途視覚障害者のケア」を参照⇒360頁)．

II. 機能的視覚の評価

　DRのために治療しても視力・視野などの視機能を回復できない状況に陥った患者を視覚障害者と診断する．ロービジョンは保有視機能では日常生活が不自由な状態である．読み書き，歩行，職業能力といった視機能障害による社会生活での不自由は能力障害ととらえ，能力障害のために職を失ったり，身体的・経済的に自立ができなくなったりする生活上の不自由さは社会的不利ととらえられる．視覚障害者の多くは，われわれ医療従事者が説明する際に用いる視力(最高矯正視力)，視野などの視機能評価よりも，今からどのような治療を受け，どのような器具(眼鏡，ロービジョンエイドなど)を使用し，どのような訓練を受け，それらが日常生活における作業能力にどのような変化をもたらしてくれるかに関心をもっている．われわれが医療的介入をするとき，その評価・分析には患者の視点が含まれるべきである．このように個々の保有する視機能による技能や活動能力を機能的視覚と考え，眼鏡を使用することでどれくらいの視力が出るかだけでなく，どれくらい持続して使用できるか，簡便に使用できるか，安定性はどうかなどの機能的視覚について評価・分析し，視覚活用能力が十分に発揮できるようすることこそが，患者のQOLの向上につながっていくのである．

III. QOL評価

　QOL評価とは，視力などの視機能評価と置き換えられるものではなく，患者の視覚の状況を評価するものであり，視機能評価を補う機能的視覚の評価である．視機能評価が低いロービジョン患者でも，保有している視機能を最大限に活用し，QOLの向上を目指すのがロービジョンケアである．ケアによるQOLの向上を評価することは大切なことであり，QOL評価表にはさまざまなものが存在する．眼科領域と視覚科学の領域で最も広く使用されている評価表は，1998年に米国で開発されたNational Eye Institute Visual Function Questionnaire(NEI-VFQ)である．この評価表は，さまざまな眼疾患が視機能とQOLに与える影響を評価できるものとしてNational Eye Instituteが認定したもので，13領域(一般的健康，一般的見え方，目の痛み，見ることへの期待，近方視，遠方視，社会生活機能，心の健康，役割機能，自立，運転，周辺視力，色覚)の評価項目があり，各項目は患者主体の団体との密な意見交換の結果を盛り込んだものとなっている．その短縮版がNEI

VFQ-25(表1)で，25項目から構成されており，眼科疾患が日常生活に与える影響を評価したり，治療やケアの結果を評価したりするのに広く使用されており，日本語版も存在する．NEI VFQ-25は，生活場面における視機能と，見え方による身体的・精神的・社会的な生活側面の制限の程度を測定する12の領域(下位尺度)から構成されている．これらの領域は，眼疾患をもたない人にも共通する内容で構成されているので，異なる疾患をもつ患者のQOLを比較したり，一般の人と比較したりすることが可能である．NEI VFQ-25は，より感度の高い測定のために，オプション項目が14項目用意されており，

表1 NEI VFQ-25 日本語版

下位尺度	項目数	質問内容
General health：GH	1	あなたの全身の健康状態はどうですか？
General vision：GV	1	現在，あなたの両眼での「ものの見えかた」は，どうですか？
Near vision：NV	3	ものが見えにくいために，新聞の記事を読むのは，どのくらい難しいですか？
		ものが見えにくいために，物を近くで見る作業(例えば料理や裁縫をしたり，家の中で修理をしたり工具を使ったり，など)をするのはどのくらい難しいですか？
		電話帳や薬の説明書などの細かい文字を読むのは，どのくらい難しいですか？
Distance vision：DV	3	ものが見えにくいために，道路標識や商店の看板の文字を読むのは，どのくらい難しいですか？
		ものが見えにくいために，夜や薄暗いところで，階段をおりたり，歩道の段差をおりたりするのはどのくらい難しいですか？
		ものが見えにくいために，テレビ番組を見て楽しむのはどのくらい難しいですか？
Driving：DR	2	昼間，走り慣れた道を運転するのは，どのくらい難しいですか？
		夜間の運転はどのくらい難しいですか？
Peripheral vision：PV	1	ふだん道を歩くとき，ものが見えにくいために，周りのものに気が付かないことがありますか？
Color vision：CV	1	ものが見えにくいために，その日に着る服を自分で選んだり，組み合わせたりするのはどのくらい難しいですか？
Ocular pain：OP	2	今まで，目や，目の周りに，痛みや不快感，例えば熱っぽさ，かゆみ，痛みなどは，どの程度ありましたか？
		目や，目の周りの，痛みや不快感が原因で，やりたいことができないことがありますか？
Role limitations：RL	2	ものが見えにくいために，物事を思いどおりにやりとげられないことがありますか？
		ものが見えにくいために，仕事などのふだんの活動が長く続けられないことがありますか？
Dependency：DP	3	ものが見えにくいために，家にいることが多い．
		ものが見えにくいために，他の人が話すことにたよらなければならない．
		ものが見えにくいために，誰かの手助けを必要とすることが多い．
Social function：SF	2	ものが見えにくいために，あなたが何か言った時に相手がどう反応するかをみるのはどのくらい難しいですか？
		ものが見えにくいために，誰かの家を訪ねたり，何かの集まりやレストランに行ったりするのはどのくらい難しいですか？
Mental health：MH	4	自分の「ものの見えかた」について，不安を感じますか？
		ものが見えにくいために，欲求不満を感じる．
		ものが見えにくいために，したいことが思うようにできない．
		ものが見えにくいために，自分が気まずい思いをしたり，他の人を困らせたりするのではないかと心配である．

NEI-VFQ 25 Japanese version is available online at www.i-hope.jp (Japanese only)

詳細に検討することができる．オプション項目は，他の研究との比較が可能になるように，その下位尺度に含まれるオプションのすべての項目を使用することが推奨されている．認定NPO法人健康医療評価研究機構のHPよりライセンス登録後，使用することができる．

しかし，ロービジョンに特化した調査の場合は有効でない場合がある．糖尿病患者へのPRPについての専用のQOL評価表が開発もされており，DRのロービジョン患者増加に伴い，ロービジョン患者専用の評価表を開発する必要がある．ロービジョンに使用するためのQOL評価表は，ロービジョン患者にとって影響があると思われるすべての生活領域を包括する質問を含むことが必要である．Low Vision Quality of Life（LVQOL）（表2）は，ロービジョン用に開発された評価方法であり，4領域（A：遠方視・移動・照明，B：適応，C：読書・細かい作業，D：日常生活動作）で構成され，25の質問項目を5段階評価で回答する．LVQOLは，治療が難しい視覚喪失におけるQOLの尺度として，一貫性，信頼性，感度の高さをもつ評価表であり，患者もスタッフも簡便に行うことができるため，臨床の現場で使用しやすいものとなっている．

IV. 糖尿病網膜症患者のQOL

糖尿病は全身疾患であるため，DR患者は，眼合併症以外にも，神経障害，腎症，心疾患，脳梗塞などを合併していることも多い．このためDR患者は他の眼疾患による視覚障害患者に比べて，より困難な状況で日常生活を送らなければならない．週3回の透析が必要であったり，車椅子であったり，言葉が出にくかったり，視覚健常者であっても日常生活に影響を及ぼすような状況であるにもかかわらず，突然の視機能低下を引き起こし，急にさまざまな障害を抱えた状態で日常生活を送らなければならなくなるのである．

糖尿病患者は，ただ日常生活を送るだけでなく，糖尿病管理に必要な食事療法や運動療法を行う必要があり，さらには血糖測定や服薬，インスリン注射などの煩雑なセルフケアも毎日行わなければならない．視覚以外の感覚障害を合併していることも多いため，糖尿病患者特有の生活を送るうえでのQOLは，視機能だけに注目しても向上しない可能性が高い．QOL向上のためには，医療行為のみならず，社会的援助も重要である．視覚障害者は，身体障害者福祉制度により身体障害者手帳を取得し，定められた援助を受けることができるが，DR患者は，硝子体出血を繰り返したり，黄斑浮腫を引き起こし，治療により改善・再発したりと，視力変動が長期間継続する傾向があるため，身体障害者手帳を取得していないケースも多い．治療，経過観察していくうえで，視機能改善の余地があるかなど予後についても検討し，身体障害者手帳取得について促すことも大切である．DRは特定疾病であるため，身体障害者手帳未取得でも，40歳以上であれば介護保険制度による訪問看護などが受けられる．そのようなサービスについても患者のニーズに合わせてアドバイスしていければ，自立支援につながり，DR患者のQOLを向上させることができる．

表2 Low Vision Quality of Life (LVQOL)

Distance Vision, Mobility and Lighting

How much of a problem do you have:

	None		Moderate		Great		
With your vision in general	5	4	3	2	1	×	n/a
With your eyes getting tired (e.g only being able to do a task for a short period of time)	5	4	3	2	1	×	n/a
With your vision at night inside the house	5	4	3	2	1	×	n/a
Getting the right amount of light to be able to see	5	4	3	2	1	×	n/a
With glare (e.g dazzled by car lights or the sun)	5	4	3	2	1	×	n/a
Seeing street signs	5	4	3	2	1	×	n/a
Seeing the television (appreciating the pictures)	5	4	3	2	1	×	n/a
Seeing moving objects (e.g. cars on the road)	5	4	3	2	1	×	n/a
With judging the depth or distance of items (e.g. reaching for a glass)	5	4	3	2	1	×	n/a
Seeing steps or curbs	5	4	3	2	1	×	n/a
Getting around outdoors (e.g. on uneven pavements) because of your vision	5	4	3	2	1	×	n/a
Crossing a road with traffic because of your vision	5	4	3	2	1	×	n/a

Adjustment

Because of your vision, are you:

	No		Moderately		Greatly		
Unhappy at your situation in life	5	4	3	2	1	×	n/a
Frustrated at not being able to do certain tasks	5	4	3	2	1	×	n/a
Restricted in visiting friends or family	5	4	3	2	1	×	n/a

	Well				Poorly	Not explained
How well has your eye condition been explained to you	5	4	3	2	1	×

Reading and Fine Work

With your reading aids/glasses, if used, how much of a problem do you have:

	None		Moderate		Great		
Reading large print (e.g. newspaper headlines)	5	4	3	2	1	×	n/a
Reading newspaper text and books	5	4	3	2	1	×	n/a
Reading labels (e.g. on medicine bottles)	5	4	3	2	1	×	n/a
Reading your letters and mail	5	4	3	2	1	×	n/a
Having problems using tools (e.g. threading a needle or cutting)	5	4	3	2	1	×	n/a

Activities of Daily Living

With your reading aids/glasses, if used, how much of a problem do you have:

	None		Moderate		Great		
Finding out the time for yourself	5	4	3	2	1	×	n/a
Writing (e.g. cheques or cards)	5	4	3	2	1	×	n/a
Reading your own hand writing	5	4	3	2	1	×	n/a
With your every day activities (e.g. house-hold chores)	5	4	3	2	1	×	n/a

〔Wolffsohn JS, Cochrane AL：Design of the low vision quality-of-life questionnaire (LVQOL) and measuring the outcome of low-vision rehabilitation. Am J Ophthalmol 130：793-802, 2000 より〕

参考文献

1) Suzukamo Y, Oshika T, Yuzawa M, et al.: Psychometric properties of the 25-item National Eye Institute Visual Function Questionnaire (NEI VFQ-25), Japanese version. Health and Quality of Life Outcomes 3:65, 2005
2) Wolffsohn JS, Cochrane AL: Design of the low vision quality-of-life questionnaire (LVQOL) and measuring the outcome of low-vision rehabilitation. Am J Ophthalmol 130:793-802, 2000

〈築城英子〉

II 中途視覚障害者のケア

　糖尿病の内科的治療や糖尿病眼合併症に対する医療技術は，めまぐるしく進歩しているが，糖尿病網膜症（DR）の病態がかなり進行し，視力低下をきたしてから初めて眼科あるいは内科を受診する症例も多く，未だDRは，成人の主な失明原因を占めている．

　糖尿病眼合併症は，黄斑症を含む網膜症をはじめとし，白内障，屈折調節の変動，硝子体出血，網膜剝離，緑内障，ぶどう膜炎，角膜炎，外眼筋麻痺などさまざまな病態をきたしうる．よって，視機能障害の程度，起こりうる症状もその時々で変化する．糖尿病による視覚障害に対し，ロービジョンサポートを提供する際には，さまざまな面から診ることが大切である．

　また，視覚障害が働く世代で起こった場合，病気の進行が重大な局面を招き，その結果仕事や家庭の状況が大きく変化することがある．高齢世代で起こった場合も，その他の合併症（脳梗塞など）があったり，難聴を伴っていたりとそれぞれさまざまな問題を抱えている．

　中途失明患者のケアについて，われわれ医療従事者ができること，しなければいけないことを考えてみる．

I.　心のケアとロービジョンケアのタイミング

　DRおよびその他の糖尿病眼合併症を発症すると，長期にわたり視力が変動し，視力予後がはっきりしないことがある．また，場合によっては視力改善を期待させるレーザー治療や手術が繰り返される．よって，患者は見えにくさ，それによる生活上の不自由さを自覚していても，視力回復が治療によりもたらされるであろうという期待感をもち続け，ロービジョンケアを受けることに消極的な姿勢をとることが多い．

　低視力者となった患者の心理の推移は視覚の喪失ということから，米国の精神分析学者Elizabeth Kübler-Rossの死別に対する患者の考えの推移にしばしばなぞられる．

　①否認 → ②怒り → ③取引 → ④抑うつ → ⑤受容

　①否認：こんなに見えないはずはない．もっとよく見える眼鏡，治療法があるはずだ，と思い，病院を転々とする．

② 怒り：こんな状態になったことに対する怒り．非難の対象が手術しても視力がよくならなかったと医療従事者へ向かう場合や，同情やいたわりや特別扱いが足りないと家族や配偶者，神へ向かう場合もある．時には非難の対象が自分自身となって，文字どおり自分に傷をつけてしまう場合もある．

③ 取引：神や仏に対して，自分がどうしたら，視力回復できるか，取引を始める．「もう財産はいりませんから，視力を元に戻してください．」など．

④ 抑うつ：患者は自分が何もすがるものがなく，価値もなく，無力であると感じる．睡眠障害をきたす．

⑤ 受容：見えにくくなった状態を受け入れる時期がくる．障害もあるが能力もあることを悟り，能力を高める方法を追求するようになる．ロービジョンエイドの提供を最も受け入れることができるのはこの時点においてである．また，ロービジョンケアの介入により，受容に至る過程が，早く促されることもある．

ロービジョンケアの目標は，低視力者を前述「受容」の段階へ至るように助けるものである．低視力で治療法や視力改善の見込みがないことを伝えるときは，常にロービジョンケアを前提にしなければならない．「受容」以前の段階にある患者へ低視力を補助する器具があること，視覚障害手帳など福祉の制度があることなどの情報を伝える必要がある．

II. 中途視覚障害者のロービジョンケア

糖尿病眼合併症は，働く世代(40〜50代)以降で視覚障害をきたすことが多い．視覚障害が働く世代で起こった場合，病気の進行が重大な局面を招き，その結果仕事や家庭の状況が大きく変化することがある．視覚障害が原因で一旦退職すると，再就職は容易ではない．それ故に第一義的には退職することなく働き続けられるようにすることが大切である．そのためには，医療機関，訓練施設などとの連携の下に，在職中のロービジョンケアが不可欠となってくる．中途視覚障害の場合，職業に対する不安や自信喪失，生涯の受容面での問題から職業リハビリテーション実施のタイミングを逸する場合もある．そこで，早期に関係機関との適切な連携を図り，仕事への意欲を逸起し，職業の継続を図る必要がある．

具体的には，視覚障害者の職業継続には，① 業務遂行能力（文字処理など），② 移動能力（通勤，移動），③ 職場環境の改善（職場の理解，人間関係など）この3つが不可欠であるが，そもそも視覚障害となった患者の力には限界がある．そのため，在職中のロービジョンケアがとりわけ重要で，早期に医療機関における情報提供など，適切な支援が不可欠である．とくに，現職復帰は，事業主の不安感や負担感を取り除き，多くの関係者の連携と努力があってはじめて実現するものである．

III. 視覚障害者の職業

　医師の基本姿勢として，「見えない＝できないこと」ではないこと，「見えなくても仕事はできる」という認識に立たなければならない．視力は戻らないけど仕事はできる，とアドバイスされると，本人もそれなりに対処できる．本人は生活訓練と職業訓練について，ひたむきに努力することは当然であるが，職場にとっても必要な人材となるように努力する姿勢が大切である．日常生活動作ができること，とくに単独で職場に通勤できることは重要である．また，文字処理，パソコン能力も不可欠であり，Word®，Excel®は最低限できるようにしなければならない．最も大切なのは人間関係である．本人はともすると被害妄想的になったり，自分で壁を作ったりしている．自分が変われば，相手も変わるのだということに気づかせることが必要である．何事においても過去にとらわれない前向きな姿勢が大切である．

　わが国では古来より，視覚障害者には理学療法が適職とされてきたが，今日では，この理学療法の分野にも健常者の進出が著しく，その実態は厳しくなってきている（国家資格とそれ以外含む）．このような理学療法の状況や視覚障害者自身の価値観の多様化，視覚障害者をとりまく状況の変化，つまり，視覚障害者自身の雇用運動，視覚障害者への職域開発，視覚補助機器の開発，職場の情報バリアの解消（OA：office automation 化，IT：information technology 技術の進展），制度的バリアの解消（資格免許制度における欠格条項の見直し）などにより，理学療法以外にもさまざまな職業，職種で働くようになった．例えば，コンピュータープログラマー，システムエンジニア，電話交換手，録音タイピスト，特別養護老人ホームなどの機能訓練指導員，ケアマネージャー，図書館司書，教員，アーティスト，議員，弁護士，医師などさまざまである．

　このように，基本的には，視覚障害者はあらゆる職業に就いていると考えるべきであり，その多くは中途視覚障害のロービジョン者であり，それ故，一定の配慮のもとに働き続けていけるようにしなければならない．そのためには諸制度の積極的活用とともに，職場をトータルにとらえ，職務を分析し，その人の経験や知識を生かせる仕事を見つけ出すことが必要である．

　中途視覚障害者の復職を考える会（タートルの会）が1995年6月に結成された．この会は，視覚障害者が視力低下によって就労が難しくなりはじめたとき，同じ体験をした者が継続就労について親身になって相談を受けて支援することを目的に結成された．また，眼科医，訓練施設，労使団体，行政など関係機関と連携して視覚障害者が安心して働ける環境作りを目指している．われわれ医療従事者は，そのような情報を提示する必要もあると思う．

IV. ロービジョンケアの具体例

1. 眼鏡処方

　急速な血糖コントロールに伴い，一過性遠視や調節障害をきたすことが知られている

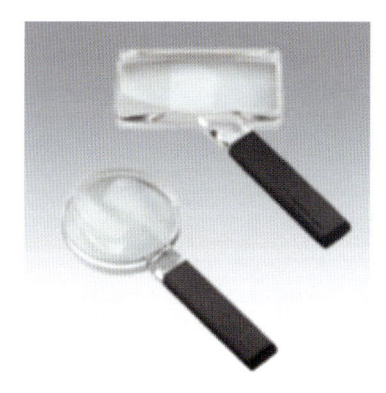

図1 読書用広視野拡大鏡（ESCHEN BACH 製）

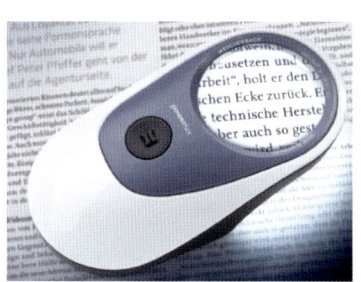

図2 LED ライト付き拡大鏡（ESCHEN BACH 製）

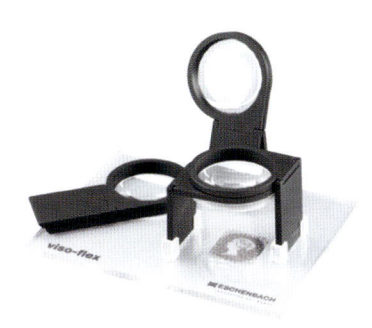

図3 スタンド型拡大鏡（ESCHEN BACH 製）

図4 LED ライト付きスタンド型拡大鏡（ESCHEN BACH 製）

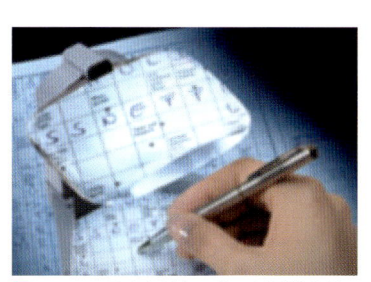

が，血糖の正常化に伴い，元に戻ることを説明し，変動が落ち着いてから処方するほうがよい．重篤な，増殖糖尿病網膜症（PDR）の硝子体術後，無水晶体眼となったり，シリコーンオイル注入眼となったりする．また，その後眼内レンズ挿入，シリコーンオイル抜去に伴い，大きく屈折値が変化する．その際は，患者にその過程を説明し希望時は，暫定的な眼鏡を作製する．黄斑浮腫の治療過程であれば，極力浮腫が落ち着いてから眼鏡処方することが望ましい．

2. 拡大鏡

拡大鏡は，手持ち式（図1），ライト付き（図2），スタンド付き（図3, 4），携帯用（図5），眼鏡式（図6），などある．どこで，どのような作業をするときに何を見たいのかで選択していけばよい．

3. 拡大読書器 （図7）

個人的な好みや用途によって，利用者自身で拡大率を変更できる．また，コントラストを上げたり，白黒反転（白地に黒文字より，黒地に白文字のほうがグレアを減らし，ちらつきを減らすことができる．しかしぼやけは強くなるのでどちらを好むかは個人差がある）させることもできる．

II 中途視覚障害者のケア 363

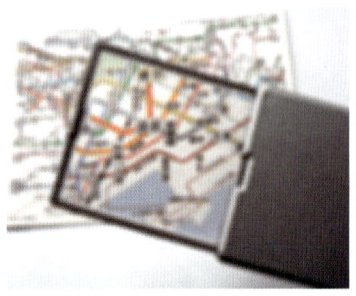

図5　携帯用 LED 付き拡大鏡（ESCHEN BACH 製）

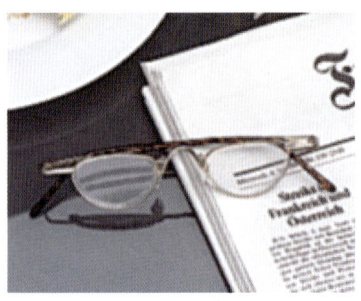

図6　眼鏡式近用拡大鏡（ESCHEN BACH 製）

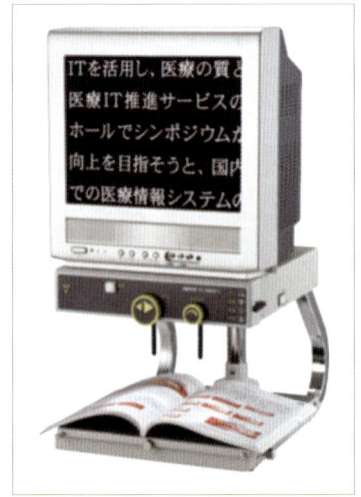

図7　拡大読書器（西澤電器計器製作所）

4. 遮光眼鏡　（図8, 9）

　糖尿病患者は，羞明を訴える場合が多い．白内障を合併していたり，レーザー治療を行われていたり，角膜上皮障害がある症例にその傾向は多い．遮光眼鏡は眩しさの要因となる 500 nm 以下の短波長光（紫外線＋青色光線）を選択的にカットし，それ以外の光をできるだけ通すように作られた特殊カラーフィルターレンズである．サングラスの定番カラーであるグレー系は光を均一にカットするため，全体的に視界が暗くなりコントラストが低下するが，遮光眼鏡はコントラストを保ち，眩しさのみカットすることができる．

5. 視覚障害者用コンピュータ

　PC Talker（音声ガイドソフトウェア），My Word（ワープロソフト），My mail（電子メールソフト），よみとも（拡大読書ソフトウェア）など，画面を拡大したり，音声だけを頼りに操作できるソフトが存在する．

6. 非光学的補助具，感覚補助具

　・活字文書読み上げ装置：SP コード読み取り器．SP コードとは，18 mm 角サイズの

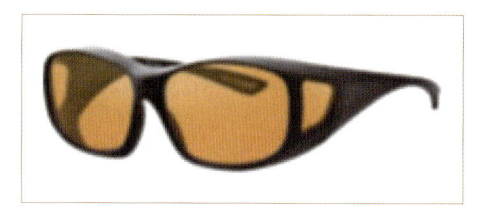

図8 遮光レンズ（東海光学）

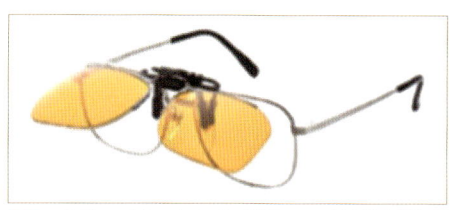

図9 クリップオンタイプの遮光レンズ（東海光学）

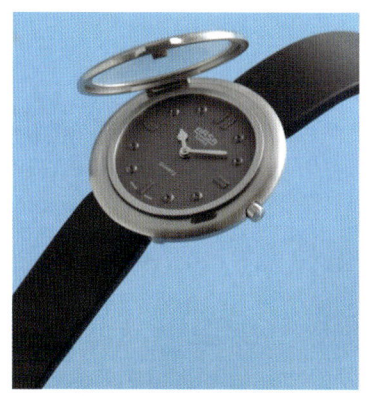

図10 触読式腕時計（クォーツ）

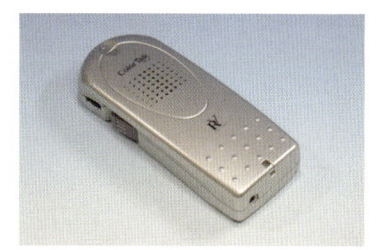

図11 音声対応色識別機「カラートーク」（北計工業）

記号に約800文字の情報が記録されたコードで，このコードを読み取り器に差し込むと，音声で読み上げる．

- 触読式時計：時計のふたを開けて直接，時計の針に触れる（図10）．
- 音声対応時計：ボタン1つで現在の時刻を教えてくれる．
- 視覚障害者用ポータブルレコーダー（デジタル図書再生・録音機器）：デジタル音声図書や音楽を聞いたり，音声メモを録音したりできる．
- 音声対応色識別機（カラートーク）：携帯電話より一回り大きいサイズで，色を読み取る機器．服のコーディネートや買い物のときなど便利である（図11）．
- オートネイルクリッパー（自動爪やすり）：見えづらい人は普通の爪切りで切ると深爪したり危ない場合がある．とくに糖尿病患者は末梢の感覚が鈍っている場合がある．切るのではなく，電動やすりで削ると比較的安全である．
- 黒まな板：白い大根や玉ねぎなど，白まな板より，黒まな板のほうが，コントラストが高まって見えやすくなる．
- 雨警報機：センサー板が濡れると，音や振動で警告してくれる．屋外での物干しに役立つ．
- 錠剤整理ケース：さまざまな形や大きさのケースがあり，1週間分や1か月分の薬を小分けにして，曜日ごと，もしくは1日の中の朝，昼，夜，寝る前など時間帯別に整理して入れることができる．
- インスリン自己注射：インスリンペンの単位の数字の部分を見やすいように白黒反転させてある種類もある．目盛のところにオプションでルーペを取り付けることもできる（各メーカー無償）．ダイヤルの周りに凸状の目盛があり，手の触覚を頼りにダイヤル

を回すことができるものもある．どうしても見えない場合は音が頼りになるが，高齢者は耳が遠い，糖尿病患者は指先の感覚が鈍っているなど問題はある．

V. 糖尿病眼手帳，内科の医師との連携

　DRの治療は，まずは血糖コントロールであるが，ある程度以上にまで進行した網膜症は血糖コントロールのみでは改善されず，網膜光凝固の適応となる．また，白内障手術は高血糖の状態ではできないため，血糖コントロールを内科に依頼することになるが，急激な血糖コントロールにより，一過性に網膜症が増悪する(early worsening)ことがあるため，緩やかな血糖コントロールが推奨されている．ある程度以上進行した網膜症は，その後に血糖コントロールがいくら改善しても，進行を抑制することは困難で，眼合併症が独立して増悪することがある．

　このように，DRの治療は，眼科医と内科医が連携して携わらなければならない．定期検査時から，血糖コントロールの重要性を患者へ伝えたり，「糖尿病眼手帳」を有効活用したりするなど，重篤な網膜症や眼合併症を予防していく必要がある．

　視力障害が進行した場合も，内科医へ正しく障害の程度を伝えることで，内科医が生活指導，内服やインスリンの指導をする際の参考になると思われる．

　最後に，DR患者のロービジョンケアにおいては，われわれ眼科医も患者のニーズを理解すること，視覚障害に対する彼らの態度を理解すること，内科のスタッフと一緒に根気よく糖尿病患者に付き合っていくことが必要であると思われる．

参考文献

1) Jackson AJ, Wolffsohn JS：Low Vision Manual．小田浩一(訳)：ロービジョン・マニュアル．オー・ビー・エス，2010
2) 髙橋　広：ロービジョンケアの実際―視覚障害者QOL向上のために　第2版．医学書院，2010

（松本牧子）

和文索引

あ
アーメド緑内障バルブ　315
アスピリン　308
アドレノクロム製剤　307
アフリベルセプト　14, **296**
アルコール
　──，糖尿病網膜症の危険因子
　　　　　　　　　　　　　102
　──，病歴聴取　152
アルドース還元酵素遺伝子　250
アルドース還元酵素阻害薬　309
悪性網膜症　108
暗順応　157

い
インクレチン関連薬　344
インスリン治療　340
インターフェロン網膜症，糖尿病網膜症との鑑別　205
インドシアニングリーン蛍光眼底造影　189
医原性網膜裂孔形成，硝子体手術術中合併症　285
遺伝子的要因　103
一塩基多型　**250**, 258
飲酒，病歴聴取　152

う
腕−網膜循環時間　188
運動療法，糖尿病の内科治療　339

え
エパルレスタット　309
エリスロポイエチン遺伝子　251
疫学　5, 98

お
黄斑下硬性白斑洗浄，硝子体手術　　　　　　　　　　　　　288
黄斑上膜　55, 133
黄斑部3次元解析，OCT　190
黄斑部視細胞の評価法，OCT　194

黄斑部光凝固，薬物療法併用　273
黄斑部網膜厚計測，OCT　190
黄斑浮腫
　──，白内障手術後合併症
　　　　　　　　　　　236, **321**
　──，光凝固の合併症　267
黄斑浮腫遷延，硝子体手術　288
黄斑偏位，眼底検査　177

か
カラー眼底写真　178
カリジノゲナーゼ　307
カルバゾクロム製剤　307
カンデサルタン　343
火炎状出血，眼底検査　170
加齢黄斑変性，糖尿病網膜症との鑑別　212
家族歴　154
過蛍光所見の鑑別，FAG　184
回旋性復視　231
改変Davis分類　104
外境界膜（ELM）　6, 141, 194
外転神経麻痺　232
角膜症　240
角膜浮腫　241
拡大鏡　363
拡大読書器　363
滑車神経麻痺　231
感覚補助具　364
観察照明系　291
眼圧上昇
　──，硝子体手術術後合併症　286
　──，ステロイドの副作用　306
眼運動神経麻痺　229
眼科から見た連携　345
眼科内の連携　349
眼鏡処方　362
眼痛，病歴聴取　150
眼底検査　169
眼虚血症候群
　──，FAG　188
　──，糖尿病網膜症との鑑別　207

眼底自発蛍光　189
眼底写真　178
眼内レンズ挿入眼における連続円形切嚢の拡大　236
眼内レンズ挿入の適応　318
眼内レンズの種類　320

き
危険因子　100
既往歴　153
機能的視覚の評価　355
喫煙
　──，糖尿病網膜症の危険因子
　　　　　　　　　　　　　102
　──，病歴聴取　152
虚血　105
虚血性黄斑症，FAG　187
虚血性視神経症　226
強膜創血管新生，硝子体手術術後合併症　286
局所的蛍光漏出　133, **184**
局所光凝固　**261**

く
グリア細胞の変化　124
グリクラジド　344
グレアテスト　355
隅角血管新生，硝子体手術術後合併症　287
隅角検査　312

け
ゲノムワイド関連解析　251
蛍光眼底造影　183
蛍光貯留　184
軽度非増殖糖尿病網膜症　110
血管拡張薬　307
血管強化薬　307
血管新生　105, **125**
　──，血管透過性の亢進と　328
血管新生緑内障　131, **312**
　──，硝子体手術術後合併症　287

血管新生緑内障
　——，硝子体手術の適応　276
　—— に対する抗VEGF療法　299
　—— に対する手術療法　314
　—— に対するデバイス流出路再建術　12
　—— に対するトラベクレクトミー　82, **314**
　—— に対する網膜光凝固　82, 313
　—— に対する薬物療法　314
血管透過性の亢進と血管新生　328
血管内皮細胞増殖因子　294
血管内皮細胞増殖因子遺伝子　251
血小板凝集抑制剤　308
血糖値　101
血糖値コントロール　254
　　のエビデンス　335
血圧コントロール　255
　　のエビデンス　336
血液網膜柵　104
血液網膜柵破綻　117
血流評価，LSFG　245
牽引性網膜剥離　6, **129**
　——，眼底検査　175
　—— への硝子体手術　73, 276
限界フリッカー値　155

こ

コハク酸　330
　—— へのポジティブフィードバック機構，VEGFによる　331
後嚢混濁，白内障手術後合併症　321
後部虚血性視神経症　226
後部硝子体剥離　11, 54, **276**
　—— の状態の把握，硝子体手術　276
後部硝子体剥離作成，硝子体手術　277
後部硝子体膜
　——，OCT　196
　—— の病態　141
広角観察システム　12, 75, 276, **291**
広角眼底撮影　2, 7, **178**, 180
光源装置　291
光視症，病歴聴取　148
抗VEGF抗体　2
抗VEGF療法　294
　——，血管新生緑内障に対する　299, 314
　——，硝子体手術術前　298

　——，糖尿病黄斑浮腫に対する　297
抗血管内皮細胞増殖因子抗体　2
抗血小板療法　308
高血圧　102
　——，病歴聴取　151
高血圧性網膜症，糖尿病網膜症との鑑別　201
高脂血症
　——，糖尿病網膜症の危険因子　102
　——，病歴聴取　151
格子状光凝固　3, 35, 36
　——，PASCALを用いた　269
硬性白斑　**117**, 133
　——，OCT　196
　——，眼底検査　170
　—— の沈着，中心窩下への　324
硬性白斑洗浄術　324
国際重症度分類　100, 104, **109**
　—— とERGの変化　158
極小切開硝子体手術　12, 62, 276, **291**

さ

再増殖，硝子体手術術後合併症　286
再発性角膜びらん　240
細隙灯検査　169
酸化ストレス，糖尿病白内障の成因　234

し

シリコーンオイルタンポナーデ　75
ジフルプレドナート　305
しみ状出血，眼底検査　170
思春期，病歴聴取　152
脂質コントロールのエビデンス　336
視覚障害者
　—— の職業　362
　—— の職業用コンピュータ　364
視機能検査　155
視細胞内節外節接合部（IS/OS）ライン　7, 194
視細胞の観察，AO-SLO　423
視細胞変性　140
視神経症　226
視神経乳頭の蒼白腫脹　227
視野欠損
　——，光凝固の合併症　267
　——，病歴聴取　148
視野検査　164

視野障害，病歴聴取　148
視力検査　155
視力低下，病歴聴取　148
自動セグメンテーション，OCT　191
遮光眼鏡　364
手術歴　153
数珠状静脈拡張　24, 105, 110, **119**
　——，FAG　184
　——，眼底検査　171
周産期の糖尿病内科治療　342
周辺虹彩前癒着　82, 131
周辺の増殖膜の処理，硝子体手術　283
終末糖化産物受容体遺伝子　251
羞明，病歴聴取　148
重度非増殖糖尿病網膜症　31, **109**
小視症，病歴聴取　148
小数視力表　155
小乳頭　227
硝子体カッター　291
硝子体可視化剤　293, 302
硝子体手術　3, 11
　——，牽引性網膜剥離への　73
　——，硝子体出血への　66
　——，糖尿病黄斑浮腫への　53
硝子体手術後合併症とその対策　286
硝子体手術術前抗VEGF療法　298
硝子体手術術中合併症とその対策　285
硝子体手術難症例とその対策　285
硝子体出血
　——，眼底検査　174
　——，硝子体手術後合併症　286
　——，硝子体手術の適応　276
　——，増殖糖尿病網膜症における　129
　—— に対する硝子体手術　66
　——，光凝固の合併症　267
漿液性網膜剥離　7, 32, 133
　——，FAG　185
静脈異常
　——，FAG　184
　——，眼底検査　171
食事療法，糖尿病の内科治療　338
神経細胞の変化　124
神経網膜の構造変化，早期診断　248
進行率　99
診断分類　104
新生血管
　——，FAG　184

368　和文索引

新生血管
　──，OCT　196
　──，眼底検査　173
　── からの出血，硝子体手術術中合併症　285

す

ステロイド　14, **302**
ステロイド硝子体中インプラント　305
ステロイド点眼　305
スニップ　250
スペックルパターン　245
スポンジ状膨化，DMEのOCT所見　193
スルホニル尿素薬　340
水晶体上皮の損傷の関与，糖尿病白内障の成因　235
水晶体の糖代謝系の関与，糖尿病白内障の成因　234
水疱性角膜症　241

せ

性別，糖尿病網膜症の危険因子　102
星状硝子体症　68
星状白斑　202
赤外光眼底撮影　178
接触型macula lens　169
接触型倒像レンズ　169
線維血管膜，眼底検査　175
遷延性角膜上皮剝離　241
全視野網膜電図（ERG）　158
全身管理，糖尿病網膜症進行に合わせた　256
前眼部OCT　200
前増殖網膜症　108
前囊収縮，白内障手術後合併症　321
前部虚血性視神経症　226
前部硝子体線維血管増殖，硝子体手術術後合併症　286

そ

組織染，FAG　185
早期診断　248
走査型レーザー検眼鏡　183
　── ，補償光学を適応した　242
相対求心性瞳孔異常　227
増殖前糖尿病網膜症　3
増殖糖尿病網膜症　3, 24
　── における硝子体出血　129
　── の硝子体手術　276
　── の有病率　100
　── への進行と診断分類　104
増殖膜の処理，硝子体手術　280

た

多局所網膜電図（ERG）　160, **161**
多発性網膜出血　105
体重コントロールのエビデンス　336
大視症，病歴聴取　148
単純糖尿病網膜症　3

ち

地域医療連携システム　351
治療歴　153
中心窩誤照射，光凝固　266
中心窩網膜厚計測，OCT　190
中心部硝子体切除　54
中途失明患者のケア　360
中等度非増殖糖尿病網膜症　110
超音波検査　179
超広角走査レーザー検眼鏡　178, **180**
直像レンズ　169

て

デバイス流出路再建術，血管新生緑内障に対する　12
低血糖　341
点状出血，眼底検査　170
点状表層角膜炎　240

と

トラベクレクトミー　82, **314**
トリアムシノロン　302
トリアムシノロンTenon囊下注射　46, 48, **302**
　── ，白内障手術との併用　320
トリアムシノロン硝子体注射　40, **304**
トリアムシノロン併用黄斑部光凝固　273
トリアムシノロン併用汎網膜光凝固　270
糖尿病
　── ，病歴聴取　151
　── と白内障の進行　234
　── に伴う眼合併症　226
　── の内科診療　338
　── の頻度　98
糖尿病黄斑浮腫　3, **133**
　── ，眼底検査　177
　── ，重症の　324
　── に対する抗VEGF療法　297
　── に対する硝子体手術　53, 287
　── に対する薬物療法　14
　── の形態的特徴，OCT　193
　── の治療と予後　145
　── の病態と診断分類　105
　── の有病率　100
　── の臨床所見　133
　── の臨床所見からみた病態　140
　── への硝子体手術　53
糖尿病角膜症　240
糖尿病合併妊娠　**152**, 341
糖尿病眼手帳　346, **348**, 366
糖尿病性眼筋麻痺　229
糖尿病性腎症　338
　── ，糖尿病網膜症の危険因子　102
　── ，病歴聴取　152
糖尿病乳頭症　228
糖尿病脈絡膜症　200
糖尿病網膜症　2
　── および黄斑症国際重症度分類　109
　── と全身的なリスクファクター　151
　── の進行に合わせた全身管理　256
　── の成因　2
　── の有病率　98
糖尿病網膜症患者のQOL　354
糖尿病網膜症診療における連携，内科からみた　341
糖尿病網膜症治療
　── ，従来の　3
　── の現状　10
糖尿病連携手帳　343, 348
同名半盲
　── ，眼虚血症候群　207
　── ，病歴聴取　148
動眼神経麻痺　230
動脈炎症性虚血性視神経症　226
瞳孔保存　230
特発性傍中心窩毛細血管拡張症，糖尿病網膜症との鑑別　210

な

内科から見た連携　334, 341
内科的治療の重要性　254
内科との連携　366

内科薬物療法と網膜症の進展の関係　343
内境界膜剥離，硝子体手術　283
軟性ドルーゼン　213
軟性白斑　20, **119**
　——，眼底検査　171

に
ニコチン酸トコフェロール　307
乳頭新生血管　24
乳頭浮腫　202
妊娠
　——，糖尿病網膜症の危険因子　102
　——，病歴聴取　152
妊娠糖尿病　152

ね
年齢，糖尿病網膜症の危険因子　102

の
囊胞様黄斑浮腫　7, 24
囊胞様腔　133, 140
囊胞様変化，糖尿病黄斑浮腫のOCT所見　193

は
バルベルト緑内障インプラント　315
パターンスキャニングレーザー光凝固　10, 31, 261, **268**
ばらまきレーザー　110
波面センサー　242
白内障　**234**
　——の進行，糖尿病と　234
　——の診断　235
　——の治療　235
白内障手術　318
　——の併用療法　320
白内障手術後
　——の黄斑浮腫　321
　——の黄斑浮腫の危険因子　318
白内障硝子体同時手術　57
発症率　98
半側網膜中心静脈閉塞症，糖尿病網膜症との鑑別　223
汎網膜光凝固　3, 24, **259**
　——，トリアムシノロン併用　270
　——のアジュバントとしての薬物療法　270
　——の施行時期，ETDRS　260

汎網膜光凝固後の黄斑浮腫　270

ひ
ビタミンC　307
びまん性蛍光漏出　133, **184**
非光学的補助具　364
非接触型倒像レンズ　169
非増殖糖尿病網膜症　3, **114**
非動脈炎症性虚血性視神経症　226
肥満，糖尿病網膜症の危険因子　102
飛蚊症，病歴聴取　148
光干渉断層計　2, 6, **190**
光凝固　10, **259**
　——，血管新生緑内障に対する　82
　——，硝子体手術術中　283
　——，治療歴　153
　——の合併症　266
久山町研究　5, 99
病診連携　348
病歴聴取　147

ふ
フェノフィブラート　344
部分的光凝固　3, 260
福田分類　108
複視，病歴聴取　150
舟形町研究　5, 99
分子機構の解明　328
分類
　——，臨床診断と　108
　——と考え方　104

へ
ベバシズマブ　14, **295**, 300
ベバシズマブ硝子体内注射，白内障手術との併用　320
ペガプタニブ　14, **295**
変視症，病歴聴取　148

ほ
補助療法剤　307
補償光学　242
　——を適応した走査型レーザー検眼鏡　242
放射線視神経症　205
放射線網膜症，糖尿病網膜症との鑑別　203
傍中心窩毛細血管拡張症　218

ま
マイクロペリメーター　167

膜分割　281

む
無灌流領域　18, 105, **119**
　——，FAG　185
　——，放射線網膜症　204
霧視，病歴聴取　148

め
メタボリックシンドローム　89
綿花様白斑，IFN網膜症　206

も
毛細血管瘤　2, 114, 133, 248
　——，FAG　183
　——，OCT　199
　——，眼底検査　170
毛様体破壊術　316
網膜厚計測，OCT　191
網膜下硬性白斑洗浄　**324**
網膜下索　175
網膜下線維性組織　170
網膜外境界膜　6
網膜虚血　119
　——，FAG　185
網膜血管腫状増殖，糖尿病網膜症との鑑別　212
網膜血管循環障害，FAG　188
網膜血管の観察，AO-SLO　243
網膜細動脈瘤，糖尿病網膜症との鑑別　214
網膜色素上皮の途絶　213
網膜出血，眼底検査　170
網膜症進行と視力低下の関連　345
網膜上膜剥離，硝子体手術　283
網膜静脈分枝閉塞症，糖尿病網膜症との鑑別　221
網膜静脈閉塞症，糖尿病網膜症との鑑別　220
網膜新生血管　125
　——と抗VEGF治療　126
網膜前出血，眼底検査　174
網膜中心静脈閉塞症，糖尿病網膜症との鑑別　220
網膜電図　158
網膜内細小血管異常　105
　——，FAG　184
　——，眼底検査　171
網膜内出血　117
網膜内微小血管異常　3
網膜肥厚のメカニズム　140

網膜光凝固，血管新生緑内障に対する 313
網膜分離，眼底検査 175
問診での留意点 147

や

薬物療法
　——，血管新生緑内障に対する 314
　——，糖尿病黄斑浮腫に対する 14
　——，糖尿病の内科治療 340
薬物療法併用黄斑部光凝固 273

ゆ

有病率 5
　——，増殖糖尿病網膜症の 100
　——，糖尿病黄斑浮腫の 100

——，糖尿病網膜症の 98

ら

ラニビズマブ 14, **295**, 297

り

リポフスチン 189
良性網膜症 108
緑内障インプラント手術 315
輪状網膜症 32

る

ループ形成，眼底検査 171

れ

レーザースペックルフローグラフィー 245

レーザー光凝固 10, **259**
レッドフリー眼底撮影 178
裂孔原生網膜剥離，眼底検査 175
連携システム 351
連続円形切囊 236
　——の拡大，眼内レンズ挿入眼における 236

ろ

ロービジョン 355
ロービジョンケア **360**
　——，中途視覚障害者の 361
　——の具体例 362
　——のタイミング 360

和文索引 371

欧文・数字索引

数字

1型糖尿病, 糖尿病網膜症の危険因子 102
10-2プログラム 165
4-2-1ルール 103, **109**, 171
45度2方向写真 248
7方向眼底撮影, ETDRS 178
9方向眼底撮影 178

A

adaptive optics（AO） 242
Ahmed™ Glaucoma Valve 315
aldose reductase inhibitor（AR） 309
aneurysmal telangiectasia 210
angiogenesis 105
anterior hyaloid fibrovascular proliferation（AHFVP） 286
anterior ION（AION） 226
AO-SLO 242
arteritic ION 226
atrophic creep 39

B

Baerveldt® Glaucoma Implant 12, **315**
blood-retinal barrier（BRB） 104, **117**
── 破綻 106
Blue Mountain Eye Study 5
branch retinal vein occlusion（BRVO） 220, 221
bump sign 213

C

cataract 234
center-involved diabetic macular edema 7
center-involved DME 106, **139**
central retinal vein occlusion（CRVO） 220
chromovitrectomy 293

circinate retinopathy 32
circle scan モード 190
clinically significant macular edema（CSME） 38, 106, 119, **139**
──, 局所光凝固 262
Coats病, 糖尿病網膜症との鑑別 218
continuous curvilinear capsulorrhexis（CCC） 236
core vitrectomy 54
COSTライン 7
center point thickness（CPT） 190
critical flicker frequency（CFF） 155
cross-hairモード 190
clinically significant diabetic macular edema（CSDME） 3, 7
cystoid macular edema（CME） 7, 24

D

DA VINCI試験 14
diabetes in pregnancy 152
Diabetic Retinopathy Clinical Research Network（DRCR.net） 7, 297
Diabetic Retinopathy Study（DRS） 259
diabetic choroidopathy 200
diabetic macular edema（DME） 3, **133**, 177
──, OCT 191
── に対する硝子体手術 287
diabetic ophthalmoplegia 229
diabetic papillopathy（DP） 226, **228**
diabetic retinopathy（DR） 2
DIDMOAD 229
diffuse leakage 133
difluprednate 305
direct photocoagulation 261, **263**

disc at risk 227
dual trunk central retinal vein 223

E

Early Treatment of Diabetic Retinopathy Study（ETDRS） 260
early worsening 255
early PDR 3
enhanced depth imaging（EDI） 200
ELM（external limiting membrane）ライン 6
── のバリア機能の破綻 141
── の描出, OCT 194
Elscunig's spots 202
en block法 277
epiretinal membrane（ERM） 55, 133
EPO遺伝子 251
ERG 158
── の変化, 国際重症度分類と 158
ETDRSチャート 155
ETDRS分類 109
EURODIAB IDDM Complication Study 248
EX-PRESS® Glaucoma Filtration Device 12, 315

F

fibrovascular membrane 175
focal leakage 133
focal photocoagulation 259
full-field OCT 200

G

glaucoma drainage devices（GDD） 315
Goldman-Weekers暗順応計 157
Goldmann三面鏡 169

Goldmann視野計　164
grid photocoagulation　262, **265**

H
HbA1c　101
hemiretinal retinal vein occlusion（HCRVO）　223
hemiretinal vein occlusion　220, **223**
hemispheric retinal vein occlusion（HSRVO）　223
Humphrey自動視野計　165
hyperglycemic memory　255
hyperreflective foci　32, 36, 119, 137
　――, OCT　196
hypertensive retinopathy　201
hypoxia-inducible factor（HIF）　125, 330

I
idiopathic macular telangiectasia（IJRT）　210, 218
idiopathic macular telangiectasia（MacTel）　210
intraretinal break　215
intraretinal microvascular abnormalities（IRMA）　3, 105, **119**, **125**, 171, 183
IS/OS（junction between inner and outer segments）ライン　7
　――の描出, OCT　194
ISCEVスタンダードプロトコール　158, 160
ischemia　105
Ischemic ocular inflammation　208
ischemic maculopathy　187
ischemic optic neuropathy（ION）　226
IVB　320

J
Japan Diabetes Complication Study（JDCS）　5, **99**

K
Keith-Wagener分類　201

L
laser speckle flowgraphy（LSFG）　245

Leber's military aneurysm　218
Leber特発性星芒状視神経網膜炎　202
lipid-laden macrophage　119, 137, 196
logMAR換算視力　155
loop formation　171
Low Vision Quality of Life（LVQOL）　357

M
Mactel　210
macular fan　202
macular star　202
mean blur rate（MBR）　246
metabolic memory　255
microaneurysm（MA）　2, **114**, 133, 170, 183, 199, 248
micro incision vitrectomy surgery（MIVS）　62, 276, **291**
mild NPDR　110
　――における全身管理　256
moderate NPDR　18, **110**
　――における全身管理　256
MP-1　167
multifocal ERG　158

N
National Eye Institute Visual Function Questinnaire（NEI-VFQ）　355
neurovascular unit　248
new vessels on disc（NVD）　24
nonarteritic ION　226
nonperfusion area（NPA）　18, **119**, 185
nonproliferative diabetic retinopathy（NPDR）　3, **114**
NSAIDs点眼, 白内障手術との併用　320

O
occlusive telangiectasia　212
ocular ischemic syndrome（OIS）　188, **207**
optical coherence tomography（OCT）　2, 6, **190**
　――の定性的所見　193
　――の定量的解析方法　191
Optos® 200Tx™　7, 178, **180**
over diabetes in pregnancy　152

P
panretinal photocoagulation（PRP）　3, 10, 25, 31, **259**
Parks-Bielschosky 3段階試験　231
pattern scanning laser photocoagulation（PASCAL）　31, 261, **268**
　――を用いた格子状光凝固　269
platelet-derived growth factor（PDGF）　328
perifoveal telangiectasia　210
peripheral anterior synechia（PAS）　82, 131
pigment epithelium derived factor（PEDF）　329
posterior ION（PION）　226
posterior vitreous detachment（PVD）　11, 54, 64, **276**
preproliferative diabetic retinopathy（pre PDR）　3
proliferative diabetic retinopathy（PDR）　3
　――における全身管理　257
　――に対する硝子体手術　276
pupil-sparing　230

Q
QOL評価　355
quality of vision（QOV）　354

R
radiation retinopathy　203
radical scanモード　190
RAGE遺伝子　251
raster scanモード　190
relative afferent pupillary defect（RAPD）　227
RESTORE Study　297
retinal angiomatous proliferation（RAP）　212
retinal arteriolar macroaneurysm　214
retinal vein occlusion（RVO）　220

S
scanning laser ophthalmoscope（SLO）　183
scatter PHC　110
Scott分類　108
SD-OCT　190
segmentation　278, 281

serous retinal detachment (SRD)　　7, 32, 133
――，DME の OCT 所見　194
severe NPDR　3, 31, **109**
――における全身管理　257
single nucleotide polymorphism（SNP）　250, 258
――と網膜症診療　**250**
sponge-like retinal swelling　7, 193
SST-1　157
STTA　320
subretinal fibrosis　170
subretinal strand　175
swept-source OCT　200

T
three years rule　255
tissue staining　185
traction retinal detachment（TRD）　6, **129**, 175, 276
treatable lesions　38

V
vascular endothelial growth factor（VEGF）　2, **294**
――によるコハク酸へのポジティブフィードバック機構　330
VEGF 遺伝子　251
VEGF 阻害薬　2, 14, **294**
――，血管新生緑内障　314
――の術前投与，硝子体手術　285
――の術前硝子体注入，血管新生緑内障　315
VEGF 阻害薬併用黄斑部光凝固　274
venous beading　24, 105, 110
viscodelamination　281
vision-threatening（VT）DR　255

W
Wolfram 症候群　229

Z
Zinn 小帯断裂，CCC の拡大　237